Neonatal
Mechanical
Ventilation Technology

新生儿
机械通气技术

主　编　巨　容

副主编　高淑强　胡旭红

人民卫生出版社
·北京·

图书在版编目（CIP）数据

新生儿机械通气技术 / 巨容主编 . —北京：人民
卫生出版社，2023.7
ISBN 978-7-117-35058-7

Ⅰ.①新… Ⅱ.①巨… Ⅲ.①新生儿疾病－呼吸器－
治疗学 Ⅳ.①R722.105

中国国家版本馆 CIP 数据核字（2023）第 128791 号

| 人卫智网 | www.ipmph.com | 医学教育、学术、考试、健康，购书智慧智能综合服务平台 |
| 人卫官网 | www.pmph.com | 人卫官方资讯发布平台 |

新生儿机械通气技术
Xinsheng'er Jixie Tongqi Jishu

主　　编：巨　容
出版发行：人民卫生出版社（中继线 010-59780011）
地　　址：北京市朝阳区潘家园南里 19 号
邮　　编：100021
E - mail：pmph @ pmph.com
购书热线：010-59787592　010-59787584　010-65264830
印　　刷：廊坊一二〇六印刷厂
经　　销：新华书店
开　　本：889×1194　1/16　　**印张：**24.5
字　　数：691 千字
版　　次：2023 年 7 月第 1 版
印　　次：2023 年 8 月第 1 次印刷
标准书号：ISBN 978-7-117-35058-7
定　　价：198.00 元

打击盗版举报电话：010-59787491　**E-mail：**WQ @ pmph.com
质量问题联系电话：010-59787234　**E-mail：**zhiliang @ pmph.com
数字融合服务电话：4001118166　**E-mail：**zengzhi @ pmph.com

编 者（以姓氏笔画为序）：

电子科技大学医学院附属妇女儿童医院／成都市妇女儿童中心医院：

马　骄　王　均　王　译　毛　劲　石　芸　巨　容　卢江溢　叶正蔚
田　欣　朱　玲　刘　阳　刘　林　刘桂君　安　婧　杜维纳　李　宏
李　彪　李　静　李华英　杨　华　杨　胜　肖甜甜　吴娜娜　汪　瑾
张　佳　张小龙　张媛媛　张静逸　罗晓红　金　梅　周　红　郑　毅
赵利秋　赵奇思　胡旭红　栗　燕　高淑强　悦　光　符　婕　彭福琴
蒋　燕　傅益永　覃　琳　曾　雯　雷巧玲

青岛大学附属妇女儿童医院／青岛市妇女儿童医院：

刘秀香

中国人民解放军总医院第七医学中心附属八一儿童医院：

李秋平

中国人民解放军陆军军医大学陆军特色医学中心：

胡章雪

图片制作：张小龙　傅益永　魏国清　陈星月

3

主编简介

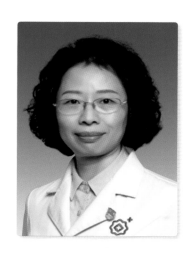

巨 容 教授

电子科技大学医学院硕士及博士研究生导师、重庆医科大学硕士研究生导师，成都市妇女儿童中心医院新生儿重症医学科主任，四川省卫生健康委员会学术技术带头人，获2015年"四川省先进工作者"、2019年成都市"百佳"职工创客明星等荣誉称号。为美国费城儿童医院访问学者。担任中国医师协会新生儿科医师分会常委、中国医师协会新生儿科医师分会循环专业委员会组长、中国妇幼保健协会新生儿保健专业委员会副主任委员、中华医学会儿科医学分会围产医学专业委员会委员、四川省医学会儿科学分会常委、四川省医学会儿科学分会新生儿学组副组长、四川省医学会围产医学分会委员、四川省医师协会新生儿医师分会副会长、成都预防医学会妇幼专业委员会主任委员、成都医学会围产专业委员会副主任委员、《中华新生儿科杂志》及《重庆医学》杂志编委。

序 1

新生儿,尤其是早产儿,因其生理的特殊性,是呼吸衰竭的高发人群,出生后常常需要呼吸支持治疗。1953 年国外就有学者采用新生儿呼吸机治疗新生儿呼吸窘迫综合征。随着技术的革新,研发了多种适用于新生儿的呼吸机及通气模式,挽救了众多危重新生儿的生命。虽然我国新生儿机械通气技术起步较晚,但经过近 30 年的发展,已在全国各地广泛开展和使用,治疗技术和成效已达到国际水平。目前国内关于新生儿机械通气技术的专著较少,为了便于学习者更好地理解新生儿机械通气技术的相关概念、基础理论,熟练掌握机械通气技术在临床的应用,提高临床工作者在使用中的安全性及有效性,这本书的编撰与出版非常及时。本书从新生儿呼吸治疗的发展历史、新生儿呼吸生理特点、呼吸机基础知识、呼吸机参数设置、呼吸治疗中的管理和监测等方面进行阐述,全面、系统、完整地介绍新生儿机械通气技术,采用图文结合的方式对呼吸机模式、呼吸曲线和呼吸环等进行讲解,并对新生儿机械通气相关的最新研究进展进行讨论,便于学习者掌握新生儿机械通气的临床应用,了解新生儿机械通气的最新知识。这本书也是新生儿临床工作者必不可少的工具书。

新生儿机械通气技术是一个庞大、复杂且不断发展的领域,通气模式、参数设置及调节等方面仍存在较多争议,各治疗中心采用的策略也不尽相同,需结合疾病类型、疾病特点、疾病阶段、呼吸机类型等综合判断和选择。"适合病人的才是最好的"。

封志纯

中国人民解放军总医院儿科医学部

2023 年 8 月

序 2

在过去的几十年里,我国的新生儿医学事业得到了蓬勃发展,随着各种新生儿治疗和监护技术的发展,新生儿专业人才的培养,救治体系和理念的不断完善,新生儿的死亡率和发病率已下降到发达国家水平。新生儿机械通气技术作为危重新生儿抢救、治疗的重要手段之一,得到了极大的发展和推广,已被广泛应用在各级新生儿重症监护病房,挽救了无数新生儿的生命。然而,新生儿机械通气技术在不同医疗单位间、不同使用者间,仍然存在较大的使用差异,如果不能规范、正确地使用该技术,就会导致并发症的发生,不但不能治病反而"致病"。近年来新生儿重症监护病房的患儿疾病谱发生了变化,极/超早产儿比例逐渐增加,对新生儿机械通气技术提出了更高的要求,需要更精细、更准确、更个体化的机械通气治疗策略。

《新生儿机械通气技术》应运而生,旨在为临床工作者规范和熟练地使用机械通气技术治疗危重新生儿提供帮助。本书由巨容、高淑强、胡旭红等50余位具有丰富新生儿救治经验的临床工作者编写,采用科学、实用、新颖和易读的编写原则,在对机械通气理论和新生儿疾病病理生理深入理解的基础上,融入编者自身的呼吸机使用经验,全面、系统地展现了新生儿机械通气的相关知识,方便临床工作者阅读和使用。

全书结构合理,编排恰当,对新生儿机械通气原理、常用模式、使用指征、应用策略和监测方法等理论知识进行了全面的讲解,对国内外新生儿机械通气技术的研究进展进行了阐述,利于临床工作者更好地掌握并提升新生儿机械通气技术。全书文字简练,图片精美,采用图文结合及视频讲解的方式对新生儿机械通气的原理、波形、模式、参数调节等难点内容进行讲解,利于读者理解和掌握。

机械通气的不恰当使用会对"脆弱"的新生儿产生危害,需要使用者全面、系统、熟练地掌握相关知识。相信本书的出版,一定会给读者学习和更好地使用机械通气技术带来很大帮助。感谢所有编者对编撰本书所做出的努力,也希望读者能将从本书中学习的机械通气知识充分地应用到临床实践中,不断地学习和探索,推动我国新生儿机械通气技术的发展,造福更多的新生儿。

史 源

重庆医科大学附属儿童医院

2023 年 8 月

前 言

危重新生儿救治水平不断提高，离不开新生儿机械通气技术的发展。半个世纪以来，机械通气技术不断更新，为临床精准化管理提供了基础。机械通气技术已从新生儿危重症救治中心，逐渐向基层助产机构普及，为了更好地掌握新生儿机械通气技术、精准地为新生儿提供帮助，成都市妇女儿童中心医院组织50余位中青年新生儿专业医师历时3年，结合大量最新研究进展、临床研究成果以及实践经验，撰写了《新生儿机械通气技术》一书，供新生儿同行临床参考。

全书内容丰富，包括新生儿呼吸生理特点、呼吸机基础知识、呼吸机波形及呼吸环等理论基础，介绍了常用的无创及有创通气模式、参数调节、肺保护性通气策略，结合新生儿常见疾病，如超早产儿、呼吸窘迫综合征、肺出血、胎粪吸入综合征、气漏综合征、支气管肺发育不良、先天性膈疝等以及实施体外膜氧合期间通气模式的选择与使用。呼吸支持联合一氧化氮吸入、镇静镇痛等相关辅助措施的应用，以及机械通气期间监测技术的应用、并发症发生均做了详细讲解。还涉及机械通气期间营养、护理等内容。本书临床实践性强，供新生儿及儿科专业医师随时查阅，为新生儿机械通气技术的安全合理使用提供了有力保障。

"纸上得来终觉浅，绝知此事要躬行。"希望通过本书的学习能为读者更好使用新生儿机械通气提供帮助，也希望读者在临床工作中去实践书中的知识，不断思考和总结，形成自己使用呼吸机的经验，以便更好地服务于临床、服务于患儿。

我对撰写本书的所有中青年医务工作者表示由衷的敬意和感谢！希望无论作者还是读者都能通过本书的学习，提高新生儿救治能力，并在临床实践中不断积累。

为了进一步提高本书的质量，以供再版时修改，因而诚恳地希望各位读者、专家提出宝贵意见，欢迎发送邮件至邮箱 renweifuer@pmph.com，或扫描封底二维码，关注"人卫儿科学"，对我们的工作予以批评指正。

巨 容

2023 年 8 月

获取图书配套增值内容步骤说明

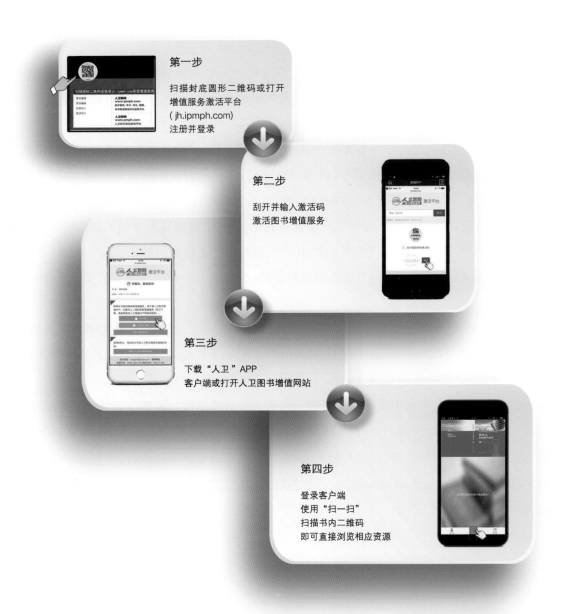

第一步

扫描封底圆形二维码或打开
增值服务激活平台
（jh.ipmph.com）
注册并登录

第二步

刮开并输入激活码
激活图书增值服务

第三步

下载"人卫"APP
客户端或打开人卫图书增值网站

第四步

登录客户端
使用"扫一扫"
扫描书内二维码
即可直接浏览相应资源

目 录

第一章　新生儿机械通气技术的发展历史 ···1

第二章　新生儿肺发育及呼吸系统解剖特点 ·······························4
　　第一节　肺的发育 ··4
　　第二节　新生儿呼吸系统特点 ···9

第三章　新生儿呼吸生理 ··12
　　第一节　肺容量和呼吸生化 ···12
　　第二节　肺部气体交换 ··14
　　第三节　呼吸力学 ··22
　　第四节　呼吸节律的调节 ···30
　　第五节　酸碱平衡及血气分析 ···32
　　第六节　氧疗 ··36

第四章　呼吸机基础知识 ··39
　　第一节　呼吸机的结构 ··39
　　第二节　呼吸机常用概念和术语 ··43
　　第三节　同步与触发 ···46

第五章　呼吸机波形及呼吸环 ···53
　　第一节　通气模式和对应的波形 ··53
　　第二节　呼吸环 ···69

第六章　新生儿机械通气的指征 ···77

第七章 新生儿无创呼吸支持 80

　　第一节 持续气道正压通气 80

　　第二节 加热湿化高流量鼻导管氧疗 87

　　第三节 双水平气道正压通气 90

　　第四节 无创间歇正压通气 94

　　第五节 无创高频通气 99

　　第六节 无创神经调节辅助通气 102

第八章 新生儿有创机械通气 108

　　第一节 常频机械通气 108

　　第二节 容量目标通气 117

　　第三节 神经调节辅助通气 125

　　第四节 高频通气 131

第九章 新生儿人工气道的建立和管理 138

　　第一节 新生儿气管插管 138

　　第二节 新生儿其他人工气道 143

第十章 新生儿机械通气的参数调节 147

第十一章 肺保护通气策略 153

第十二章 新生儿常见疾病的通气策略 161

　　第一节 超早产儿的通气策略 161

　　第二节 早产儿呼吸暂停的通气策略 169

　　第三节 新生儿呼吸窘迫综合征的通气策略 172

　　第四节 新生儿急性呼吸窘迫综合征的通气策略 180

　　第五节 新生儿重症肺炎的通气策略 184

　　第六节 重症湿肺的通气策略 188

　　第七节 新生儿肺出血的通气策略 192

　　第八节 胎粪吸入综合征的通气策略 196

　　第九节 气漏综合征的通气策略 200

　　第十节 新生儿肺动脉高压的通气策略 206

　　第十一节 支气管肺发育不良的通气策略 212

　　第十二节 中枢性呼吸衰竭的通气策略 217

第十三节　新生儿休克的通气策略 ……………………………………………………………… 219

第十四节　发绀型先天性心脏病的通气策略 …………………………………………………… 225

第十五节　先天性膈疝的通气策略 ……………………………………………………………… 231

第十六节　体外膜氧合期间的通气策略 ………………………………………………………… 234

第十三章　新生儿转运中的呼吸支持 ……………………………………………………………… 238

第十四章　新生儿呼吸支持期间常用药物 ………………………………………………………… 246

第一节　肺表面活性物质 ………………………………………………………………………… 246

第二节　枸橼酸咖啡因 …………………………………………………………………………… 249

第三节　一氧化氮 ………………………………………………………………………………… 252

第四节　西地那非 ………………………………………………………………………………… 256

第五节　糖皮质激素 ……………………………………………………………………………… 258

第六节　镇痛、镇静、肌松剂 …………………………………………………………………… 263

第十五章　呼吸支持期间营养管理 ………………………………………………………………… 271

第十六章　呼吸支持期间常用监测方法 …………………………………………………………… 280

第一节　经皮氧分压 / 二氧化碳分压监测 ……………………………………………………… 280

第二节　呼出气二氧化碳监测 …………………………………………………………………… 284

第三节　持续血压监测 …………………………………………………………………………… 289

第四节　肺部超声 ………………………………………………………………………………… 295

第五节　支气管镜检查 …………………………………………………………………………… 306

第六节　脑功能监测 ……………………………………………………………………………… 312

第七节　近红外光谱脑氧饱和度监测 …………………………………………………………… 317

第十七章　机械通气相关并发症 …………………………………………………………………… 320

第一节　机械通气对新生儿循环功能的影响 …………………………………………………… 320

第二节　机械通气对神经系统的影响 …………………………………………………………… 323

第三节　呼吸机相关性肺炎 ……………………………………………………………………… 326

第四节　呼吸机相关性肺损伤 …………………………………………………………………… 331

第五节　肺不张 …………………………………………………………………………………… 338

第六节　气管导管堵管、滑脱 …………………………………………………………………… 341

第七节　喉、气管损伤 …………………………………………………………………………… 342

第八节　早产儿视网膜病变 ……………………………………………………………………… 344

第十八章　机械通气患儿的护理 ···350

　　第一节　机械通气常规护理 ··350

　　第二节　无创通气的护理 ··356

　　第三节　高频呼吸机临床护理 ···358

　　第四节　合并其他治疗时的护理 ···360

　　第五节　感染的预防及护理 ··362

第十九章　呼吸机的管理与维护 ···366

　　第一节　呼吸机的管理 ··366

　　第二节　呼吸机的维护 ··368

二维码资源目录

（以下视频需下载"人卫"APP，激活本书后浏览，扫码方法见目录前说明）

视频 1　新生儿呼吸系统发育特点及呼吸生理·····································8

视频 2　新生儿血气分析解读··36

视频 3　呼吸机基础知识··51

视频 4　呼吸机波形及呼吸环··76

视频 5　新生儿无创机械通气···106

视频 6　新生儿常频机械通气···116

视频 7　容量目标通气···124

视频 8　新生儿高频机械通气···136

视频 9　肺保护通气策略···159

视频 10　机械通气并发症及防治···349

视频 11　机械通气患儿的管理···365

第一章

新生儿机械通气技术的发展历史

一、新生儿医学发展概述

我国历史悠久,早在公元前14世纪商朝的甲骨文中即有关于小儿疾病的记载,中医学为中华民族几千年来的健康作出了重要贡献。从20世纪50年代,我国现代新生儿医学开始起步,前30年发展缓慢,从1980年前后开始进入快速发展期。在进入21世纪的20年里,新生儿专业委员会成立,新生儿专业学术期刊和专著不断出现,在不同学术团体、期刊、前辈们的不懈努力下,我国新生儿医学得到了极大的发展。随着新生儿救治能力、监护技术的进步,我国建立了不同级别的新生儿重症监护病房(neonatal intensive care unit,NICU),形成了以高级别NICU为核心的危重新生儿的转运救治网络。新生儿窒息复苏项目的引进和广泛推广,降低了围产期窒息的病死率和后遗症发生率。早产儿救治体系的建立,使越来越多的早产儿甚至极早产儿、超早产儿,得到了成功的救治。以新生儿呼吸、循环支持为中心的生命支持技术,如新生儿机械通气、循环支持、体外膜氧合(extracorporeal membrane oxygenation,ECMO)、连续肾脏替代治疗(continuous renal replacement therapy,CRRT)、神经保护、重症超声等技术的迅速发展,以及妇产科学、胎儿医学、新生儿外科医学等学科的发展,也为改善危重新生儿近远期预后提供了巨大的帮助。

二、新生儿呼吸支持技术的发展历史

约在公元前400年,希波克拉底首次记录了使用气管插管来支持肺通气。公元1472年,Paulus Bagellardus出版了第一本关于儿童疾病的书,并描述了对新生儿的口对口复苏。16~17世纪的科技复兴点燃了人们对呼吸生理学以及气管切开术和插管技术的兴趣,机械通气逐渐得到人们的重视。在这一时期的出版物中,已经有关于人工呼吸及其进展的零星报道,其中也有关于人工呼吸短期取得成功的报道,尤其在动物身上。到1667年,已经发展出简单的连续和规则的人工通气系统,随着这些设备的使用,人们对肺通气的基本生理学也有了更好的理解。

在19世纪早期,人们对新生儿复苏和机械通气的兴趣蓬勃发展。1806年,法国科学院的产科教授Vide Chaussier描述了他对窒息和死产婴儿进行插管和口对口复苏的实验。随后有研究者在1879年发明了第一个专门为新生儿复苏和短期通气而设计的肺气囊装置(图1-0-1)。这个装置是将一个简单的橡胶球连接在管子上。使用时将管子插入婴儿呼吸道的上部,交替压缩和放松球体以产生吸气和被动呼气。

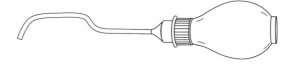

图 1-0-1 早期的肺气囊装置

在1889年Alexander Graham Bell设计出了负压通气装置(图1-0-2),它比正压通气装置出现时间更早,使用负压通气装置支持是新生儿通气史上的一个重要阶段。20世纪早期,间歇性负压和正压通气装置的改进促进了各种新生儿通气技术和机器的发展。在 1914 年，Von Reuss 描述了将持续气道正压通气用于新生儿复苏。在 1928 年，Henderson 提出了使用带 T 组合（T-piece）的面罩进行正压通气。同年，Flagg 建议在新生儿复苏时使用气管插管配合正压通气。他描述的设备与今天使用的非常相似。后来的研究者不断通过动物实验来改进机械通气的设备，为现代新生儿机械通气技术奠定了基础。

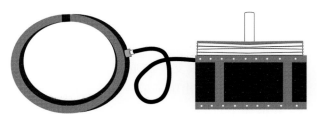

图 1-0-2 Alexander Graham Bell 设计的负压通气装置

现代新生儿机械通气开始于 1953 年 Donald 与 Lord 的报道，他们使用一种新生儿呼吸机使 3~4 个患有呼吸窘迫综合征（respiratory distress syndrome，RDS）的患儿康复。1965 年，Maria 报道了机械通气在新生儿肺透明膜病（hyaline membrane disease，HMD）中的成功应用，在 20 个患有严重 HMD 的早产儿中，7 个存活（35%），其中 6 个无神经系统损害。此后，其他几位研究者也报道了机械通气在 HMD 中的成功应用。机械通气虽然改善了 HMD 婴儿的存活率（妊娠 29 周以下的早产儿死亡率为 24%，妊娠 29~33 周的早产儿死亡率为 2.9%），但呼吸机相关肺损伤等并发症的持续存在仍然困扰着临床医生并激发了进一步的研究。在之后的 30 年中，新生儿机械通气领域获得了极大的发展。

在 20 世纪 70 年代之前，新生儿学家不得不使用改良的成人呼吸机为新生儿提供间歇正压通气。然而，这些呼吸机并不能匹配新生儿高频率呼吸的生理模式。专门为新生儿设计的呼吸机出现在 20 世纪 70 年代中期至 90 年代。在 1971 年，Gregory 等报道了使用持续气道正压通气（continuous positive airway pressure，CPAP）治疗早产儿 RDS 的临床试验，认识到 RDS 的主要生理问题是呼气时肺泡塌陷，通过在呼气和吸气时采用气管内或密封的头罩对气道施加持续

正压，使患者的氧合和通气明显改善，使 CPAP 的概念得到证实。同年，Kirby 等研制出一种新型新生儿呼吸机，这种呼吸机使用连续的气体流量和定时关闭的呼气阀装置提供呼气末正压（positive end-expiratory pressure，PEEP）和间歇指令通气（intermittent mandatory ventilation，IMV），并允许患者在机械呼吸之间自主呼吸。自此，IMV 成为新生儿通气的标准方法，并被应用于所有的婴儿呼吸机。随着对呼吸支持认识的增加，发现由传统呼吸机导致的容量创伤、压力创伤和肺不张等是新生儿专家必须面临的问题，因此 Lunkenheimer 在 20 世纪 70 年代早期首次提出了高频通气的概念，证明振荡能显著降低血二氧化碳分压，并在 20 世纪 80 年代将这种通气方法引入新生儿临床实践。此后，高频通气与传统的呼吸机结合成为了治疗 RDS 的有效方案。

从 1971 年到 20 世纪 90 年代中期，出现大量专门为新生儿设计的新型呼吸机。第一代新生儿呼吸机包括 Babybird Ⅰ、Bournes BP200 和 Bournes LS104/105 等，均是依据 IMV 结合 PEEP 的原理设计的，支持时的吸呼比和频率由吸气和呼气时间控制，采用秒表进行计时，但秒表计时不灵敏导致呼吸机送气时间延迟，难以产生符合患者生理的短吸气时间（<0.5 秒）。第二代新生儿呼吸机结合了电控装置和微处理器使呼吸机运作更精确，这些呼吸机包括 Sechrist 100 和 Bear Cub，带有微处理器的监测器可以准确测量吸气和呼气时间，可以将吸气时间精确至 0.1 秒，使呼吸机通气频率可达到 150 次 /min。第三代新生儿呼吸机出现在 20 世纪 90 年代初，随着微电路和微处理器方面取得重大进步，促进了新生儿机械通气的发展。呼吸机的反应时间更快，使同步 IMV、辅助 / 控制通气和压力支持通气等模式也能在新生儿中应用。

进入 21 世纪后，已经开发出新一代的基于微处理器的呼吸机，这些呼吸机包括多种形式的患者触发、容量保证和压力支持模式，并可以通过呼吸机图形实现在床边监测多种肺功能参数。与此同时，呼吸机的操作和控制也越来越人性化。随着对呼吸机相关性肺损伤的认识增加，越来越符合生理的呼吸模式被开发出来，同时避免气管插管的无创辅助通气也越来越得到人们的重视，近

几十年来无创辅助通气技术也得到了迅速发展。

　　随着科学和技术的发展,新生儿重症监护病房中的呼吸支持技术也在不断改变,目前超早产、超低出生体重儿也能获得更好的治疗效果和更低的呼吸支持相关并发症发生率。但目前新生儿的呼吸支持技术仍有很大的局限性和不确定性,诸如常规通气与高频通气孰优孰劣、无创通气与早期表面活性剂给予时机及方式、最佳呼吸机模式、最佳呼吸频率、最佳设置以及最合适的撤机和拔管方法等问题还需要不断地完善和优化。

（傅益永　赵奇思　卢江溢　巨　容）

参考文献

1. 杜立中, 薛辛东, 陈超. 我国新生儿医学的发展历程 [J]. 中华儿科杂志, 2015, 53 (5): 321-323
2. Edward HK, Jay PG. Introduction and Historical Aspects// Jay PG, Edward HK, Martin K, et al. Assisted ventilation of the neonate: an evidence-based approach to newborn respiratory care [M]. 6th ed. Philadelphia, PA: Elsevier, 2017: 1-8
3. Dharmapuri V. Evolution of Neonatal Ventilation a Retrospective View//PK Rajiv, Dharmapuri V, Satyan L. Essentials of neonatal ventilation [M]. New Delhi: Elsevier, 2019: 5-15

第二章

新生儿肺发育及呼吸系统解剖特点

新生儿的呼吸系统处于发育的过程中,不同胎龄新生儿的肺发育程度不同,当受到外界因素影响时,也会产生不同的异常发育情况及疾病。

了解新生儿肺的发育过程和呼吸系统特点,对诊断和治疗新生儿呼吸系统疾病至关重要。

第一节　肺　的　发　育

一、肺的发育特点

肺发育的过程非常复杂,包括气道分支、形态发生和肺泡形成,以及血管的生成。整个发育过程是由遗传、激素、生理因素共同作用的结果。肺的发育自胚胎期开始一直持续至出生之后。出生时新生儿的肺并不是成人肺的微缩版,出生后它将继续发育成熟。从喉气管沟的出现到成年,肺的解剖学发展是一个连续的过程。但

在新生儿足月出生时,它必须能满足新生儿呼吸需求,若在此期间发育受阻,可导致多种不良后果。肺组织起源于 3 个不同的胚层,肺上皮来源于内胚层,肺血管、软骨、气道平滑肌、血管平滑肌和结缔组织结构均起源于中胚层,肺的神经支配起源于外胚层。肺的发育自胚胎时起至出生后,共经历了 5 个连续且互相重叠的时期(表 2-1-1,图 2-1-1):胚胎期、假腺管期、小管期、囊状期和肺泡期。

表 2-1-1　胎儿肺部发育的 5 个时期

时期	胎龄范围	关键发育	发育异常情况
胚胎期	受孕时到第 7 周	肺芽的出现 近端气道的发育 横膈膜开始发育	气管食管瘘 食管闭锁 气管狭窄
假腺管期	7~17 周	气道的延长和分支 气道上皮的分化 平滑肌和软骨的发育 肺血管系统发育	支气管囊肿 先天性大叶性肺气肿 先天性膈疝 气管支气管软化

续表

时期	胎龄范围	关键发育	发育异常情况
小管期	17~26 周	毛细血管网增大 气血屏障形成 首次出现腺泡单位 Ⅰ型和Ⅱ型细胞出现 不成熟表面活性物质	肺发育不全 肺泡毛细血管发育不良
囊状期	26~36 周	肺泡囊发育 肺结构形成	早产儿支气管肺发育不良
肺泡期	36 周以后	肺泡 - 毛细血管膜的成熟 肺泡和小血管成倍增加 肺泡气血交换面积增加	

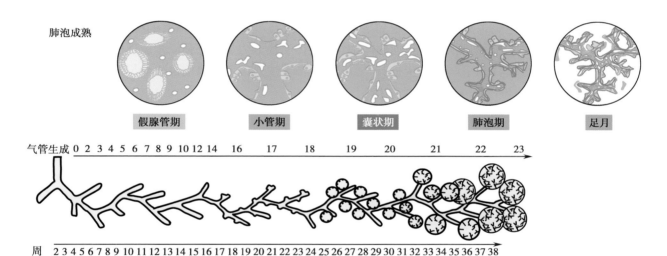

图 2-1-1　肺的发育
注：反映肺发育的五个阶段和随着妊娠的推进气道的发育。

（一）胚胎期

胚胎期（embryonic stage）从受孕到第 7 周。呼吸上皮在胚胎期开始生长，胚胎第 26 天，前肠靠近第 4 和第 6 咽囊的内胚层向腹侧突出一长形囊，在咽腔形成一纵沟，称喉气管沟，肺芽出现在喉气管沟，生长并分支成左右肺芽。近端形成喉管和气管，喉管和气管与食管分离。此阶段，气道食管之间若不能完全分离将导致气管食管瘘。第 5 周时，肺叶支气管形成，其中左侧 2 个，右侧 3 个。第 6 周起肺段及亚肺段支气管逐渐形成。肺芽反复分支，形成支气管树。在第 7 周时，气道的节段性分支变得明显。气道发育需要有周围间质同时存在，如果没有间质，气道只会延长不会分支。胚性结缔组织也叫间充质，是中胚层的一部分。间充质发育成肺间质、平滑肌、血管和软骨。肺血管及淋巴系统源自中胚层，它们从喉底分出，围绕肺芽生长，邻近的血管融合形成原始脉管系统。肺芽内的血管由起源于背侧动脉的成对节段动脉供应。约在第 37 天肺动脉出现，随之出现静脉结构，肺血管在肺芽间质中形成血管丛。到胚胎第 50 天，形成了成人血液供应模式。偶尔，在一个肺叶或肺段内，还存在着早期节段动脉，即隔离肺。

（二）假腺管期

假腺管期（pseudoglandular stage）：胎龄 7~17 周。

假腺管期肺组织切片与腺体相似,显微镜下肺形态类似腺体,组织增生活跃,管壁由高柱状细胞组成。在妊娠 7~17 周期间,肺芽反复发芽分叉,通过"分支形态形成"(branching morphogenesis,BM)过程形成前泡腔。此期气道大规模地延长并分支,形成树形结构,所有的气管、支气管分支已形成,出生前 70% 的气道在此时形成。气道分支不仅受内在因素的调节,也受胸膜腔内物理空间的控制。在此阶段,肺通气系统基本建立,但肺换气系统尚未发育,呼吸系统无气体交换功能。在此阶段气道上皮细胞开始分化,越是近端的细胞,分化程度越高。近端上皮细胞分化成为基底细胞、杯状细胞、肺神经内分泌细胞、纤毛细胞和 Clara 细胞。周围的间充质细胞分化为纤维细胞、肌成纤维细胞、平滑肌细胞和软骨细胞。支气管淋巴结开始出现,其内包含黏液生成细胞和浆液细胞。约 14 周时,肺主要动脉形成,肺动脉与血管一起生长,肺静脉发育几乎与其同步进行。在此阶段晚期,气道、动脉和静脉发育程度在大体结构上已与成人相似。

横膈膜由中胚层形成,其发育从胚胎期持续到假腺管期,将胸膜腔及腹膜腔分隔开。如果横膈膜不能在这一阶段完全闭合,将会导致先天性横膈疝。膈膜形成的缺陷也会导致胸膜腔空间的缩小,从而导致不同程度的肺及血管发育不全。

喉在此阶段发育。形成会厌的组织自第 7 周时开始出现,杓状软骨组织开始形成,第 8 周出现声带。咽在此期变化明显。第 7 周时,使鼻腔和口咽分离的细胞薄膜开始分裂,口咽和鼻腔之间出现通道。如果这层细胞薄膜出生时还存在,就会造成后鼻孔闭锁。硬腭和软腭分离口腔和鼻腔,它们的发育从第 7 周一直持续到第 12 周。

(三)小管期

小管期(canalicular stage):胎龄 17~26 周。在妊娠 17~26 周这一阶段的主要特征是开始形成稀薄的通气 - 血流屏障和表面活性物质的分泌。这一阶段包括支气管树末端分支的形成和早期肺实质的发育,作为预期的气体交换区。在此期间出现呼吸性细支气管,并伴有间质组织减少。

此阶段细支气管继续增多,肺血管数量也大量增加。约在第 20 周,毛细血管网开始在气道周围生长,立方上皮细胞分化为Ⅰ型和Ⅱ型细胞。

Ⅰ型细胞组成肺泡毛细血管膜的结构,它们在肺发育的过程中分泌肺液;Ⅱ型细胞制造、储存、分泌肺表面活性物质,随着Ⅱ型细胞的产生,肺表面活性物质也就产生了。肺表面活性物质能减轻吸气时肺泡的张力,防止呼气时肺泡萎陷。但此时Ⅱ型细胞制造的多为不成熟的肺泡表面活性物质,出现在第 24 周的肺泡里,其结构不稳定,易受缺氧和酸中毒的抑制,此时出生的早产儿易受肺泡表面活性物质不足和不成熟的影响而并发相应的疾病。稳定的肺表面活性物质出现于胎龄 35 周左右(囊状期)。在第 22~24 周期间呼吸性细支气管、肺泡管和肺泡囊构成腺泡单位,肺上皮细胞分泌胎儿肺液,维持出生前气道和腺泡单位开放。在此期周围组织变薄、毛细血管床发育,同时气道逐渐延长、管径变粗,血气交换面积呈指数增长,屏障厚度变薄,气道和血管的位置更加接近,使得气体交换能力显著增强。不成熟的通气血流屏障逐渐形成是此期结束前出生的早产儿能够存活的基础。

(四)囊状期

囊状期(saccular stage):胎龄 26~36 周。囊状期的发生与胎儿出生后的早期生存能力相关。在妊娠 26~36 周期间,Ⅱ型肺泡细胞形成了原始的终末气体间隙并产生表面活性剂。这一阶段也为胎儿的出生作好了准备,包括肺实质的增加,气隙之间结缔组织的变薄,以及表面活性物质系统的进一步成熟。随着Ⅰ型和Ⅱ型细胞在小管期的分化,管状髓鞘直接从层状小体形成,并在空气间隙中被发现。管状髓鞘被认为与层状体中存储的表面活性剂的数量相对应。肺泡表面活性物质在妊娠 24 周左右开始产生,并通过肺实质继续缓慢增加,在妊娠 30 周左右开始分泌到气道腔内。表面活性物质覆盖肺泡,降低气液界面的表面张力,从而促进出生后肺的扩张。此期间,潜在的呼吸空间的巨大扩张导致肺间质组织的减少,毛细血管网络在囊间隔形成双层结构。胎儿的皮质醇浓度在这个时期会自然增加,这对肺部的成熟以及出生后进行气体交换也是至关重要的。皮质醇有助于表面活性物质的合成和分泌、组织重塑、肺泡上皮细胞分化和肺液的再吸收。囊状期接近尾声时,成熟的肺表面活性物质开始出现,为胎儿生后正常的气体交换、保证通气血流比值提供保障。

（五）肺泡期

肺泡期（alveolar stage）：胎龄 36 周以后。此时期的主要过程为二次分隔，即将肺泡管分为终末肺泡和肺血管生成，以最大限度地扩大肺的气体交换表面积。虽然在出生时气道的分化已经完成，但肺实质的形态在出生后改变很大。目前普遍认为，成熟的肺泡在 36 周时开始出现，而 85% 以上的肺泡是在出生后形成的。因此，在胎儿刚娩出时肺是不成熟的，肺实质含有许多上一阶段分化而来的末端呈囊性的"过渡小管"，之后会发展成肺泡，此阶段中，肺泡快速增殖，次级隔膜形成，次级隔膜将终末小囊分为肺泡导管和肺泡。毛细血管网进一步延长、变薄和融合，肺泡毛细血管界面更加接近，气体交换表面积增大，成熟的肺泡形成。出生 18 个月后，随着肺泡的生长，新生血管的数量也逐渐增多。近年来有观点指出，所有肺组成成分的生长期即肺泡形成的最后阶段，会持续到长骨停止生长的时候。从出生到成年，肺泡表面积扩大了近 20 倍。也就是说，在新生儿期或婴儿期发生的肺损伤，将影响正常的肺部发育，从而使肺功能受损。

二、影响肺生长发育的因素

发育空间不足、胎儿呼吸运动及肺液量异常均可导致肺发育异常（图 2-1-2）。损伤发生的时间决定了受影响的结构。其他影响肺生长发育的因素包括：营养不良（尤其是维生素 A 缺乏）、母亲吸烟以及应用糖皮质激素等。

（一）胎儿呼吸运动

胎儿呼吸运动是肺发育的必要条件，呼吸运动开始于胚胎第 10 周左右，频率随着妊娠的推进而增加。在胎儿呼吸运动期间，呼气时肺液随之

排出，是对肺液和肺内压力及容量的调节。肺液损失过多会导致肺的发育不良，相反地，肺液流出的阻塞与肺容量增加有关。

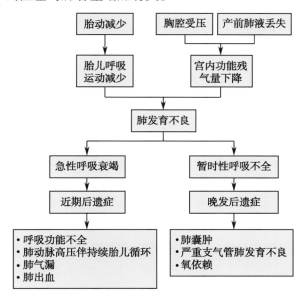

图 2-1-2　肺发育的影响因素及其后果

（二）胎儿肺液

在肺发育的过程中，I 型细胞分泌肺液，充满整个发育过程中的肺。肺液的氯离子含量高，碳酸氢盐和蛋白含量低。肺液渗透压与肺间质液和血浆基本相同，但高于羊水，呈酸性（表 2-1-2）。氯离子通过氯离子通道由细胞间隙进入气道，是液体进入气道腔的驱动力，使肺液持续向前流入羊水。肺腔隙内压力较羊膜腔内压力高，对肺的发育、气道的分叉和小囊的发育至关重要。肺液的丢失可导致肺发育不全，肺液主要生理功能：①胚胎期利于肺发育；②利于生后呼吸建立，肺液使肺泡充盈、内径增大，降低肺泡膨胀所需压力，使肺易于扩张，防止肺不张；③肺液利于功能残气量形成及正常呼吸的维持。

表 2-1-2　肺液、胎儿血浆及羊水的生化性质比较

成分	渗透压 / （mOsm·L^{-1}）	蛋白质 / （g·dl^{-1}）	pH	钠 / （mEq·L^{-1}）	钾 / （mEq·L^{-1}）	氯 / （mEq·L^{-1}）	碳酸氢根 / （mEq·L^{-1}）
肺液	300	0.03	6.27	140	6.3	144	2.8
胎儿血浆	290	4.1	7.34	140	4.8	107	24
羊水	270	0.1~0.7	7.07	110	7.1	94	18

（三）维生素 A

维生素 A 是一种脂溶性维生素，参与了胚胎发育。对肺发育起着重要的作用，维生素 A 缺乏可能导致肺泡次级隔形成减少，从而减少气体交换面积，对肺的发育造成损害。研究显示，补充维生素 A 可以使肺重新发育。

（四）糖皮质激素

糖皮质激素能够加速肺的成熟，主要作用包括使肺泡壁变薄、加速双毛细血管网融合、使表面活性物质系统成熟。然而，它也会导致肺泡数目减少和体积增大，从而减少气体交换面积。同时，间质变薄和肺泡结构的变化，可能会增加气胸的风险。胎龄 34 周之前就有早产危险的孕妇通常会使用类固醇。在完成产前类固醇治疗疗程 24 小时~7 天娩出的婴儿，呼吸窘迫综合征的严重程度降低，脑室出血和死亡率降低。然而，产前接受过多疗程类固醇治疗的母亲所分娩的婴儿，其出生体重、身长和头围均有所下降。

（五）孕母吸烟

胎儿通过胎盘间接暴露于许多环境污染物中。目前对孕妇孕期吸烟使胎儿接触有毒物质的研究非常广泛。孕期吸烟会导致早产、胎儿生长受限，增加围产期死亡率。烟雾中的尼古丁经过胎盘，通过与胚胎肺中的烟碱乙酰胆碱受体结合，导致长期的结构和功能异常，从而出现功能残气量减少、用力呼气量减少和顺应性降低，同时导致气道异常。在这些影响下气道数目增多，气道直径变小，导致气道阻力增加。因此，儿童下呼吸道疾病的发病率增加，如哮喘等。

（六）绒毛膜羊膜炎

绒毛膜羊膜炎是最常见导致胎儿感染的原因。常见的引起绒毛膜羊膜炎和诱发早产的病原是脲原体、支原体和梭状杆菌。研究发现脂多糖或炎症性细胞因子可导致肺表面活性物质的增加、肺成熟的改善。但这些功能成熟的同时，会导致肺结构发育受损，肺泡数量减少、体积增大，导致气体交换表面积减少。另外，脂多糖可导致羊膜平滑肌和成纤维细胞增殖，导致肺血管重构和肺血管阻力增加，从而导致肺过度扩张。现有的证据表明，患有绒毛膜羊膜炎的早产儿在新生儿期患支气管肺发育不良的风险增加，在儿童期患反应性气道疾病的风险增加。

（七）早产和氧气暴露

受胎儿循环特异性的影响，肺的发育是在低氧环境进行的，低氧张力能够促进胎儿肺的最佳发育。在 NICU 中，表面活性物质替代治疗和辅助通气的使用，使得尚处于肺发育小管期末期出生的早产婴儿可以存活。这一阶段的气体交换单元包括末端的腺泡管、肺泡管、囊泡和原始的肺泡 - 毛细血管膜。但氧气暴露和呼吸机相关性肺损伤是早产难以避免的后果，高氧可导致血管形成和肺泡形成受损甚至停滞，暴露于高氧环境还会导致氧化应激介导的肺损伤，破坏早产儿肺中不成熟的抗氧化能力，从而导致早产儿支气管肺发育不良和慢性肺部疾病的发生。

（八）胎儿生长受限

胎儿生长受限（fetal growth restriction，FGR）是由多种病因，如胎盘功能异常、胎儿灌注减少导致的缺氧和营养供应不足、母体营养不良、全身性疾病、药物和毒素的暴露或胎儿固有的因素造成的。在动物模型中，FGR 已被证明会降低整个肺体积、肺泡表面积并增加肺泡 - 毛细血管膜的厚度，从而导致气体扩散能力下降。在一项对出生时胎龄 ≤ 28 周的中重度支气管肺发育不良婴儿的回顾性研究中，出生体重低于同胎龄儿平均出生体重 25% 与肺动脉高压具有显著的相关性。动物模型的研究也表明，随着年龄的增长，FGR 患者发生肺动脉高压和心功能障碍的风险增加。

本节内容可参考视频 1 新生儿呼吸系统发育特点及呼吸生理。

视频 1　新生儿呼吸系统发育特点及呼吸生理

（张媛媛　高淑强）

参考文献

1. Jobe A, Whitsett J, Abman S. Fetal and neonatal lung development: clinical correlates and technologies for the future [M]. New York, USA: Cambridge University Press, 2016

2. Shu Wu, Rashmin CS. Molecular Bases for Lung Development, Injury, and Repair//Eduardo Bancalari, Martin Keszler, Peter G. Davis, et al. The Newborn Lung [M]. 3rd ed. Saunders: Elsevier, 2018: 3-29

3. Lykkedegn S, Sorensen GL, Beck-Nielsen SS, et al. The impact of vitamin D on fetal and neonatal lung maturation: A systematic review [J]. Am J Physiol Lung Cell Mol Physiol, 2015, 308: 587-602

4. Robin H. Steinhorn. Pulmonary Vascular Development and the Neonatal Circulation//Eduardo Bancalari, Martin Keszler, Peter GD, et al. The Newborn Lung [M]. 3rd ed. Saunders: Elsevier, 2018: 65-86

5. Check J, Gotteiner N, Liu X, et al. Fetal growth restriction and pulmonary hypertension in premature infants with bronchopulmonary dysplasia [J]. J Perinatol, 2013, 33 (7): 553-557

第二节　新生儿呼吸系统特点

新生儿呼吸系统包括两个功能区域:气体传导系统和气体交换系统。气体传导系统包括鼻道、咽部、喉部、气管、支气管和细支气管直至末梢细支气管,一般都有软骨支撑,防止呼气时气道塌陷。气体交换系统包括呼吸性非软骨性细支气管直至肺泡,周围组织包括调节气道阻力的平滑肌、提供弹性的纤维弹性支持组织。新生儿(特别是早产儿),气道相对狭窄,胸壁顺应性高,肺顺应性较低,呼吸肌功能不成熟,容易出现呼吸困难,胸廓凹陷,甚至呼吸衰竭。

一、气道

呼吸道包括鼻、咽、喉、气管和各级支气管。通常以喉环状软骨下缘为界,其上为上呼吸道,其下为下呼吸道。上呼吸道由鼻、咽、喉组成,是气体进入整个气道的门户,同时还有加温、湿化、过滤等功能,也有吞咽、嗅觉、发音等功能。下呼吸道由气管、支气管、气管树组成,主要功能是气体传输和气体交换。

鼻是呼吸道的起始部位,它的基本功能是气体吸入的通道,具有对气体进行加湿、加温及过滤的作用,也是嗅觉器官。胚胎第4周时鼻腔即开始发育,直至出生时仍未发育完善。新生儿出生时鼻腔由骨和软骨部分支撑,但新生儿的鼻道狭窄,鼻气道阻力大,新生儿鼻腔黏膜有丰富的血管和淋巴管,易发生炎性充血,导致本就狭小的鼻腔更加狭窄甚至闭塞。新生儿鼻腔黏膜缺乏海绵组织,很少发生鼻出血。新生儿无鼻毛,鼻腔相对短,腺体发育不完善,故它的清除能力差,易感染。

出生时新生儿后鼻孔相对狭小,如出现双侧后鼻孔狭窄可出现严重的呼吸困难。新生儿面骨发育不完全,鼻窦的发育均不完全,因此新生儿很少发生鼻窦炎。

咽是呼吸道与消化道共同的通道,功能和结构分隔由会厌完成。咽部分为口咽部、鼻咽部和喉咽部。鼻咽部和口咽部之间由软腭分隔,在新生儿期,应仔细观察有无软腭发育的异常。新生儿舌体相对大,充满整个口腔,舌的前端较宽,无舌尖,舌系带短,不易伸出口腔。在仰卧位时,舌根靠后,由于新生儿喉部较高,容易造成呼吸道阻塞。在新生儿期,鼻咽腔相对狭小,方向垂直,左右两侧扁桃体藏在腭咽弓和腭舌弓之间扁桃体窝内,尚未发育,一般到周岁才可见到扁桃体。

在胎儿和新生儿,会厌、舌骨、甲状腺环状软骨的柔软性高,故新生儿喉部较软,弹性好,顺应性高,容易因变形发生狭窄导致呼吸困难。且新生儿喉部狭小,喉下界较高,声带及喉黏膜较薄弱,有丰富的血管及淋巴组织,局部黏膜组织易水肿,轻微的气道黏膜水肿及分泌物附着即能够使原本狭窄的气道更加狭小,明显增加气道阻力,增加呼吸功,引起呼吸困难。覆盖于颈面部充满脂肪的皮下组织的累积主要发生于妊娠的最后阶段,为足月儿的喉部提供稳定支持,但未成熟儿缺乏这些脂肪组织。新生儿因喉部弹性好,其直径变化可调控气道阻力,喉部对阻力的调节由吸气时声带的主动内收和呼气时被动内收完成(并在胎儿呼吸运动时就已发生),通过呼吸声带内收来保持肺容量的稳定。

上呼吸道的开放依赖于上呼吸道肌肉和膈肌。颏舌肌、颏舌骨肌、胸骨舌骨肌、胸骨甲状肌和旁舌骨肌对于保持口咽部的开放有重要作用。喉肌会在呼气早期主动收缩，吸气时相对较迟放松，喉肌的活动减少了气流量，通过二氧化碳水平进行调整，高二氧化碳水平可导致喉对气流的阻力降低。如果功能残气量减少，肌肉活动会增加。

气管和主支气管由软骨环支持，新生儿气管和支气管相对狭窄，气道阻力大，且平滑肌的收缩可使之更窄，显著增加阻力。在新生儿，小气道比成年人顺应性好，软骨柔软、弹力纤维及肌肉发育不完善，管壁容易变形，呼气时易发生塌陷。足月新生儿气管长 4cm，气管分叉位于第 3~4 胸椎水平。右侧主支气管较直，且粗短，异物更易进入右侧支气管，气管插管时容易过深而进入右侧主支气管，吸入病变也以右侧为多发。但右侧主支气管引流相对好，分泌物更易排出。左侧主支气管较细长，与气管接近于垂直，通气较差，引流不佳，易发生阻塞和感染。新生儿气道中黏膜柔嫩纤细、血管丰富、纤毛运动差，容易受到感染，且易发生气道阻塞而出现呼吸困难。

二、肺

足月新生儿肺泡发育成熟，但相比成人，肺泡数量少。新生儿肺泡表面积和体表面积比相对较小，但代谢率明显高于成人。因此，新生儿的肺储备功能明显不足，较易发生呼吸衰竭。Ⅰ型细胞占肺泡上皮细胞总数的 25% 左右，它们是扁平状细胞，能够覆盖 97% 的肺泡表面积。Ⅰ型细胞是气血屏障的主要部分，细胞间连接紧密，使间质液体和蛋白质不易渗入肺泡腔，也防止肺泡腔内液体等进入肺间质。Ⅰ型细胞本身无增生、分化能力，受损后主要由Ⅱ型肺泡上皮细胞增殖、分化。而Ⅱ型细胞为立方体细胞，仅覆盖 3% 的肺泡表面，Ⅱ型细胞能生成并排出肺表面活性物质。

肺的供血系统有两套：一套为体循环中的支气管血管系统，包括支气管动脉、毛细血管及静脉，是肺、气道、胸膜的营养血管；另一套为肺循环，肺循环主要由肺动脉、肺静脉和存在于两者间的毛细血管网组成，主要功能是将血液从右心室运输到肺毛细血管进行气体交换。肺微循环血管丰富、气体交换面积巨大、血流速度缓慢，利于气体交换。新生儿气道相对狭窄，肺的血管丰富，肺内含气少而含血多，故易发生感染，且可致间质性肺炎、肺不张等。新生儿肺动脉的管壁厚度是主动脉的 1/3，且分支短而粗，肺动脉的顺应性高，血管阻力较小。但肺动脉管壁上的平滑肌对血氧含量非常敏感，在生后易受到缺氧、酸中毒、炎症等因素影响后出现肺动脉高压。

肺液的清除对新生儿呼吸功能的维持也很重要，分娩时胸部挤压、初始呼吸建立等均有助于肺泡液体的清除。胸部挤压曾被认为是肺液清除的主要机制，但是分娩过程对婴儿胸壁所产生的压力在清除肺泡液体中很可能仅发挥较小的作用。新生儿的初始有效呼吸能产生高跨肺压，经测定，足月新生儿吸气时的平均食管压为 −52cmH$_2$O，而呼气时为 71cmH$_2$O。负静水压可以驱动肺泡液体从肺泡腔进入间质，随后进入肺血管而被清除。

三、胸廓

不同于成人的胸廓是椭圆形的，新生儿的胸廓呈圆柱形，肋骨方向为水平位，吸气时胸廓容积的增加不如成人。且新生儿胸廓相对柔软，缺少骨性成分，在呼吸急促时容易出现三凹征。婴儿可通过加快呼吸频率、缩短呼气时间、加强肋间肌活动和发出呻吟（呼气时喉内收）提高功能残气量来代偿。早产儿呼气末功能残气量不稳定是动脉血氧波动的原因。早产儿的胸壁柔软，胸壁顺应性高，且早产儿肺表面活性物质不足，呼气末的肺泡塌陷倾向更加明显，导致弥漫性的肺不张。胸膜是覆盖于左右肺、胸壁内表面、纵隔侧面及横膈上面的浆膜，分为脏层和壁层胸膜，它们只在支气管和肺血管进入肺内处相连续。胸膜腔内压较大气压低，能有效保持肺扩张。

四、呼吸肌

三组骨骼肌参与呼吸功能：膈肌、肋间肌及腹部肌肉，这些肌肉帮助气体进入肺部。在安静呼吸时，主要用于呼吸的肌肉是膈肌，由第 3~5 颈段的运动神经元即膈神经支配。膈肌的收缩将肌肉向下拉，使得吸气时胸膜腔内的压力降低而腹腔压力增高，压力的变化使得气体进入呼吸道。新生儿呼吸肌的功能及耐疲劳能力均明显比成人低,容易发生呼吸肌疲劳,表现为进行性高碳酸血症或呼吸暂停。新生儿膈肌较成人相对扁平,随着胸部的生长和其他器官的发育,逐渐成为圆顶形状,在呼吸时膈肌运动不协调而工作效率较低。膈肌的功能依赖于胸廓的稳定性和良好的腹肌张力,新生儿膈肌本身结构和功能均不完善,加之新生儿尤其是早产儿的胸廓顺应性高和腹肌功能不全,且易发生腹胀,决定了新生儿易因膈肌功能不全发生呼吸困难的情况。

肋间肌分为肋间内肌和肋间外肌,收缩时使肋骨升高或降低,间接决定胸廓的容量,肋间肌在吸气时保持胸壁的稳定性,在呼气时限制胸廓塌陷和肺容量的减少。腹肌也是重要的呼吸肌,在平静呼吸时,所起的作用明显,当呼吸活动增强时,其作用增大,在呼吸中的作用与成人基本一致。

本节内容可参考视频 1。

（张媛媛　高淑强）

参考文献

1. John B. West, Andrew M. Luks. How the Architecture of the Lung Subserves Its Function//John B. West, Andrew M. Luks. West's respiratory physiology: the essentials [M]. 10th ed. Philadelphia: Wolters Kluwer, 2016: 1-13

2. Goldsmith JP. Delivery room resuscitation of the newborn//Richard JM, Avroy AF, Michele CW. Neonatal-Perinatal Medicine: Diseases of the Fetus and Infant [M]. 9th ed. Louis: Elsevier, 2011, 1: 449

3. Vinod K Bhutani. Development of the Respiratory System.//Steven M. Donn, Sunil K. Sinha. Manual of Neonatal Respiratory Care [M]. 4th ed. Switzerland: Springer, 2017: 3-12

第三章

新生儿呼吸生理

新生儿呼吸系统与儿童及成人呼吸系统的生理和病理生理差异很大，新生儿呼吸系统发育不成熟、功能有限、容易损伤。熟悉新生儿呼吸生理相关的知识，能为我们采取个体化的呼吸支持方案提供帮助，改善患儿呼吸及神经系统预后。在临床工作中，新生儿常常需要应用呼吸支持来维持足够的氧合，而这可能对呼吸系统造成急性或慢性的损伤，干扰呼吸系统正常发育，伴随其异常修复和发育，最终导致结构和功能的异常。了解新生儿肺的生理，以及各种呼吸支持对肺生理和功能的影响，有利于肺保护性通气，从而以最小的肺损伤达到最佳的气体交换。本章内容主要包括肺容量、氧的运输、肺部气体交换、呼吸力学、呼吸节律的调控、血气分析及酸碱平衡几个方面。

第一节　肺容量和呼吸生化

肺容量是肺内气体总的容量，呼吸过程中呼吸肌、膈肌舒缩引起肺容量周期性变化才能产生肺的通气。肺容量概念上有 4 种基础肺容积（basal lung volume）和 4 种基础肺容量（basal lung capacity）（图 3-1-1）。

一、基础肺容积

以下四项互不重叠，全部相加等于肺的最大容量。

1. **潮气量**　潮气量（tidal volume，V_T）是指每

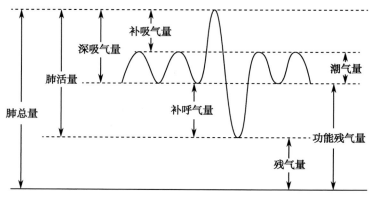

图 3-1-1　肺容量

次平静自主呼吸进入或排出肺的气量,平均为5~8ml/kg,不同胎龄早产儿生后3天内的潮气量见表3-1-1。由于呼吸机管路的顺应性和气管插管在声门处漏气,机械通气时呼吸机供气 V_T 可能比理论上生理 V_T 高30%~50%。由于吸气时漏气更明显,一般认为呼气 V_T 更接近呼吸机供气的真实 V_T,临床中常常以呼气 V_T 为参数设置容量目标。但是呼气时也会有一定的漏气,呼吸机会低估呼气 V_T,就会导致以呼气 V_T 为目标容量通气时的 V_T 过大。

表 3-1-1　不同胎龄生后立即使用肺表面活性物质的早产儿(日龄<3日)的潮气量

出生胎龄(周)	≤26	27~28	29~30	≥31
潮气量(ml/kg)	6.1±1.7	5.7±1.5	5.1±1.2	5.2±0.8

2. 补吸气量　补吸气量(inspiratory reserve volume,IRV)是指平静吸气末再尽力吸气所能吸入的最大气量。

3. 补呼气量　补呼气量(expiratory reserve volume,ERV)是指平静呼气末再用力呼气所能呼出的最大气量。

4. 残气量　残气量(residual volume,RV)用力呼气末肺内残留气量。通常残气量占肺总量的30%以内,足月新生儿残气量一般为20ml/kg。

【关键点】

足月儿安静自主呼吸潮气量约5~8ml/kg;早产儿安静自主呼吸潮气量约4~6ml/kg,具体与胎龄大小有关。

二、基础肺容量

由2个或2个以上基础肺容积组成。

1. 深吸气量　深吸气量(inspiratory capacity,IC)是指平静呼气末用力吸气能吸入的最大气量,IC=V_T+IRV。

2. 肺活量　肺活量(vital capacity,VC)是指尽力深吸气后深呼气所能呼出的最大气量,是肺功能检测的主要指标之一,VC=IC+ERV=V_T+IRV+ERV。足月新生儿肺活量一般为35~

40ml/kg。1961年国外曾报道用新生儿啼哭方法检测啼哭肺活量。影响VC的病理因素包括呼吸肌力量降低、肺及胸廓弹性改变、气道阻力增加,主要用于限制性或阻塞性肺疾病评估,但在新生儿的临床应用有限。

3. 功能残气量　功能残气量(functional residual capacity,FRC)是指平静呼吸时,每次呼气末肺内残留气量,FRC=ERV+RV。足月儿FRC一般为25~35ml/kg,极早产儿的FRC只有足月儿的10%~50%。FRC大小取决于肺的弹性回缩力、气道阻力及呼气时间。新生儿FRC降低的常见原因有新生儿呼吸窘迫综合征、肺不张、肺实变、肺水肿、漏斗胸等,新生儿可以通过三种机制来限制呼气流量和增加肺内压,维持自主呼吸期间FRC,以减缓氧合和肺顺应性下降:①通过喉内收(声门变窄)增加呼气阻力;②整个呼气过程中保持吸气肌肉张力;③高呼吸频率来限制呼气时间。在机械通气时设置PEEP、CPAP、给予肺表面活性物质均可影响FRC水平的变化,可以改善肺动态顺应性、气血交换效率和维持肺泡中 O_2、CO_2 水平相对稳定。

4. 肺总量　肺总量(total lung capacity,TLC)是指深吸气末肺内存有的气体总量,TLC=V_T+IRV+ERV+RV。足月新生儿TLC一般为55~60ml/kg。

三、氧的运输和能量产生

氧化还原反应产生的能量是维持生命的关键,它利用碳水化合物和消耗氧气(O_2),产生能量、二氧化碳(CO_2)和水。线粒体内的酶系统氧化转移能量的过程叫做氧化磷酸化,以三磷酸腺苷(adenosine triphosphate,ATP)的形式在高能磷酸键中储存能量。细胞内存储的ATP很少,为了满足机体代谢的需求,需要不断地氧化磷酸化合成ATP。1分子葡萄糖彻底氧化生成 CO_2 和水的过程中可生成38分子ATP。

氧化磷酸化过程需要足够的 O_2,O_2 从体外到线粒体要经过以下步骤:①体外空气到肺部;②肺泡中的 O_2 弥散到血液中;③氧合的血液输送到组织;④组织中的 O_2 弥散到细胞内;⑤最后弥散到线粒体中。氧分压(PO_2)梯度、通气和灌注是 O_2 从体外运输到线粒体过程的驱动,在 O_2 运输过程中不同部位的 PO_2 级联下降(图3-1-2)。

新生儿肺部必须有较好的通气和灌注,以及一定的 PO_2 梯度,才能保证有效的气体交换。

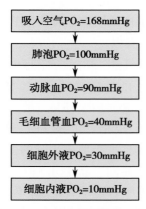

图 3-1-2 PO_2 递减梯度示意图

糖的无氧酵解也可以产生能量,但产生能量的效率很低,同时会形成乳酸。1 分子葡萄糖在缺氧的环境下酵解为 2 分子乳酸,同时仅产生 2 分子 ATP。因此,通过线粒体的氧化磷酸化产生能量的效率更高,有氧代谢才能满足长期的能量需求。通常耗氧量与能量需求相关,是反映机体能量需求很好的指标之一。当机体代谢的能量负荷超过了有氧代谢持续提供的能量时,组织就会转为无氧糖酵解,在产生 ATP 的同时形成乳酸,导致血液 pH 降低和酸中毒,乳酸水平也是反映组织缺氧程度的重要指标。

本节内容可参考视频 1。

（傅益永 巨 容）

参考文献 ·······························

1. Null DM, Suresh GK. Pulmonary Function and Graphics// Goldsmith JP, Karotkin EH. Assisted ventilation of the neonate [M]. 6th ed. Philadelphia, PA: Elsevier, 2017: 148-158
2. John B. West, Andrew M. Luks. Ventilation: How Gas Gets to the Alveoli//John B. West, Andrew M. Luks. West's respiratory physiology: the essentials [M]. 10th ed. Philadelphia: Wolters Kluwer, 2016: 14-27
3. Lan WJ, Bhutani VK. Core Concepts: Neonatal Tidal Volume: Physiologic, Technologic, and Clinical Considerations [J]. NeoReviews, 2011, 12 (11): e652-e659
4. Keszler M, Abubakar K. Physiologic Principles//Goldsmith J P, Karotkin E H, eds. Assisted ventilation of the neonate [M]. 6th ed. Philadelphia, PA: Elsevier, 2017: 21-46

第二节 肺部气体交换

肺主要功能是进行气体交换,包括肺通气和换气过程。肺通气是从外界摄入 O_2 和排出 CO_2 的过程,肺换气是肺泡内 O_2 弥散入血和血中 CO_2 弥散入肺泡的过程。肺内气体交换发生在肺泡及周围毛细血管网构成的肺单位内,肺泡通气量与肺毛细血管灌注量是实现肺内气体交换的必要条件。

一、肺通气功能指标

1. 无效腔 在呼吸过程中没有进行气体交换部分便形成无效腔(dead space, V_D),称为生理无效腔,新生儿一般 >2ml/kg,它包括解剖无效腔和肺泡无效腔。

(1)解剖无效腔:气体在吸气末停留在气道内不参与气体交换的部分,包括从上呼吸道至呼吸性细支气管前的呼吸道内的气体,足月儿 1.5~2ml/kg,早产儿 1.7~3.0ml/kg。

(2)肺泡无效腔:进入肺泡的气体因局部无灌注或灌注不足等因素不能进行气体交换的部分。

正常新生儿肺泡无效腔小,解剖无效腔接近于生理无效腔。机械通气患儿呼吸机供气管道事实上也增加了解剖无效腔,肺组织病变和换气功能异常可使生理无效腔明显增加,气管切开后可使解剖无效腔减小。无效腔 / 潮气量(V_D/V_T)可反映通气效率,间接反映通气 - 血流协调程度,比值增加说明通气效率降低。可以通过测定呼出气二氧化碳分压(partial pressure of carbon dioxide in end expiratory gas, PetCO$_2$),根据其对应的动脉二氧化碳分压(partial pressure of arterial carbon dioxide，$PaCO_2$）差值的变化，间接计算无效腔水平（式3-2-1）。

$$V_D=(PaCO_2–PetCO_2)/PaCO_2 \times V_T$$

式3-2-1　V_D 计算公式

V_D/V_T 与肺内分流成正比，一般应<25%；如果>50% 则提示有通气 - 血流比值失调，需要调整通气策略或血管活性药物。例如在肺部急性病变期，患儿呼吸浅快代偿，能维持正常分钟通气量，V_T 下降，V_D 不变或增加，结果 V_D/V_T 增加，此时患儿通气效率降低。支气管肺发育不良（bronchopulmonary dysplasia，BPD）患儿可同时存在解剖无效腔和肺泡无效腔增大。

2. **分钟通气量**　分钟通气量（minute volume，MV）指静息状态下每分钟吸入或呼出的气体总量，MV=V_T×呼吸频率。足月新生儿一般为200~300ml/（kg·min），有研究报道不同体重新生儿自主呼吸的 MV（表3-2-1）。MV 是反映机体通气功能的指标，与 CO_2 排出效率有关，机械通气时受到吸气峰压（peak inspiratory pressure，PIP）、PEEP、V_T 或者呼吸频率的影响。

表 3-2-1　不同体重新生儿自主呼吸的潮气量和分钟通气量

体重 /g 百分位数	潮气量 /（ml·kg⁻¹）			分钟通气量 / [ml·(kg·min)⁻¹]		
	10th	50th	90th	10th	50th	90th
500~1 000	3.2	5.4	8.3	230	400	600
1 001~2 500	3.4	5.7	8.1	250	400	600
2 501~5 000	2.4	4.7	7.2	170	300	500

3. **分钟肺泡通气量**　分钟肺泡通气量（minute alveolar volume，MV_A）为每分钟吸入或呼出肺泡的气体总量，由于只有进入肺泡的气体才能进行气体交换，又称有效通气量。可以用式3-2-2表示。MV_A 是反映肺通气功能的基本指标，正常肺泡通气量是维持正常 $PaCO_2$ 的基本条件。若分钟通气量不变，新生儿浅快呼吸比深慢呼吸 MV_A 要小，因为浅快呼吸时气体在解剖无效腔的气道内往复运动，没有参与气体交换，生理无效腔与潮气量的比值更大。

$$MV_A=(V_T–V_D) \times RR$$

式3-2-2　分钟肺泡通气量

注：MV_A：分钟肺泡通气量，V_T：潮气量，V_D：无效腔，RR：呼吸频率。

二、肺换气功能指标

静脉血流经肺毛细血管时，血液中的 PO_2（40mmHg）比肺泡氧分压（100mmHg）低，故 O_2 顺着压差向血液弥散，直至达到平衡，同样 CO_2 由血液弥散至肺泡，即为肺换气过程。

1. **气体弥散**　指气体分子由高分压区向低分压区转移过程。肺内气体主要是 O_2、CO_2、N_2、水蒸气，其中 O_2 从肺泡内弥散到毛细血管内红细胞，与血红蛋白结合，为 O_2 在肺内弥散；CO_2 弥散则为血浆、红细胞内碳酸氢根和血红蛋白释放 CO_2 进入肺泡的过程。

2. **氧和二氧化碳弥散特征**　血流经过肺毛细血管时间很短，成人平均 0.75 秒，新生儿平均0.4~0.5 秒；在肺毛细血管中，氧弥散达到平衡的时间约 0.3 秒。新生儿较成人氧弥散时间占血流时间的比例更高，弥散储备能力更低。氧弥散储备能力由肺毛细血管灌流限制特性所决定。正常情况下，CO_2 弥散在 0.4 秒达动态平衡，为灌流限制；病理情况下，特别是严重肺部疾病，CO_2 在血液流经肺毛细血管时间内不能达到弥散平衡，出现弥散限制。

3. **氧和二氧化碳的物理特性**　气体弥散能力与该气体溶解度成正比，与其分子量平方根成反比（式 3-2-3），反映气体物理特性。CO_2 的分子量（44）大于 O_2 的分子量（32），但其在液体中的溶解度远高于 O_2，CO_2 溶解系数为 0.567，O_2 溶解系数为 0.023 9，CO_2 的弥散系数是 O_2 的 20 倍，其弥散能力比 O_2 大 20 倍。但正常情况下肺血流与肺泡间弥散驱动压 O_2 为 60mmHg，CO_2 为 6mmHg，CO_2 弥散驱动压仅为 O_2 的 1/10，因此正常肺部 CO_2 实际弥散能力是 O_2 的 2 倍。基于

CO_2 的弥散系数高而驱动弥散的浓度梯度相对较低的特点，及时把扩散到肺泡中的 CO_2 清除，才能维持 CO_2 的浓度梯度，维持肺血流与肺泡间 CO_2 弥散驱动压，因此 CO_2 排出效果主要取决于通气。任何气体在半透膜上的弥散都遵循 Fick 方程（式 3-2-4）。

$$弥散系数 = 溶解度 / \sqrt{分子量}$$

式 3-2-3　弥散系数计算公式

$$dQ/dt = k \times A \times dC/dl$$

式 3-2-4　气体在半透膜上弥散的 Fick 方程

其中 dQ/dt 是以 ml/min 为单位的弥散速率，k 是气体的弥散系数，A 是可用于弥散的面积，dC 是跨膜的分子浓度差，dl 是弥散路径的长度。例如肺不张会减少气体交换的面积，肺水肿会增加弥散路径的长度，都会降低 CO_2 的排出效果；肺泡分钟通气量维持 CO_2 的浓度梯度，是驱动其弥散和排出的关键。

4. 通气 / 血流比值　通气 / 血流比值（ventilation perfusion ratio，V/Q）指分钟肺泡通气量（V）和分钟肺血流量（Q）之间的比值。肺内气体交换发生在肺泡及其周围毛细血管网构成的肺单位内，肺泡通气量与肺毛细血管灌注量是实现肺内气体交换的必要条件。V/Q 失调是肺组织病变导致低氧血症的主要机制，包括无效腔样通气、肺内静动脉分流两种情况（图 3-2-1）。

（1）正常（V/Q）比值：正常情况下，成人静息状态分钟通气量 4L，肺循环血量 5L，V/Q 为 0.8。通气、血流分布均匀，V/Q 接近 0.8，则气体弥散量正常，此时肺毛细血管内静脉血得到充分动脉化，PO$_2$ 从 40mmHg 升至 90mmHg 左右，PCO$_2$ 从 46mmHg 降至 40mmHg。通气和血流存在区域差异，正常情况下受重力作用影响，上肺部气体较多，血流分布较少，上肺部 V/Q>0.8；下肺部气体较少，血流分布较多，下肺部 V/Q<0.8，全肺 V/Q 维持在 0.8 左右。

（2）无效腔样通气：V/Q 增大，部分肺泡内气体未能与血液进行充分气体交换，例如在肺动脉高压、肺血管痉挛、肺栓塞等情况时。

（3）肺内静脉动脉分流：V/Q 降低，肺泡通气不足，血流过剩，部分血液未能经过充分的气体交换，例如在气道部分或完全阻塞、肺不张、肺泡萎陷等情况时。

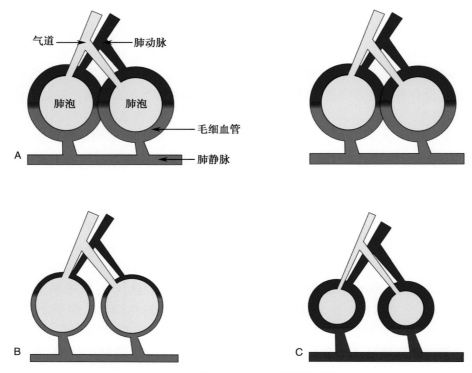

图 3-2-1　通气 / 血流（V/Q）比值示意图

图中 A 为正常 V/Q 比值，B 为无效腔样通气，C 为肺内静动脉分流。

当 V/Q 失调时,无效腔样通气或肺内静动脉分流结果是未充分氧合的静脉血进入体循环,主要引起缺氧。因动静脉氧分压差远大于静动脉二氧化碳分压差,V/Q 失调时其对氧分压的影响远大于二氧化碳分压。缺氧性血管收缩将血液从通气不良的肺泡分流出去,是一种代偿机制,有助于维持 V/Q 匹配。理想情况下,通气和血流是均匀匹配的,V/Q 维持在 0.8~1。

三、影响氧合的因素

(一)关于氧供/氧耗的基本概念

1. **氧气输送量**　简称氧供(oxygen delivery, DO_2),即机体通过循环系统于单位时间内向外周组织提供的氧量,由心排血量、动脉血氧饱和度、血红蛋白浓度、动脉氧分压决定(式 3-2-5)。成人正常值为 520~720ml/(min·m²)。

$$DO_2=CaO_2 \times CO \times 10$$

式 3-2-5　氧供的计算公式

注:DO_2:氧供(ml/min),CaO_2:动脉血氧含量(ml/dl),CO:心排血量(L/min)。

动脉血氧含量(oxygen content,CaO_2):动脉血中的氧气量(式 3-2-6)。血液中的氧有两种形式:①大多数与血红蛋白结合,与 Hb 和 SaO_2 有关;②少量物理溶解在血浆中,与 PaO_2 有关。氧含量是这两部分的总和。Hb 和 SaO_2 对氧含量的影响更大,每克 Hb 将结合 1.34ml O_2;PaO_2 对氧含量的影响小,每增加 1mmHg,每 100ml 血液的氧含量增加 0.003ml。

$$CaO_2=(1.34 \times Hb \times SaO_2)+(0.003 \times PaO_2)$$

式 3-2-6　动脉血氧含量计算公式

注:CaO_2:动脉血氧含量(ml/dl);Hb:血红蛋白浓度(mg/dl);SaO_2:动脉血氧饱和度;PaO_2:动脉氧分压(mmHg)。

2. **氧耗**　氧耗(oxygen consumption,VO_2)是组织在单位时间内实际摄取的氧量。成人正常值为 110~160ml/(min·m²),静息状态下新生儿或婴儿氧耗 5~8ml/(kg·min)。DO_2 和 VO_2 的正常比值为 5:1,如果 $DO_2/VO_2<2:1$,机体无氧代谢开始,并出现休克表现。

3. **混合静脉氧饱和度和中心静脉氧饱和度**

(1)混合静脉氧饱和度:混合静脉氧饱和度(mixed venous oxygen saturation,SvO_2)用漂浮导管在肺动脉采集标本检测,正常值为 75%,代表氧供和氧耗平衡在组织水平的结果。如果 SvO_2 正常则说明组织有充分的氧供,如果 SvO_2 下降则说明氧供减少或氧耗增加。

(2)中心静脉氧饱和度($ScvO_2$):中心静脉氧饱和度(central venous oxygen saturation,$ScvO_2$)从中心静脉采集标本检测,一般比 SvO_2 低 5%~10%,与 SvO_2 相关性好,可以反映组织灌注状态,检测方便,临床应用更广。

(二)血红蛋白-氧解离曲线(氧合血红蛋白解离曲线)

血红蛋白与 O_2 可逆结合,每个血红蛋白分子可以结合 4 个 O_2 分子。氧饱和度与氧分压之间的关系是非线性的,即血红蛋白-氧解离曲线(氧合血红蛋白解离曲线)(图 3-2-2)。

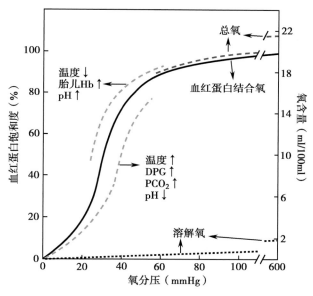

图 3-2-2　氧合血红蛋白解离曲线

注:氧饱和度(SaO_2)和氧分压(PO_2)之间存在非线性关系,表现为 S 形曲线。曲线中在 $PO_2<40$mmHg 时,解离曲线陡峭,SaO_2 随 PO_2 升高迅速增加;在 $PO_2>40$mmHg 时,解离曲线开始趋于平缓,SaO_2 随 PO_2 升高而缓慢增加;在 $PO_2>90\sim100$mmHg 后,解离曲线趋于水平,增加 PO_2 不会明显增加 SaO_2 和氧含量,反而有增加氧毒性损伤的风险。胎儿血红蛋白所占比例、二磷酸甘油(DPG)、酸碱度(血液 pH)、温度影响到血红蛋白对氧气亲和力。血红蛋白结合氧的氧含量占总氧含量的大部分,物理溶解氧占总氧含量的很小一部分(甚至可以忽略不计)。

影响血红蛋白对氧气亲和力的因素包括:①增加血红蛋白对 O_2 亲和力的因素,让氧合血红蛋白解离曲线左移，达到相同水平的 SaO_2 时所需的 PO_2 值更低。例如：胎儿血红蛋白比例较高（如早产儿）、二磷酸甘油酸含量减少（如早产儿伴 RDS）、pH 碱化（如在输注碳酸氢钠后）、PCO_2 减少（如过度通气）以及低体温（如心脏手术或亚低温治疗）。②降低血红蛋白对 O_2 亲和力的因素，让氧合血红蛋白解离曲线右移。例如：胎儿血红蛋白比例降低（如给新生儿输血后）、二磷酸甘油酸产生增加（健康新生儿出生后不久或适应高海拔时）、pH 降低（酸中毒）、PCO_2 升高（如 CO_2 潴留）以及发热性疾病。

氧合血红蛋白解离曲线的移动促进了肺部的 O_2 摄取或 / 和组织水平的 O_2 释放。①肺部的 O_2 摄取：当肺动脉血（低 PO_2 和高 PCO_2）通过肺毛细血管时，CO_2 从血液弥散进入肺泡，提高局部血液的 pH，增加 Hb 对 O_2 的亲和力；此时肺泡与肺毛细血管内血液 PO_2 的梯度大，促进 O_2 进入肺毛细血管并与 Hb 结合。②组织水平的 O_2 释放：动脉血（高 PO_2 和低 PCO_2）进入组织毛细血管时会吸收 CO_2 入血液，pH 降低，Hb 对 O_2 的亲和力降低，利于氧合血红蛋白中 O_2 的释放，不显著降低局部 PO_2，有利于驱动 O_2 向组织弥散。

胎儿在宫内的 PaO_2 只有 25mmHg，SaO_2 只有 60% 左右，由于胎儿血红蛋白对 O_2 的亲和力更强、血红蛋白浓度更高，使得胎儿能够在宫内相对低氧的环境中维持足够的组织氧供；新生儿出生后血氧饱和度逐渐升高，在生后 5~10 分钟达到 90%。新生儿（特别是早产儿）抗氧化能力不足，在需要呼吸支持治疗时，目标 SaO_2 设置在 90%~95% 的水平可以减少氧损伤。

（三）肺泡氧分压

1. 肺泡氧分压　肺泡氧分压（partial pressure of O_2 in alveoli，P_AO_2）是肺泡中 O_2 的张力，反映弥散到肺毛细血管血液中的氧气量，可用于计算进入高海拔地区或乘坐飞机时的吸入氧浓度（fraction of inspired oxygen，FiO_2）需求（式 3-2-7）。肺泡二氧化碳分压（partial pressure of CO_2 in alveoli，P_ACO_2）与动脉血中物理溶解的 CO_2（$PaCO_2$）几乎相同。在正常体温、大气压以及肺泡气体 100% 湿化下，肺泡中水蒸气分压为 47mmHg。呼吸商（respiratory quotient，RQ）是 CO_2 排泄与 O_2 摄取的比率（约 0.8~1.0），根据饮食的不同而有所差别。

$$PAO_2 = \left[(气压 - 水蒸气分压) \times FiO_2 - (PaCO_2/RQ) \right]$$

式 3-2-7　P_AO_2 计算公式

注：P_AO_2：肺泡氧分压；FiO_2：吸入氧浓度；$PaCO_2$：动脉二氧化碳分压；RQ：呼吸商。例如：在海平面上，大气压为 760mmHg，肺泡中水蒸气分压为 47mmHg，吸入空气时 FiO_2 为 0.21，正常 $PaCO_2$ 为 40mmHg，呼吸商为 0.8 时，根据公式计算出呼吸空气时 P_AO_2 约为 100mmHg。高碳水化合物饮食会提高呼吸商，从而增加 CO_2 产生。气压随天气条件和海拔而变化，海拔越高，气压越低，肺泡氧分压越低，达到目标氧分压时所需的 FiO_2 越高。

2. 通过计算得到的重要的血气指标，例如：①动脉 - 肺泡氧分压比（PaO_2：P_AO_2，或 a：A 比值），健康新生儿应接近于 1，比值 <0.3 表示肺氧摄取能力严重受损。②肺泡 - 动脉血氧分压梯度或差值（$AaDO_2 = P_AO_2 - PaO_2$），帮助判断疾病的严重程度，健康新生儿吸入空气时的 $AaDO_2 < 20$mmHg；当 $AaDO_2 > 600$mmHg，提示极其严重的换气功能障碍，国外有中心将其作为新生儿体外膜氧合（ECMO）支持的指征之一。③氧合指数（oxygenation index，OI）（式 3-2-8）：OI>15 提示患儿呼吸严重受损，OI>40 既往资料显示死亡风险接近 80%，作为 ECMO 的指征之一。

$$OI = \frac{MAP \times FiO_2 \times 100}{PaO_2}$$

式 3-2-8　氧合指数计算公式

（四）呼吸机参数对氧合的影响

常频或高频机械通气时，主要是通过调节平均气道压（MAP）和 / 或 FiO_2 来改善氧合的。

1. 常频机械通气时平均气道压受到多个因素的影响（式 3-2-9，图 3-2-3）。

$$MAP = k \frac{Ti}{(Ti+Te)}(PIP-PEEP)+PEEP$$

式 3-2-9　常频机械通气 MAP 计算公式

注：MAP：平均气道压；k：波形常数；Ti：吸气时间；Te：呼气时间；PIP：吸气峰压；PEEP：呼气末正压。方形波时 k=1，正弦波时 k=0.5，k 值随气体流速和 Ti 而变化。

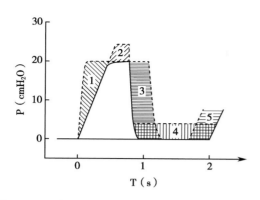

图 3-2-3 常频机械通气时影响平均气道压的因素

注:增加平均气道压的五种不同方法:①增加吸气流速,形成方波吸气模式;②增加吸气峰压;③在不改变呼吸频率的情况下延长吸气时间或反比呼吸;④增加呼气末正压;⑤不改变吸气时间的情况下增加呼吸频率。

常频机械通气时有多种方法可以提高 PO_2,需要注意每一个参数的安全性和有效性不同,例如:延长吸气时间甚至出现反比呼吸,容易出现肺损伤;上调呼吸频率和 PIP 可能导致过度通气;提高气体流速对 MAP 的影响相对较小。临床中,常常通过增加 PEEP 来获得最佳 MAP,这种方法相对安全和有效,但过高的 PEEP 也会导致回心血量、潮气量减少等并发症。

2. 高频振荡通气时 FiO_2 和 MAP 是两个可以直接调节的参数,相对简单,调节时也需权衡两个参数的安全性和有效性。

四、影响通气的因素

通气/血流比值正常才能有效地进行气体交换。一般情况下分钟通气量决定了 CO_2 排出的效果,正如前文介绍,基于 CO_2 的弥散系数高而驱动弥散的浓度梯度相对较低的特点,增加分钟通气量才能及时把扩散到肺泡中的 CO_2 清除,才能维持 CO_2 的浓度梯度。

1. **分钟通气量和潮气量** 当 V_T 增加时,因为解剖无效腔保持不变,肺泡分钟通气量(MV_A)增加更多;当呼吸频率增加时,MV_A 和总分钟通气量(MV)成比例增加。虽然增加 V_T 对 MV_A 的影响更大,但是容量过大是导致呼吸机相关性肺损伤的重要因素。对于自主呼吸的新生儿,吸气过程产生的胸膜腔负压是气体进入肺部的驱动压力;对于机械通气患儿,由呼吸机施加的正压产生

的跨肺压是气体进入肺部的驱动压力。同步(辅助)通气的情况下,婴儿的吸气努力产生的胸膜腔负压和呼吸机产生的正压是相加的,共同形成跨肺压并决定 V_T。

2. **气体分布不均匀** 在健康的肺中,胸膜间或跨肺压的重力依赖性差异是导致区域通气差异的主要原因。在患病肺中,局部顺应性和气道阻力(时间常数)的差异是导致通气分布不均匀的主要原因。

(1)局部或肺叶顺应性不同,相关因素包括:①局部组织水含量;②表面活性物质含量;③是否存在容积损失;④是否存在气体潴留或过度膨胀。

(2)气道阻力不同,可能由于分泌物阻塞、局部压迫、发育异常引起的局部狭窄。例如,胎粪阻塞或部分阻塞的气道,阻力增加,影响阻塞远端区域肺泡的通气(塌陷或过度扩张)。

常频机械通气时,吸入气体的分布在很大程度上受局部肺组织的顺应性和阻力的影响。通气良好的肺单元可能过度扩张,容易出现容量伤;而通气不良的肺单元,气道或肺泡塌陷而不能被募集或募集困难,容易出现肺萎陷伤或剪切伤。适度水平的 PEEP 维持合适 FRC,可以扩大气道,降低气道阻力,改善肺顺应性,避免气道塌陷和气体潴留。俯卧位通气增加了背部肺区的通气量,使通气/血流比值更匹配,改善患儿的通气和氧合。

在保证通气良好的区域通气时,为减少部分阻塞气道的空气潴留和过度膨胀,可以使用高呼吸频率、短吸气时间设置。这样只有时间常数较短(或正常)的肺部区域才能进行压力平衡和容量输送,避免时间常数较长的肺部区域过度膨胀,但如果呼气时间不足,也存在气体潴留的风险。例如间质性肺气肿患儿气道阻力升高,使用低呼吸频率和长吸气时间可能会加重气体潴留和过度膨胀。使用高呼吸频率、短吸气时间的常频机械通气或使用高频振荡通气,可能避免时间常数较长的肺区过度膨胀。因高呼吸频率的常频机械通气有增加内源性 PEEP 可能,高频振荡通气更安全、有效。

3. **呼吸机参数对通气的影响**

(1)在常频机械通气中,增加 V_T 或增加呼吸频率是增加 MV(增加 CO_2 排出)的两种主要方法。呼吸频率可以直接调控,也可以通过改变吸

气和/或呼气时间来控制。呼吸机类型的不同，控制 V_T 的方式不同：①容量控制的呼吸机，可以直接调节 V_T，即注入呼吸机管路的容积。由于管路中气体或无囊气管导管周围的泄漏，V_T 会有所丢失，限制了容量控制通气在新生儿的使用；②压力控制的呼吸机，如果顺应性保持不变，增加 ΔP（PIP 和 PEEP 之间的差值）将增加 V_T，由于新生儿肺部顺应性和阻力是动态变化的，为了避免潮气量变化过大而导致容量伤，临床中压力控制通气常常联合容量保证通气使用。

（2）在高频通气期间，MV 与频率 $\times V_T^2$ 的关系更密切，振幅越大，V_T 越大，排出 CO_2 的能力越大。另外 V_T 随着频率的增加而降低。在振幅设置最大化的特殊临床情况下，可能需要降低频率来改善通气；在 V_T 或振幅设置处于最低水平，仍不能撤机时，需增加频率来减少 CO_2 的排出或改常频机械通气。

五、影响灌注的因素

在胎儿中，肺血管阻力高，全身血管阻力低，来自胎儿下腔静脉的大部分血液在卵圆孔从右向左分流，右心室的大部分输出量通过动脉导管右向左分流，从而大部分血流绕过肺，只有 8%~10% 的血液流向肺部。正常分娩后，随着肺的扩张，肺血管阻力降低，肺血流量增加，会快速地过渡到成人的循环模式，几乎所有的右心输出都通过肺，经过氧合的血通过左心供应全身，新生儿 PaO_2 在生后 1 小时内从胎儿时的 25~30mmHg 上升到 60mmHg 以上。通过肺循环的血流量与肺血管的压力梯度及构成肺血管床血管的总截面积成正比，与血液的黏度成反比（表 3-2-2）。

1. 肺容积与肺血管阻力 有两种类型的肺血管：①肺泡血管：由毛细血管和肺泡壁中稍大的血管（暴露在肺泡压力下）组成，肺泡血管的直径是由血管内的静水压力和肺泡压力之间的平衡决定的，血管壁几乎没有弹性组织和肌纤维。如果肺泡压力超过静水压力，肺泡血管就会塌陷，即肺泡扩张会挤压肺泡血管，导致肺泡血管阻力增加。②肺泡外血管：包括流经肺实质被间质组织包围的血管，肺泡外血管壁上有结构支撑，不受肺泡压力的明显影响。肺泡外血管的直径受肺容积的影响，随着肺容积增加，周围肺间质牵引使

血管扩张，肺泡外血管由弯变直、管腔增大，导致肺泡外血管阻力降低；肺间质水肿（液体超负荷、左心衰竭、先天性心脏病或血流动力学显著的动脉导管未闭、缺氧窒息后或感染性的毛细血管渗漏、支气管肺发育不良），肺间质压力增加，可导致肺泡外血管变窄，肺泡外血管阻力增加，肺血流量减少。此时限液和/或利尿可以明显改善肺血流和气体交换，以及改善肺顺应性和降低气道阻力。总的肺血管阻力随肺容积增加呈 U 形曲线（图 3-2-4），其最低点是肺容积为功能残气量（FRC）时最低的肺血管阻力。

表 3-2-2 影响肺血流的因素

增加血流	降低血流
最佳肺容量	肺不张
增加 P_AO_2	降低 P_AO_2
增加 PaO_2	低氧血症（降低 PaO_2）
碱中毒（呼吸或代谢）	酸中毒（呼吸或代谢）
释放介质（如缓激肽、前列腺素）	肥大细胞脱颗粒伴组胺释放
左向右分流（心内或动脉导管水平）	右向左分流（心内或动脉导管水平）
内源性 NO 的产生	全身性低血压（当已经存在从右向左分流时）
吸入外源性 NO	肺过度扩张

注：NO：一氧化氮；PaO_2：动脉血氧分压；P_AO_2：肺泡氧分压。

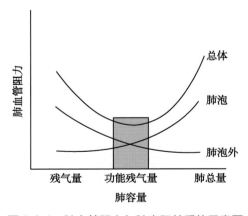

图 3-2-4 肺血管阻力与肺容积关系的示意图

注：总肺血管阻力随肺容积增加呈"U 形"曲线，在肺容积很小或者很大时，肺血管阻力均升高，中间阻力最低点是肺容积为功能残气量时。在低肺容积时，因为肺泡外血管变窄，总肺血管阻力高；在高肺容积时，肺泡血管因受压而变窄，总肺血管阻力增高。

2. 一氧化氮与肺血管阻力 一氧化氮（nitric oxide，NO）在调节肺血管阻力中起着重要作用，它可以扩张肺血管，增加肺血流量。内源性 NO 是在血管内皮细胞中通过酶从 L- 精氨酸中分解末端氮而产生的，出生时由于 PO_2 的增加而加速产生，NO 扩散到血管平滑肌细胞，刺激环磷酸鸟苷的产生，从而导致平滑肌松弛。NO 是一种选择性肺血管扩张剂，在进入体循环时与血红蛋白结合而失活，吸入 NO 可选择性降低肺血管阻力和增加肺血流量，改善通气 - 血流比值，而不影响体循环压力。

3. 低氧血症与肺血管阻力 胎儿肺血管阻力高的主要因素是相对低氧血症（图 3-2-5）。胎羊肺灌注血的 PaO_2 约为 18~21mmHg。严重的胎儿低氧血症会导致肺血管进一步收缩，当肺动脉氧分压降至约 14mmHg 时，胎儿的肺血流量将减少 1/2。胎儿的慢性低氧血症会导致肺小动脉中间平滑肌增加，可能导致肺动脉高压和肺血管反应性增加，生后容易出现新生儿持续性肺动脉高压（persistent pulmonary hypertension of newborn，PPHN）。生活在高海拔地区的婴儿肺血管阻力会增加并持续到儿童时期，他们患肺动脉高压、肺心病的风险增加。发绀型先天性心脏病、慢性低氧血症以及重度 BPD 的婴儿发生肺动脉高压和肺心病的风险增加。

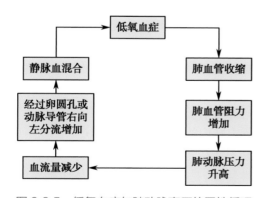

图 3-2-5 低氧血症与肺动脉高压的恶性循环
注：低氧血症导致的恶性循环，可能使过渡循环恢复为胎儿循环，出现新生儿持续性肺动脉高压。

肺动脉伴气道走行，呈树状结构，肺循环是一个低压、低阻力的系统。肺血流量是由肺动脉和静脉之间的压差和血管阻力决定的。血流分布取决于局部血管阻力。局部通气不足低氧会导致局部肺血管收缩、血管阻力升高、血流量减少，将血流从通气不足的区域分流出去。这一保护机制可以减少肺部非通气或通气不良区域的灌注，肺不张或支气管阻塞产生的缺氧区域血液将重新分布，血流与肺容积损失成正比。另外肺泡过度扩张区域的血流量也会减少。低氧血症、酸中毒时肺血管收缩，出现肺动脉高压表现。PPHN 的特征是严重的动脉低氧血症、肺血管阻力增加，从而通过卵圆孔和动脉导管水平右向左分流。过度通气可以降低 PPHN 婴儿的肺动脉压，但过度通气的高参数和导致的低碳酸血症与肺部和神经系统不良结局有关，已不常规使用。

本节内容可参考视频 1。

（傅益永 巨 容）

参考文献

1. 喻文亮, 钱素云, 陶建平. 小儿机械通气 [M]. 北京: 上海科学技术出版社, 2012

2. John B. West, Andrew M. Luks. Ventilation: How Gas Gets to the Alveoli//John B. West, Andrew M. Luks. West's respiratory physiology: the essentials [M]. 10th ed. Philadelphia: Wolters Kluwer, 2016: 14-27

3. John B. West, Andrew M. Luks. Diffusion: How Gas Gets Across the Blood-Gas Barrier//John B. West, Andrew M. Luks. West's respiratory physiology: the essentials [M]. 10th ed. Philadelphia: Wolters Kluwer, 2016: 28-40

4. Wild KT, Rintoul N, Kattan J, et al. Extracorporeal Life Support Organization (ELSO): Guidelines for Neonatal Respiratory Failure [J]. ASAIO J. 2020 May, 66 (5): 463-470.

5. Keszler M, Abubakar K. Physiologic Principles//Goldsmith JP, Karotkin EH. Assisted ventilation of the neonate [M]. 6th ed. Philadelphia, PA: Elsevier, 2017: 21-46

第三节 呼 吸 力 学

呼吸系统的主要功能是在呼吸中枢的控制下,机械性地让空气进出肺部,促进 O_2 和 CO_2 在肺泡-血管界面的交换。呼吸肌产生的力转换成整个呼吸系统的压力变化,克服气道、肺、胸壁的阻力和弹性,形成呼吸的气流和潮气量。本节将介绍呼吸系统的机械特性及它们之间的相互作用。

成人有 3 亿~5 亿个肺泡,通过气道与外界相通,呼吸过程中肺泡像气球一样周期性扩张和回缩,全部肺泡表面积总计约 50~60m²,有利于气体弥散,新生儿肺泡表面积约为成人的 1/20。生理情况下,吸气相膈肌和肋间肌收缩(新生儿主要是膈肌收缩)产生胸腔负压,气体进入肺部,促进肺扩张;呼气相胸壁弹性和肺泡表面张力导致气体呼出,促进肺回缩。

一、新生儿胸廓和呼吸肌的特点

1. 新生儿胸廓结构特点 ①新生儿胸廓呈圆筒状,肋骨趋于水平,且肋间肌收缩力小;②膈肌圆顶状向上凸出得更少;③肺顺应性低,胸廓顺应性高(特别是早产儿)。因此,新生儿吸气时胸腔容积增加,且吸气时下肋骨容易向内凹陷而不是向上移动,故增加胸腔容积有限。

2. 新生儿呼吸肌特点 ①膈肌在松弛时呈圆顶状,吸气时膈肌收缩变平坦,从而增加了胸腔容量,形成胸膜腔负压,促进气体进入肺部;②平静呼吸时,肋间肌及辅助肌主要是在膈肌收缩时稳定胸腔,有利于吸气过程中保持胸膜腔较低的压力,但新生儿(特别是早产儿)肋间肌发育不成熟,胸廓顺应性增加,吸气时容易出现胸廓凹陷;③吸气时气道受到周围肺组织牵拉,气道直径相对增加,吸气时气道阻力相对呼气时更小。新生儿胸部结构和功能特点导致新生儿更容易出现呼吸肌疲劳和呼吸衰竭。

二、呼吸过程中的力

呼吸肌和/或呼吸机施加的力克服胸部、肺部、腹部、气道和呼吸机回路的弹性和阻力形成呼吸。常用相关的描述术语包括:弹性回缩力、气道阻力、黏性组织阻力和呼吸功等。根据能量的转化情况又分为消耗力和非消耗力:①消耗力(阻力和摩擦力)会转化为热能(消耗);②非消耗力(弹性回缩力)就像弹簧一样,吸气时能量被储存起来,在呼气时释放。

(一) 弹性回缩力和顺应性

弹性回缩力(elastic recoil)是指被拉伸的物体恢复到其原始形状的趋势。顺应性(compliance)是指随单位压力变化引起的体积变化量(式 3-3-1)。静态顺应性为弹性回缩力的倒数,呼吸系统顺应性(respiratory system compliance,C_{RS})可分为肺顺应性(lung compliance,C_L)和胸壁顺应性(chest wall compliance,C_{CW}),可以通过公式计算(式 3-3-2)。

$$C_L = \Delta V / \Delta P$$

式 3-3-1 肺顺应性公式

注:C_L 为肺顺应性,ΔV 为体积变化,ΔP 为压力变化。

$$1/C_{RS} = 1/C_L + 1/C_{CW}$$

式 3-3-2 呼吸系统顺应性公式

在吸气过程中的胸壁、膈肌和肺部的弹性元素被拉伸,在呼气过程中呼吸肌放松,这些弹性元素回到原位。呼气结束时胸壁弹性回缩力转向外,平衡肺向内的塌陷趋势,产生胸腔负压,并决定呼气末肺内的功能残气量(FRC)(图 3-3-1)。

静态顺应性是弹性回缩力的倒数,仅反映肺的弹性特征,是用已知体积的气体使肺充气后的跨肺压变化来测量的。跨肺压(transpulmonary pressure)是肺泡压和胸膜腔压之间的压差,通过测量气道开口和食管的压力来计算的。为了绘制静态压力-容量曲线(肺顺应性曲线),在每增加一定体积气体进入肺部后进行压力测量。测量不同肺扩张水平下的胸膜腔压和大气压之间的差异,绘制的曲线将是胸壁顺应性曲线,显示胸壁的弹性特征。在新生儿中,胸壁顺应性非常大,因此较低的压力可引起较大的胸壁容积变化。将肺顺应性曲线和胸壁顺应性曲线结合起来得出总的呼吸系统顺应性曲线（图 3-3-2）。

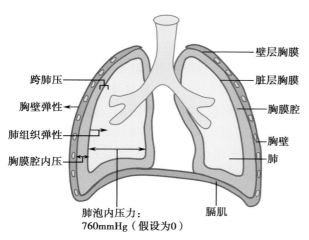

图 3-3-1　呼吸系统的呼气末静息状态

注：海平面的大气压力约 760mmHg，在肺力学中将其视为 0mmHg，监测的压力都是相对于大气压的压力。功能残气量是由胸壁和肺组织相反的弹性回缩力产生的胸膜腔负压（−6~−3cmH₂O）决定。

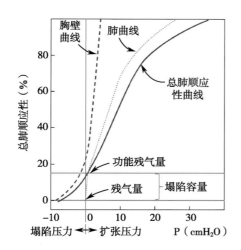

图 3-3-2　正常新生儿胸壁、肺及总静态压力 - 容量曲线

注：早产儿的胸壁顺应性更好，其胸壁顺应性曲线更陡峭，而其肺顺应性曲线往往更平坦并右移，取决于表面活性物质缺乏的程度。

动态顺应性是在连续呼吸期间测量的顺应性，不仅反映肺的弹性特征，而且在一定程度上也受气道阻力影响。在临床中通常测量的是动态顺应性，从呼气末到吸气末曲线的斜率越大，肺动态顺应性越大（图 3-3-3）。由于肺顺应性与肺容积有关，测量的顺应性受初始肺容积的影响很大，常用特异性肺顺应性（肺顺应性比上 FRC）表示

（图 3-3-4）。

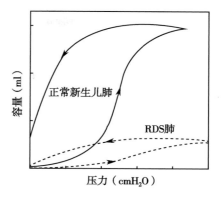

图 3-3-3　压力 - 容量环

注：呼吸机监测的压力 - 容量环反映的是实时肺动态顺应性，是连续呼吸过程中总的肺弹性特征和气道阻力的表现。图中虚线为新生儿呼吸窘迫综合征患儿压力 - 容量环，由于缺乏表面活性物质，肺静态顺应性下降，曲线斜率下降，且吸气相和呼气相之间的差值变小（出现滞后现象）。

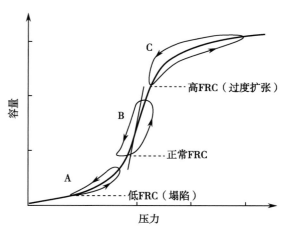

图 3-3-4　初始肺容积对动态压力 - 容量环的影响

注：总的静态顺应性曲线呈"S"形，假设气道阻力相同，不同 FRC 下肺的压力 - 容量环不同。其中 A 区域"扁平"，在 FRC 较低时，动态顺应性较低，如 NRDS 导致的肺不张或肺塌陷；B 区域斜率最大，动态顺应性最好，这是正常 FRC 时的呼吸，是呼吸效率最高、通气/血流比值最佳和肺血管阻力最低的位置；C 区域"扁平"，FRC 过高，此时肺过度膨胀，动态顺应性低，增加压力不会增加额外的容积，但可能造成气道损伤和影响静脉回流，如胎粪吸入综合征、BPD 或机械通气压力过大导致肺过度膨胀。

呼气时的主要驱动力是弹性回缩力，取决于肺泡表面张力、肺组织的弹性元素和胸壁弹性情况。平静呼吸中，呼气过程主要是被动的，如要达到低于 FRC 的呼气则需要主动呼气动作，新生儿呼吸肌主动收缩帮助呼气的作用很小（图 3-3-5）。

23

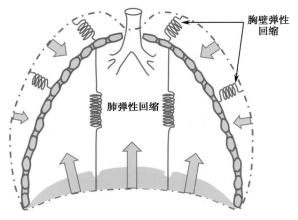

图 3-3-5 胸廓和肺的弹性回缩力

注：吸气结束呼吸肌松弛，进入呼气相，胸廓和肺的弹性元素向内回缩到呼气末状态，直到达到功能残气量即内外压力平衡时。

在早产儿中，肺泡表面张力是肺弹性回缩力的主要组成部分，与肺表面活性物质和肺泡大小有关（图 3-3-6）。肺泡表面张力主要由表面活性物质决定，Ⅱ型肺泡细胞释放的表面活性物质主要由二棕榈酰磷脂酰胆碱组成。早产儿 NRDS 时，表面活性物质缺乏，表面张力增大，肺泡有塌陷倾向，导致弥漫性肺不张，患儿代偿性呼吸增快，呼气时间相对缩短，可导致气体潴留有利于稳定 FRC，另外呼气时呻吟也可限制气体呼出，以帮助维持 FRC。生后早期使用呼气末正压（PEEP）或持续气道正压（CPAP）可以稳定 FRC，减少肺泡塌陷和稳定胸壁。Laplace 公式（式 3-3-3）描述了维持肺泡开放的压力与表面张力和半径的关系。

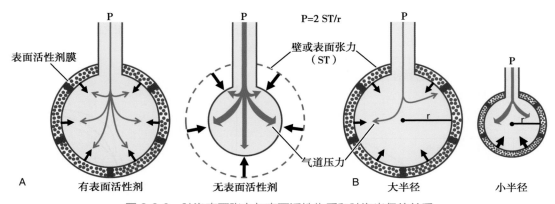

图 3-3-6 肺泡表面张力与表面活性物质和肺泡半径的关系

注：图 A. 有表面活性物质的肺泡表面张力低，所需维持肺泡开放的气道压力更低；缺乏表面活性物质的肺泡表面张力高，所需维持肺泡开放的气道压力更高。图 B. 肺泡半径越大的肺泡表面张力低，所需维持肺泡开放的气道压力更低；肺泡半径越小的肺泡表面张力高，所需维持肺泡开放的气道压力更高。

$$P = 2\frac{ST}{r}$$

式 3-3-3 Laplace 公式在肺泡的应用

注：P：维持肺泡开放的压力，ST：肺泡表面张力；r：肺泡半径。维持肺泡开放的压力（P）与肺泡表面张力（ST）成正比，与肺泡半径（r）成反比。随着呼气过程中气液界面半径的减小，表面活性物质浓度增高，降低表面张力的效果增强；随着半径的增大，表面活性物质浓度降低，降低表面张力的效果减弱。

新生儿（特别是早产儿）的胸壁顺应性高，在呼气末容易塌陷，即使无表面活性物质缺乏，其 FRC 也相对较低。早产儿的功能残气量非常接近肺的闭合容积，肺的闭合压力不在压力 - 容积曲线的吸气支上，而在呼气支上，闭合容积甚至可

能出现在 FRC 以上（即呼气时肺容积大于功能残气量的情况下出现肺的闭合），理论上 PEEP 通常设置在呼气支闭合压力上 $2cmH_2O$ 处（图 3-3-7）。静态肺顺应性最大时的 PEEP 水平被称为最佳 PEEP，此时氧气输送量（氧含量和心排血量）最大。如果 PEEP 水平高于最佳水平，则动态顺应性降低、静脉回流减少和心排血量降低。

动态肺顺应性随着疾病进展而降低，随着疾病恢复而改善。当机械通气用于 NRDS 患儿时，开始可能需要升高 PEEP 以建立合理的 FRC，如果压力在维持气道开放临界压力之下会导致肺泡塌陷、肺不张、间质水肿和炎症介质的形成。早期建立适当的 FRC，使用表面活性物质，使用 CPAP 或 PEEP 来获得最佳结果，并避免肺萎陷伤（避免

肺组织反复塌陷和开放),避免容量伤(避免潮气量过大引起肺过度膨胀),避免氧毒性损伤(避免使用过高的吸入氧浓度)。需注意当使用肺表面活性物质后,肺顺应性立即改善,应及时降低压力,否则可能导致肺过度膨胀引起容量伤。如果是目标容量通气,在肺顺应性改善时,呼吸机保持一定的潮气量会自动降低吸气压力。临床中常用镇静、镇痛来处理人机对抗或自主呼吸很强的患儿,值得注意的是患儿出现人机对抗的原因往往是支持不够,大剂量的镇静或镇痛药物会掩盖这些临床表现,目前同步机械通气模式(如辅助 / 控制)有利于人机同步,减少患儿对镇静或麻醉药物的需求。

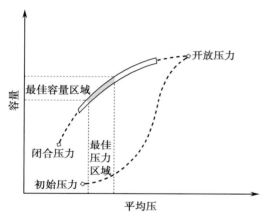

图 3-3-7 最佳肺容量及 PEEP 设置

正压通气时,胸壁和肺的相对顺应性决定了胸膜腔压力大小(式 3-3-4)。胸膜腔压升高可导致静脉回流受阻和心排血量降低。在肺顺应性好但胸壁顺应性差的情况下,压力向胸膜腔的传递和对血流动力学的影响增加,通常发生在腹内压升高的情况(如坏死性小肠结肠炎或腹裂、脐膨出、先天性膈疝等手术复位后)。

$$P_{PL} = \overline{P}_{aw} \times \left[C_L / (C_L + C_W) \right]$$

式 3-3-4 胸膜腔压计算公式

注:其中 P_{PL} 是胸膜腔压,P_{aw} 是平均气道压,C_L 是肺顺应性,C_{CW} 是胸壁顺应性。

(二) 阻力

气流阻力由气道阻力、黏性组织阻力和惯性阻力组成。气道阻力(airway resistance,R)指气体以恒定流速通过气道所需的压力梯度(式 3-3-5),由气体分子之间和气体分子与气道壁(气管、支气管、细支气管)之间摩擦产生的摩擦力,以及机械通气中气体通过呼吸机回路和气管导管时的阻力组成。黏性组织阻力由肺组织与胸壁之间相对运动的摩擦产生。气道阻力约占呼吸系统总阻力的 80%,黏性组织阻力和惯性阻力约占呼吸系统总阻力的 20%。

$$R = (P_1 - P_2) / \dot{V}$$

式 3-3-5 气道阻力计算公式

注:R:气道阻力;$P_1 - P_2$:压力梯度;$\dot{V}$:恒定流速。

气体仅在有压力梯度的作用下流动,每一次呼吸中都包含层流和湍流(图 3-3-8),因此肺部压差包含这两部分(式 3-3-6),湍流最有可能发生在高流速的中央气道、气道阻塞位置、气道分叉点,只要气体流速增加到雷诺数(式 3-3-7)超过 2 000,就会发生湍流。

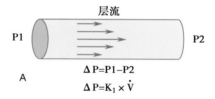

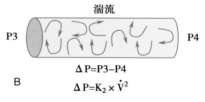

图 3-3-8 层流和湍流

$$\Delta P = (K_1 \times \dot{V}) + (K_2 \times \dot{V}^2)$$

式 3-3-6 肺部压差的计算公式

注:ΔP:压差;K_1:常数 1;K_2:常数 2;$\dot{V}$:流速。肺部压差包含层流和湍流两部分,在层流中,通过气道输送气体所需的压差与流速乘以常数 1(层流时气道阻力)直接相关。在湍流中,压差与常数 2(湍流时气道阻力)乘以流速的平方成正比。

$$Re = 2rvd / \eta$$

式 3-3-7 雷诺数计算公式

注:Re:雷诺数;r:气道半径;v:流速;d:密度;η:黏滞度。

无论是层流还是湍流,气道阻力由气流速度、气道长度、气道内径、气体黏度和密度决定。湍流导致气流的方向是随机的,层流导致气流分子移动的方向是平行于管壁的有序方式,因此湍流消耗的能量更多,驱动相同流量所需的压力梯度更大。湍流时气道阻力无法用公式计算,与气道长度和气体密度成正比和线性关系,与气道半径的5次方成反比。气体以层流方式通过管道的阻力用Poiseuille定律(式3-3-8)计算。

$$R \propto L \times \eta/r^4$$

式3-3-8 气体层流阻力计算公式

注:其中R是阻力,L是管道的长度,η是气体的黏度,r是半径。

在自主呼吸的普通新生儿,气道阻力平均值在20~30cmH$_2$O/(L·s)之间,在疾病状态下会急剧增加。在新生儿中,鼻腔阻力占总气道阻力的近1/2,声门和喉部占不到10%,四、五级支气管前的气管、支气管形成其余部分阻力。自然呼吸足月婴儿平均吸气峰流速约为2.9L/min,最大平均吸气峰流速为9.7L/min;呼气峰值流速约为2.2L/min,最大平均呼气峰流速约为6.4L/min。气管导管半径是阻力的最重要的决定因素,根据

Poiseuille定律阻力与半径的4次方成反比,半径减半会导致阻力增加16倍。当通过2.5mm内径气管导管的流速超过3L/min或通过3.0mm内径气管导管的流速超过7.5L/min时,导管中就会产生湍流,此时阻力呈指数增加。婴儿气管导管产生的阻力大于或等于正常新生儿自主呼吸时的上呼吸道阻力,需要呼吸机提供适当的压力支持来克服气管导管产生的阻力。

肺部是多管系统,阻力取决于所有支气管的总横截面积,虽然单个支气管的直径随着向远端分级减小,但气道的总横截面积却呈指数增长。肺顺应性和气道阻力与肺体积大小有关,胎龄越小,肺体积越小,肺顺应性越低,气道阻力越大。新生儿气道狭窄,即使是轻微的受阻,也会导致阻力的显著增加。吸气时气道会扩张,阻力小于呼气时的阻力(图3-3-9)。任何导致肺容量减少的疾病,如肺不张或扩张受限,都会导致气道阻力增加。PEEP和CPAP可扩张气道,降低气道阻力。

婴儿的肺力学通常是在自主呼吸或辅助通气期间进行测量的,表3-3-1、表3-3-2显示一些新生儿呼吸力学数值。

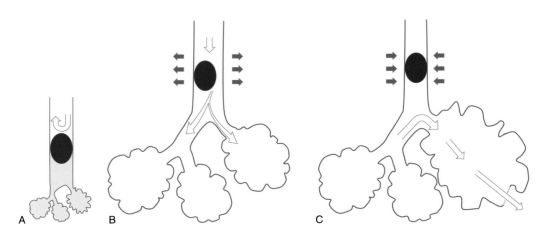

图3-3-9 气道完全阻塞或部分阻塞

注:例如胎粪吸入综合征时,气道中存在胎粪颗粒,A为完全阻塞时吸气时无气体进入肺泡,肺泡塌陷;B为部分阻塞时气道在吸气时扩张,吸气时气体进入肺泡;C为呼气时气道自然缩小,呼气时不能呼出气体导致气体潴留,甚至气漏。

表3-3-1 不同胎龄早产儿(日龄<3日)生后使用肺表面活性物质后的呼吸力学

出生胎龄(周)	≤ 26	27~28	29~30	≥ 31
潮气量(ml/kg)	6.1 ± 1.7	5.7 ± 1.5	5.1 ± 1.2	5.2 ± 0.8
肺顺应性[ml/(cmH$_2$O·kg)]	0.27 ± 0.18	0.35 ± 0.22	0.40 ± 0.23	0.77 ± 0.75
肺阻力[cmH$_2$O/(L·s)]	194 ± 161	139 ± 117	101 ± 64	87 ± 76

表 3-3-2　健康新生儿和患病新生儿的呼吸力学

呼吸力学数值	单位	正常	RDS	BPD
潮气量（V_T）	ml/kg	5~7	4~6	4~7
FRC	ml/kg	25~30	20~33	20~30
顺应性	ml/（$cmH_2O·kg$）	1~2	0.3~0.6	0.2~0.8
气道阻力	cmH_2O/（L·s）	25~50	60~160	30~170

注：RDS：呼吸窘迫综合征；BPD：支气管肺发育不良；FRC：功能残气量。

（三）呼吸功

呼吸功（work of breathing，WOB）是为了克服呼吸过程中摩擦阻力和弹性回缩力而消耗的能量，取决于肺和胸壁的弹性特征、气道阻力、潮气量（V_T）和呼吸频率，它是吸气或呼气过程中气道压力与给定体积乘积的积分（式 3-3-9）。大约 2/3 的呼吸功是为了克服肺和胸腔的静态弹性回缩力；大约 1/3 的呼吸功用于克服气体和组织成分运动产生的摩擦阻力。正常新生儿的呼气是被动的，吸气时呼吸肌产生的能量一部分（作为势能）储存在肺的弹性组织中，在呼气过程中释放。如果呼气时克服气道阻力所需的能量超过前一次吸气时储存的弹性力，在呼气过程中也需要呼吸做功（图 3-3-10）。新生儿膈肌负责呼吸的大部分做功，膈肌产生力量与初始位置和收缩开始时肌纤维的长度有关，肌纤维越长、膈肌向上弯曲越多，膈肌产生的力就越大。

$$WOB=\int PdV$$

式 3-3-9　呼吸功的计算公式

注：WOB：呼吸功；P：实时跨肺压，dV：实时潮气量变化的体积。

呼吸做功会消耗能量，来克服弹性回缩力和气道阻力。新生儿代偿能力差，呼吸肌容易疲劳，当肺部病变需要增加呼吸做功时，容易导致呼吸衰竭。

（四）时间常数

患儿呼吸系统的时间常数（time constant）是衡量肺部吸气或呼气速度的指标，反映肺泡和近端气道需要多长时间才能达到平衡，包括吸气时间常数和呼气时间常数。吸气时间常数（inspiratory time constant）是指吸气过程中，63% 的 V_T 进入肺部所需的时间。呼气时间常数（expiratory time constant，K_t）是指呼气过程中，63% 的 V_T 排出肺部释放到口腔或呼吸机回路所需的

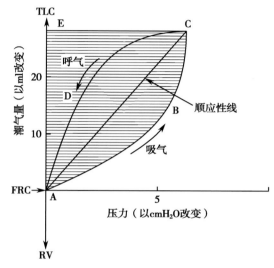

图 3-3-10　压力 - 容量环和呼吸功

注：AC 为顺应性线（A 和 C 为呼气末和吸气末流速为 0 时），ABCEA 整个阴影区域为呼吸周期所做的总功（即呼气时所做的总功），ABCA 阴影区域为吸气时克服摩擦阻力所做的功，ACEA 阴影区域反映吸气时克服弹性阻力所做的功，ACDA 反映呼气时克服摩擦阻力所做的功。FRC 为功能残气量；RV 为残气量；TLC 为肺总量。

时间。吸气时气道直径增大，气道阻力相对较低，吸气时间常数大约是呼气时间常数的 1/2，因此自主呼吸时吸气时间 / 呼气时间（I∶E）比率为 1∶2。呼气依赖于肺和胸壁的弹性回缩力，呼气时弹性回缩力克服气道阻力，呼气时间常数直接与肺顺应性（C_L）和气道阻力（R_{aw}）有关（式 3-3-10），肺顺应性是弹性回缩力的倒数。

$$K_t=C_L \times R_{aw}$$

式 3-3-10　呼气时间常数计算公式

注：K_t：呼气时间常数；C_L：肺顺应性；R_{aw}：气道阻力。

假设肺顺应性为 5ml/cmH_2O、气道阻力为 30cmH_2O/（L·s），1 个呼气时间常数为 0.15 秒，3 个

时间常数为 0.45 秒,在自主呼吸开始呼气后 0.45 秒内,95% 的潮气量应该从肺中排出(图 3-3-11),在接受辅助通气时,呼吸机的呼气阀必须至少打开这么长时间,以避免气体滞留。

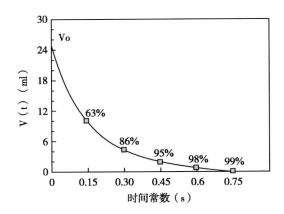

图 3-3-11 呼气时间常数与肺容量的关系

注:正常新生儿呼气时间常数系统(K_t)大约为 0.15 秒,当呼气时间等于 K_t 时肺中 63% 的气体呼出;2 个 K_t 后 86% 的气体呼出;3 个 K_t 后 95% 的气体呼出;4 个 K_t 后 98% 的气体呼出;5 个 K_t 后 99% 的气体呼出。如果呼气时间 <$3K_t$ 会出现气体潴留。

时间常数的概念有利于理解弹性回缩力和气道阻力之间的相互作用以及呼吸系统的机械特性,它们共同调节通气量和肺内气体分布。疾病过程中,肺顺应性和阻力随时间而不断变化,需要经常重新评估时间常数及设置最佳的呼吸机参数。如果患儿气道阻力增加,时间常数延长,当呼吸系统的时间常数(患儿 + 气管导管 + 呼吸机管路)异常延长与呼吸机上设置的呼气时间不匹配时,就存在气体潴留风险,形成内源性 PEEP。气体潴留和内源性 PEEP 的重要临床和放射学征象包括:①肺过度扩张的表现(例如胸腔前后径增大,膈肌变平且位于第 9 肋以下);②辅助通气时胸壁运动减少;③高碳酸血症对增加呼吸频率没有反应,甚至恶化;④循环受影响的表现,如皮肤花纹、动脉血压下降、中心静脉压升高和代谢性酸中毒。

时间常数与患儿大小有关,婴儿与成人相比时间常数要短得多,婴儿呼吸频率更快;大婴儿比"小早产儿"有更长的时间常数,顺应性下降时间常数变短,出现呼吸急促,RDS 患儿时间常数可能短至 0.05 秒。胎粪吸入的足月儿或年龄较大患有 BPD 的早产儿气道阻力增加,时间常数相应较长,可能产生内源性 PEEP,应使用较慢的呼吸

频率和较长的吸气时间(特别是呼气时间)进行通气。注意这种情况下,近端气道 PEEP 水平并不代表肺泡内源性 PEEP 水平,也不能说明肺泡气体潴留的发生。临床工作中更复杂,呼吸系统不同部位的顺应性和阻力可能不同,而临床中测量的是气道阻力和肺顺应性的平均值。

(五)气体转运

气体沿着压力梯度流动,沿着浓度梯度弥散(布朗运动),根据时间常数分布。吸气时肺泡通气,呼气后由于存在功能残气量(FRC),在整个呼吸周期中都存在肺泡和肺毛细血管之间的气体交换。

新生儿自主呼吸过程中,膈肌收缩使胸膜腔产生负压,部分负压通过肺间质传递到下气道和肺泡,外部大气压与气道和肺泡之间的压力梯度导致气体顺着压力梯度流入肺内。在正压通气期间,呼吸机产生一个正压梯度,驱动气体进入肺内(图 3-3-12)。自主呼吸时胸腔内负压有利于静脉回流到心脏,正压通气改变了这一生理机制,可能导致一定程度的静脉回流受阻,心排血量降低。

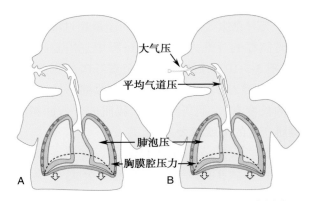

图 3-3-12 自主呼吸和正压通气时形成的压力梯度

注:A 为自主呼吸的婴儿,由膈肌收缩产生负压梯度,胸膜腔压力<肺泡压<大气压;B 为呼吸机产生的正压梯度,平均气道压>肺泡压>胸膜腔压力>大气压。

气体转运机制除了整体对流和分子弥散外,在高频通气时有七种潜在的机制可以增强气体的传输:大气道内的湍流,导致气体混合增强;近端肺泡的直接通气;湍流伴横向对流混合;摆动呼吸(由于气流阻力的不对称,在肺泡之间的流动);由于轴向吸气和呼气速度不同造成的气体混合(导致"新鲜"气体沿着气道中心流向肺泡,而"肺泡"气体沿气道外围流出);层流伴横向泰勒弥散;以及通过相邻肺泡之间的非气道连接进行侧向通气。高

频通气中的这些机制在一些较小早产儿气管导管较小时的常频机械通气时也是存在的。

在高频通气时，不存在解剖无效腔的意义，即使每次呼吸的气体小于解剖无效腔也能够保持足够的气体交换。在高频通气时，对流和分子弥散都得到了加强或促进。快速吸入的气体可呈轴向尖峰状沿气道中心向前移动，速度越快沿气道中心穿透距离越远，在具有不同 O_2 和 CO_2 分压的吸入和呼出气体之间提供更大的接触界面，增加吸气结束时横向弥散混合(图 3-3-13)。因为气道中心阻力较小，吸气时气道中心附近的气体分子比

邻近气道壁处的气体分子流动得更远(图 3-3-14)，呼气时整个气道(气道中心或边缘)的速度分布基本上是均匀较慢的，形成轴向吸气和呼气速度不同造成的气体混合。

摆动呼吸即为通过具有不同时间常数(气道阻力、顺应性)肺单元的来回摆动气流。由于气道阻力和肺顺应性的局部差异，特别是在气流速度很快时，具有短时间常数的"快单元"充气和放气更快，排出的气体可能被仍在充气过程中的"慢单元"吸入(图 3-3-15)，导致气体混合。

本节内容可参考视频 1。

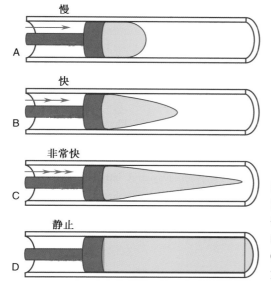

图 3-3-13　高频通气的尖峰理论和横向弥散
注：A~C 反映吸气速度越快或"能量密度"越高，气体尖峰越尖锐，沿着气道中心穿透的距离越远。D 反映在吸气结束时气流突然停止，吸入气体(高 O_2 和低 CO_2)和呼出气体(高 CO_2 和低 O_2)的分子接触界面越大，发生气体弥散混合越快。

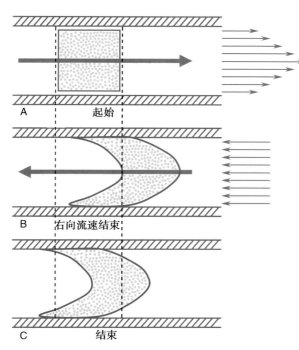

图 3-3-14　黏性剪切和呼吸时气流纵切面图
注：A. 用矢量表示气道中吸气时气体分子的流动模式，位于气道中心的气体分子移动速度更快，移动距离更远；B. 在吸气阶段结束时，吸入气体前沿的轮廓呈圆锥形，在呼气时整个气道的速度分布基本上是均匀的，相等体积的气体向左移位；C. 一个完整的呼吸周期后的最终结果，"新鲜"气体沿着气道中心流向肺泡，而"肺泡"气体沿气道外围流出。

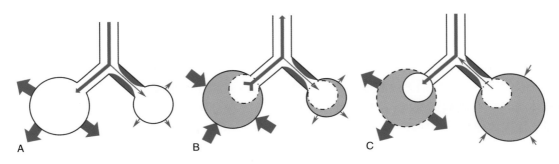

图 3-3-15 不同时间常数肺单元通气时不均匀分布和摆动呼吸

注：A 为吸气时，快单元获得大部分通气，而慢单元由于局部气道阻力增加充气较慢；B 为快单元呼气时，慢单元可能仍处在吸气阶段，吸入快单元呼出的气体；C 为慢单元呼气时，快单元已经处于下一次呼吸的吸气阶段，吸入慢单元呼出的气体。呼吸频率越高，气体在时间常数不均匀的相邻肺单元之间来回摆动越明显。

（傅益永 巨 容）

参考文献 ·······························

1. John B. West, Andrew M. Luks. Mechanics of Breathing: How the Lung is Supported and Moved//John B. West, Andrew M. Luks. West's respiratory physiology: the essentials [M]. 10th ed. Philadelphia: Wolters Kluwer, 2016: 108-141

2. Hansen TN, Richardson CP, Diblasi RM. Neonatal Pulmonary Physiology//Gleason CA, Juul SE. Avery's Diseases of the Newborn [M]. 10th ed. Philadelphia, PA: Elsevier, 2018: 790-805

3. Keszler M, Abubakar K. Physiologic Principles//Goldsmith JP, Karotkin EH. Assisted ventilation of the neonate [M]. 6th ed. Philadelphia, PA: Elsevier, 2017: 21-46

4. Jegen K, Namasivayam A. Introduction to Lung Mechanics//P. K. Rajiv, Dharmapuri V, Satyan L. Essentials of Neonatal Ventilation [M]. India: RELX, 2019: 53-68

第四节 呼吸节律的调节

呼吸运动是一种节律性活动，其深度和频率随机体及外环境改变而调整，以满足机体摄取 O_2、排出 CO_2 的需求，与代谢水平相适应，处于精密灵敏的控制之下。呼吸节律虽然产生于脑，但其活动可受呼吸器官、骨骼肌、其他器官系统感受器的调节，是一个复杂的生理调控机制，至今尚未阐明。

一、中枢调节

呼吸中枢是指位于延髓和脑桥网状结构内、产生和调节呼吸运动的神经细胞群和神经束，正常呼吸运动是在各级呼吸中枢的相互配合下进行的。新生儿的中枢神经系统尚不稳定，处于不断的发育之中，因而其呼吸常不规则，甚至出现呼吸暂停，且易受睡眠的影响，这些特点在早产儿尤为突出。

二、反射调节

（一）肺牵张反射

由肺扩张或肺缩小引起的吸气抑制或兴奋的反射为肺牵张反射，也称黑-伯反射（Hering-Breuer reflex），包括：肺扩张反射和肺缩小反射。

1. 肺扩张反射 是肺充气或扩张时抑制吸气的反射。感受器位于从气管到细支气管的平滑肌中，是牵张感受器，阈值低，适应慢。当肺扩张牵拉呼吸道，使之也扩张时，感觉器兴奋，冲动经由迷走神经传入延髓。在延髓内通过一定的神经联系使吸气切断机制兴奋，切断吸气，转入呼气，防止肺过度膨胀。

2. **肺缩小反射**　是肺缩小时引起吸气的反射。感受器同样位于气道平滑肌内，但其性质尚不十分清楚。肺缩小反射在较强的肺收缩时才出现，它在平静呼吸时的调节中意义不大，但对阻止呼气过深、肺不张等有一定作用。

（二）呼吸肌本体感受性反射

肌梭和腱器官是骨骼肌的本体感受器，它们所引起的反射为本体感受性反射。横膈、肋间肌、腹壁肌以及辅助呼吸肌是呼吸动作的效应器官，在呼吸运动过程中，若出现负荷改变，冲动传向呼吸中枢，反射性地影响呼吸，但这一调节机制仍需进一步研究探讨。

（三）防御性呼吸反射

在整个呼吸道都存在着感受器，它们是分布在黏膜上皮的迷走传入神经末梢，受到刺激时，引起防御性呼吸反射，以清除激惹物，避免其进入肺泡，如咳嗽反射、喷嚏反射。但由于新生儿神经发育尚不成熟，这一反射可引起自主神经功能紊乱，造成呼吸暂停、心率过缓、低血压等不良后果。

三、化学调节

机体通过呼吸调节血液中的 O_2、CO_2 和 H^+ 的水平，动脉血中 O_2、CO_2 和 H^+ 水平的变化又通过化学感受器调节呼吸，通过这一调节环维持内环境的相对稳定。

（一）外周化学感受器

外周化学感受器主要指颈动脉分支处的颈动脉小体和主动脉弓上、下的主动脉小体，是调节呼吸和循环的重要外周化学感受器。当动脉血 PO_2、pH 降低、PCO_2 升高时，感受器受到刺激，冲动经窦神经和迷走神经传入延髓，反射性地引起呼吸加深、加快以及血液循环的变化。其中低 O_2 对呼吸的刺激作用完全是通过外周化学感受器实现的。胎儿期的外周化学感受器敏感度适应于低水平 PaO_2（约 23~27mmHg），当新生儿娩出后，随着自主呼吸的建立，PaO_2 明显升高，高于胎儿水平，外周化学感受器处于"功能沉默"状态，随后其对缺氧的敏感性逐渐升高，以适应出生后的氧需求。值得注意的是，过高氧浓度可能通过外周化学感受器抑制自主呼吸，因而，进行窒息复苏或呼吸暂停抢救时应避免给予过高氧浓度，以免阻碍自主呼吸建立或恢复。

（二）中枢化学感受器

中枢化学感受器位于延髓腹侧，脑脊液、血液和局部代谢均对中枢化学感受器产生影响。血液中的 CO_2 能迅速通过血脑屏障，使化学感受器周围液体中的 H^+ 浓度升高，从而刺激中枢化学感受器、引起呼吸中枢的兴奋，呼吸加深加快，肺通气增加。早产儿略有不同，主要通过增快呼吸频率实现增加二氧化碳的排出，而潮气量的改变较小。血液中的 H^+ 不易通过血脑屏障，故血液 pH 的变化对中枢化学感受器的直接作用不大。而脑脊液中的 H^+ 能有效、迅速刺激中枢化学感受器。与外周化学感受器不同，中枢化学感受器不感受低 O_2 的刺激。

四、呼吸节律调节障碍

肺内疾病、周围化学感受器的抑制或兴奋、中枢神经系统病变等都可使呼吸节律失常。呼吸节律调节障碍可分为呼吸暂停和呼吸节律异常两大类。

（一）呼吸暂停

呼吸暂停可分为三种类型：中枢型、阻塞型、混合型。中枢型呼吸暂停胸廓运动和上呼吸道气流流动均消失，多由脑部病变、缺氧、药物中毒引起；阻塞型呼吸暂停有胸廓运动，但上呼吸道无气流流动，阻塞的部位多在咽部及喉部；混合型兼具两者特点。目前认为，新生儿混合型呼吸暂停多继发于中枢型呼吸暂停，中枢型呼吸暂停发生后，上呼吸道肌肉闭合，而呼吸恢复过程中呼吸相关肌肉激活延迟，上呼吸道重新开放未能与中枢呼吸节律同步，继而发生阻塞型呼吸暂停。自发的单纯阻塞型呼吸暂停在新生儿不常见。呼吸暂停在新生儿较为常见，尤以早产儿为主，当呼吸停止 20 秒以上或暂停时间不足 20 秒，但伴有发绀、心率下降、肌张力减低等诊断为呼吸暂停。早产儿呼吸暂停多与呼吸中枢不成熟相关，胎龄越小，发生率越高，多在纠正胎龄 36~40 周缓解。呼吸暂停也可为某些严重疾病（如败血症、脑膜炎）的伴随症状。研究表明，过度的呼吸道吸引、频繁胃食管反流也可引发早产儿呼吸暂停,可能与喉部的感受器相关,但具体机制尚未阐明。

新生儿呼吸暂停发生后,血氧饱和度下降的速度与氧合基线水平相关,而氧合基线水平与肺容量和肺部疾病严重程度相关,因此,呼吸暂停发生后血氧饱和度下降的速度可间接反映患儿的肺部情况。

(二) 呼吸节律异常

呼吸节律异常多见于呼吸中枢受累时,常常是中枢性呼吸衰竭的先兆,主要表现为周期性呼吸,即呼吸的深浅和次数呈不规则的周期性改变。最常见的有陈-施(Cheyne-Stokes)呼吸(也称潮式呼吸)和比奥呼吸(Biot breathing)(图3-4-1)。

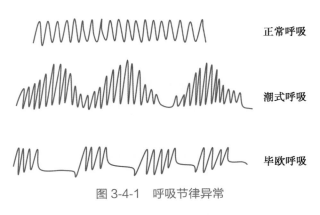

正常呼吸

潮式呼吸

毕欧呼吸

图 3-4-1 呼吸节律异常

陈-施呼吸表现为呼吸逐渐增强增快后又逐渐减弱减慢,与呼吸暂停交替出现,每个周期约45秒~3分钟,是最常见的周期性呼吸形式,常与

脑缺氧相关。毕欧式呼吸较陈-施呼吸少见,表现为一次或多次强呼吸后,继以长时间呼吸停止,因而也称为间歇性呼吸,是中枢神经严重受损的表现,常是死亡前出现的危急症状。

早产儿、足月儿可见周期性呼吸,指5~10秒的短暂呼吸停顿后又出现自主呼吸,无血氧饱和度、心率、肌张力的变化,多发生于睡眠时,无需特殊干预,是一个良性过程,原因可能是动脉氧分压波动引起外周化学感受器调节呼吸的结果。但也有观点认为周期性呼吸与呼吸暂停可能存在共同的病理生理来源,周期性呼吸可进一步发展为呼吸暂停。周期性呼吸与呼吸暂停之间的关系有待进一步研究。

(曾 雯 巨 容)

参考文献 ••••••••••••••••••••••

1. Ikeda K, Kawakami K, Onimaru H, et al. The respiratory control mechanisms in the brainstem and spinal cord: integrative views of the neuroanatomy and neurophysiology [J]. J Physiol Sci, 2017, 67 (1): 45-62
2. 朱大年, 王庭槐. 生理学 [M]. 9 版. 北京: 人民卫生出版社, 2018
3. 胡亚美, 江载芳. 诸福棠实用儿科学 [M]. 9 版. 北京: 人民卫生出版社, 2022
4. 邵肖梅, 叶鸿瑁, 丘小汕. 实用新生儿学 [M]. 5 版. 北京: 人民卫生出版社, 2019

第五节 酸碱平衡及血气分析

正常代谢状态下,机体内环境处于酸碱平衡状态。新生儿特别是早产儿多种疾病常伴有酸碱平衡紊乱,加重原发疾病,甚至威胁生命。所以了解新生儿酸碱平衡的特点、机体酸碱平衡的调节机制,对于早期发现酸碱平衡紊乱和适当治疗极为重要。本节内容将结合新生儿酸碱平衡的特点,探讨新生儿酸碱平衡的调节机制以及血气分析的相关内容。

一、酸碱平衡的调节

正常情况下,机体代谢不断产生和摄入酸性和碱性物质,但体液酸碱度仍保持相对稳定,这是机体不断调节的结果。人体代谢可产生大量酸性物质,可分为:①挥发酸:糖、脂肪、蛋白质代谢均可产生 H_2CO_3,最终以 CO_2 形式通过呼吸由肺排出体外;②非挥发酸:也称为固定酸(不能代谢成

CO_2 和 H_2O），又分为可继续代谢的非挥发酸（如乳酸、丙酮酸、乙酰乙酸和酮体等）和不可继续代谢的非挥发酸（如磷酸和硫酸）。碱性物质主要来自食物和碱性药物。

人体维持酸碱平衡主要依靠体液缓冲系统、肺、肾的调节。其中，以体液缓冲系统的反应最迅速，几乎立即起反应，将强酸、强碱迅速转变为弱酸、弱碱，但只能起短暂的调节作用。肺的调节略缓慢，其反应约较体液缓冲系统慢 10~30 分钟。肾脏的调节开始最迟，往往需 5~6 小时以后，可是调节作用最持久（可达数天），作用亦最强。

（一）体液缓冲系统

体液缓冲系统为弱酸及其酸根的组合，具有迅速中和酸、碱的双重作用。人体主要的缓冲系统可分为：碳酸氢盐（HCO_3^-/H_2CO_3）、磷酸盐（$HPO_4^{2-}/H_2PO_4^-$）、血红蛋白，以第一组最重要。HCO_3^-/H_2CO_3 作用迅速，缓冲容量大，可通过肺及肾的调节，不断补充消耗的成分，或清除过多的成分，维持其正常的缓冲作用。

（二）肺的调节

即通过呼吸进行调节。当机体酸碱平衡变化时，呼吸节律出现变化，实现肺对 CO_2 排出的调节，可影响碳酸氢盐（HCO_3^-/H_2CO_3）缓冲体系，进而实现对机体酸碱平衡的调节。例如：当代谢性酸中毒时，HCO_3^- 消耗，使 H_2CO_3（即 PCO_2）增加，并伴有 pH 下降，可刺激呼吸中枢，呼吸加深、加快，肺通气增加，排出更多 CO_2，使 PCO_2 恢复正常，pH 部分恢复。同理，当发生代谢性碱中毒时，呼吸变得浅慢，肺通气减少，减少 CO_2 排出，使 PCO_2 升高，恢复 H_2CO_3 水平，pH 也有所恢复。但需要注意的是，代谢性碱中毒时的呼吸代偿调节作用不如代谢性酸中毒时有效，因为肺通气减少也会引起氧分压降低，而缺氧会刺激通气上调。

（三）肾的调节

正常情况下，肾是调节酸碱平衡最重要的器官，通过 4 种方法进行酸碱平衡的调节。

1. 碳酸氢根再吸收 正常情况下，血液中的 $NaHCO_3$ 经肾小球滤出，由肾小管进行再吸收。$NaHCO_3$ 的再吸收是通过 Na^+ 与 H^+ 的交换实现的。在肾小管上皮细胞内，从小管液弥散进入的 CO_2 经碳酸酐酶的作用与 H_2O 结合成 H_2CO_3，游离后（H^+、HCO_3^-）产生 H^+ 与肾小管中的 Na^+ 交换。

2. 排泌可滴定酸 尿内的可滴定酸主要为 NaH_2PO_4-Na_2HPO_4 缓冲组合。正常肾脏的远曲小管具有酸化尿液的功能，通过排泌 H^+ 与 Na_2HPO_4 的 Na^+ 进行交换、产生 NaH_2PO_4 经由尿液排出体外完成。

3. 生成和排泌氨 肾远曲小管细胞能产生氨（NH_3），NH_3 弥散到肾小管滤液中与 H^+ 结合成 NH_4^+，再与滤液中的酸基结合形成酸性铵盐〔如：NH_4Cl，$NH_4H_2PO_4$，$(NH_4)_2SO_4$ 等〕后经由尿液排出体外。肾脏通过这个机制来排出强酸剂，发挥调节血液酸碱度的作用。

4. 离子交换和排泌 肾脏远曲小管同时排泌 H^+ 和 K^+。K^+ 与 H^+ 竞争同 Na^+ 的交换，如 H^+ 的排泌减少，K^+ 排泌增加；反之，如 H^+ 排泌增加，K^+ 排泌就减少，以保持体液酸碱平衡的稳定。

二、血气分析的常用指标

血气分析是临床评估酸碱平衡、通气、氧合的重要手段，下面对血气分析中的相关指标进行介绍。

（一）酸碱值

血气分析报告中，pH 常常排在最前面，反映机体的整体酸碱状态，代表细胞外液中氢离子（H^+）浓度（式 3-5-1），因而，H^+ 浓度越高，pH 越低，反之亦然。但由公式可见，H^+ 的大变化只会导致 pH 的小变化。酸碱平衡的调节是通过机体内的一系列缓冲系统实现的。其中，最重要的缓冲系统是碳酸（H_2CO_3）- 碳酸氢盐（HCO_3^-），碳酸氢盐与溶解二氧化碳的正常比例为 20：1。除此之外，血红蛋白、白蛋白和球蛋白等蛋白质以及磷酸盐也具有重要的酸缓冲功能。

$$pH = -\log[H^+]$$
式 3-5-1 pH 计算公式

由于 pH 可以影响蛋白质和细胞膜的功能，因而维持 pH 在正常范围内对于机体正常细胞功能非常重要，正因如此，机体对 H^+ 浓度有着严格的调节机制。

正常的 pH 范围是 7.35~7.45，当机体处理酸碱紊乱的代偿能力不足时，便可出现酸中毒（pH<7.35）或碱中毒（pH>7.45）。有国外资料显示，胎龄<30 周早产儿，生后 1 周内 pH 参考范围为 7.25~7.35，且不同胎龄、不同日龄新生儿 pH 参考范围不同。评估酸碱状态的第一步是评估酸碱

度,以确定酸碱度是否正常。

(二) 二氧化碳分压

CO_2 是代谢产物,由组织弥散进入血液循环,通过肺排出体外,二氧化碳分压(PCO_2)代表溶解于血液中的 CO_2 所产生的压力,可反映通气水平。正常动脉血 PCO_2($PaCO_2$)范围为 35~45mmHg,静脉血或毛细血管的 PCO_2 为 46mmHg 左右。$PaCO_2$ 低于正常水平,提示通气过度,CO_2 排出过多,常见于呼吸性碱中毒或代谢性酸中毒时的呼吸代偿;$PaCO_2$ 高于正常水平,提示通气不足导致 CO_2 潴留,常见于呼吸性酸中毒或代谢性碱中毒时的呼吸代偿。

(三) 氧分压

氧分压(PO_2)代表溶解于血液中的 O_2 所产生的压力,可反映氧合状态。O_2 在血液中的溶解度很低,不足 CO_2 的 1/20,正常新生儿动脉 PO_2(PaO_2)为 50~80mmHg,早产儿为 50~70mmHg。

(四) 实际碳酸氢盐

HCO_3^- 为碱性物质,可与 H^+ 结合,当发生代谢性酸中毒时,体内 H^+ 过多,HCO_3^- 发挥中和酸的作用而被"消耗",血清浓度下降。血气分析报告中的实际碳酸氢盐(HCO_3^-,actual bicarbonate,AB)数值,并非直接测量获得,而是通过 pH 和 PCO_2 的数值计算得出,正常值为 24mmol/L(范围 21~27mmol/L)。

(五) 标准碳酸氢盐

标准碳酸氢盐(standard bicarbonate,SB)代表在 38℃、PCO_2 为 40mmHg、血氧饱和度为 100% 的条件下所测得的血浆 HCO_3^- 浓度,正常值为 23~26mmol/L。由于除外了呼吸因素,因而该指标为判断代谢因素的指标。正常生理情况下,SB 值与 AB 值相等或接近;若两者不等,其差值可反映呼吸因素对酸碱平衡的影响。当 AB>SB,提示 CO_2 蓄积,可见于呼吸性酸中毒、呼吸代偿后的代谢性碱中毒;当 AB<SB,提示 CO_2 排出过多,见于呼吸性碱中毒、呼吸代偿后的代谢性酸中毒。

(六) 碱剩余

碱剩余(base excess,BE)是指在 38℃、PCO_2 为 40mmHg、Hb 为 150g/L、血氧饱和度为 100% 的条件下,使用酸或碱将血液滴定至 pH 7.4 时所需酸或碱的量,单位为 mmol/L。该指标也主要反映代谢因素,通过 pH 和 PCO_2 计算。若为正值,表示需要使用酸滴定,为碱过剩;若为负值,表示

需要使用碱滴定,为酸过剩。正常新生儿 BE 参考值范围为 –10~2mmol/L。

(七) 阴离子间隙

阴离子间隙(anion gap,AG)是指细胞外液未测定的阴离子与阳离子之间的差值。未测定的阴离子(UA)包括血清蛋白、HPO_4^{2-}、SO_4^{2-} 以及有机酸;未测定的阳离子包括 K^+、Ca^{2+} 以及 Mg^{2+}。根据血浆中阴阳离子相等的原理,AG 可以根据式 3-5-2 换算。新生儿 AG 参考值范围为 5~15mmol/L。根据 AG 值,可将代谢性酸中毒分为 AG 值增高和正常两类。AG 增高的酸中毒多由酸性产物产生或摄入过多、排出减少引起,Cl^- 正常。AG 正常的酸中毒由 H^+ 积聚或 HCO_3^- 丢失引起,有 Cl^- 升高。低氧、低体温、严重呼吸窘迫、感染等所致的乳酸性酸中毒是 AG 增高的代谢性酸中毒的常见临床原因。

$$AG = Na^+ - (Cl^- + HCO_3^-)$$

式 3-5-2　AG 计算公式

(八) 氧饱和度

血氧饱和度(SO_2)是指血红蛋白和氧结合的程度,以 % 表示。血气分析报告中的动脉血氧饱和度(SaO_2)由血气分析仪计算得出。由于计算时不考虑非标准的血红蛋白种类(如碳氧血红蛋白、高铁血红蛋白),因此该计算值并非绝对准确。PaO_2 与 SaO_2 的关系呈"S"曲线,即氧离曲线(图 3-5-1)。温度、pH、$PaCO_2$、红细胞 2,3- 二磷酸甘油酸盐(2,3-DPG)等多种因素均可影响血红蛋白与氧的

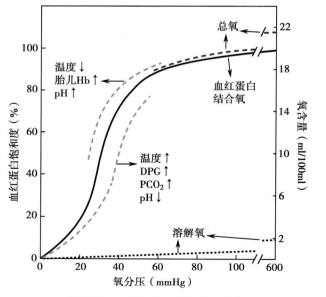

图 3-5-1　氧合血红蛋白解离曲线

亲和力,使氧离曲线左移或右移。新生儿胎儿血红蛋白比例高,与氧的亲和力大,因而氧离曲线左移,即同样的 SaO_2 对应的 PaO_2 较成人低。

(九) 氧含量

氧含量(oxygen content, CaO_2)指 100ml 血液中物理溶解的氧和血红蛋白携带的氧的总和(式 3-5-3)。由此公式可见,血红蛋白在氧含量中占有重要地位,而 PaO_2 对氧含量影响较小。

$$CaO_2 = 1.34 \times Hb \times SaO_2 + PaO_2 \times 0.003$$
式 3-5-3　氧含量计算公式

注: CaO_2,氧含量; Hb,血红蛋白浓度; SaO_2,氧饱和度; PaO_2,氧分压。

(十) 乳酸

乳酸(lactate)并不是传统的血气分析中的项目,但目前大多血气分析仪都可进行乳酸检测,这里做一个简单介绍。乳酸是葡萄糖在低氧情况下的代谢产物,主要由肝脏进行清除。当组织缺氧、组织灌注不良时,可导致高乳酸血症。正常足月儿的乳酸水平<2.0mmol/L。血标本采集后应在 15 分钟内进行检测,防止乳酸水平升高。新生儿生后 1 小时内的乳酸最高值,对 HIE 脑损伤有较好的预测价值。血清乳酸的测定也有助于区分酸中毒是由于缺氧、还是碱丢失造成。

三、酸碱失衡的分类

酸碱失衡根据 pH 可分为酸中毒或碱中毒,根据发生原因可分为代谢性或呼吸性。代谢性酸中毒常由于细胞外液非挥发酸的增加或 HCO_3^- 的降低所致;代谢性碱中毒常由于细胞外液 HCO_3^- 的增加所致;呼吸性酸中毒常由肺通气不足使 CO_2 潴留所致;呼吸性碱中毒常由肺通气过度使 CO_2 排出过多所致(图 3-5-2)。

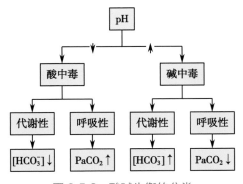

图 3-5-2　酸碱失衡的分类

(一) 代谢性酸中毒

代谢性酸中毒(metabolic acidosis)是最常见的酸碱平衡紊乱,以血浆中 HCO_3^- 原发性减少和 pH 降低为特征的酸碱平衡紊乱类型。主要原因为:

1. 低氧血症、贫血和心排血量不足等病理状态下,葡萄糖进行无氧酵解,乳酸堆积,乳酸与 HCO_3^- 反应,引起血浆中 HCO_3^- 水平下降,发生代谢性酸中毒。

2. 糖尿病、长期饥饿或禁食的情况下,机体酮体生成增加、体内堆积,导致 $[H^+]$ 升高,发生酸中毒。

3. HCO_3^- 丢失过多,如腹泻、近端肾小管酸中毒等。

4. 肾排 H^+ 障碍,如急性肾衰竭和远端肾小管酸中毒。

5. 医源性原因,如肠外营养中的大量蛋白质,特别是添加额外的半胱氨酸时,也是极早产婴儿代谢性酸中毒原因之一。

(二) 呼吸性酸中毒

呼吸性酸中毒(respiratory acidosis)是以血浆中 H_2CO_3 原发性增高和 pH 降低为特征的酸碱平衡紊乱类型。主要原因为呼吸中枢抑制、呼吸道梗阻、胸肺疾病等导致的通气障碍。原发性呼吸性酸中毒在新生儿常见,新生儿呼吸窘迫综合征、严重肺部感染、胎粪吸入综合征、BPD、肺出血、动脉导管未闭合并肺水肿等疾病均可引起 CO_2 潴留、呼吸性酸中毒发生。

(三) 代谢性碱中毒

代谢性碱中毒(metabolic alkalosis)是以血浆中 HCO_3^- 原发性增加和 pH 升高为特征的酸碱平衡紊乱类型。主要原因为:

1. H^+ 丢失过多　呕吐、胃肠引流、利尿剂使用等造成的 H^+ 丢失。

2. 低钾血症。

3. 外源性输入过量 $NaHCO_3$。

4. 肾脏功能损害或细胞外液容量不足时,肾小球滤过率降低,致使 HCO_3^- 排出受限。

(四) 呼吸性碱中毒

呼吸性碱中毒(respiratory alkalosis)是以血浆中 H_2CO_3 原发性减少和 pH 升高为特征的酸碱平衡紊乱类型。主要原因为肺部疾病、中枢神经系统病变、精神状态、高代谢状态、呼吸机参数设置不当等引起的 CO_2 排出过多。

在临床实践中,我们需要判断 pH 的变化是原发因素所致还是代偿机制的表现,由于代偿机制不会使 pH 完全代偿至正常水平,有助于判断酸碱失衡的原发因素。除血气分析外,也要重视患者的病史和体格检查,对判断酸碱失衡的类型、治疗原发病有重要意义。

本节内容可参考视频 2 新生儿血气分析解读。

视频 2　新生儿血气分析解读

（曾　雯　巨　容）

参考文献 ·····················

1. Seifter JL, Chang HY. Extracellular Acid-Base Balance and Ion Transport Between Body Fluid Compartments [J]. Physiology (Bethesda), 2017, 32 (5): 367-379
2. Imenez Silva PH, Mohebbi N. Kidney metabolism and acid-base control: back to the basics [J]. Pflugers Arch, 2022, 474 (8): 919-934
3. Allanson ER, Waqar T, White C, et al. Umbilical lactate as a measure of acidosis and predictor of neonatal risk: a systematic review [J]. BJOG, 2017, 124 (4): 584-594
4. 邵肖梅, 叶鸿瑁, 丘小汕. 实用新生儿学 [M]. 5 版. 北京: 人民卫生出版社, 2019

第六节　氧　疗

氧疗是治疗各种原因引起的低氧血症的重要对症措施,是新生儿呼吸治疗的重要手段之一。氧疗是指通过适当的方式给患儿输送氧气,提高肺泡氧分压,改善肺泡气体交换,进而提高动脉氧分压,保证组织供氧,减少或消除低氧对机体的不利影响。

但需要注意的是,高氧作用下组织细胞可产生大量氧自由基,新生儿(尤其是早产儿)清除氧自由基的能力低下,氧自由基在体内堆积可造成细胞损害。研究已证实,高氧是支气管肺发育不良、早产儿视网膜病变的危险因素。因而,在新生儿临床诊疗工作中,需要严格把握用氧指征,设置适宜的目标氧饱和度,合理用氧,避免缺氧损害,同时也减少高氧造成的不良结局。

一、血氧的监测

（一）动脉血气分析

动脉血气分析是监测动脉血氧水平的"金标准",PaO_2 反映了动脉血中物理溶解的 O_2 含量。但此法不能进行连续观察,仅能反映采血时刻的血氧水平,不能反映某一时间段的情况。同时,由于完成检测需要进行动脉穿刺采动脉血,可对患儿造成疼痛刺激、局部皮肤穿刺损伤以及医源性失血。动脉化毛细血管血气分析可减少采血量及动脉穿刺的刺激,但其检测结果的 $PaCO_2$ 准确性接近于动脉血气分析,而 PaO_2 的准确性欠佳,无法作为评估氧合水平的指标。

（二）经皮氧分压测定

经皮氧分压(transcutaneous oxygen pressure, $PtcO_2$)测定是一种无创的检测方法,通过使用氧电极,将电极紧贴皮肤上加温,使局部温度达到 42~44℃,皮肤局部微循环血管扩张。此时皮肤氧分压大致与动脉血氧分压的变化相平行,可以反映动脉氧分压的水平,可用于临床动态监测。但在休克、低体温等疾病状态时,由于皮肤循环灌注差,会影响监测准确性,测定值与动脉氧分压相关性较差。同时,该方法成本较高,监测时由于需对局部皮肤加热,故连续监测时间不宜>3 小时,谨防皮肤烫伤。

（三）经皮氧饱和度监测

经皮脉搏血氧饱和度(saturation of pulse oxygen, SpO_2)测定,属于无创伤性监测方法,通过红外线光传感器测定氧合血红蛋白,实现对氧饱和度的监测,同时还可监测脉搏,是在临床广泛使用的生命体征监测手段之一。SpO_2 为 70%~95% 时,与 PaO_2 相关性较好(图 3-6-1)。

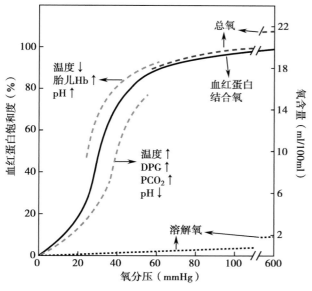

图 3-6-1　氧合血红蛋白解离曲线

注:氧饱和度(SaO_2)和氧分压(PO_2)之间存在非线性关系,表现为 S 形曲线。SpO_2 为 70%~95% 时,与 PaO_2 为 40~90mmHg 相关性较好;曲线中在 PO_2<40mmHg 时,解离曲线陡峭,氧饱和度随氧分压下降而迅速下降;在 PO_2>90~100mmHg 后,当 SpO_2 接近 100% 时,即使氧分压显著升高,SpO_2 的数值可能仅出现小幅度升高甚至无明显变化,无法反映高氧状态。

二、用氧指征

各种原因导致的呼吸、循环功能不全,引起机体出现低氧血症时应给予氧疗。临床上可将血气分析作为用氧的指标,通常吸入空气时,PaO_2 低于 50mmHg 应考虑给予供氧。因为根据氧合血红蛋白解离曲线的特点,PaO_2 低于 50mmHg 时氧离曲线呈陡峭状,PaO_2 的小幅度下降即可引起血氧饱和度及血氧含量的显著减少。

三、早产儿目标氧饱和度设定

目前,对于早产儿的理想目标氧饱和度仍存有争议。对早产儿进行的一些多中心随机对照研究显示,与低目标血氧饱和度目标(91%~94%)相比,高目标血氧饱和度(95%~98%)会导致用氧及住院时间延长,罹患 BPD、ROP 的风险升高,但低目标氧饱和度也存在增加 NEC 患病的风险。目标血氧

饱和度可设置如下:①纠正胎龄 ≤34 周用氧者,目标氧饱和度 90%~94%,报警设置 89%~95%;纠正胎龄 ≤34 周停氧者,目标氧饱和度>90%,报警设置 90%~100%。②若合并有 BPD 或 PPHN,目标血氧饱和度可设置为 95%~97%。若 SpO_2 能维持在上述目标范围,PaO_2 常不会超过 90mmHg。

四、给氧方式

(一)鼻导管给氧法

鼻导管给氧法为低流量给氧法,是较经济有效、简便的给氧方法,适用于病情较轻的新生儿。使用橡胶或硅胶管置于鼻前庭,新生儿常用氧气流量为 0.5~1L/min,使用纯氧时理论吸入氧气浓度为 25% 左右,但实际的吸入氧浓度无法精确估计,导管在鼻前庭的深度不同也会造成氧浓度的波动,使用空氧混合仪可以比较精确地调节氧浓度。此法的缺点是:可引起鼻腔阻塞及鼻翼部疼痛不适;鼻腔分泌物可造成导管口堵塞;患儿张口呼吸、哭闹时可使供氧减少;若流量过高,易使鼻咽部黏膜干燥,局部刺激大、造成不适。近年提出了加温加湿的高流量鼻导管供氧作为改进方法,详见第七章第二节加热湿化高流量鼻导管介绍。

(二)鼻旁管法

将吸氧管开一小孔,将其对准鼻孔,并用胶布固定于唇上,吸氧管一端连接氧源,另一端折回封闭,常用流量为 0.5~1L/min。同鼻导管给氧相似,实际的吸入氧浓度无法精确估计,适用于病情较轻的患儿。由于吸氧管不深入鼻前庭,对鼻黏膜无刺激性,导管也不易被分泌物堵塞,舒适度较鼻导管给氧佳。但需注意保持开孔的位置对准鼻孔以保证供氧效果。

(三)面罩给氧法

由于面罩给氧时口鼻皆吸氧,其效果常较相同流量的鼻导管给氧为佳,常用流量为 1~3L/min,肺部病变较重的患儿可达 5L/min。使用时需注意保持面罩的正确位置,使面罩对准患儿口鼻,以保证供氧效果。同时需注意防止面罩对皮肤的压迫造成的皮肤损伤,也要注意高氧浓度引起的高氧损伤。

(四)氧气头罩给氧法

采用有机玻璃头罩,自颈部上方将头部罩入进行供氧,能提供较为稳定的吸入氧浓度,若采用

100% 氧气供氧,可使吸氧浓度达 80% 以上,与头罩大小、头罩周围密闭、氧气的流速有很大关系。也可使用空 - 氧混合仪将氧气与空气混合后进行供氧。一般所需流量为 5~8L/min。若流量<5L/min,可致 CO_2 在头罩中积聚;而流量若过大,如超过 12L/min,可因气流过快导致患儿头部温度降低,甚至引起新生儿低体温。

(五)特殊给氧方法

主要指各种正压给氧,如 CPAP、呼吸机机械辅助通气等,本节不做介绍,详见相关章节。

(曾 雯 巨 容)

参考文献

1. Rhein L M. Blood gas and pulmonary function monitoring//Hansen, Anne R, Eichenwald, et al. Cloherty and Stark's Manual of Neonatal Care [M]. 8th ed. Philadelphia: Wolters Kluwer, 2017: 419-425
2. Maximo Vento. Oxygen therapy//Jay PG, Edward HK, Martin K, et al. Assisted Ventilation of the Neonate [M]. 6th edition. Philadelphia: Elsevier, 2017: 153-161
3. 王天有, 申昆玲, 沈颖. 诸福棠实用儿科学 [M]. 9 版. 北京: 人民卫生出版社, 2022.
4. 邵肖梅, 叶鸿瑁, 丘小汕. 实用新生儿学 [M]. 5 版. 北京: 人民卫生出版社, 2019

第四章

呼吸机基础知识

呼吸机是用于对患者部分或完全呼吸支持的机器,设置完成后可自动运行。因此,类似于复苏囊或 T 组合等用于复苏的手动装置均不属于呼吸机。新生儿呼吸机作为精密运行的仪器,其部件和连接的设备较多,运行的程序复杂,本书的出发点是为临床服务,本章简要地介绍呼吸机相关的基础知识。

第一节　呼吸机的结构

在呼吸机的发展历程中,曾出现过气体作为能源及驱动力的呼吸机产品,目前国内新生儿科病房使用的呼吸机都是以电力为能源,气体为驱动,本书未作特别说明时均指这一类型的呼吸机。呼吸机的管路连接及各个组成部分见图 4-1-1,下面简要地介绍呼吸机和重要附属组件的结构。

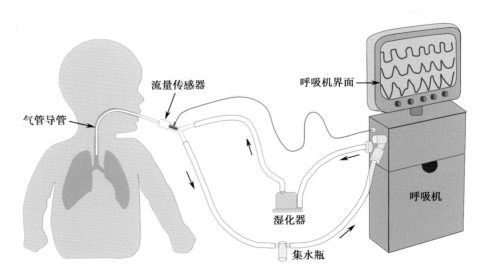

气管导管　流量传感器　呼吸机界面　呼吸机　湿化器　集水瓶

图 4-1-1　呼吸机管路的连接

39

一、电源和气源

人体呼吸需要做功,呼吸机进行呼吸支持同样是精密控制下的做功过程,必然需要能量来源,即电力输入,理解能量输入的概念有助于理解呼吸机的运行。

现代呼吸机基本都使用电力驱动,可以来自于外接电源输入,也可以来自于机载电池。为了适应全球绝大多数国家不同的供电规格,外接电源输入具有一定的可变范围,如机器铭牌标识为:110~220V,A/C,50/60Hz,该标识的意义为可使用110~220V的正弦波形交流电,频率为50或60Hz。一般呼吸机出于安全设计,均带有机载电源,如机器铭牌标识为:10~30V,DC,该标识的意义为机载电源的输出为直流电,电压为10~30V。

目前大多数新生儿科病房均有氧源和空气源,空气压缩机并非呼吸机的标配部件,部分呼吸机配备有空气压缩机,但压缩机一般不会单独配备电源,在特殊情况时可使用呼吸机的机载电源。目前国内新生儿呼吸机可使用病房的正压气体(压缩氧气和压缩空气)作为气源,在转运呼吸机、家庭呼吸机或气源中断等少数情况下可以使用空气压缩机和氧气瓶等高压氧源作为气体来源。一般地,中心供氧或供气提供的压力高于呼吸机工作中使用的气体压力,目前商用的呼吸机内部均自带气体降压装置,便于将气体压力降低至呼吸机工作区间,同时也保证了在中心供氧或供气压力波动时呼吸机的工作效能。另外,气源除了用于驱动呼吸机,在Sensor Medics 3100A高频振荡呼吸机还用于冷却线圈,故需要的空气流速较大,流速不足时可因线圈超过190℃而自动停止工作。

我国的新生儿病房分级建设与管理指南对于病房供电和气源有明确的规定,在Ⅱ级B等及以上的病房就应配备呼吸机。应在病房建设时对电源和气源设计予以考虑,满足呼吸机的使用要求。

二、输入和输出气流调控

为了实现对患者的呼吸支持,进入呼吸机的气流需要经过一系列精密的调控,以满足呼吸机预先的设定。现在绝大多数呼吸机使用微处理器控制气流阀,实现了气流调控的数字化,传统的模拟化调节已逐渐淘汰。新生儿呼吸机的数字化气流调控快速且精密,且弹性较大,能满足不同的流速、压力、容积等要求。

新生儿呼吸机具有多个不同功能的气流阀,并且在微处理器的控制下实现了数字化运行,其运作受到呼吸机内置软件和算法的控制,在允许的设置范围内,可以根据患者情况进行一定程度的自我调节。从临床应用的角度理解,呼吸机输出阀和患者呼气阀的协同工作具有重要的意义。当条件满足触发吸气相时,患者呼气阀关闭或缩小,迫使气体进入患者肺组织,实现通气支持;而吸气相结束时,患者呼气阀开放,允许气流离开肺组织,返回呼吸机,在呼气过程中,患者呼气阀对气流进行调控,以实现呼气末气道正压(PEEP)。整个呼吸的过程中,患者呼气阀起到了关键的调节作用,而呼吸机输出阀需要与患者呼气阀进行协同,保证给予患者合适的压力、流速等支持。

三、人机界面

目前的呼吸机人机界面基本采用显示屏进行展示,较早的机械旋钮、发光二极管、仪表盘组成的界面已被淘汰。现在的呼吸机显示屏可以方便地展示出各种图形和数据,部分产品的显示屏为触屏界面、方便调控。

在使用显示屏作为人机界面时,最重要的进展为各种"波形图、环路图、趋势图"。呼吸机将压力、容量、流速、阻力、顺应性和患者做功等测量值或计算值进行整合后,生成图像进行展示,降低了临床医生对呼吸机理解和使用的难度,其重要意义类似于计算机从DOS命令行界面进入Windows系统的图形界面,人机交互友好,有助于推广呼吸机,让更多的患者得到及时救治。

显示波形图和环路图(呼吸环)是当前新生儿呼吸机广泛具有的功能。波形图主要便于展示容量、流速、压力随时间的变化,包括了气道峰压(PIP)、PEEP、流速、容量、频率(respiratory rate,RR)、触发、同步等参数或指标。

在需要展示某两项指标一一对应的关系时,还可以X-Y轴为基础生成图像,即环路图。环路图在新生儿机械通气中作用较大,特别是在了解呼吸机参数设置是否合理方面,如压力-容量环可用于评估顺应性、PEEP、PIP 水平和潮气量（V_T）是否合理。但环路图的图形及读数会受到新生儿自主呼吸和活动的影响，在不同的呼吸周期时环路图和读数会出现频繁的变化，理想状态为新生儿处于深度镇静或肌松时，生成的图形及读数较为稳定。但即使是这样，环路图在新生儿呼吸治疗时仍然是重要的工具。

当临床应用中需要知道某项设置、测量值或计算值随时间的变化情况，可以使用趋势图进行展示，从图中可以直观地知晓患者在一段时间内病情或呼吸支持的波动。

四、报警系统

新生儿呼吸机具有完善的报警系统，特别是针对新生儿生命有威胁的事件进行了完全覆盖，如供电中断、气源中断、微处理器工作异常、患者呼吸暂停等。目前商用的产品一般对于呼吸机工作状态超出允许范围的事件也完善了报警能力，如气道压力、V_T、分钟通气量、氧浓度、传感器工作异常、超常规设置等。呼吸机的正常使用除了各种功能的运行，也非常需要完善的报警系统作为保障，在本书的各个章节都会体现出报警系统的重要意义。

五、管路

管路是呼吸机和新生儿连接的气流通道，按照连接顺序一般由吸气端过滤器、吸气段管道、Y形接头、呼气段管道、集水杯、呼气端过滤器组成，雾化器、加温湿化装置、传感器另外介绍。呼吸机管路分为一次性使用和可重复使用的，一次性使用的呼吸机管路一般使用聚乙烯醋酸乙烯等材料，可重复使用的呼吸机管路多使用硅橡胶或热塑性良好的聚酯弹性体制成。新生儿使用的呼吸机管路直径一般为 10mm。

常见的管路连接顺序如前所述，由 Y 形接头分为双臂，确保气体在呼吸机和新生儿之间的单向流动。而单臂的呼吸机管路配合呼气阀可见于家庭呼吸机、转运呼吸机；没有呼气阀的单臂呼吸机管路用于无创辅助通气，同时在面罩或管路上带有出气口，出气量和无创辅助通气的压力由微控制器进行调整。三种管道连接方式如图 4-1-2 所示。

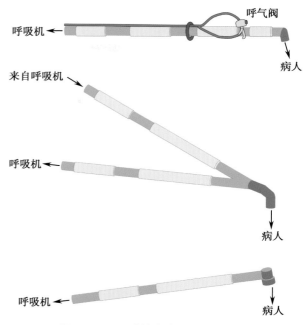

图 4-1-2　三种管道连接方式示意图

吸气端过滤器是为了确保供给新生儿的气体干净无菌；集水杯收集呼气段的冷凝水，吸气段管路由于配有加温湿化器和加热导丝，一般情况下无需集水杯；呼气端过滤器是为了滤除患者呼出气体中的细菌和水分，避免污染呼吸机和周围环境，在配套使用雾化治疗时，呼气端过滤器还能保护呼气阀和流量传感器等重要部件不受药物影响。

六、传感器

新生儿呼吸机需要具备精密测量和同步触发的能力，理想的流量传感器应该是精确、耐用、可承受的价格。流量传感器常见两种，压差式流量传感器和热丝式流量传感器。

压差式流量传感器为测量管，其中有阻挡块，通过测量阻挡块两端的压力差换算出流速。这种传感器具有结构简单、耐用、价格便宜等优点，缺点是测量精密度和灵敏程度不如热丝式流量传感器，且测量管容易被冷凝水或分泌物堵塞。新生儿机械通气的流速远低于成年人，使用压差式流量传感器时需要校正。

热丝式流量传感器是指传感器中配有加热的细金属丝，呼吸机管路的气流经过时会带走金属丝的热量，通过计算为了维持金属丝温度稳定所需的能量就可以换算为流速。热丝式流量传感器可内置于呼吸机的呼气回路末端,一般为耐用的有机材料制造。也可以把安装位置靠近新生儿,即为近端传感器,如图 4-1-3 所示,这种安装方式精确性更高,反应速度快,但容易受到分泌物影响,临床使用中应注意保持清洁。

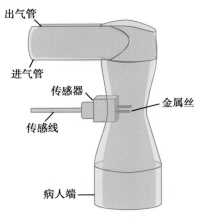

图 4-1-3 热丝式流量传感器

流量传感器根据安装位置的不同分为:近端流量传感器和远端流量传感器。安装在靠近新生儿一侧的称为近端流量传感器,有部分产品将流量传感器内置于呼吸机,安装在靠近呼气阀的位置,称为远端流量传感器。新生儿机械通气治疗应使用近端流量传感器,在精密监测和同步触发两方面均有重要的优势。

准确监测 V_T 对于新生儿机械通气有非常重要的意义,例如 1kg 的早产儿,呼吸机设定 V_T 仅为 4~6ml,气流量非常小。市场上曾经出现过针对全年龄段的呼吸机产品,治疗范围包括从新生儿到成年人,使用远端流量传感器进行监测和同步触发。虽然这种传感器避免了近端流量传感器额外增加的无效腔,其配备和使用也较简单,方便维护,但其对新生儿机械通气 V_T 的监测精确度不高,且由于远离新生儿,同步触发的灵敏度和速度均较差。因此,新生儿机械通气均应使用近端流量传感器,特别是早产儿。

七、氧电池

氧电池即氧浓度传感器,用于监测输送给新生儿的气体氧浓度是否符合设定值,由于新生儿中有较多早产儿使用呼吸机治疗,极早产儿是发生支气管肺发育不良、早产儿视网膜病的高危人群,因此正确设定氧浓度和持续准确的监测具有重要意义。

由于呼吸机的氧浓度监测类似于电池的氧化还原反应,因此氧浓度传感器也称为氧电池。

使用中应注意,氧电池具有工作寿命限制,并且高氧或高温状态会进一步缩短其寿命,每次使用呼吸机前的自检程序都包括了氧电池的检测,在使用过程中也可以进行校正,在氧电池到期后呼吸机会自动提示,应及时更换。

八、湿化器

生理状态下的人体主要在上呼吸道对吸入的气体进行加温和湿化,进入肺组织的气体已经达到人体体温水平,并带有水蒸气。对于严重疾病状态的新生儿,呼吸机治疗是必要的手段之一,但呼吸机管道中的气体绕过了人体的上呼吸道,缺失了自然的加温湿化过程。新生儿体重低,相对体表面积大,原本维持体温就较为困难,若呼吸机送入新生儿肺组织的气体没有经过处理,就可以迅速带走人体的热量,体温不升是生后早期新生儿死亡的重要危险因素。医院的中心供氧和供气设施已进行了除湿处理,不会在呼吸机内形成冷凝水,也保证了机器部件不被冷凝水损坏,但干燥的气体对于需要呼吸支持的新生儿气道和肺组织可以造成损伤,且由于分泌物较干燥造成护理困难,也不利于新生儿恢复,甚至有气道堵塞的风险。因此呼吸机管路在将气体送入新生儿之前应予以湿化和加温。

国内的新生儿呼吸机都配备了加温湿化器,结构较为简单,在呼吸机管路吸气段即可对气体进行加温和湿化,配套加热导丝使用时可继续对气流进行持续保温,不搭配加热导丝时加温湿化的能力均有减弱。部分加温湿化器增加了回馈控制功能,通过监测离开湿化罐和即将送入新生儿的气体温度自动调整,以保证离开湿化罐时气体温度为 37℃,气体送入新生儿以前温度为 40℃,进入患者气道后恰好为 37℃,湿度达到 100%。这样的温度监测和设置为系统默认值,不可更改。

新生儿呼吸机的管道直径较小,气体流速也较小,要使用与加温湿化器配套的加热导丝。

九、雾化器

在呼吸机治疗期间,许多患者需要在不中断呼吸支持的情况下予以雾化吸入药物治疗,因此雾化器是新生儿呼吸机常见的配套设备。雾化器分为射流和超声两种工作原理。射流雾化器较为常见，使用时将射流雾化器接入呼吸机管路的吸气段，启动管路连接呼吸机的雾化输出口即可，但应注意部分呼吸机生成射流时会使用提供给患者的气流，可能对患者的通气造成影响，新生儿总通气量较小，受到的影响可能较大，应注意在呼吸机治疗期间保持对 V_T、分钟通气量和病情等的综合监测。超声雾化器作为一些呼吸机品牌的可选配件，价格较为昂贵，但对患者的总通气量没有影响。

需要注意的是雾化吸入药物并不会完全被新生儿所利用，部分药物会回到呼吸机管路的呼气段，可能对呼气阀、流量传感器造成损害，因此安装呼气端过滤器是必要的。

十、空气压缩机

国内要求 II 级或以上的新生儿科病房都应配备空气源，每个床位至少一个，没有空气源或中心供气系统提供的压力不足时，空气压缩机（几乎每种类型的新生儿呼吸机都可以选配）可以提供压缩空气。由于空气进入压缩机后经过了升压、过滤、脱水、降温等处理，并且保证了供给呼吸机的气体在各种情况下的压力和流速稳定，因此其技术要求较高。

空气压缩机应带有安全报警功能，能对压力剧烈变化、超限高温等意外及时做出报警，甚至自动暂停和再启动压缩机的工作。

空气压缩机按照工作原理分为活塞式、隔膜式和涡轮式。其中隔膜式压缩机体积小，可内置于呼吸机，但输出气体的流速和压力都受限，且不可调节，因此一般用于新生儿无创辅助通气的呼吸机中。

（悦光　巨容）

第二节　呼吸机常用概念和术语

机械通气通过给患儿提供一定的潮气量和分钟通气量，以保证氧气的供给和二氧化碳的排出，新生儿机械通气在全球得到了广泛应用，是许多危重疾病治疗的重要组成部分，但由于呼吸机治疗的历史较长，处于技术发展中，和成人、儿童的治疗定义有许多交叉，且受到众多呼吸机厂商的影响，目前使用的概念、术语、规范等存在多种变化。为了学习相关知识、对本书的内容进行充分理解，我们在这一节尝试对新生儿呼吸机常用概念和术语进行归纳。

一、正压通气

从呼吸生理学上我们已经了解到，生理状态下人体进行呼吸时气道内为负压，机械通气虽然是模仿人体呼吸的过程，但目前的呼吸机在支持过程中气道内均为正压，在人机界面和肺组织间形成了压力梯度。无论呼吸支持是通过气管导管还是面罩、鼻罩、鼻塞等无创界面，气体都是顺着压力差从呼吸机进入肺组织。

无论何种呼吸支持模式，即使机器提供压力保持不变的持续气道正压通气（CPAP），肺泡内的压力也是变化的。以间歇指令通气（IMV）为例说明在不同时相肺泡内压力的变化。在吸气相时，机器提供的正压可使肺组织扩张，需要克服肺组织和胸廓的弹性阻力以及气道阻力，在肺组织扩张的过程中，肺泡内保持正压并逐渐升高，同时肺泡内压力可以向胸膜腔传导，胸膜腔也可能转为正压。新生儿呼吸治疗一般在呼气相予以 PEEP 支持，维持功能残气量，但不足以将肺泡保持在吸气相的膨胀状态，因此吸气相转为呼气相时，气体从肺泡呼出，肺组织回缩。

二、高频通气

正常新生儿呼吸频率约 30~60 次 /min，高频通气指的是以远超过正常呼吸频率的频率进行支持，美国食品药品监督管理局将高频通气定义为呼吸频率超过 150 次 /min。

新生儿常用的高频通气模式为高频振荡通气

（high frequency oscillatory ventilation，HFOV），通过活塞的高速往复运动进行送气和抽气，频率可达到每分钟数千次。另一种高频通气的方式为高频喷射通气（high frequency jet ventilation，HFJV），需要在气管导管处放置集成喷嘴，将气流高压喷射入肺组织，频率达到每分钟数百次。关于高频通气的介绍详见本书第八章第四节。

三、呼气末正压

机械通气支持时，为了使肺组织在呼气相仍然保持开放状态，避免发生肺组织塌陷，呼吸机常规设定 PEEP，保证在呼气相时肺泡内压力不回到零（大气压水平）。PEEP 使患儿肺泡在呼气末仍有一定量的残留气体，增加了功能残气量。

因呼吸机而产生的 PEEP 称为外源性 PEEP，而内源性 PEEP 指的是呼吸机设置不合理或疾病状态导致呼气受阻而产生的 PEEP，例如呼气时间设置过短，使得肺组织在呼气末仍有过多气体未

能排出，滞留在肺内并产生压力。

PEEP 设置的目的是保持最佳的肺顺应性，避免对循环系统的影响，新生儿机械通气时常用的 PEEP 多为 5~6cmH$_2$O，若存在肺出血、支气管肺发育不良等情况时，需根据病情进行调整。

四、吸气峰压

机械通气时，每个呼吸周期内达到的最高压力值，称为吸气峰压（PIP），在进行呼吸机设置时，部分呼吸机的 PIP 是叠加于 PEEP 之上的，部分呼吸机直接设置 PIP。PIP 的作用是通过增大压力，克服气道阻力和弹性回缩力，实现向肺内通气。

五、平台压

平台压（plateau pressure，P$_{plateau}$）的概念更多地用于容量控制通气模式，假设呼吸机管路为刚性的，不存在弹性回缩力，我们以呼吸支持的时相变化，对照图 4-2-1 来解释平台压的含义。

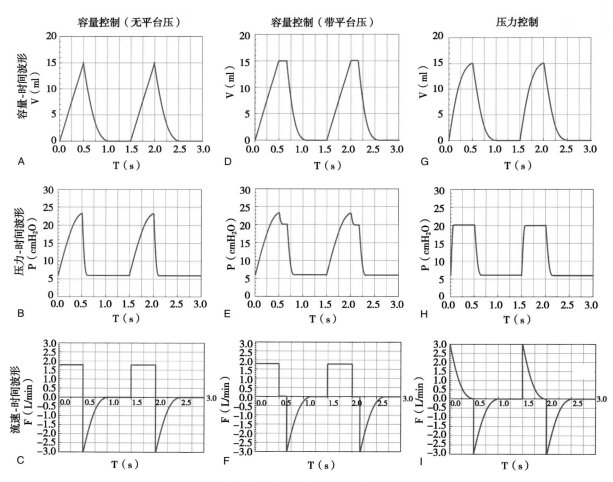

图 4-2-1　平台压概念示意图

在容量控制通气模式时，以容量作为通气支持的目标，随着容量和气流改变，压力也随之变化。吸气相开始时肺内压力较低，气流进入肺内，此时肺内压力逐渐升高，达到设定的潮气量，若此时人为延长吸气时间，在患者表现为"吸气末停顿"或"吸气末屏气"，即不再有气流进入肺内，在压力-时间曲线上表现为稳定的压力读数即为平台压，它反映目前容量下肺的弹性回缩力。

新生儿目前推荐使用压力控制+容量保证的通气模式，在没有特殊情况时吸气时间（time of inspiration，Ti）应设置为相当于3个时间常数的水平，在Ti确定的情况下设定PIP的目标是满足潮气量的需求，并且不会造成肺损伤，这种设置逻辑说明在整个吸气相都是存在气流的。当使用压力控制通气模式进行肺募集等治疗时，呼吸机气体流速常常较快和Ti偏长，此时在整个吸气相的后半段肺组织已保持膨胀，没有吸入气流，PIP也就反映了该状态下肺组织的弹性回缩力，可以理解为类似于平台压。综上所述，平台压的前提包括了压力稳定和气流静止，反映的是弹性回缩力。

六、平均气道压

平均气道压（MAP）是决定呼吸机通气效果、气体交换的重要因素，是一个呼吸周期内气道压力的时间积分除以该呼吸周期的时间，由PIP、PEEP和两者所占的时间比例决定，也受到气体流速的影响，呼吸机治疗时自动计算得出。计算公式如式4-2-1。

$$MAP = K \frac{PIP \times 吸气时间 + PEEP \times 呼气时间}{吸气时间 + 呼气时间}$$

式4-2-1 平均气道压计算公式

注：K为压力波形常数，压力为方形波时K=1，正弦波时K=0.5，K值随流速及吸气时间而变化。

七、吸气时间和呼气时间

在机械通气治疗时，Ti和呼气时间（time of expiration，Te）是需要设置的重要参数，Ti、Te、RR三者相互影响，因此多数呼吸机仅设置其中两个参数，即可决定第三个参数。设置Ti和Te时，既要保证吸气相气体在肺内均匀分布，又要保证呼气相肺泡内气体充分排出，同时还要考虑对循环系统的影响。

在一段时间内，病情稳定的新生儿肺组织顺应性不会出现显著变化，其时间常数也是确定的，理论上3个时间常数可以将肺泡内95%气体交换出去。吸气相时，在PIP的作用下气道扩张使得阻力降低，吸气相时间常数短于呼气相。理论上我们只需要将Ti设置为达到3个时间常数，就可以起到足够的通气效果。

绝大多数呼气是被动过程，主要依靠胸廓和肺组织的弹性回缩力，由于压力回到PEEP，气道内径缩小，呼气相时间常数长于吸气相，理论上也需要3个时间常数才能将肺泡内95%气体呼出。

总的来说，自主呼吸时吸呼比约1:2可以确保肺内气体的排出，在呼吸机设置时一般也需要呼气相的时间至少是吸气相的2倍，特殊情况下可能使用较长的Ti，如肺募集策略。

吸气上升时间的概念用于压力控制通气模式，因此在新生儿机械通气治疗时会关注这个时间段。吸气上升时间指的是在进入吸气相的初始阶段，新生儿气管导管内的压力由PEEP水平上升至PIP水平所需的时间。吸气上升时间反映了流速的高低，流速越高，吸气上升时间越短，在压力-时间波形上压力的改变就越陡峭，越接近方波，反之亦然。

八、吸入氧浓度

吸入氧浓度（FiO_2）指单位体积气体内氧气的含量，可以在21%~100%之间调整，FiO_2与呼吸机设置的RR、PIP、PEEP、Ti、V_T指标配合，目标是有效改善新生儿的氧合，同时防范过多的氧对新生儿可能造成的伤害，特别是早产儿。另外，合适的FiO_2设置能改善呼吸机的其他参数设置，避免过高的参数对机体的不利影响。

在进行吸痰、纤维支气管镜检查等操作时，许多呼吸机提供手动通气功能，手动通气中包括了在短时间内自动提升氧浓度，避免新生儿在进行操作期间出现血氧的大幅波动。

九、潮气量

在容量控制通气模式中，设置V_T目标能保证患者得到足够的通气，这是容量控制通气的一大优势。新生儿越来越多地使用压力控制+容量保证的通气模式，目标是以最小代价获得呼吸支持和减少并发症,因此 V_T 始终是机械通气时考虑的重要指标。

V_T 既有设定值,也有测量值,设定值是根据生理潮气量来设置,早产儿一般为 4~6ml/kg,足月儿一般为 5~8ml/kg,医生根据患儿疾病情况适当调整,以决定对患者的支持力度;而测量值是在传感器的精确测量下检测出患者实际得到的容量。由于新生儿气管导管没有气囊,漏气在所难免,并且漏气在吸气相和呼气相均存在,因此呼吸机的 V_T 监测指标包括吸气潮气量(tidal volume of inspiration,V_{Ti})和呼气潮气量(tidal volume of expiration,V_{Te})。

一般情况下,新生儿呼吸机监测的 V_{Ti} 总是大于 V_{Te},吸气相进入新生儿气道内的气流增大,压力升高,气管导管下段所在的气道扩张。因为压力、气流、气道的改变,虽然漏气是持续存在的,但是吸气相时的漏气量大于呼气相,新生儿实际的潮气量总是居于 V_{Ti} 和 V_{Te} 之间,并且更接近 V_{Te}。由于呼吸机管路也具有一定的弹性,在成人或者儿童影响不显著,但在新生儿,V_T 也会有一部分用于填充管路的弹性形变,所以在新生儿选择管径小质地硬的管路非常重要。

十、分钟通气量

分钟通气量(MV)是分钟通气量的总和,与 CO_2 排出效率有关,由呼吸机计算得出,无需设定,$MV=V_T \times RR$。

十一、漏气和漏气补偿

由于新生儿使用的气管导管没有气囊,机械通气治疗时存在漏气,目前许多呼吸机产品可以根据监测的 V_{Ti} 和 V_{Te} 差值估算漏气量,在人机界面上既可以显示每分钟漏气量,也可以显示漏气相对于 V_{Ti} 的比例。

一般来说,新生儿呼吸治疗时出现 20% 以下的漏气,经过充分的评估后是可以接受的,超过 20% 应严格检查机器状况、气管导管位置、管径大小等因素。

在新生儿机械通气治疗时漏气实际存在且能够被监测,但是漏气对呼吸治疗的影响较大。由于新生儿机械通气越来越多地使用压力控制+容量保证通气模式,漏气使得 V_T 的监测结果不准确,只能将其保持在 V_{Ti} 和 V_{Te} 之间接近 V_{Te} 的水平。在呼吸支持的同步方面,漏气对于自触发和提前结束吸气相支持的影响也非常大,因此需要使用漏气补偿(leakage compensation)技术解决。

具备漏气补偿功能的呼吸机在使用时需要进行设置,打开漏气补偿开关后,除了 MV 和明确标注为吸气/呼气的测量值除外,如 V_{Ti} 和 V_{Te},其余指标、波形、曲线都使用了漏气补偿后的数值生成,同时也改善了呼吸支持的同步性,减少了自触发的发生。

(悦光　巨容)

第三节　同步与触发

机械通气技术发展的早期,通气支持均为固定周期,也就是 IMV,这种持续气流、压力控制、时间切换的支持方式具有较好的安全性。普通新生儿自主呼吸的频率常在 40~60 次/min,在机械通气时自主呼吸仍然可以存在,自主呼吸时使用的气体也是管路中的持续气流,但由于呼吸机提供的通气支持仅为固定频率,不会针对新生儿的自主呼吸作出调整。由于缺乏和自主呼吸的同步性,相当部分的自主呼吸没有得到支持,甚至存在

新生儿开始呼气时,机器进入吸气相的矛盾现象(人机对抗),患者自主呼吸做功仍较大,容易出现呼吸衰竭,严重者可能造成肺损伤、气胸、颅内出血等并发症。

IMV 对新生儿的支持缺乏同步性,以往的解决方式是在呼吸支持时予以镇静和肌松,这样做虽然减少了人机对抗,但新生儿对呼吸支持的依赖性增大,延长了不必要的呼吸支持治疗时间,对于完整评估新生儿神经系统也有不利影响。因此

给予镇静和肌松不是理想的解决方案。

随着技术发展，能够与新生儿自主呼吸同步的呼吸支持模式表现出了极大的优越性，迅速成为绝大多数情况下新生儿机械通气时的首选，目前常用的同步间歇指令通气（synchronized intermittent mandatory ventilation，SIMV）、辅助/控制通气（assist/control ventilation，A/C）和压力支持通气（pressure support ventilation，PSV）都需要以人机同步和触发为基础。本节内容对同步的呼吸支持进行介绍。

一、用于触发的装置

新生儿自主呼吸特点为短促、强度弱，且新生儿呼吸机管路气流量小，因此使用触发为基础的同步呼吸也晚于成人和儿童。新生儿理想的触发装置应足够灵敏且对自触发耐受，不增加管路无效腔量。由于新生儿气管导管没有气囊，因此触发装置对于漏气的监测和处理策略也是一大挑战。与新生儿呼吸机配套的触发装置如表4-3-1所列。

表4-3-1 新生儿呼吸机的触发装置及特点

触发装置	优点	缺点
压力传感器	简易，不增加无效腔量	不能监测潮气量，灵敏度不足，触发较迟缓，自主呼吸做功高
流量传感器	灵敏，准确监测潮气量	增加无效腔量，导管漏气时增加自触发
胸阻抗传感器	不增加无效腔量	不能监测潮气量，受电极片位置和贴合影响
腹部运动传感器	不增加无效腔量	不能监测潮气量，受到安放位置/患者体位影响，不便于护理操作
膈肌电活动传感器	灵敏，不增加无效腔量，不受气管导管漏气干扰，可用于无创通气	不能监测潮气量，价格较高，需置管操作

目前多数新生儿呼吸机使用近端流量传感器来进行触发和同步，"近端"指的是把传感器安装于新生儿人工气道的开口处，在实际工作中，该设备的各项优势已经得到了广泛验证，其中又以热

丝式流量传感器应用最广，效果最好，最低可以监测仅0.2ml/min的流量。近端流量传感器虽然应用广泛，优势众多，但在呼吸机管路中配置该传感器会增加0.8ml无效腔。如果呼吸机设置的潮气量不变，实际给予新生儿肺组织的通气量将受到影响。

膈肌电活动（electrical activity of the diaphragm，Edi）的监测是一项较新的技术，目前应用于Maquet部分呼吸机，这种呼吸支持称为神经调节通气辅助（neurally adjusted ventilatory assist，NAVA）。Edi传感器集成在外观类似胃管的细管上，使用前需进行类似安置胃管的操作，将传感器送至食管下端，若传感器位置正确，呼吸机的人机界面可以显示出Edi的变化情况，在呼吸动作的传导通路中，Edi先于呼吸动作，呼吸机在检测到足够强度的Edi时即开始进行呼吸支持。而自主呼吸的强度与Edi的强度正相关，呼吸机可以根据检测到的Edi强度调整呼吸支持的力度。另外，Edi监测的是电活动，不受气管导管周围漏气的影响。但是单独使用Edi不能监测潮气量。关于NAVA在新生儿的应用请参看本书第七章第六节和第八章第三节。

二、自触发

现阶段新生儿呼吸机基本都使用近端流量传感器，前文已介绍该传感器的诸多优势，但这种设备使用过程中也有自触发的隐患，若未能及时发现和正确处理可能给新生儿带来严重后果。

新生儿气管导管周围存在漏气，且在吸气相和呼气相均存在，若近端流量传感器过于灵敏，呼气相的漏气将错误地触发通气支持，呼吸机管路的呼气段有积水时也会发生这种情况。自触发存在时，人机界面上表现为"每次自主呼吸"都予以支持，通气的频率较高，但同时观察患者，可以发现新生儿并没有自主呼吸。自触发导致了呼吸机支持与新生儿不同步，可能出现过度换气或气体潴留等不良后果。

由于新生儿机械通气固有的特点，如管路直径较小、气流量低、近端流量传感器灵敏、气管导管周围持续漏气、呼气段管路积水等，自触发在呼吸支持时容易出现，应保持足够的警惕。自触发对新生儿伤害较大，提示我们首先应加强呼吸管

理,及时清理管路中的冷凝水,这样可以减少部分自触发。

由于气管导管漏气引起的自触发,最直观的处理方法是调整近端流量传感器的灵敏度。但这样就降低了呼吸机进行同步呼吸支持的能力,增加了新生儿自主呼吸做功,同时由于漏气量存在持续而快速的改变,降低灵敏度的做法不能杜绝自触发,因此这种做法不值得推荐。

前文我们已经提到,自触发的重要原因是存在持续的漏气,因此解决自触发也需要考虑漏气的因素。目前绝大多数的呼吸机是允许一定漏气量存在的,在允许范围内触发同步呼吸的能力不受影响,但是漏气量存在持续而快速的变化也可能出现自触发。专用的新生儿呼吸机多具有漏气补偿技术,即通过实时监测整个呼吸周期的漏气量,并在计算与漏气相关的指标、波形时考虑漏气的影响,这样就消除了漏气可能带来自触发的风险。

三、与自主呼吸同步的通气模式

前文已讲到,非同步的传统机械通气模式,即IMV存在的诸多不足。在触发技术不断进步的同时,呼吸机的通气模式也在发生变化,目前常用的同步呼吸支持模式主要是SIMV、A/C、PSV三种。同步的呼吸支持对新生儿具有多种益处,但相较于IMV,也大大增加了临床医生的理解和使用难度。为了加强对同步和触发的理解,下面简要介绍三种通气模式在同步和触发方面的特点,以及对新生儿治疗的影响,三种模式详细的介绍请参见第八章第一节。表4-3-2、表4-3-3比较同步的通气模式和IMV的特征。

表 4-3-2　同步通气模式与指令控制通气的特点比较

模式	同步通气模式	指令控制通气
吸气相开始	患者触发,无自主呼吸或达不到触发条件时为时间切换(PSV则是启动后备通气)	时间切换,由机器设置,与新生儿自主呼吸无关
呼气相开始	时间切换,或PSV时由吸气流速下降至吸气峰流速15%~25%自动切换	时间切换,与新生儿自主无关
支持强度	机器指令,但NAVA支持的强度受到膈神经活动信号强弱的影响	机器指令
呼吸监测	流量触发时,可以监测潮气量、顺应性和气道阻力	不能监测相关指标

注:PSV:压力支持通气;NAVA:神经调节辅助通气。

表 4-3-3　不同通气模式与自主呼吸的同步性比较

模式	吸气相开始	吸气相结束或呼气相开始	支持强度
IMV	无同步	无同步	机器指令
SIMV	部分同步	无同步	机器指令
A/C	同步	无同步	机器指令
PSV	同步	同步	机器指令
NAVA	同步	同步	同步

注:在有自主呼吸且能达到触发条件前提下的比较。IMV:间歇指令通气;SIMV:同步间歇指令通气;A/C:辅助/控制通气;PSV:压力支持通气;NAVA:神经调节辅助通气。

四、同步间歇指令通气模式

SIMV模式可以是压力控制通气模式,也可以是容量控制通气模式,但在新生儿一般使用压力控制通气模式。它的中文名称为同步间歇指令通气,意为呼吸机将提供预设呼吸次数的支持,但如果新生儿的自主呼吸符合触发的要求,那么呼吸机提供的支持将与自主呼吸同步。SIMV模式的触发功能在呼吸周期一定的时间窗内起作用，称为触发时间窗，如果在时间窗内没有出现达到触发条件的自主呼吸，呼吸机将给予一次指令通气。每个呼吸周期在1次触发指令通气后有一定的不应期，不应期里患者可在PEEP基础上自主呼吸，但是不能触发指令通气。因此，自主呼吸超过了机器设定的呼吸频率，最高只能得到设定值次数的呼吸支持，超出的自主呼吸将不会得到通气支持。

SIMV只能提供固定次数的呼吸支持，这一特点决定了SIMV在应用于小早产儿时应慎重考虑。在生后早期，绝大多数情况下生理特性决定了小早产儿的呼吸支持会采用相对较高的频率，若使用SIMV模式，随着呼吸支持频率的下降，越来越多的自主呼吸没有得到通气支持，此时SIMV模式存在以下不足：首先，气流的阻力与管道内径的4次方成正比，小早产儿使用的气管导管内径小，阻力较高，且气管导管所占的无效腔比例也较高，小早产儿与呼吸相关的肌肉发育尚不成熟，越来越多的自主呼吸没有得到呼吸支持，小早产儿的自主呼吸做功明显升高，容易发生呼吸衰竭；其次，由于胸廓等组织结构发育不成熟，对抗肺组织回弹的能力不足，SIMV模式在降低指令通气的频率后，吸气时间占的比例出现明显降低，平均气道压也明显下降，在缺乏足够的通气支持时肺组织容易塌陷，进而引发一系列呼吸和循环的不良后果；第三，实际到达肺组织的容量 = 潮气量 – 无效腔量，由于解剖无效腔和气管导管无效腔是固定的，仅靠小早产儿的自主呼吸很容易将无效腔内的气体反复吸入肺组织，导致二氧化碳潴留，如果想要在SIMV维持较低的指令通气频率，就必须增加潮气量，这种做法可能会对不成熟的肺组织造成肺损伤。当然，SIMV用于小早产儿还有其他的不足之处，但以上几点足以说明单独将SIMV用于小早产儿的呼吸支持是不适宜的。

五、辅助／控制通气模式

A/C模式可以是压力控制通气模式，也可以是容量控制通气模式，在新生儿一般使用压力控制通气模式。A/C模式的中文名称为辅助／控制通气，在A/C模式下，每一次达到触发条件的自主呼吸都得到支持，即"辅助通气"部分，同时设置了最小通气频率，当没有检测到足够的自主呼吸次数时，呼吸机将予以通气支持，即"指令通气"部分。A/C模式也被命名为同步间歇正压通气（synchronized intermittent positive pressure ventilation，SIPPV）。

与SIMV模式不同，A/C模式最大的特点是达到触发条件的自主呼吸都会得到通气支持，触发同样具有时间窗，因此潮气量可以保持稳定，自主呼吸做功也保持稳定并显著低于SIMV模式。在病情好转降低支持力度时，仅需要降低压力，每次呼吸的潮气量仍然是稳定的，自主呼吸做功也能保持稳定，这些优点对于小早产儿尤为重要。需要注意，由于每次自主呼吸都得到通气支持，如果设置的触发敏感度低或呼吸频率高，可能导致过度通气。

A/C模式的Ti是固定值，对于大多数的呼吸有助于保持潮气量的稳定，但对于部分呼吸该设置会过长或过短，使用流量控制时相有助于解决该问题，详见下节关于PSV的内容。

与SIMV模式具有固定的频率不同，A/C模式的通气支持均和达到触发条件的自主呼吸同步，但呼吸机需要设置最低通气次数，称为后备通气频率（backup rate）。后备通气的压力、Ti、FiO_2等均和触发的指令通气支持一致，在新生儿发生窒息或呼吸暂停等情况时，呼吸机没有检测到自主呼吸，将启动后备通气支持，在后备通气期间，检测到自主呼吸将自动回到A/C模式。

即使有后备通气存在，A/C模式的重点仍然是保证由自主呼吸触发的通气支持。因此，后备通气频率不能设置过高，否则将频繁启动后备通气，导致较多的自主呼吸缺乏同步，甚至造成人机对抗。但是后备通气频率设置低会导致呼吸暂停期间分钟通气量的大幅波动，新生儿的血氧饱和度也不能维持稳定。在综合考虑新生儿的胎龄、日龄、病情等因素后，常把后备通气频率设置在30~40次/min，并根据情况改变而调整。

在下调支持和撤离呼吸机期间，SIMV模式会调整呼吸机通气的频率，A/C模式下每次自主呼吸都会得到通气支持，因此无需调整呼吸次数，而是通过调整呼吸支持的力度实现撤离呼吸机，在此期间新生儿自主呼吸的做功将逐渐占据每一次通气的主要部分,呼吸机起到的作用越来越小,理论上呼吸机提供的支持仅用于克服管路的阻力和无效腔时,相当于新生儿的自主呼吸已经能满足自身需求,即可考虑撤离呼吸机。

六、压力支持通气模式

在新生儿呼吸机中,PSV 模式类似于 A/C 模式,对每一次达到触发条件的自主呼吸予以同步通气支持,但不同之处在于吸气相的结束方式,A/C 每一次通气支持均有固定的 Ti,而 PSV 的吸气相取决于气体流速,当流速降至峰流速的 15%~25% 时,呼吸机判断为吸气相结束,从而终止这次通气支持,转入呼气相。

PSV 模式支持的特点在于吸气相的长短是可变的,这样就消除了 Ti 过长的隐患,这在 SIMV 和 A/C 模式中都有可能出现。过长的 Ti 将导致肺组织停留在吸气相,人为制造出了"吸气相屏气"的效果,PSV 模式消除了吸气相屏气,也就减少了人机对抗、胸腔内压力和颅内压波动。事实上,PSV 模式的吸气时间完全由新生儿自身情况决定,新生儿的自主呼吸做功触发了通气支持,而气体流速降低到触发吸气相终止的条件,也正是由新生儿肺组织的时间常数决定的。因此,PSV 模式下 Ti 的变化自动适应了新生儿在不同时期肺生理的改变。

虽然 PSV 模式具有自动适应肺生理的优点,但我们还需要认识到:第一,如果从 A/C 模式更换为 PSV 模式,往往意味着更短的吸气时间,MAP 也会因此而降低,因此单独使用 PSV 模式有肺组织塌陷的风险;第二,PSV 模式的触发和吸气相终止都受气流控制,新生儿机械通气时气管导管周围存在持续漏气,当漏气量超过吸气相终止时的流速时,就不会触发吸气相终止,因此使用 PSV 模式必须设置吸气相时间限制,一般情况下设置为超过自主呼吸的吸气相 50%,为了防范吸气相不能终止的风险,有的呼吸机甚至可以改变触发 PSV 模式停止通气的流量标准,目前最佳的解决方案仍然是在通气支持时使用漏气补偿,这也是漏气补偿除了消除自触发之外的另外一项作用;第三,PSV 模式与 A/C 模式类似,都需要设置后备通气频率,以保证窒息或呼吸暂停时的生命体征稳定;第四,虽然 PSV 模式可以单独使用,但临床上多将 PSV 模式与 SIMV 模式联合使用。

七、同步间歇指令通气联合压力支持通气模式

前文已讲到新生儿常用的三种同步的通气模式:SIMV、A/C、PSV,但三者均有自身的特点和不足,除了单独使用这三种通气模式外,临床上还可以将 SIMV 模式和 PSV 模式联用,力争取长补短,目前绝大多数新生儿呼吸机都支持 SIMV+PSV 联用。

单独的 SIMV 模式在降低呼吸频率后,自主呼吸做功明显增加,潮气量波动较大,导致患儿容易出现二氧化碳潴留,特别是在小早产儿,联合 PSV 模式后,由于 PSV 模式对于每一次自主呼吸都可以进行支持,可以明显改善自主呼吸做功,提高撤机成功率。在撤离 SIMV+PSV 模式的呼吸机时,应注意同时降低 SIMV 的 RR 和 PSV 的支持力度。

八、同步通气模式的选择

由于缺乏高质量的循证医学证据,难以明确 A/C 模式和 SIMV 模式的优劣,临床上的选择更多地依赖经验和医生个人的意见。在已有的一些研究中发现,小早产儿使用 A/C 模式效果优于单独的 SIMV 模式,对每一次自主呼吸进行通气支持,可以减少潮气量波动,减少气促,减少血压波动,机械通气时间更短。

单独的 SIMV 模式尤其不适用于小早产儿撤离呼吸机期间,特别是通气频率低于 30 次 /min 时,但许多医生仍然倾向于这样选择。这部分医生始终认为撤离呼吸机必然包括了呼吸支持力度和呼吸频率的下调,SIMV 模式对参数的调整符合直观感觉。但是,在分钟通气量一定时,更低的频率意味着更大的潮气量,潮气量增大意味着自主呼吸做功更高,小早产儿难以应对这样的挑战。

还有一部分医生认为,每次呼吸均予以通气支持不利于锻炼自主呼吸,这种说法误解了新生儿和呼吸机之间的相互作用。在机械通气时,潮气量由自主呼吸和指令通气共同完成。在撤离呼吸机期间,随着支持力度的减低,新生儿逐渐变得更加依靠自主呼吸做功以达到潮气量,可以对每一次自主呼吸进行锻炼,而且这个锻炼的过程中

也能保持潮气量的稳定。理论上,当通气支持仅用于克服管路和气管导管额外增加的阻力时,等同于新生儿完全靠自主呼吸满足自身需求,即可考虑撤离呼吸机。

虽然小早产儿单独使用 SIMV 模式具有一些不足,但它仍可用于其他的疾病,如原发的早产儿呼吸暂停、胎龄和体重较大的新生儿等。

无论 SIMV 模式或 A/C 模式,目前都推荐叠加使用容量保证(volume guarantee,VG),这样呼吸机能够根据肺顺应性变化,在一定范围内自动调整压力,保持潮气量稳定,并且减少肺损伤。

A/C 模式的后备通气频率被视为安全防线,特别是小早产儿可能自主呼吸节律不规则,后备通气频率保证了分钟通气量不会出现大幅波动。生后早期的小早产儿常因为呼吸窘迫综合征(NRDS)使得时间常数较短,自主呼吸频率常高于 50~60 次/min,此时后备通气频率设置为 40 次/min 较为合理,不易干扰自主呼吸,在呼吸暂停时能保持分钟通气量稳定。对于胎龄较大的新生儿,将后备通气频率设置在 30~35 次/min 是合理的。

当 A/C 模式没有叠加 VG 模式时,医生应根据肺的生理变化状况和实际的 V_T 调整 PIP。因此,推荐 A/C+VG 模式,能够自动适应肺生理状态和 V_T 改变而调整压力。

A/C 模式下,小早产儿可能出现轻度的气促并伴有代谢性碱中毒,实际上这反映了呼吸系统的代偿功能,在早产儿生后早期常见有两种情况:①由于肾脏功能尚未成熟,碳酸氢根重吸收的阈值偏低,因此其通过尿液丢失较多,需要过度换气进行代偿;②由于生后早期通过静脉营养摄入较多蛋白质,其代谢同样对呼吸的需求较高。在这种情况下,如果医生对早产儿在生后早期的生理改变认识不足,可能会将早产儿的通气模式改为 SIMV,这样虽然可以将 $PaCO_2$ 控制在较好的水平,但无助于其他生理平衡的维持。另外需意识到,是 pH 而非 $PaCO_2$ 在驱动呼吸做功,当 SIMV 支持力度不足时可能出现自主呼吸做功过多且二氧化碳潴留。

当使用 PSV 模式时,多与 SIMV 模式配合,PSV 模式在设置时其压力表示为在 PEEP 之上进行叠加,如 PSV 的支持压力 $10cmH_2O$ 表示在 PEEP 之上叠加 $10cmH_2O$ 的支持压。在这种情况

下 PSV 模式不需要单独设置后备通气频率。不同的呼吸机对于 PSV 模式的设置不尽相同,部分呼吸机可以设定 PSV 模式压力支持的具体值,并且可以使压力超过 PIP,而部分呼吸机设置的压力支持为 PIP 和 PEEP 压力差的百分比,最高不能超过 100%,即压力支持不能超过 PIP。理想的 PSV 设置下起初每次通气能够提供 V_T 约 6ml/kg,病情稳定时 3.5~4ml/kg,根据病情不断调整 PSV 支持的力度,使得新生儿 V_T 达标,且不至于出现自主呼吸做功过高,发生呼吸衰竭。PSV 模式设置合适时,表现为每次实际 V_T 达标,且气促表现明显缓解。当使用 SIMV+PSV 模式时,没有高质量的循证医学证据可以提出适合撤机时 SIMV 的 RR,一般仍以 15 次/min 作为常用的撤机 RR。

当单独使用 PSV 模式时,PIP 和 PEEP 的设置与 A/C 模式相同,理论上 PSV 模式在同步方面优于 A/C 模式,但应注意在小早产儿生后早期,此时多存在 NRDS,时间常数较短,因此 Ti 可能低于 0.2 秒,如此短的 Ti 可能导致气促,并且限制了肺内气体分布的效果,这种情况也限制了 PSV 模式在体重<800g 的早产儿生后早期的应用。我们应注意到,如此短的 Ti 使得 MAP 相对较低,如果 PEEP 设置压力不足(可能需要 7~8cmH_2O),可能导致肺萎陷。如果治疗过程中将 A/C 模式改为 PSV 模式,可以通过调整 PEEP 将 MAP 调整至与 A/C 模式时相同。单独使用 PSV 时间较长需检查 Ti 是否不足,特别是在小早产儿从生后早期向稳定期过渡时,由于气道阻力和顺应性变化,使得时间常数改变,通气时需要的 Ti 变长,若原有参数设置未作变动,可能在每个通气周期内未能予以完整的通气支持,此时甚至需要更换为 A/C 模式支持,以提供足够的 Ti。

本章内容可参考讲解视频 3 呼吸机基础知识。

视频 3 呼吸机基础知识

(悦 光 巨 容)

参考文献

1. 中国医师协会新生儿专业委员会. 中国新生儿病房分级建设与管理指南（建议案)[J]. 中华实用儿科临床杂志, 2013, 28 (3): 231-237

2. Vervenioti A, Fouzas S, Tzifas S, et al. Work of Breathing in Mechanically Ventilated Preterm Neonates [J]. Pediatr Crit Care Med, 2020, 21 (5): 430-436

3. Ivanov VA. Reduction of Endotracheal Tube Connector Dead Space Improves Ventilation: A Bench Test on a Model Lung Simulating an Extremely Low Birth Weight Neonate [J]. Respir Care, 2016, 61 (2): 155-161

4. Alkan Ozdemir S, Arun Ozer E, Ilhan O, et al. Impact of targeted-volume ventilation on pulmonary dynamics in preterm infants with respiratory distress syndrome [J]. Pediatr Pulmonol, 2017, 52 (2): 213-216

5. Jay PG, Edward HK, Martin K, et al. Assisted ventilation of the neonate: an evidence-based approACh to newborn respiratory care [M]. 6th ed. Philadelphia, PA: Elsevier Inc, 2017

第五章

呼吸机波形及呼吸环

随着新生儿危重症救治技术的飞速发展,呼吸机在新生儿重症监护病房(NICU)的使用已经非常普遍。大多数临床医师通过血气分析、患者临床状况来调节呼吸机参数,而分析利用呼吸机波形及呼吸环指导治疗还不够普及。为帮助临床医生更好地使用呼吸机,做到合理设置呼吸机参数,达到最小程度的肺损伤、循环改变、神经系统损伤,最小的呼吸功消耗,获得有效的氧合和通气的目标,本章节将分别对常用呼吸机模式通气波形、呼吸环、常见异常波形进行阐述。任何波形的判读都不是孤立的、静态的,对一个患者在同一通气模式下波形变化的判读联合血气分析、患者胸廓起伏、人机协调等具体状况的共同分析才是正确使用呼吸机的基础。为方便大家理解,本章中所有呼吸机波形和呼吸环都采用模拟图,与临床工作中不同呼吸机、不同情况的实际呼吸机波形和呼吸环可能有少许差别。图中假设机械通气新生儿体重为 3 000g,潮气量(V_T)为 5ml/kg,呼气末正压(PEEP)为 6cmH_2O。

第一节　通气模式和对应的波形

一、通气波形

分别以流速(L/min)(实际是流量,本书沿用习惯用语)、压力(cmH_2O)、容量(潮气量)(L)为纵坐标,时间(s)为横坐标得到我们临床常用的 3 个呼吸机通气波形,即流速-时间波形、压力-时间波形、容量-时间波形。机械通气波形通常按六个部分进行表述和解读:吸气相开始、吸气相、吸气相结束、呼气相开始、呼气相、呼气相结束(图 5-1-1)。吸气相的开始可以由患儿自主呼吸触发,也可以完全由呼吸机控制。吸气过程是气流克服气道阻力、肺顺应性到达肺泡的过程,这个过程中流速、压力的变化随呼吸机品牌、模式不同可以是恒定、递增或递减的。吸气结束压力、容量达最大,呼气阀打开呼气开始,吸气到呼气的切换可以由流量、时间、压力或容量来触发。吸气结束和呼气开始多数是一致的,但是也可以设定吸气暂停,吸气结束呼气阀不打开,出现压力平台,此阶段没有流速,压力容量均不变,有利于气体在肺泡内的均匀分布,一般吸气暂停时间可设为吸气时间的 5%~15%,但并非所有患儿都适用,尤其是肺气肿的患儿,需要谨慎设置吸气暂停。新生儿呼气相主要是患者胸廓和肺的自主回弹,在呼气开始时流速达峰值,呼气结束时结束。通气波形会随着参数及患者状况改变而发生变化,注意同一患儿波形标记的标尺应该统一以利于观察波形变化。

（一）容量控制型呼吸机

时间、容量预设,流速恒定,压力递增。

1. 容量控制通气 容量控制通气(volume control ventilation,VCV)(图 5-1-1)时每一次机械通气都是呼吸机完全控制的,间隔时间相等,无患儿触发;在流速-时间波形上显示流速恒定呈现方波;在容量-时间波形呈线性上升,吸气末达预设容量值;压力-时间波形上因为有 PEEP,吸气、呼气的起始都在 PEEP 基础上完成,压力呈递增波形,在吸气末达到最大值,此时若设定吸气暂停,出现压力平台,即平台压,反映此时肺的弹性阻力。

2. 容量控制同步间歇指令通气 容量控制同步间歇指令通气(volume control-synchronized intermittent mandatory ventilation,VC-SIMV)波形中(图 5-1-2)可以出现三种呼吸情况:①患儿触发后呼吸机辅助通气;②患儿完全的自主呼吸;③无触发的呼吸机控制通气。自主呼吸的吸气相位于横轴下方,而呼气相波形位于横轴上方。

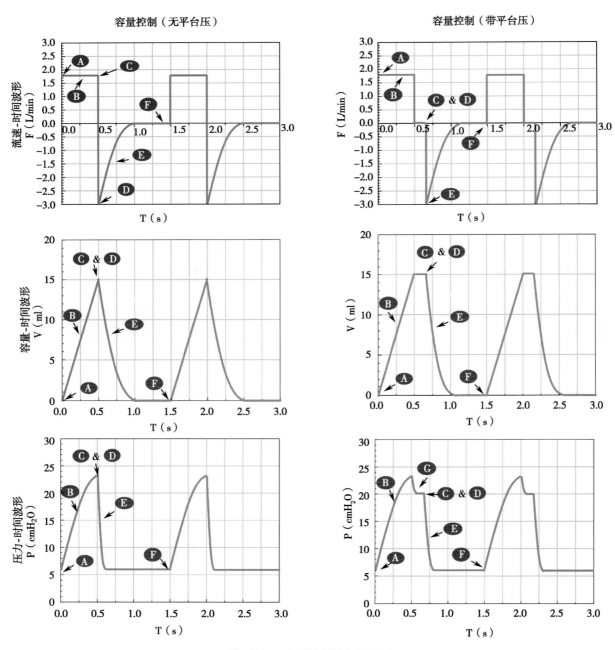

图 5-1-1 容量控制通气的波形

注:A 吸气相开始;B 吸气相;C 吸气相结束;D 呼气相开始;E 呼气相;F 呼气相结束;G 平台压。

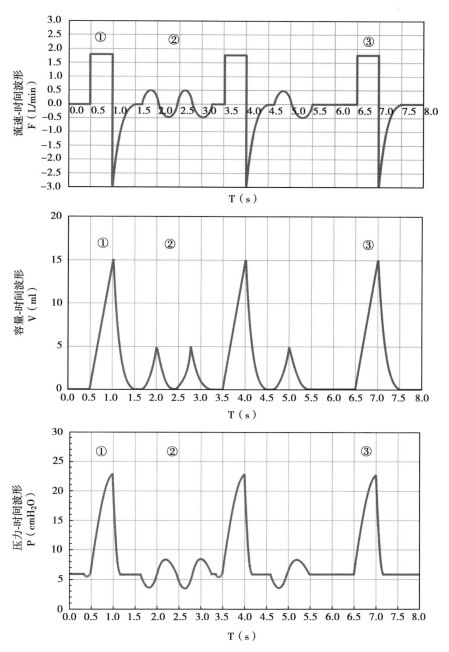

图 5-1-2　容量控制 SIMV 的波形

在 PEEP 基线上完成通气（只在压力 - 时间波形上有表现）。患者自主呼吸流速、压力、潮气量均低于呼吸机辅助通气时的水平，吸气流速是不恒定的，呈正弦波。在压力 - 时间波形上患儿的自主呼吸吸气相压力是低于 PEEP 的负向波形（区别于呼吸机控制通气的正向波）。当患儿自主吸气正好在呼吸机设置的辅助呼吸触发窗内且达触发值则触发呼吸机按设定参数进行一次辅助通气，触发波形与无触发控制通气最大的区别是压

力 - 时间波形上在呼吸开始段有一个小的负向波（图中红色部分）。

3. 容量控制同步间歇指令通气 + 压力支持通气　与容量控制 SIMV 的区别在于叠加了 PSV 通气，吸气若都达到触发阈值则每次呼吸都有呼吸机参与辅助（图 5-1-3）。波形中可出现 4 种呼吸情况：①触发的控制通气；②触发的 PSV 通气，未触发的控制通气、自主呼吸图形同图 5-1-2 中的②③。

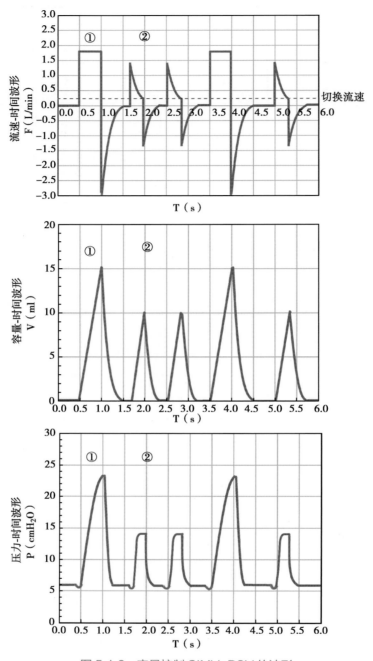

图 5-1-3　容量控制 SIMV+PSV 的波形

PSV 在压力 - 时间波形上吸气初期也有一个低于 PEEP 的小负向波（自主呼吸触发），流速 - 时间波形上表现为流速递减波，吸气流速降低到预设值（最高流速的 15%~25%，此时是流量切换）直接转为呼气，PSV 的潮气量、峰压均较低。

4. 容量控制辅助 / 控制通气　容量控制辅助 / 控制通气（volume control-assist/control ventilation，VC-A/C）（图 5-1-4）波形中机械通气出现两种呼吸情况：患儿触发后呼吸机辅助通气，无触发的呼吸机控制通气，机械通气频率由患儿自主呼吸控制。

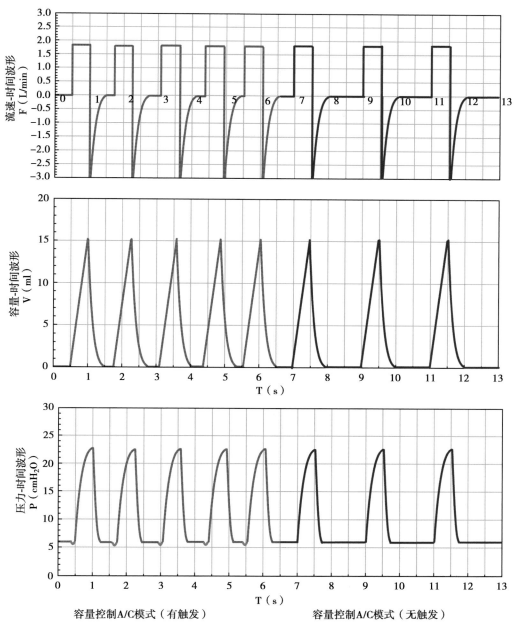

图 5-1-4 容量控制 A/C 的波形

在流速-时间、容量-时间波形上可以看到每次机械通气都是按呼吸机预设参数完成；在压力-时间波形上则看到呼吸机辅助通气时在吸气相有一个自主吸气的小的负向波。当"触发窗"内无自主呼吸或自主呼吸不能达触发条件则由呼吸机按预设参数进行控制通气。

（二）压力控制型呼吸机

时间、压力预设，流速递减，压力恒定，潮气量根据肺物理特性的不同而发生变化。

1. 压力控制通气 压力控制通气（pressure control ventilation，PCV）（图 5-1-5）时每一次机械通气都是呼吸机完全控制的，间隔时间相等，无患儿触发。通气由预设压力和肺内压力差所驱动，流速在吸气开始时最高，随后逐渐降低，呈现递减波形，吸气结束时或结束前流速降为零，当达到预设吸气时间呼吸机转为呼气；通气的潮气量根据肺物理特性的不同而发生变化，容量-时间波形呈弧线上升；压力-时间波形可见吸气呼气的起始都在 PEEP 基础上完成，吸气相最大压力恒定，吸气结束时压力降至 PEEP 压力值。

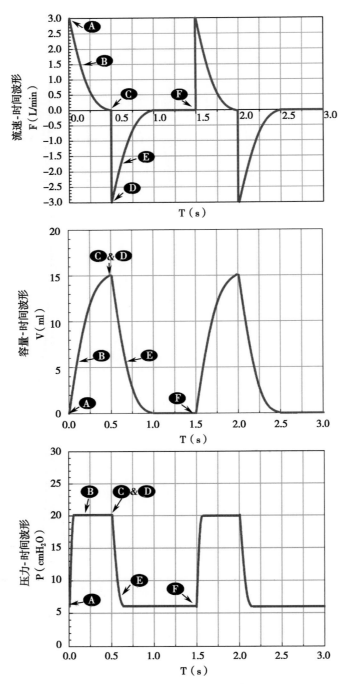

图 5-1-5 压力控制通气的波形

注：A 吸气相开始；B 吸气相；C 吸气相结束；D 呼气相开始；E 呼气相；F 呼气相结束。

2. 压力控制同步间歇指令通气 压力控制同步间歇指令通气（pressure control-synchronized intermittent mandatory ventilation，PC-SIMV）（图 5-1-6）在 PEEP 基线上完成通气（只在压力 - 时间波形上体现）。患者自主呼吸流速、压力、潮气量均低于呼吸机辅助通气时的水平，在压力 - 时间波形上患儿自主呼吸吸气相有低于 PEEP 的负向波（区别于呼吸机控制通气），当患儿自主吸气正好在呼吸机设置的触发窗内且达触发值则触发呼吸机按设定参数进行一次辅助呼吸，触发波形与无触发控制通气最大的区别是在吸气开始段压力 - 时间波形有一个小的负向波（图中红色部分）。

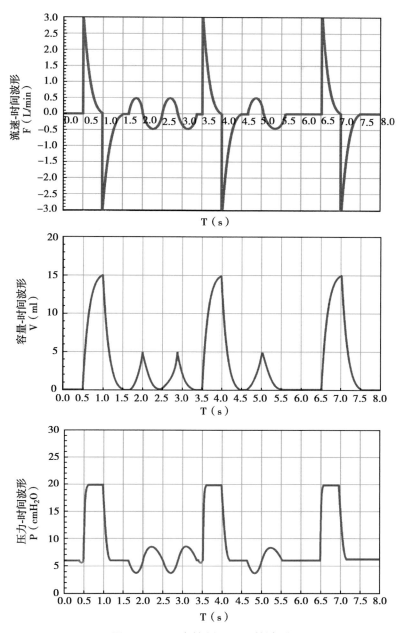

图 5-1-6　压力控制 SIMV 的波形

3. **压力控制同步间歇指令通气 + 压力支持通气**　在 PC-SIMV 上叠加了 PSV（图 5-1-7）。PSV 波形图同图 5-1-3 中的描述。

4. **压力控制辅助 / 控制通气**　压力控制辅助 / 控制通气（pressure control-assist/control ventilation，PC-A/C）（图 5-1-8）时每次机械通气都是按呼吸机预设参数完成。

基础波形特点是压力恒定，流速递减。在流速、容量时间波上看到每次机械通气都是按呼吸机预设参数完成的机械通气；在压力 - 时间波形上则看到呼吸机辅助通气时在吸气相有自主吸气的小的负向波；当触发窗内无自主呼吸或自主呼吸不能达触发条件则呼吸机按预设参数进行控制通气。

5. **压力控制同步间歇指令通气 + 容量目标通气**　在压力控制通气的基础上设置了目标容量，为了减少漏气的影响一般以呼气 V_T 为监测对象，呼吸机自动调节吸气峰压。与 SIMV 的流速时间波形类似，区别在于有固定的目标潮气量，在设置的最大压力范围内，压力根据患者呼吸系统的阻力和顺应性自动调整，避免容量伤（图 5-1-9）。

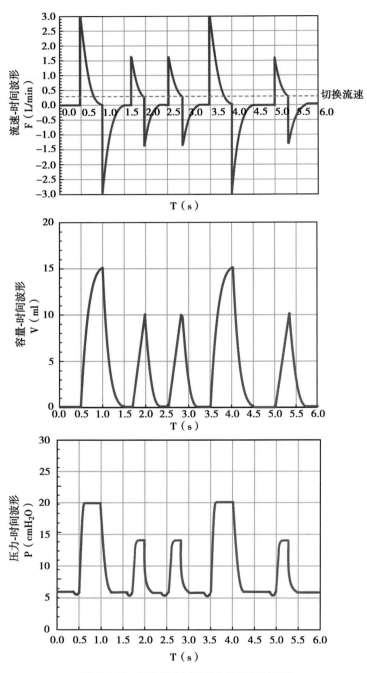

图 5-1-7 压力控制 SIMV+PSV 的波形

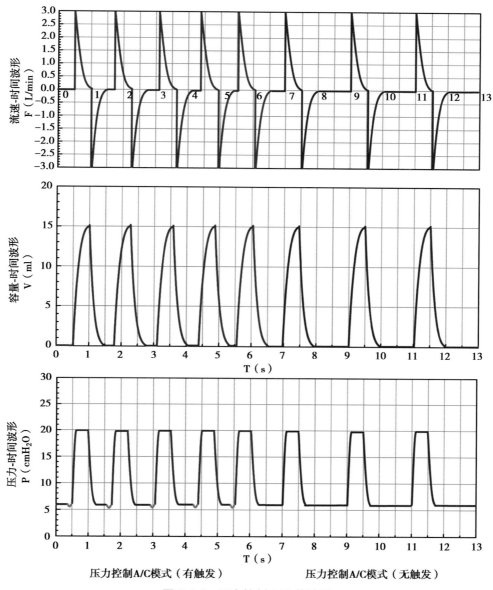

压力控制A/C模式（有触发）　　　　　　压力控制A/C模式（无触发）

图 5-1-8　压力控制 A/C 的波形

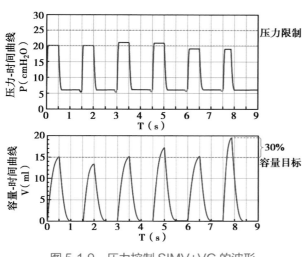

图 5-1-9　压力控制 SIMV+VG 的波形

呼吸机根据监测得到的实际呼气 V_T 与目标 V_T 的差别，自动调节 PIP（最低为 PEEP 水平，最高为设置的最大压力限值）来达到目标 V_T。部分呼吸机会自动限制 PIP 在两次呼吸之间出现过大幅度变化，当监测的实际呼气 V_T 突然增加机器设定，部分呼吸机则会自动终止送气。

二、异常情况下的呼吸机波形变化

对于异常波形的分析，即使经验丰富的医生也很难只凭借一次呼吸波形得出结论，结合前后波形变化及患儿临床情况进行分析更为重要。

61

(一)气道阻力增加

1. 气道阻力增加在容量控制通气模式下波形图变化见图 5-1-10。

气道阻力增加时,吸气流速、潮气量不变,但相同时间内为达到相同潮气量,呼吸机会增加吸气峰压,以克服增加的气道阻力,因此在压力-时间波形上改变显著。肺顺应性相同的情况下,肺的弹性阻力不变,平台压不变,PIP 和平台压压差增大。呼气时呼气流速降低,呼气时间延长。

2. 气道阻力增加在压力控制模式的波形图变化见图 5-1-11。

气道阻力增加,压力控制保持不变,导致流速降低,由于吸气时间恒定则可出现吸气末流速未降至零,潮气量明显减低,不能达到容量平台,可能造成通气不足。在流速和容量-时间波形上改变显著。

3. 比较气道阻力增加在容量控制和压力控制模式波形变化见表 5-1-1。

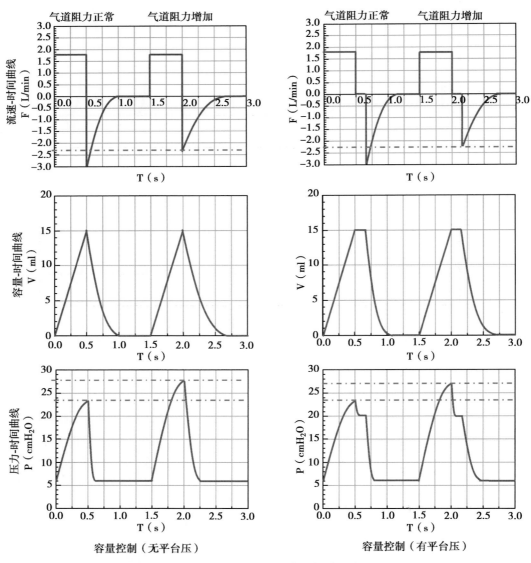

图 5-1-10　气道阻力增加对容量控制通气波形的影响

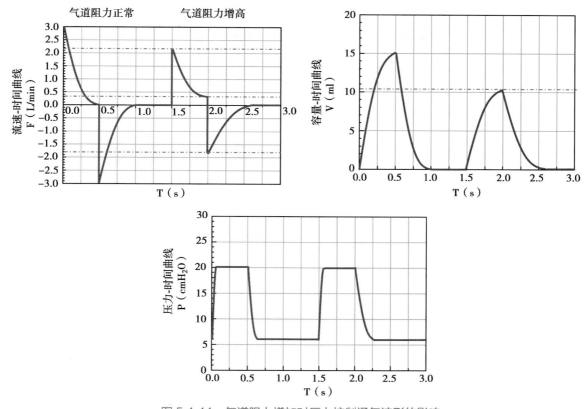

图 5-1-11　气道阻力增加对压力控制通气波形的影响

表 5-1-1　气道阻力增加在容量控制和压力控制模式的波形变化比较

波形	容量控制模式	压力控制模式
流速 - 时间波形	吸气流速变化不明显，呼气流速降低	吸气流速减低，可出现吸气末流速未降至0，呼气流速降低
容量 - 时间波形	变化不明显	容量明显减小，无容量平台
压力 - 时间波形	气道峰压和平均气道压增加，平台压不变	变化不明显

（二）肺顺应性降低

1. 肺顺应性降低在容量控制通气模式的波形图变化见图 5-1-12。

肺顺应性降低，吸气流速不变，为保证潮气量不变，PIP 和平台压均会升高；同时因为肺弹性回缩力增强，呼气峰流速增加，呼气结束时间缩短。在流速和压力 - 时间波形上改变显著。

2. 肺顺应性降低在压力通气模式的波形图

变化见图 5-1-13。

吸气峰压不变，肺顺应性降低，达吸气峰压时间缩短，吸气流速递减加快（短促吸气），出现吸气暂停（流速降为零），潮气量减少。潮气量减少使呼气峰流速增加变得不明显了，甚至出现呼气峰流速减小。

3. 比较肺顺应性降低在容量控制和压力控制通气模式的波形变化（表 5-1-2）。

表 5-1-2　肺顺应性降低在容量控制和压力控制通气模式的波形变化比较

波形	容量控制模式	压力控制模式
流速 - 时间波形	呼气峰流速增加	达吸气峰压时间缩短，吸气流速递减加快，吸气波形变小，可出现吸气暂停
容量 - 时间波形	变化不明显	潮气量明显减少
压力 - 时间波形	吸气峰压、平均气道压、平台压均升高	变化不明显

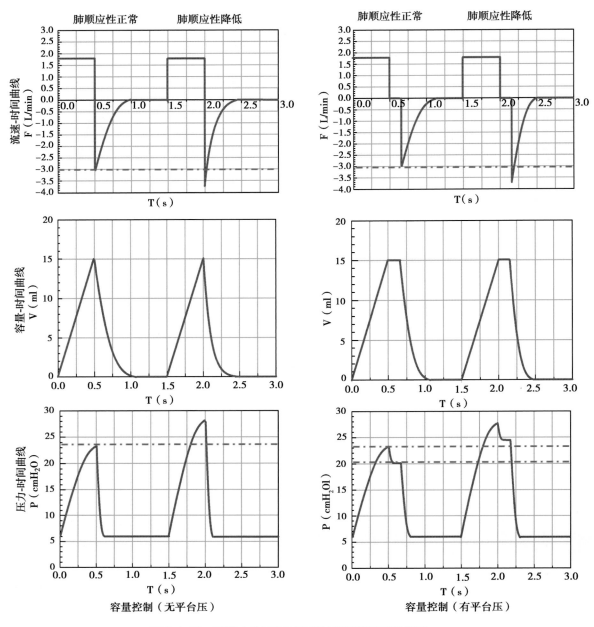

图 5-1-12　肺顺应性降低对容量控制通气波形的影响

(三) 其他异常波形的判读举例

异常状况在不同通气模式下会导致通气波形出现不同的变化,我们判读时要结合通气模式,联合三种常见波形共同分析。

1. 漏气

(1) 容量 - 时间波形呼气末不能归零常常提示漏气 (图 5-1-14)。

(2) PSV 通气时如果出现漏气,气道压力不能达到预设值,呼吸机会持续送气,流速不能降至设定值而在流速时间波形上会出现长的吸气,不能切换至呼气 (图 5-1-15)。

2. 流速不足和流速过高　①流速不足在容量控制通气模式的压力 - 时间波形吸气早期出现勺状切迹。②在压力控制通气模式时表现为压力上升时间延长。流速不足是产生人机对抗的重要原因。③流速过高在容量控制通气模式的压力 - 时间波形上压力迅速上升,吸气时间缩短。④在压力控制通气模式时表现为压力上升时间过快,出现高于设定压力的"冲击波" (图 5-1-16)。

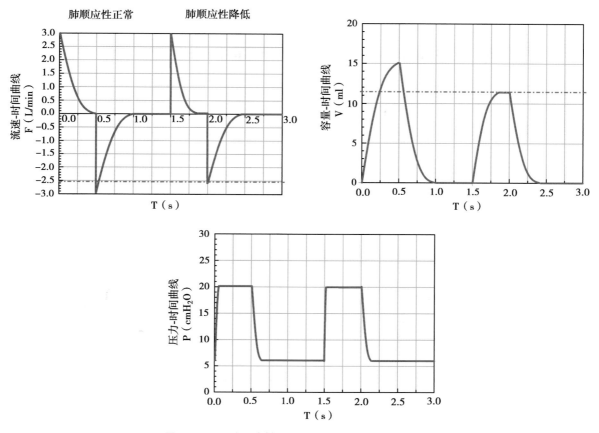

图 5-1-13　肺顺应性降低对压力控制通气波形的影响

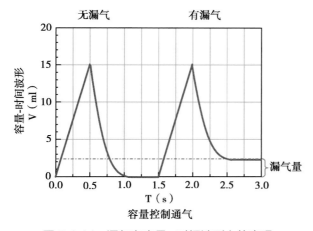

图 5-1-14　漏气在容量 - 时间波形上的表现

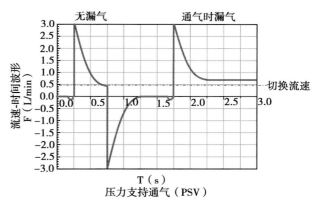

图 5-1-15　PSV 漏气在流速 - 时间波形上的表现

　　3. **不恰当的触发**　以压力控制 SIMV+PSV 为例（图 5-1-17），如图左为触发灵敏度过低,患者自主呼吸未得到 PSV；右为调整触发灵敏度后人机同步。

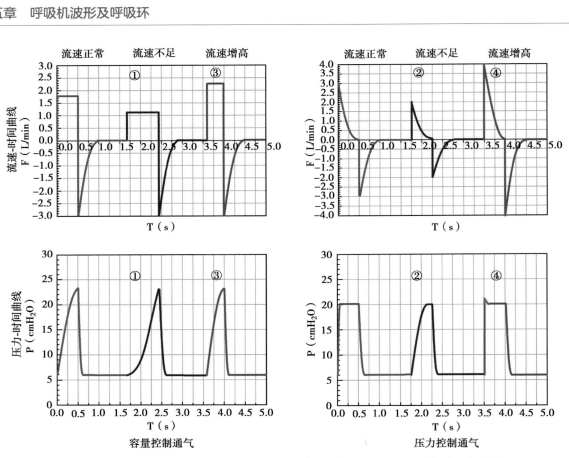

图 5-1-16　流速不足和流速增高在容量和压力控制通气模式的压力 - 时间波形上的表现

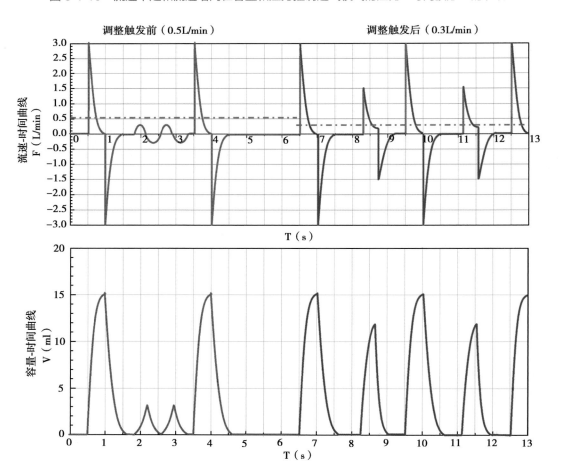

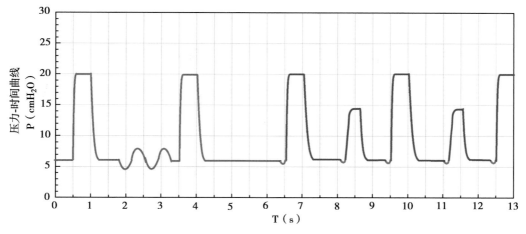

图 5-1-17　触发灵敏度设置不当

4. 吸气时间异常　吸气时间过长时吸气未结束患儿已出现呼气，导致吸气末压力增加，流速 - 时间波形上吸气末出现反向小的呼气波，压力 - 时间波形上出现正向增高的小压力波(如图 5-1-18 所示①)；吸气时间过短时在压力控制通气模式下的流量 - 时间曲线上见吸气末流速未降至零(如图 5-1-18 所示②)，肺通气不足。

5. 呼气受阻和内源性 PEEP 的产生　呼气受阻：流速 - 时间波形上呼气流速减慢，呼气时间延长，容量 - 时间波形提示肺排空时间延长(图5-1-19)。如果在呼气段出现吸气则可能产生内源性 PEEP，流速 - 时间波形上呼气流速未归零已出现吸气，呼吸堆叠导致气体潴留，产生内源性PEEP，最终可导致肺顺应性下降，潮气量减少。

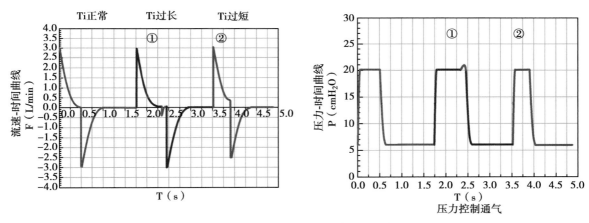

图 5-1-18　吸气时间过长或过短的波形

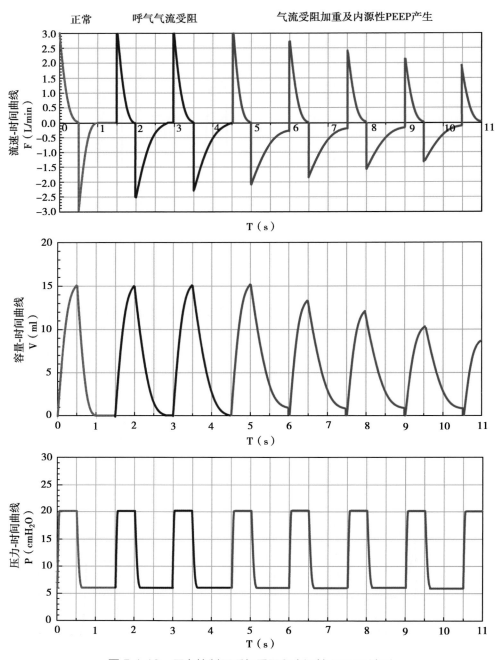

图 5-1-19　压力控制下呼气受阻和内源性 PEEP 波形

6. **主动呼气**　在容量 - 时间波形上偶尔可见呼出气潮气量大于吸入潮气量(图 5-1-20),可能系患儿哭吵、咳嗽所致。但是如果反复间断出现这种情况可能提示有气体潴留。

7. **波形基线不稳定**　常提示管道内有冷凝水聚集或者气道内有分泌物,可能导致误触发(图 5-1-21)。

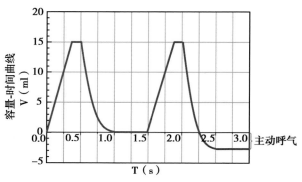

图 5-1-20　主动呼气的波形

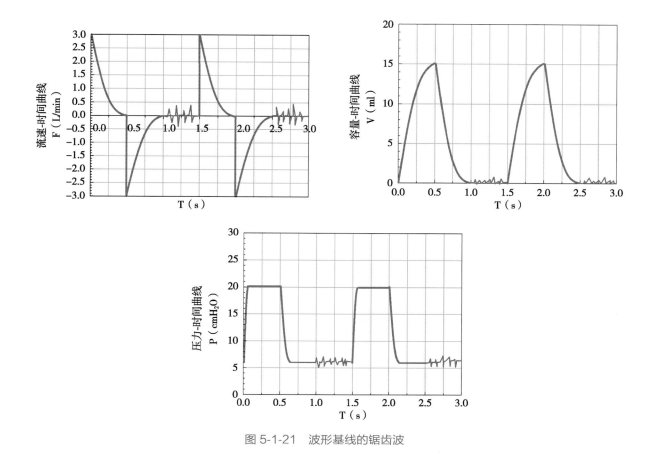

图 5-1-21 波形基线的锯齿波

（蒋 燕 张小龙 傅益永）

第二节 呼 吸 环

以压力为横坐标、容量为纵坐标来表述机械通气的过程，就会得到压力 - 容量环；以容量为横坐标，流速为纵坐标来表述机械通气的过程，就会得到流速 - 容量环。对它们进行分析解读帮助临床医生了解患儿呼吸力学的变化，为调节呼吸机参数提供线索。不同呼吸环变化提示的病理改变侧重点不同。

一、正常的压力 - 容量环和流速 - 容量环

（一）肺顺应性曲线

以潮气量为纵坐标，胸膜腔内压为横坐标，得到简单直观的压力 - 容量曲线，常称肺顺应性曲线，去除气道阻力的影响得到的肺顺应性曲线称静态顺应性曲线。

1. 分析患儿静态肺顺应性曲线（图 5-2-1）的意义在于：①反映患儿肺顺应性随功能残气量（FRC）的变化；②探寻最佳 PEEP 和 PIP。动态肺顺应性曲线有气道阻力的影响；容量增加有滞后现象，不适用于探寻最佳 PEEP 的设定。因静态肺顺应性曲线临床很难获得，我们常常观察患儿动态肺顺应性环变化，以帮助了解患儿肺部病理变化。

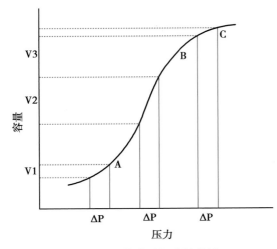

图 5-2-1　静态肺顺应性曲线

注：图中 A 点以下是肺的低容量通气状态，FRC低，肺泡处于萎陷状态，随压力增加肺容量增加不明显，此段曲线斜率低，提示此状态下肺顺应性差；A 点至 B 点较小的压力增加可以得到较大肺容量的增加，此段曲线近似直线，斜率高，提示此状态下肺顺应性最佳；B 点至 C 点是肺的高膨胀状态，随压力增加肺容量增加不明显，此段曲线斜率低，提示此状态下肺顺应性差。在使用呼吸机通气的时候需要把通气状态控制在 A-B 段，以达到保证通气的情况下使用相对低的参数，减小肺损伤。最小 PEEP 应在 A 点压力 +1cmH$_2$O 以上，PIP 控制在 B 点以下。

2. 患儿肺顺应性发生变化时，肺顺应性曲线相应变化（图 5-2-2）：肺顺应性曲线斜率降低或者右移提示顺应性减低，见于新生儿呼吸窘迫综合征（NRDS）、肺不张、肺水肿、肺炎等肺实质性病变。肺顺应性好转，则肺顺应性曲线变化相反，例如 NRDS 使用肺表面活性物质或原发性肺实质性病变好转后肺顺应曲线左移，曲线斜率增加。静态肺顺应性曲线不变，动态肺顺应性曲线右移多提示支气管痉挛或分泌物阻塞。

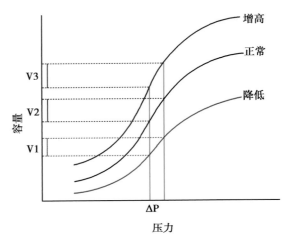

图 5-2-2　不同的静态肺顺应性曲线，显示在顺应性变化时压力变化对应的容量变化

（二）呼吸环

动态描记一个呼吸周期中压力、流速和容量的变化轨迹就得到压力 - 容量环（P-V 环）和流速 - 容量环（F-V 环）。比较呼吸环的变化有助于临床医生了解患儿肺功能状态，精细调节呼吸机参数。由于呼吸模式的不同，导致呼吸环形态有差别，所以当我们分析呼吸环来评估患儿状况和调节呼吸机参数的时候，应该在同一通气模式下比较前后图形变化。还需要注意由于呼吸机不同，描记的呼吸环可能方向不同。首先介绍不同呼吸模式下的呼吸环。

1. **压力 - 容量环**　描记一次呼吸压力和容量的变化得出压力 - 容量环（P-V 环）。常规以压力为横坐标，容量为纵坐标，环的近似斜率能反映动态肺顺应性，又叫做"肺顺应性环"。

（1）容量控制通气模式的压力 - 容量环：见图 5-2-3。

（2）压力控制通气模式的压力 - 容量环：见图 5-2-4。

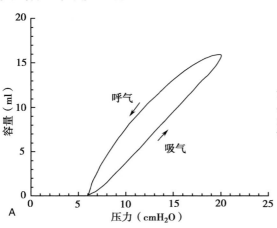

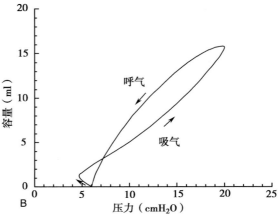

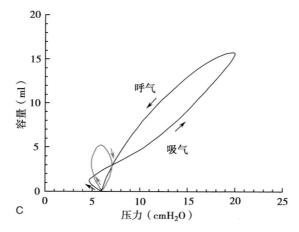

图 5-2-3 容量控制通气模式的压力 - 容量环

注:从左下开始,沿箭头方向完成呼吸。此种图形因为通气方式是压力逐渐上升的,所以"滞后"现象不明显。A 是控制通气;B 中起始段有一个小的负向压力,提示患者自主呼吸后触发机械通气;C 中小的呼吸环(红色部分)表示患者的自主呼吸,自主呼吸是顺时针方向记录的,与机械通气相反。图中 PEEP 为 6cmH$_2$O,呼吸起点和终点就在设定的 PEEP 压力水平。

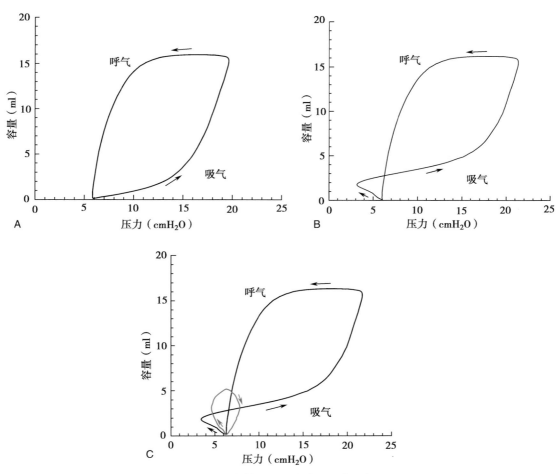

图 5-2-4 压力控制通气模式的压力 - 容量环

注:由于压力控制通气产生的流速远大于容量控制通气,故其压力 - 容量环形状与容量控制通气有所区别,压力、容量变化更为陡峭,容量上升有比较典型的"滞后"现象,呼吸环相对较宽,显方形。A 是控制通气;B 为自主呼吸触发机械通气;C 中小的呼吸环表示患者的自主呼吸,同容量控制通气。机械通气在 PEEP 基础上完成。

2. **流速 - 容量环**　描记一次呼吸周期中流速和容量的变化得出流速 - 容量环（F-V 环）。常规以容量为横坐标，流速为纵坐标。气道阻力改变导致流速 - 容量环变化最明显，所以它也称"阻力环"。本章默认吸气流速在上，呼气流速在下。

（1）容量控制通气模式的流速 - 容量环：见图 5-2-5。

（2）压力控制通气模式的流速 - 容量环：见图 5-2-6。

二、异常的压力 - 容量环和流速 - 容量环

（一）压力 - 容量环

1. 压力 - 容量环（P-V 环）又称为"肺顺应性环"，随着肺顺应性的增大，P-V 环与横坐标的斜率增大（图 5-2-7）。

2. 当患儿肺顺应性减低，例如 NRDS，P-V 环的斜率减小，靠近横坐标，同时"滞后"现象减轻，环的宽度会变小（图 5-2-8）。如果这种情况是突然出现的，还应考虑可能是大气道被痰液堵塞或者气管导管深入右主支气管。

3. 吸气峰压过大　见图 5-2-9。

4. 呼气相梗阻　多见于支气管肺发育不良（BPD）、肺气肿的患儿，功能残气量增多，出现内源性 PEEP（图 5-2-10）。

5. 大气道梗阻　吸气相、呼气相均出现延长，P-V 环面积在吸气相、呼气相均增大变宽，"滞后"现象在呼气、吸气状态都更明显（图 5-2-11）。

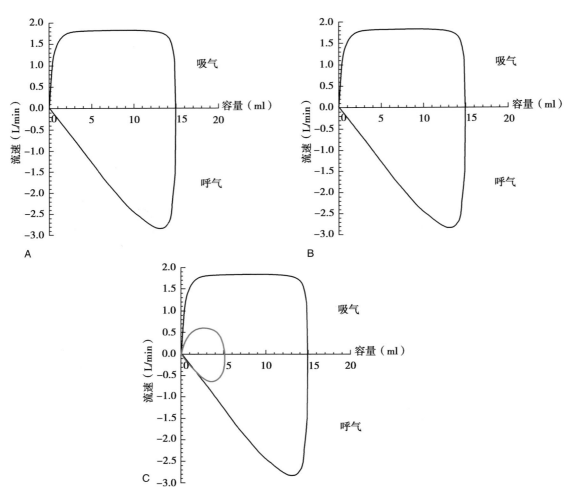

图 5-2-5　容量控制通气模式的流速 - 容量环

注：A 是机械控制通气，吸气流速是恒定的，而呼气部分流速是递减的，环的吸气部分相对呼气部分要圆润饱满；B 是患儿自主呼吸触发机械通气，在流速 - 容量环上与机械控制通气不能区别；C 中小环是患者自主呼吸。PEEP 在流速 - 容量环上没有体现。

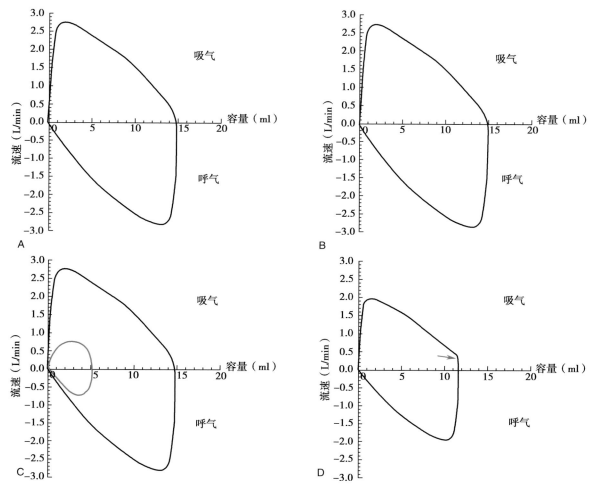

图 5-2-6　压力控制通气模式的流速 - 容量环

注：A 是机械控制通气，因为压力恒定，流速是递减的，所以吸气和呼气流速都是逐渐降低的；B 是患儿自主呼吸触发机械通气，在流速 - 容量环上不能区别；C 中小环是患者自主呼吸；D 是 PSV 模式下图形，在流速下降达到设定值（箭头所示）后转为呼气，吸气结束时流速没有归零。

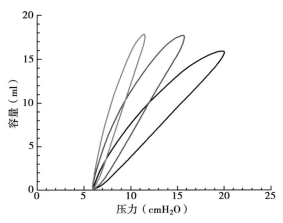

图 5-2-7　不同肺顺应性对应的压力 - 容量环

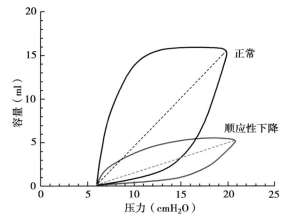

图 5-2-8　呼吸系统顺应性减低的 P-V 环

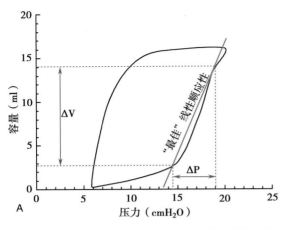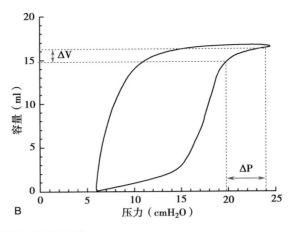

图 5-2-9 吸气峰压过大的 P-V 环

注：A 中 P-V 环是最佳的通气状态，压力容量变化达到线性增长关系；B 在通气过程中 P-V 环出现"鸟嘴"样改变，提示在吸气末段增加压力只能增加少量的潮气量，肺在吸气末期已过度膨胀，在这时增加 PIP 不能明显增加肺容量及有效改善通气，反而增加压力伤的风险，需要适当降低 PIP 以减少肺损伤。

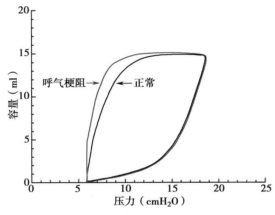

图 5-2-10 呼气相梗阻的 P-V 环

注：此时 P-V 环呼气相延长导致环顶部变宽，肺容量增加导致顺应性环靠近纵坐标。

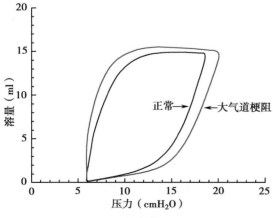

图 5-2-11 大气道梗阻的 P-V 环

6. 吸气相梗阻 当患儿出现吸气相气道阻

力增加，呼气阻力正常时，P-V 环的呼气相正常，吸气相出现延迟滞后现象（图 5-2-12）。这种情况比较少见，例如患儿在吸气相偶发咬住了气管导管。

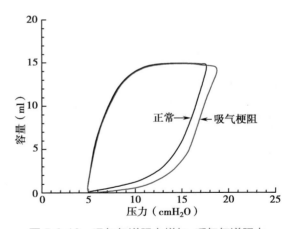

图 5-2-12 吸气气道阻力增加，呼气气道阻力正常的 P-V 环

7. 主动呼气 患儿出现了主动呼气，呼出气容积大于吸入容积（图 5-2-13），当患儿咳嗽、哭吵时可见，但是这种现象反复有规律的出现则提示有气道梗阻的气体潴留，可能产生内源性 PEEP，此时呼吸机参数的调节不能只是单纯考虑压力的调整，而可能需要增加流速、降低频率、减少潮气量或使用支气管扩张剂等。

8. 漏气的 P-V 环 显示呼出潮气量小于吸入潮气量时，提示漏气（图 5-2-14）。

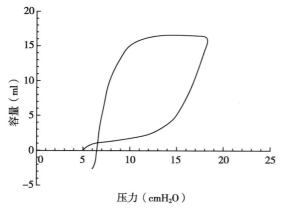

图 5-2-13　主动呼气的 P-V 环

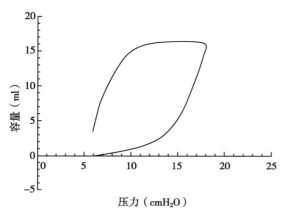

图 5-2-14　漏气的 P-V 环

（二）流速 - 容量环

1. **气道梗阻**（图 5-2-15）　在气道阻力增加时流速 - 容量环（又叫做"阻力环"，F-V 环）的呼气相波形有特征性变化。

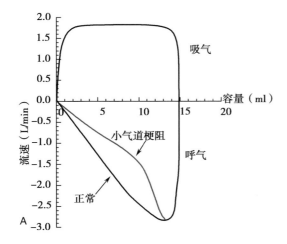

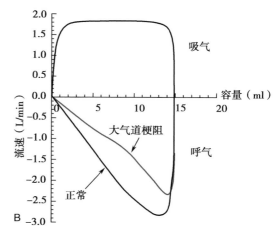

图 5-2-15　气道梗阻与解除梗阻后的 F-V 环

注：A 为中小气道的梗阻，表现为呼气曲线出现"勺状"凹陷，梗阻越严重凹陷越明显；B 为大气道梗阻，表现为呼气峰流速和呼气流速均降低；F-V 环也可以用来评价支气管扩张剂疗效，用药后呼气峰流速和呼气流速都明显增加，潮气量也增大。

2. **气体潴留**　例如重症 BPD 患儿由于气道的软化，导致呼气时气道过早塌陷，出现功能残气量增加，产生内源性 PEEP（图 5-2-16），这部分患儿需要低呼吸频率，长吸气时间，高的 PEEP。最佳的 PEEP 甚至需要在纤维支气管镜指导下调节完成。

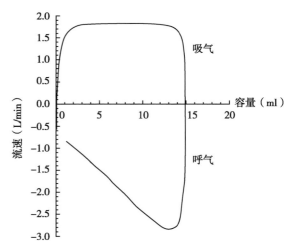

图 5-2-16　气体潴留的 F-V 环

注：呼气过早结束，上一次呼气没有回到吸气原点就开始第二次呼吸。

3. **漏气**　如图显示呼出气潮气量小于吸入潮气量，提示漏气可能（图 5-2-17）。

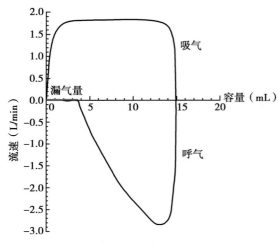

图 5-2-17 漏气的 F-V 环

本章内容可参考视频 4 呼吸机波形及呼吸环。

视频 4 呼吸机波形及呼吸环

【经验分享】

1. 任何波形的判读都不是孤立的、静态的,对一个患者在同一通气模式下波形变化的判读联合血气分析、患者胸廓起伏、人机协调等具体状况的共同分析才是正确使用呼吸机

的基础。临床上常常冻结波形或呼吸环前后对比分析。

2. 由于呼吸模式的不同,导致呼吸环形态有差别,所以当我们分析呼吸环来评估患儿状况和调节呼吸机参数的时候,应该在同一通气模式下比较前后变化。

3. 由于呼吸机不同,描记的呼吸环可能方向不同。

（蒋 燕 张小龙 傅益永）

参考文献 ••••••••••••••••••••••••••••••••

1. Waugh J, Deshpande V, Brown M, et al. 呼吸机波形快速解读 [M]. 盛炜, 主译. 北京: 人民军医出版社, 2015

2. Manoj B, Rangasamy R, Mark CM. Ventilator Graphics// PK Rajiv, Dharmapuri V, Satyan L, eds. Essentials of Neonatal Ventilation [M]. India: RELX, 2019: 124-142

3. 许峰. 实用儿科机械通气操作手册 [M]. 北京: 人民卫生出版社, 2018

4. Keszler M, Morley CJ. Tidal Volume-Targeted Ventilation//Goldsmith JP, Karotkin EH, eds. Assisted ventilation of the neonate [M]. 6th ed. Philadelphia, PA: Elsevier, 2017: 251-261

5. Zhang H, Fox WW. Management of the Infant with Bronchopulmonary Dysplasia.//Goldsmith JP, Karotkin EH. Assisted ventilation of the neonate [M]. 6th ed. Philadelphia, PA: Elsevier, 2017: 483-496

第六章

新生儿机械通气的指征

机械通气治疗是挽救危重新生儿生命的重要治疗手段,可用于各种原因如严重肺部疾病、神经肌肉系统疾病等导致的通气和换气功能障碍的治疗性通气,也可用于如大手术后早期、脑细胞水肿、休克、心肺复苏后、严重的电解质及酸碱平衡紊乱等情况的支持性通气。但机械通气也可导致患儿出现各种并发症,如呼吸机相关性肺损伤、呼吸机相关性肺炎、气漏、鼻损伤、腹胀等。因此在决定机械通气时应该严格把握机械通气的指征,充分考虑患儿的基础疾病、通气氧合状态、预后和撤机的可能性,在治疗过程中也应该密切评估患儿的病情恢复情况及并发症发生情况,严格把握撤离呼吸机的指征,及时撤离呼吸支持。本章将对各种机械通气方式的应用指征、禁忌证、撤离指征、使用注意事项进行简述。

一、无创辅助通气

(一)持续气道正压

1. 应用指征

(1)有自主呼吸的超早产儿(出生胎龄 25~28 周),产房早期预防性应用。

(2)可能发生呼吸窘迫综合征(RDS)的高危早产儿(如胎龄<30 周不需气管插管机械通气者)。

(3)当鼻导管、面罩或头罩吸氧时需吸入氧浓度(FiO_2)>0.3 时,动脉血氧分压(PaO_2)<50mmHg或经皮血氧饱和度($TcSO_2$)<90%。

(4)早产儿呼吸暂停。

(5)RDS 患儿使用肺泡表面活性物质(PS)后病情稳定,拔出气管导管后。

(6)常频或高频机械通气撤机后,出现明显的三凹征和 / 或呼吸窘迫。

2. 禁忌证

(1)呼吸窘迫进行性加重,不能维持氧合,动脉血二氧化碳分压($PaCO_2$)>60mmHg,pH ≤ 7.25。

(2)先天畸形:包括先天性膈疝、气管食管瘘、后鼻道闭锁、腭裂等。

(3)心血管系统不稳定:如低血压、心功能不全等。

(4)无自主呼吸者。

(5)肺气肿、气胸、严重腹胀、局部损伤(包括鼻黏膜、口腔、面部)也不主张使用。

3. 撤离指征

尚无统一指标,但在 FiO_2>0.4 或临床情况尚未稳定时,很难成功撤离 CPAP。患儿病情稳定,可逐步降低压力,当压力<4~5cmH$_2$O 时,无呼吸暂停及心动过缓,无 $TcSO_2$ 下降,呼吸做功未增加时可考虑撤离。

4. 注意事项

(1)经气管插管 CPAP 不推荐使用,特别是早产儿,因产生较高气道阻力而增加呼吸功。

(2)产房内极早产儿,若心率<100 次 /min,或自主呼吸不足,或有明显呼吸困难,不宜使用CPAP。

(3)CPAP 联合选择性 PS 是 RDS 更优化管理方案。

(4)CPAP 可吞入较多空气,导致胃扩张,但不能因此而停止喂养,可留置胃管,定时抽出残留气体,必要时可保持胃管持续开放。

(5)经鼻塞 CPAP 通气的患儿,若病情允许,应每 6~8 小时休息 15~20 分钟,以避免局部组织受压或变形。

(二)经鼻间歇正压通气

1. 应用指征

(1)早产儿呼吸暂停。

(2)轻、中度呼吸困难,有呼吸急促、吸气性凹陷、呻吟等症状,$FiO_2>0.3$。

(3)有创通气撤机后呼吸支持。

2. 禁忌证

(1)先天性畸形,包括先天性膈疝、气管食管瘘、后鼻道闭锁、腭裂等。

(2)无自主呼吸、应用 NIPPV 过程中呼吸困难进行性加重、上气道损伤或阻塞、气胸、鼻黏膜受损等。

(3)心血管系统包括心搏骤停、严重心律失常、休克等。

(4)消化系统包括频繁呕吐、严重腹胀、新生儿坏死性小肠结肠炎、肠梗阻、消化道大出血等。

3. 撤离指征 当 $FiO_2<0.3$,吸气峰压(PIP)$<14cmH_2O$,呼气末正压(PEEP)$<4cmH_2O$,呼吸频率 <15 次 /min,临床症状和血气结果在可接受范围内,维持病情平稳至少 12 小时,可考虑撤离 NIPPV,应根据患儿当时情况,考虑是否需要继续吸氧或应用其他无创呼吸支持模式过渡。

4. 注意事项

(1)NIPPV 治疗过程中应选择合适的鼻塞;在维持目标氧饱和度的前提下避免压力过高;对于留置胃管的患儿,建议保持胃管持续开放,酌情抽出胃内残留气体;根据患儿病情及时调整 PIP 及 PEEP,密切监测胃肠道、肺部及颅内情况。

(2)当 NIPPV 治疗过程中出现频繁、严重的呼吸暂停(呼吸暂停 ≥ 3 次 /h,或者 24 小时内出现 1 次需要气囊面罩正压通气的呼吸暂停),咖啡因或氨茶碱治疗不能缓解;低氧血症,即 $FiO_2>0.4$ 时,$PaO_2<50mmHg$;急性进展的高碳酸血症,即 $pH<7.25$,$PCO_2>60mmHg$;或出现 NIPPV 禁忌证的情况时,应及时气管插管,以免延误救治时机。

(三)无创高频振荡通气

1. 应用指征

(1)其他无创通气失败后的营救性治疗,营救性治疗定义:经其他无创呼吸模式治疗后出现下列 5 项中的至少 2 项:①呼吸窘迫进行性加重;②呼吸暂停发作(需面罩正压通气处理)≥ 2 次 /h;③$FiO_2>0.4$ 才能维持动脉血氧分压(PaO_2)$>50mmHg$ 且持续 30 分钟以上;④间隔 30 分钟以上的 2 次动脉血气 $pH<7.25$;⑤间隔 30 分钟以上的 2 次动脉血气 $PaCO_2>55mmHg$。

(2)有创机械通气拔出气管导管后出现的明显三凹征和 / 或呼吸窘迫。

2. 禁忌证

(1)无自主呼吸。

(2)活动性颅内出血。

(3)先天性呼吸道畸形:先天性膈疝、气管食管瘘、后鼻道闭锁等。

(4)心血管系统不稳定。

(5)其他:如新生儿坏死性小肠结肠炎、频繁呕吐、严重腹胀、肠梗阻等也视为相对禁忌证。

3. 撤离指征 病情稳定,平均气道压(MAP)$<6cmH_2O$ 或 $FiO_2<0.3$ 维持 $TcSO_2$ 稳定。

4. 注意事项

(1)当 $MAP>14cmH_2O$ 或 $FiO_2>0.4$ 方能维持血氧稳定;$PaCO_2>60mmHg$ 或 $pH<7.25$;出现严重、频繁呼吸暂停(可自行恢复的呼吸暂停 ≥ 3 次 /h,或者 24 小时内出现 1 次需要气囊面罩正压通气的呼吸暂停)时,往往提示治疗失败。

(2)常见的不良反应包括腹胀、气道分泌物较多所致的通气困难、烦躁等。

二、有创机械通气

(一)常频机械通气

1. 应用指征

(1)频繁呼吸暂停。

(2)弥漫性肺泡疾病:NRDS、肺水肿、肺出血等。

(3)梗阻性或异构性疾病:胎粪吸入综合征等。

(4)肺发育不良:如先天性膈疝。

(5)气漏综合征:间质性肺气肿、气胸等。

(6)新生儿持续性肺动脉高压。

(7)支气管肺发育不良。

(8)心脏疾病:hsPDA、复杂先天性心脏病等。

(9)气道梗阻。

(10)术后支持。

2. **禁忌证** 没有绝对禁忌证。

3. **撤离指征**

(1)当患儿原发病好转,感染基本控制,一般状况较好,血气分析正常时应逐渐降低呼吸机参数,锻炼和增强自主呼吸。一般先降低 FiO_2 和 PIP,然后再降低呼吸频率,同时应观察胸廓起伏、监测 SaO_2 及动脉血气结果。

(2) 当 PIP≤18cmH$_2$O,PEEP 2~4cmH$_2$O,频率≤10~20 次/min,FiO$_2$≤0.4 时,动脉血气结果正常,自主呼吸稳定,心率及血压正常,可考虑撤机。

4. **注意事项**

(1)常频通气模式的选择应根据患者病情、可用的呼吸机设备及呼吸机使用经验和习惯综合选择。

(2)使用目标潮气量通气,可缩短 CMV 时间。

(3)尽量缩短 CMV 时间以减少并发症和减轻肺损伤的发生。

(4)患 RDS 早产儿,尤其是极低出生体重儿,拔管后会发生肺萎陷,撤离呼吸机后给予 NIV,可以减少撤机后的再插管率。

（二）高频通气

1. **应用指征** 临床常用于 CMV 失败后补救性治疗。如下情况可考虑使用 HFV:

(1)肺气漏综合征:如气胸、间质性肺气肿、支气管胸膜瘘等。

(2)某些先天性疾病:如膈疝、肺发育不良、严重胸廓畸形。

(3)持续性肺动脉高压:特别是需联合吸入一氧化氮(iNO)者。

(4)严重的非均匀性改变的肺部疾病,如胎粪吸入综合征、重症肺炎。

(5)足月儿严重肺疾病应用体外膜氧合(ECMO)前最后尝试。

(6)早产儿 RDS:在 CMV 失败后可作为选择性应用,也可作为首选。

2. **禁忌证** 无绝对禁忌证。相对禁忌证:气道阻力过大、颅内压过高、难以纠正的低血压、肺血流被动依赖(如单心室)。

3. **撤离指征** 尚无统一的 HFV 撤离标准。撤离前先下调 FiO_2,然后降低 MAP,振幅根据 $PaCO_2$ 调节,频率一般不需调节。对于极低出生体重儿,当 MAP<6~8cmH$_2$O,FiO$_2$<0.25~0.30,即可考虑撤机,对于体重较大新生儿,即使参数高于此值,也可撤机。

4. **注意事项**

(1)由于影响循环、过度通气等潜在并发症,尤其是当临床医生不太熟练掌握 HFV 时,不建议将其作为新生儿机械通气支持的首选方法。

(2)理想的振幅是以达到胸部的振动为宜,并同时通过胸部 X 线片了解肺扩张状态(右横膈顶位于第 8 肋下缘,不超过第 9、10 肋之间)。

(3)HFV 时允许患儿自主呼吸的存在。

(4)HFV 撤离时可选择直接拔管脱机或 NIV 治疗,也可过渡到 CMV 再撤离。

（石芸 巨容）

参考文献 ··············

1.《中华儿科杂志》编辑委员会, 中华医学会儿科学分会新生儿学组. 新生儿机械通气常规 [J]. 中华儿科杂志, 2015, 53 (005): 327-330

2. 中国医师协会新生儿科医师分会,《中华儿科杂志》编辑委员会. 早产儿经鼻间歇正压通气临床应用指南 (2019 年版)[J]. 中华儿科杂志, 2019, 57 (4): 248-251

3. 黄佳, 袁琳, 陈超. 新生儿无创高频振荡通气的研究进展 [J]. 中国当代儿科杂志, 2017, 19 (5): 607-611

第七章

新生儿无创呼吸支持

随着有创性机械通气治疗与支气管肺发育不良（BPD）、神经系统的不良预后、晚期死亡率以及医疗费用之间的关系被认识，引起人们对无创呼吸支持的关注。对新生儿进行无创呼吸支持的临床试验始于20世纪60年代末，因设备有限、严重的并发症限制了无创呼吸支持的使用。20世纪80年代末，在无创性呼吸支持的研究中观察到可降低BPD发病率，随后，开展了对无创呼吸支持更系统的研究，主要围绕在避免机械通气、防止拔管失败和降低BPD的发病率方面。无创呼吸支持主要通过给肺扩张提供一定的压力，增加呼气末压力，从而募集塌陷的肺泡和终末气道，维持呼气末肺容积，保持气体交换，减少呼吸做功；所有的无创性呼吸支持也可以通过避免剪切力损伤（肺不张）来减轻肺损伤和炎症反应；此外，呼气末正压有助于保持上气道通畅，减少阻塞性呼吸暂停；通过避免气管插管，可以降低因气管插管引起的气道损伤、感染和脱管等风险。无创性呼吸支持目前包括：持续气道正压通气（CPAP）、加热湿化高流量鼻导管供氧（heated humidified high-flow nasal cannula，HHHFNC）、双水平气道正压通气（bi-level positive airway pressure，BiPAP）、无创间歇指令通气（noninvasive intermittent mandatory ventilation，NIMV）、无创间歇正压通气（noninvasive intermittent positive pressure ventilation，NIPPV）、无创高频振荡通气（noninvasive high frequency oscillatory ventilation，NHFOV）和无创神经调节辅助通气（non-invasive ventilation-neurally adjusted ventilatory assist，NIV-NAVA），本章将重点介绍。

第一节　持续气道正压通气

在1971年，Gregory报道通过气管导管或头罩持续气道正压通气可提高呼吸窘迫综合征（respiratory distress syndrome，RDS）新生儿的存活率，在1987年，哥伦比亚大学治疗的极低出生体重儿的BPD发生率明显低于美国其他7个类似的中心，发现其中原因之一是该中心在早期积极使用CPAP，紧接着1988年Moa等人首次提出可变流量CPAP后，人们开始对CPAP进行了广泛的研究，使CPAP成为一种主要的早期无创呼吸支持和机械通气拔管后的呼吸支持形式。荟萃分析发现，使用CPAP治疗的患儿，慢性肺疾病或死亡风险降低。目前CPAP已是新生儿重症监护病房（NICU）中应用最为广泛的无创通气方式。尽管CPAP的使用取得了很大的进展，但新生儿CPAP仍有较高的失败率（35%~50%）。因此对于如何更好地使用CPAP，以及与其他无创呼吸支持模式的比较我们需要更深入的研究。

一、持续气道正压通气原理

CPAP 是指在自主呼吸条件下,经鼻塞、鼻罩等方式提供一定的压力水平,使整个呼吸周期内气道压力持续维持高于大气压的通气方式。在 CPAP 治疗下,患儿在吸气相可从 CPAP 装置获取流量,呼气相维持设置的呼气末正压。早产儿良好的胸壁顺应性以及矛盾的胸壁运动导致功能残气量(FRC)降低,这可能导致气道塌陷、肺泡不张和通气/血流比值不匹配。早产儿会通过增加膈肌运动、呼吸频率,以及在呼气时的喉部制动或关闭声门产生呼气末压力来提升 FRC。生理学研究表明,提供气道的正压有助于帮助婴儿自身增加 FRC,CPAP 通过增加呼气末肺容积,稳定高顺应性的胸壁,从而改善肺力学和胸腹同步运动。研究发现,与机械通气相比,CPAP 减少了羊的肺泡中性粒细胞内流、过氧化氢的产生和蛋白质的积累,这些都是导致早产儿易患 BPD 的肺损伤特征。

上气道在早产儿的呼吸力学中也起着重要的作用。婴幼儿会厌和喉软骨的活动度增加,以及支撑上气道的结缔组织减少,导致患儿在正常呼吸时容易发生部分或完全的气道阻塞。CPAP 可以通过增加上气道的横截面积和防止咽侧壁的塌陷而减少气流阻力。Kurtz 等人对比婴儿在 CPAP 支持时呼吸频率下降,阻塞性呼吸暂停发生率减少,中枢性呼吸暂停时间缩短,呼吸暂停相关的低氧饱和度发生率降低,比无 CPAP 支持的患儿呼吸平稳的时间更长。有研究 CPAP 对声门上气道阻塞所致呼吸暂停的作用,在 CPAP 由 0 升为 5cmH₂O 时,声门上吸气和呼气阻力明显下降,总肺阻力下降为 60%。CPAP 时开放了上呼吸道,从而降低了咽部或喉部阻塞的风险,对阻塞性呼吸暂停是有效的。

二、持续气道正压通气装置

CPAP 的压力是由可变流量或恒定流量产生的,因此 CPAP 装置根据流量可分为两种主要类型:可变流量持续气道正压通气、恒定流量持续气道正压通气。现在临床中使用的无创呼吸机多是可变流量设备,呼吸机衍生的 CPAP、气泡式 CPAP 是恒定流量设备。

1. 恒定流量的 CPAP 装置　恒定流量的 CPAP 装置通过呼气末正压阀或呼气管路端的阻力,阻止气体从管路中流出而产生呼气末压力。早在 1914 年就出现了气泡式 CPAP,从 20 世纪 70 年代早期开始使用,混合气体经加温加湿后,通过管路输送给婴儿,呼气管路的远端浸没在水中,产生的呼气末压力等于呼气管道水下置入的深度,改变呼气管道的水下深度即可调整压力。气泡式 CPAP 是恒定流量 CPAP 装置(图 7-1-1),主要问题是无法可靠地监测压力或提供减压阀或警报,这可能会增加婴儿压力过高的风险;同时呼气端冷凝水增加可能会导致压力水平高于预设值,需密切监测。研究者发现气泡式 CPAP 产生的气泡震动频率类似于高频通气,可向肺部传递低振幅、高频振荡进一步改善气体交换。与呼吸机衍生的 CPAP 相比,观察到气泡式 CPAP 分钟通气量和呼吸频率降低,振动增强了气体交换,同时在羊的模型中也有类似的结论,但在这两项研究中,气泡式 CPAP 都是使用的鼻咽管而不是鼻塞。后来使用鼻塞 CPAP 证实振荡非常小,且振荡在远端气道显著减弱,不太可能会对通气有显著影响。

呼吸机衍生 CPAP 是提供恒定流量 CPAP 的另一种方法,一般来说,CPAP 是通过改变呼吸机呼气阀的大小来增加或减少阻力以实现设置的压力。呼气阀与其他控制装置(如流量和压力)一起工作,以保持所需的呼气末正压(PEEP)。

有研究使用呼吸机 CPAP 和气泡式 CPAP 装置进行压力测试,他们在 5 个流速(4、6、8、10 和 12L/min)和 3 个鼻腔 CPAP 压力水平(4、6 和 8cmH₂O)下,在无泄漏和不同的泄漏条件下重复测量,发现呼吸机 CPAP 的自我调节能力使实际和预期的压力非常匹配,即使存在鼻塞漏气的情况,气泡式 CPAP 的压力水平高于设置水平;同时,在操作上,气泡式 CPAP 的管路浸没深度不精确,操作人员需监测鼻塞内压力。

2. 可变流量 CPAP 装置　可变流量 CPAP 装置主要通过改变气体流量来改变 PEEP,使用一个有驱动作用的空氧混合仪和一个鼻接口处的射流翻转装置(也是正压发生装置,图 7-1-2),提供可变流量产生恒定的 PEEP。当婴儿呼气时,会出现"射流翻转",这会导致流向鼻孔的吸气气流翻

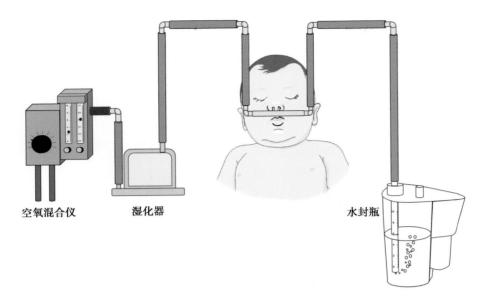

图 7-1-1 气泡式 CPAP 装置

转向呼气端(图 7-1-3)。可变流量的 CPAP,通过 Bernoulli 效应(在稳定流动中,流速大的地方压强小,流速小的地方压强大)将气流导向每个鼻翼。Coanda 效应(指气体或液体经过弯曲物体表面时有附壁倾向)使吸气气流通过翻转向呼气端排出。这可以降低呼气阻力和在呼吸过程中维持稳定的气道压力来帮助自主呼吸和减少呼吸功。CPAP 可以用双鼻塞或鼻罩来完成。

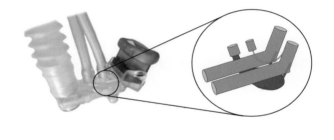

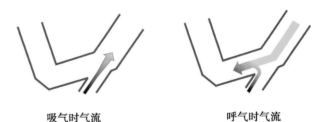

吸气时气流　　　　　呼气时气流

图 7-1-3 射流翻转装置在吸气时和呼气时气流方向

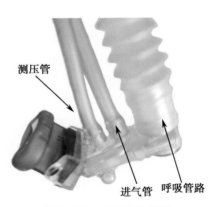

测压管

进气管　呼吸管路

图 7-1-2 正压发生装置

有多项研究比较了可变流量和恒定流量的 CPAP 设备,两者有不同的鼻腔接口。这些研究中测量了包括肺容积的变化、胸腹同步性、呼吸阻力以及用食管球囊测量的胸膜腔压力的变化,比较了不同 CPAP 水平下两种装置的优劣性,可变流量 CPAP 优于恒定流量 CPAP。Klausner 等人使用模拟呼吸装置比较了可变流量 CPAP 和恒定流量装置 CPAP 的呼吸做功,发现可变流量 CPAP 的呼吸做功约为恒定流量 CPAP 做功的 1/4。Courtney 等人使用鼻塞的呼吸机恒定流量 CPAP、经改良鼻导管的恒定流量 CPAP 和可变流量 CPAP 三种 CPAP 装置,研究使用 8cmH$_2$O 的初始 PEEP 后,他们测试了 8cmH$_2$O、6cmH$_2$O 和 4cmH$_2$O 的 PEEP 对早产儿呼吸衰竭的治疗,并与未用 CPAP 进行比较。可变流量 CPAP 的肺复张效果优于两种恒定流量 CPAP,可变流量 CPAP 与恒定流量 CPAP 呼吸同步性相似。研究者认为根据 Moa 和 Klausner 等人的报告,可变流量

CPAP 的肺复张效果更优,是由于平均气道压力的变异性降低所致,这些差异也可能受到流量和鼻腔界面变化的影响。同时,认为与恒定流量鼻塞 CPAP 相比,改良鼻导管 CPAP 可达到相似的肺容积,但这是以升高胸腹不同步性、呼吸频率和吸入氧浓度(FiO_2)为代价的,因此不鼓励使用鼻导管 CPAP。Pandit 等人也评估了可变流量及恒定流量 CPAP 治疗早产儿的呼吸做功情况,发现可变流量 CPAP 的呼吸做功显著降低,同时与恒定流量 CPAP 相比,可变流量装置能够保持更稳定的压力水平。有研究比较了可变流量和恒定流量 CPAP 在早产儿拔管后的应用,Sun 等人用一种可变流量 CPAP(infant flow driver,IFD-CPAP)或呼吸机衍生的鼻塞 CPAP 用于胎龄>30 周、出生体重>1 250g 早产儿拔管后支持,呼吸机衍生的 CPAP 组失败率达 54%,而接受 IFD-CPAP 中失败率为 16%($P<0.001$),结果表明可变流量 CPAP 比呼吸机衍生的 CPAP 更有优势。但是 Stefanescu 等人比较了用呼吸机衍生的鼻塞 CPAP 和 IFD-CPAP 在极低出生体重儿拔管后 7 天再插管率,两个研究组拔管成功率没有差异。

【关键点】

可变流量 CPAP 比呼吸机衍生的 CPAP 更有优势,可减少呼吸做功,保持更稳定的压力水平,具有更好的肺复张效果。

3. **持续气道正压接口**　目前用于 CPAP 的接口包括短接口(6~15mm)和长接口(40~90mm),短接口指单鼻塞、双腔鼻塞和鼻罩(图 7-1-4);长的 CPAP 接口包括鼻咽管(比气管导管短,从一个鼻孔置入鼻咽部)、气管导管等。很多鼻塞都是适用于专有设备的,鼻塞的类型、长度、形状和直径(内外)都不同,这会影响气流阻力,导致进入装置的压力可能与进入患儿鼻孔或鼻咽部的压力不相同。在有效性方面,De Paoli 等人荟萃分析得出结论,短的双腔鼻塞在降低再插管率方面更为有效。各种 CPAP 设备根据设计、长度和物理原理的不同导致压力的下降有所不同,在体外用压力传感器检测 4~8L/min 的流量下压力的下降,短鼻塞对气流的阻力最低,因此,在临床使用中可能出现较大的压力变化。

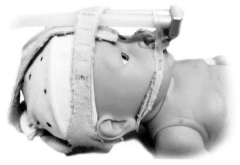
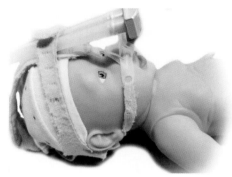

图 7-1-4　双腔鼻塞和鼻罩

需要提到一种接口 RAM 导管,RAM 导管最开始是用于氧疗,但很快被临床医生应用于 CPAP,主要是因为它固定方便,同时较少发生鼻中隔损伤,与标准的 CPAP 鼻腔接口相比,RAM 导管是由较软的材料制成的,具有较薄的鼻塞壁,因此口径更大,鼻腔创伤更小。然而,越来越多的人担心与标准鼻塞相比,RAM 导管无效腔更大,增加高碳酸血症的风险;同时接口提供的压力可能更低。体外研究报告称,与标准的 CPAP 鼻腔接口相比,RAM 导管未能达到设定的 CPAP 水平。Singh 等人对有 RDS 的早产儿进行 CPAP 支持下,比较 RAM 鼻导管与传统 CPAP 接口的压力输送,测试咽部的压力,结果表明 RAM 鼻导管咽部压力没有达到 CPAP 设置的水平(图 7-1-5)。

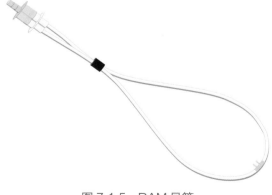

图 7-1-5　RAM 导管

三、临床应用

1. 持续气道正压的应用

（1）产房早期预防性应用：尽管在围产期管理方面有了提高，但早产儿 BPD 的发生率无下降趋势。早产儿随着出生体重的下降，发生 BPD 的风险也增加。超早产儿肺结构不成熟、肺泡表面活性物质（pulmonary surfactant，PS）缺乏、无坚实的胸壁支撑，特别容易因为机械通气而损伤。为了维持功能残气量，提高肺顺应性和氧合能力，在开始呼吸支持时提倡 CPAP。早期使用 CPAP 已经是作为避免气管插管、机械通气的方法之一，SUPPORT 试验比较了极早产儿从产房开始的早期 CPAP 治疗与早期 PS 联合机械通气治疗，虽然在死亡率和 BPD 发生率上没有显著差异，但 CPAP 组插管率降低，生后糖皮质激素使用以及机械通气时间减少。多个荟萃分析的数据表明，早期使用 CPAP 可预防高危儿的肺损伤。在超早产儿中早期使用 CPAP 后选择性使用 PS 可降低 BPD 的发生率或死亡率。一项荟萃分析已经证实生后不久使用 CPAP 与 BPD 的发生率降低有关，每 25 个在产房接受 CPAP 的患儿中，就增加一个 36 周存活且没有 BPD 的患儿。同时 Cochrane 的系统分析结论也提示极早产儿预防性使用 CPAP 减少了对机械通气和 PS 的需求，降低了 BPD 死亡率或发病率。2019 年欧洲 NRDS 指南提出，目前 CPAP 的理想水平尚不清楚，但大多数研究使用的水平至少为 $6cmH_2O$，有些甚至高达 $9cmH_2O$，在胎龄 25~28 周出生的有自主呼吸的早产儿，应尽早使用 CPAP。

尽管早期在产房使用 CPAP 可降低 BPD 的风险，但 CPAP 仍有很高的失败率，据报道，极低出生体重儿（very low birth weight，VLBW）中有 50% 的失败率。CPAP 失败的危险因素包括小于胎龄儿、男性、低出生体重儿、生后 1 小时和 2 小时的 $FiO_2>0.25$。也有报道称在生后 1 小时内，$FiO_2>0.3$ 可预测 CPAP 失败。关于在超低出生体重儿因 CPAP 失败率较高，而进行持续性肺膨胀的治疗：持续 5~20 秒提供 20~25cmH_2O 的压力可能有助于清除肺液、建立 FRC 和防止无创呼吸支持失败，这种方法被称为"持续肺膨胀"，与 CPAP 联合应用，可减少呼吸窘迫综合征高危婴儿出生后 72 小时内对有创通气的需求。然而，荟萃分析发现，接受肺膨胀治疗婴儿的 BPD 发生率、死亡率没有显著性差异，也没有降低 RDS 患儿 PS 的使用率；最大的肺膨胀随机对照研究，招募胎龄在 23~26 周的患儿，因出生后 48 小时内死亡率较高，在招募 426 名后提前停止试验，因此目前不推荐在超早产儿中实行持续性肺膨胀策略。

在产房使用 CPAP 和选择性给予 PS 避免机械通气，可降低死亡或 BPD 的发生。PS 的使用时间是预防 BPD 的关键，因为在出生后>2 小时给药（即晚期抢救性 PS 治疗），会增加气漏风险，更重要的是会增加死亡和/或 BPD 的风险。在 NRDS 管理中无创呼吸支持与 INSURE（INtubation-SURfactant-Extubation，即插管使用 PS 后拔管使用 CPAP）技术相结合与标准插管、使用 PS 和机械通气相比在降低死亡或 BPD 的发生有更好的效果。比较预防性 INSURE 和早期使用 CPAP 的研究发现，预防性 INSURE 相比 CPAP 并没有优势，再次强调了早期 CPAP 的重要性。同时两项荟萃分析表明，预防性 INSURE 没有提高无 BPD 患儿的生存率。值得注意的是，在一项回顾性队列研究中，胎龄<32 周的早产儿接受了 INSURE，60% 的婴儿 2 小时内不能拔管，关于使用 INSURE 失败的高危因素包括胎龄<28 周、出生体重<1 000g、脐血 pH<7、Apgar 评分低及贫血，临床医生应该注意密切评估超早产儿或危重新生儿是否需要插管和机械通气。

在过去的 10 年，出现了在直接喉镜或可视喉镜下使用在气管内放置细导管给予 PS 的新方法，优点在于新生儿可以继续在 CPAP 上自然呼吸，避免暴露于正压通气，避免插管使用镇痛镇静剂之后呼吸抑制。方法包括微创肺泡表面活性剂给药（less invasive surfactant administration，LISA）或微创肺泡表面活性剂治疗（minimally invasive surfactant therapy，MIST），LISA 使用 Magill 钳将一根细导管或胃管插入 CPAP 下自主呼吸早产儿的气管中，表面活性剂在几分钟内缓慢注入，而 MIST 直接用硬度较高的导管置入，再进行 PS 注入。已经有随机试验和荟萃分析比较这些方法，发现 LISA 在减少机械通气的需求和死亡或 BPD 的综合结果方面具有优势，然而，这些荟萃分析存在较高的异质性，最近的一项荟萃分析通过控制研究的异质性进行比较：一是严格比较 LISA 和 INSURE，其次是比较 LISA 与有创机械通气，LISA 在降低 BPD 或死亡的综合结果方面没有优势，但文章也特别提出所纳入分析的病例少，仍然存在偏倚风险，因此 LISA 对改变早产儿结局的效果仍不明确。

（2）新生儿呼吸窘迫综合征高危儿或患儿：超早产儿 NRDS 发生率高，2017 年 Vermont Oxford Network 的 8 156 名欧洲婴儿中，80% 的胎龄 28 周出生患儿患有 NRDS，在胎龄 24 周时增加到 90%。Cochrane 的研究发现，在有 NRDS 风险或有 NRDS 的婴儿中，早期使用 PS 和 CPAP 治疗后，BPD 的发生率降低，插管需要减少，漏气综合征的发生率降低。欧洲和美国的指南建议 NRDS 的治疗，采用早期预防性 CPAP 联合选择性使用 PS 优于插管预防性使用 PS 联合机械通气治疗，因此患 NRDS 的高危儿，在有自主呼吸的情况下，应尽早使用 CPAP，起始压力 6~8cmH$_2$O，根据具体病情调整 PEEP，选择性使用 PS。

（3）呼吸窘迫患儿的使用：鼻导管、面罩或头罩吸氧时，当 FiO$_2$>0.3 时，动脉血氧分压（PaO$_2$）<50mmHg（1mmHg=0.133kPa）或经皮血氧饱和度（transcutaneous oxygen saturation，TcSO$_2$）<0.90；对于呼吸窘迫及低氧血症的患儿，CPAP 在给予氧疗的基础上予以 PEEP，可以改善氧合、胸腹同步性、减少呼吸肌做功。

（4）早产儿呼吸暂停的使用（详见第十二章第二节）。

（5）有创机械通气拔出气管插管后的使用：CPAP 已被广泛用于促进早产儿撤离机械通气和防止再次发生呼吸衰竭。胎龄越小、肺部病变越重的患儿，机械通气拔管失败率越高。在拔管后，CPAP 可提供更好的氧合，改善呼吸力学，减少阻塞性和中枢性呼吸暂停的发生，有效地减少拔管再插管的发生。尽管 CPAP 已经使用了 40 多年，但对于早产儿拔管后使用的最佳 PEEP 水平的数据却很少，有研究指出，CPAP 在 7~9cmH$_2$O 范围比在 4~6cmH$_2$O 范围更有效地减少拔管失败。

（6）其他疾病的应用，包括新生儿湿肺、胎粪吸入综合征、原发性肺动脉高压、动脉导管未闭、肺水肿等疾病。有报道 CPAP 可改善先天性心脏畸形手术修复后的肺功能和膈肌麻痹，同时也是膈疝手术后的有效选择；CPAP 也可有效治疗呼吸系统感染的婴儿，如肺炎和毛细支气管炎；在治疗喉、支气管和 / 或气管软化症，PEEP 可以使气道扩张，减轻其塌陷，特别是在呼气相。从理论上讲，CPAP 可以用于肺液过多的新生儿肺疾病，不仅包括湿肺和动脉导管未闭，还包括充血性心力衰竭和其他导致肺水肿的疾病。

2. **不适合使用的情况**　患儿呼吸衰竭进行性加重且不能维持氧合，一般来说，二氧化碳分压（PaCO$_2$）>60mmHg 和 / 或 pH ≤ 7.25；某些先天畸形：先天性膈疝、气管食管瘘、后鼻孔闭锁、腭裂、腹裂；严重心血管功能不稳定（低血压、心室功能差）的患儿；在使用 CPAP 后新生儿呼吸没有改善的情况（频繁呼吸暂停、心动过缓和 / 或氧饱和度降低）。

3. **最佳持续气道正压水平**　CPAP 的最佳水平是什么？氧合和通气水平都在可接受范围内，没有肺不张或肺过度扩张的表现，也没有 CPAP 的副作用。由于高 CPAP 水平可引起肺泡过度扩张，导致潮气量减少，并引起二氧化碳潴留，同时可引起呼吸做功增加、全身静脉回流受损、心排血量减少和肺血管阻力增加。这提示我们思考最佳 CPAP 水平的问题。找到最佳的 CPAP 水平很有挑战性，CPAP 的治疗是为了维持 FRC，需要肺膨胀，但不是肺实质的过度扩张，临床上通过逐步增加 CPAP 水平至 8cmH$_2$O（如有必要可更高），使 FiO$_2$ 保持在 0.3~0.4 以下，然后通过患儿的临床表现、胸部 X 线片和血气分析判断 PEEP 是否合适，经皮二氧化碳监测和脉搏血氧饱和度测定为判断 CPAP 支持患儿气体交换情况提供依据。目前从 5~6cmH$_2$O 压力水平开始，并根据需要增加以改善氧合，肺顺应性差的婴儿（如肺不张和肺水肿的疾病）可能需要更高的压力，可达 8~10cmH$_2$O，氧需求的减少意味着肺顺应性的提高，此时需要降低 CPAP 以避免肺过度扩张，动态的胸部 X 线片监测将有助于评估肺扩张的程度。在改变压力变化后 30~60 分钟内需进行血气分析或经皮二氧化碳分压和经皮氧分压监测。应根据患儿基础疾病以及疾病的不同阶段进行设置，通常为 3~8cmH$_2$O，RDS 至少保证 6cmH$_2$O，但一般不超过 8cmH$_2$O，FiO$_2$ 则根据 TcSO$_2$/TcPO$_2$ 进行设置和调整，范围为 0.21~0.40。

4. **撤离持续气道正压**　目前没有一个好

的指征告诉我们什么时候或怎么去撤离CPAP，当患儿吸入氧浓度需求下降、压力下调，一般压力<4~5cmH$_2$O、FiO$_2$≤0.25时，呼吸做功没有增加，且患儿没有严重的呼吸暂停、心动过缓或血氧饱和度下降，可以尝试停止CPAP。最佳的CPAP撤离具有重要的临床意义，因为过早撤离和反复撤离都可能导致肺损伤。反复尝试撤离CPAP可能导致肺不张，随后可能需要进行肺复张，造成塌陷伤及剪切伤，增加BPD风险。

目前的撤离方法没有统一，主要分为：逐渐撤离、直接撤离和减压撤离。逐渐撤离是指逐渐延长时间撤离，比如上6小时CPAP休息1小时，如果病情稳定，休息时间再增加1小时，直到CPAP结束；直接撤机是指在没有降低CPAP压力的情况下根据临床情况直接停止使用CPAP；减压撤离是指每一段时间降低PEEP，如每24小时降低1cmH$_2$O的PEEP，直到达到4cmH$_2$O的压力后停止CPAP。与直接撤离和减压撤离相比，CPAP逐渐撤离会延长CPAP和吸氧时间，增加BPD的风险和住院时间。尚不清楚直接撤离和减压撤离哪个更有优势，研究发现胎龄28周前的早产儿减压撤离成功率更高。撤离CPAP后，患儿可使用25%的氧气或低流量氧气（≤1L/min），也有报道使用高流量鼻导管过渡。

5. 对心血管的影响　呼吸系统和心血管系统之间的相互作用是复杂的，CPAP的压力水平对早产儿血流动力学是有影响的；一方面PEEP通过开放肺，可以降低肺血管阻力，增加肺和全身的血流量，改善氧合；但另一方面它会干扰静脉回流，从而影响心排血量。动物模型研究表明，PEEP通过改变静脉形状来增加压力，从而改变静脉回流曲线。值得注意的是血容量状态可能改变PEEP的影响，血容量不足可能减缓血压代偿性升高，过高的血容量增加PEEP对静脉回流的影响。在对机械通气新生儿的研究中，PEEP从5cmH$_2$O增加到8cmH$_2$O持续10分钟会导致右室流出道血流减少，但不会对大多数婴儿全身血流产生影响，同时36%的受试者显示上腔静脉血流改善，这可能是因为肺泡扩张和肺容量优化改善了肺顺应性。在最佳肺容积下，肺血管阻力最低，从而提高右心排血量和心功能。PEEP可以通过保持肺泡开放（部分）来优化肺容量；当PEEP设置太低

时，塌陷的肺泡会引起血液分流，以及肺血管阻力的区域性增加。因此临床使用过程中，应密切观察患儿肺扩张及心功能情况。

6. 使用CPAP中其他相关问题　在早产儿中提供有效的CPAP一直是一个挑战，CPAP的成败在很大程度上取决于鼻部接口、医务人员的经验和设备的使用。鼻部容易出现鼻中隔压伤和鼻孔周围的压力泄漏。鼻中隔损伤指鼻中隔凹陷伴或不伴皮肤损伤，是CPAP治疗的主要并发症。有报道在极低出生体重儿中，使用鼻塞造成严重鼻外伤的发生率为35%，平均发病年龄为8日。在Gupta等人的研究中，接受IFD-CPAP治疗及气泡式CPAP治疗的患儿均有出现鼻损伤，鼻损伤的年龄中位数为14日。发病率的高低可能与好的护理措施和/或在鼻塞和鼻之间使用敷料保护有关。至于鼻罩和鼻塞之间的优劣，不同研究有不同结论。有报道IFD-CPAP上使用鼻罩和鼻塞的鼻损伤发生率相似，但Gupta等人的研究中所有鼻中隔损伤的婴儿都是使用IFD-CPAP鼻罩进行治疗。因此，预防鼻中隔损伤主要是选择正确型号的鼻塞或鼻罩，临床医护人员密切监测，如果接触面太紧，可能会发生压力性坏死，太松会导致压力泄漏及移动。临床上也可以用鼻塞和鼻罩交替使用减少损伤。

同时，在使用CPAP时应注意黏液可引起的气道阻塞，适当的气体湿化、气道清理可以减少阻塞发生。在CPAP下，也有发生气漏的现象（气胸、纵隔气肿和间质性肺气肿），可能与肺顺应性好的区域过度扩张有关。随着CPAP水平的升高，尤其是PEEP在8cmH$_2$O或以上水平，会出现二氧化碳潴留可能，因此患儿肺顺应性改善时应及时降低CPAP水平。值得提出的是：口的开闭对CPAP的压力也有影响，既往研究在CPAP 3~8cmH$_2$O下使用双鼻塞（Hudson）CPAP，张口和闭口患者咽部压力的平均差为1.1（0.7~1.4）cmH$_2$O（$P<0.05$），因此临床使用时要注意口的状态。

在进行CPAP时婴儿可能吞咽大量的气体，表现为腹部膨隆、腹围增大和明显的肠袢扩张，因此使用CPAP，应常规留置胃管，定时抽出或持续引流残留气体。在血流动力学稳定的患儿，进行CPAP不是肠内营养禁忌证，临床医生应根据腹部情况进行喂养。目前尚不清楚CPAP与新生儿坏死性小肠结肠炎之间的联系。

【经验分享】

1. CPAP 的疗效常常取决于 CPAP 的压力、鼻部的接口及密闭性。

2. 从产房开始使用 CPAP，是预防早产儿发生 RDS 的有效方法，可联合选择性使用 PS 的治疗策略；压力大小需根据肺部疾病的严重程度及临床评估后调整。

3. 临床中我们常常因为鼻中隔损伤鼻出血不得不改有创呼吸支持，故使用中良好的监测及鼻部护理非常重要，选择合适的 CPAP 设备及鼻塞或鼻罩，固定患者端，鼻部应用人工皮保护、鼻塞鼻罩交替使用、局部涂抹油剂滋润皮肤等，都是不错的预防鼻损伤的措施。

4. CPAP 时婴儿可酌情行奶前 30 分钟胃肠引流以减少腹胀。

（雷巧玲　高淑强）

参考文献

1. Ekhaguere O, Patel S. Nasal Intermittent Mandatory Ventilation Versus Nasal Continuous Positive Airway Pressure Before and After Invasive Ventilatory Support [J]. Clin Perinatol, 2019, 46: 517-536

2. Goldsmith JP, Karotkin EH. Assisted ventilation of the neonate [M]. 6th ed. Philadelphia, PA: Elsevier, 2017

3. Sweet DG, Carnielli V, Greisen G, et al. European Consensus Guidelines on the Management of Respiratory Distress Syndrome—2019 Update [J]. Neonatology, 2019, 115: 432-450

4. 中华医学会儿科学分会新生儿学组. 早产儿无创呼吸支持临床应用建议 [J]. 中华儿科杂志, 2018, 056 (009): 643-647

5. Jensen CF, Sellmer A, Ebbesen F, et al. Sudden vs pressure wean from nasal continuous positive airway pressure in infants born before 32 weeks of gestation: a randomized clinical trial [J]. JAMA Pediatr, 2018, 172 (9): 824-831

第二节　加热湿化高流量鼻导管氧疗

传统的鼻导管吸氧流量<1L/min，其治疗目的是提高吸入气体的氧浓度。后来发现通过增加鼻导管流量可提供一定呼气末气道压力，能防止肺泡塌陷，这便是高流量鼻导管吸氧（high-flow nasal cannula，HFNC）的雏形。

随着 CPAP 的普及和推广，发现鼻部压伤、鼻中隔缺如，甚至鼻部发育畸形的发生率越来越高，使得临床医生寻求一种兼顾安全性和有效性的其他无创支持模式。加热湿化高流量鼻导管氧疗（HHHFNC）装置鼻部接口无需与鼻腔贴合，较 CPAP 明显降低了鼻部损伤的发生，便于鼻部护理，增加患儿耐受性，这些优势促进了 HHHFNC 的发展。20 世纪 90 年代开始，在英国、美国、德国、日本、澳大利亚、新西兰、韩国等很多发达国家的新生儿重症监护病房逐渐广泛使用 HHHFNC。

一、加热湿化高流量鼻导管氧疗原理

高流量系统提供的气体流量超过婴儿生理状态下的最大吸气流量，气体流量通常为 2~8L/min，能产生一定鼻咽压力，降低气道阻力，提供呼气末正压，防止肺泡塌陷，增加功能残气量，改善肺顺应性，从而减少呼吸做功。早期维持一定的肺泡扩张压是改善早产儿肺功能的关键。由流量产生的扩张压力因流量和鼻插管内径不同而不同，婴儿可以通过高流量系统接受充分的扩张压力来改善肺功能，但流量过高也会产生过高的气道压力，造成气压伤。HHHNFC 的双管鼻塞与鼻腔保留了足够的缝隙，以便消除鼻咽处的 CO_2 无效腔，提高气体交换效率及改善肺泡通气。通过空氧混合仪调节吸入氧浓度，可以减少高氧造成的氧毒性损害。通常情况下，人体需要消耗能量来加热进入呼吸道的气体。未充分湿化的气体流经气道，可以短时间内造成气道纤毛干燥、损伤，造成气道阻塞、肺不张等情况。HHHFNC 可模拟鼻腔的功能，将气体加温、加湿后送至婴儿气道，降低婴儿热量消耗，对于早产儿尤其重要。湿化的气体减少了普通鼻导管吸氧方式所造成的鼻腔干燥、黏膜损伤。

二、加热湿化高流量鼻导管氧疗装置

(一)设备

HHHFNC 设备需要具有以下几个特点：①提供加热功能,减少散热;②100% 湿化功能,减少不显性失水;③可调节连续气体流量;④可控制氧气浓度。呼吸支持治疗装置多配备有加热湿化装置,也可单独购置加热湿化器,从而增加气流的温度和湿度。空氧混合仪可调节连续的氧浓度,避免早产儿长期高浓度、长时间用氧导致的早产儿视网膜病和慢性肺部疾病。临床中还使用 Bubble-CPAP 装置通过改变气道管路,可以直接经过 CPAP 模式过渡到 HHHFNC 模式。也可利用空氧混合仪加上加热湿化装置组装成简易 HHHFNC 设备(见图 7-1-5)。总体来说,HHHFNC 设备较 CPAP 简单,减少经济压力,更利于推广,尤其是基层医院的普及。

(二)鼻塞

20 世纪 90 年代初研究发现鼻导管的鼻塞管径大小对产生的气道压力有显著影响。通过比较 3mm 与 2mm 管径鼻塞发现,3mm 管径鼻塞产生的气道压力与气体流量呈线性关系,即使在流量为 2L/min 时,产生的气道压力也接近 10cmH_2O。最新的研究也显示鼻塞内径与鼻腔的比值对产生的气道压力有明显影响,比值>0.5 会因流速的变化而显著增加气道压力,而过大的压力可导致肺过度扩张,呼吸功增加,气漏风险增高,回心血量减少。因此,HHHFNC 时一般选用较小鼻塞,一方面不会造成气道过高的压力而引起气压伤,另一方面也允许导管和婴儿鼻孔间有足够的缝隙利于 CO_2 的清除。HHHFNC 鼻塞是一种小型、薄壁、锥形的双管鼻塞(图 7-2-1),鼻塞导管外径明显较 CPAP 鼻塞外径小,一般不超过患儿鼻腔直径的 1/2,能够减少鼻部压伤,舒适性更好,同时可以降低早产儿无效腔量与潮气量比值,能更有效地清除 CO_2。鉴于早产儿较小的鼻腔内径,建议选择外径<3mm 的鼻塞。由于不同尺寸鼻塞导管所产生的气道阻力不同,选择鼻塞时应按照 HHHFNC 装置制造商的建议使用,各装置之间尽量不要交叉使用鼻塞。

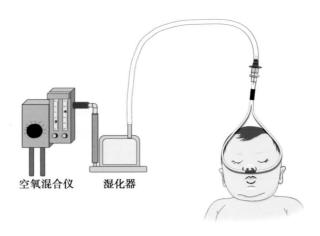

空氧混合仪　　湿化器

图 7-2-1　常用的 HFNC 鼻塞示意图

三、临床应用

(一)适应证

1. 新生儿呼吸窘迫综合征　最新的早产儿 RDS 指南建议出生后即需要一定的呼气末正压维持肺泡开放,轻至中度 RDS 强烈推荐生后立即使用无创呼吸支持,可以降低气管插管、BPD 等的发生率。CPAP 是指南所推荐的无创支持模式。HHHFNC 与 CPAP 的非劣效性检验中发现,HHHFNC 作为 RDS 早产儿的初始呼吸支持在生后 72 小时内的插管率与 CPAP 组并无明显差异。在>28 周的 RDS 早产儿中分别使用 HHHFNC(4~6L/min)和 CPAP/BiPAP(4~6cmH_2O)作为初始呼吸支持方法,两组安全性和有效性无显著差异。结合 HHHFNC 可减少鼻部损伤、气漏等风险,所以有学者建议>28 周轻至中度的 RDS 早产儿可使用 HHHFNC 作为初始呼吸支持治疗。有研究还比较了 HHHFNC 和 NIPPV 两种无创支持方法在 RDS 早产儿(GA<35 周,BW>1 000g)中的应用,在 72 小时内的插管率及如 IVH、NEC、气胸、BPD、PDA 等并发症发生率没有显著差异。

但是也有结论完全相反的一些研究报道指出 HHHFNC 作为 28 周以上 RDS 早产儿的初始呼吸支持较 CPAP 明显增加了插管率。一项高质量的多中心研究比较了对于胎龄 28 周及以上的早产儿 HHHFNC 与 CPAP 治疗的有效性,作为初始呼吸支持治疗时 HHHFNC 的失败率几乎是接受 CPAP 治疗的患儿的 2 倍,CPAP 作为 HHHFNC 治疗失败后挽救性治疗尚能成功。其中重要的一个原因可能是 HHHFNC 未能给早产儿肺提供适当的扩张压力,不足以保证肺泡的扩张,而CPAP可产生稳定且较高的气道压力维持肺扩张和防止肺泡塌陷。

在文献尚未得出统一的结论前,不能盲目选择某一种呼吸支持模式,还是需要根据患儿的实际情况,及时调整诊疗计划。尤其是极早早产儿及超早早产儿,需要稳定的呼气末正压维持肺泡开放,虽然很多临床对照试验都提示HHHFNC的安全性、舒适性较CPAP有明显优势,但也因HHHFNC产生的气道压力无法监测,限制了其作为RDS的首选呼吸支持治疗。目前尚不建议HHHFNC作为RDS的初始呼吸支持治疗,尤其是胎龄<28周的超早产儿。

2. **拔管后呼吸支持**　对于胎龄28~32周的早产儿,HHHFNC作为撤机后的呼吸支持,在安全性和有效性上并不劣于CPAP,且HHHFNC明显减少了鼻部损伤。也有研究指出CPAP的治疗失败率低于HHHFNC,但CPAP的鼻外伤和气胸发生率显著增加,目前仍缺乏多中心大样本的前瞻性随机对照研究来证明早产儿撤机后CPAP与HHHFNC两种呼吸支持孰优孰劣,临床医生应结合患儿临床情况进行选择。

3. **撤离持续气道正压后使用**　目前很多发达国家已经较为普遍地将CPAP作为早产儿撤机后的序贯呼吸支持治疗。经过一段时间的CPAP支持后,仍难以脱氧的BPD患儿,可较长时间予以HHHFNC支持治疗,且较为有效和安全。

4. **其他**　HHHFNC理论上可考虑用于使用CPAP的大多数婴儿,如呼吸窘迫症状并伴有呼吸急促、呼吸做功增加、需氧和需要持续呼吸支持的婴儿。综合HHHFNC易于护理、减少CPAP时

获得的鼻外伤等益处,HHHFNC可作为中晚期早产无创通气的呼吸支持方式。21世纪初美国已经将HHHFNC用于呼吸暂停的早产儿,其效果类似于CPAP。因CPAP引起的鼻外伤(鼻部溃疡、鼻中隔坏死、鼻腔肉芽组织、前庭狭窄或变形)婴儿可考虑用HHHFNC替代治疗。但相同流量的HHHFNC所产生的气道压力随体重的减小而增加,而气道压力不可监测,对超早产儿使用有一定风险。

(二)禁忌证

有严重呼吸窘迫综合征($FiO_2 > 0.5$)、严重呼吸暂停、明显的气漏综合征、颅面部或气道异常的婴儿不应考虑HHHFNC。

(三)参数调节

1. **气体流量**　目前高流量定义为气体流量≥2L/min,HHHFNC气体流量使用范围为2~8L/min,对足月和大多数早产儿是安全有效的。常用的起始流量设定范围为4~6L/min。当气促、需氧量增加和呼吸性酸中毒时,应将流速逐渐增加,最大可至8L/min。理论上不同气体流速对呼吸驱动和呼吸运动做功的影响不尽相同。但研究发现在HHHFNC模式下,分别测量流量为4L/min、6L/min和8L/min时的膈肌和肋间肌电活动,发现各组间具有相似的电活动,表明过大的流量并不能增加HHHFNC的效能,反而可能增加气胸、腹胀等风险,因此建议将流量设置为最低有效流量,气体流量调节见表7-2-1。

2. **吸入氧浓度**　HHHFNC装置要求可连续调节吸入氧浓度(FiO_2)。FiO_2设定需求根据血气分析或经皮血氧饱和度调节,同所有无创呼吸支持相同,允许调节范围为0.21~0.5。

表7-2-1　HHHFNC参数调节

体重/kg	初始流量	需上调流量	下调流量	停用HFNC
<1.5	4~6L/min	$FiO_2 > 35\%$,RR、WOB增加	每次0.5L/min,Q12~24h	流量=体重
1.5~3.0	5~7L/min	$FiO_2 > 35\%$,RR、WOB增加	每次0.5L/min,Q6~12h	2L/min
>3.0	6~8L/min	$FiO_2 > 35\%$,RR、WOB增加	每次0.5L/min,需要时	2L/min
注释	最大8L/min	每次1~2L/min,Q15~20min	BPD时谨慎下调	

注:FiO_2:吸入氧浓度;RR:呼吸频率;WOB:呼吸功;HFNC:高流量鼻导管;BPD:支气管肺发育不良。

3. 湿度和温度　设置的最佳温度为37℃，可将气体充分加热后输送至婴儿端。但气体也不能过度加热，气体过热会造成气道热损伤，且会将气体过度湿化，导致过多冷凝水堵塞气道，甚至造成肺部感染。如果观察到鼻塞导管或送气管道内有过多冷凝水，需要将温度下调至34~35℃，减少管道内积水。当设置温度下调后为了保证气体得到充分的加热，气体流量建议下调至4L/min以下。

【关键点】

1. HHHFNC常用流量为2~8L/min，但该模式下无法限制及监测气道压力，可因肺部顺应性改变，产生较大的潮气量波动。

2. HHHFNC鼻塞导管直径不应超过鼻孔内径的1/2，否则可能产生过高的压力，造成气压伤或气漏，且无法冲刷鼻部无效腔，缓解二氧化碳潴留。

3. HHHFNC模拟气道的加热湿化功能，避免静息能量的消耗以及气道干燥引起的纤毛损伤。

【经验分享】

1. HHHFNC设备简单、临床应用范围较广，尤其在基层医院容易普及。

2. HHHFNC多用于CPAP的降阶治疗，尤其适用于BPD患儿的序贯呼吸支持。

3. 目前尚不建议HHHFNC作为NRDS的初始呼吸支持治疗，尤其是胎龄<28周的超早产儿。

（朱　玲　高淑强）

参考文献

1. Cummings JJ, Polin RA, Committee on Fetus and Newborn. Noninvasive Respiratory Support [J]. Pediatrics, 2016 Jan; 137 (1): 1-11

2. Hussain WA, Marks JD. Approaches to Noninvasive Respiratory Support in Preterm Infants: From CPAP to NAVA [J]. NeoReviews, 2019, 20 (4): e213-e221

3. 中华医学会儿科学分会新生儿学组. 早产儿无创呼吸支持临床应用建议 [J]. 中华儿科杂志, 2018, 56 (9): 643-647

4. Colleti Junior J, Azevedo R, Araujo O, et al. High-flow nasal cannula as a post-extubation respiratory support strategy in preterm infants: a systematic review and meta-analysis [J]. J Pediatr (Rio J), 2020, 96 (4): 422-431

5. Hong H, Li XX, Li J, et al. High-flow nasal cannula versus nasal continuous positive airway pressure for respiratory support in preterm infants: a meta-analysis of randomized controlled trials [J]. J Matern Fetal Neonatal Med, 2021, 34 (2): 259-266

第三节　双水平气道正压通气

1990年，Sanders首先提出用双水平气道正压通气（bi-level positive airway pressure，BiPAP）治疗成人阻塞性睡眠呼吸暂停（obstructive sleep apnea，OSA），传统CPAP模式治疗OSA患者时无论呼气相还是吸气相均为提供同样较高的气道压力，而在BiPAP模式下较低的呼气相压力即可缓解OSA，降低了OSA患者的平均气道压，增加了舒适性，减少气腹的发生，增加回心血量。1990年12月，BiPAP模式被美国阿尔弗雷德·杜邦学院认可用于急慢性呼吸衰竭的儿童。随后BiPAP逐渐被用于治疗神经肌肉疾病、等待肺移植的终末期囊性纤维化病、急性加重期的慢性阻塞性肺气肿等疾病。

BiPAP模式实质是建立在持续气道正压通气即CPAP基础上的一种无创通气模式，需设置高、低两个通气压力水平，即高水平压力（P_{high}）和低水平压力（P_{low}），气道压力根据设置的P_{high}时间和切换频率，周期性地在P_{high}和P_{low}之间切换，两个压力水平下患儿均可进行自主呼吸，模仿叹气样深呼吸。

BiPAP 在概念上容易与双相气道正压通气（biphasic positive airway pressure，BIPAP）混淆。BIPAP 是一种有创通气模式，其设计理念不适合无创通气。在吸气相和呼气相设置两个不同的压力水平，通过流量触发，呼气相向吸气相转换以及吸气相向呼气相转换的双重切换机制，促进了人机同步。通过调节吸气相压力（P_{insp}）和呼气相压力（P_{exp}）、设定吸呼时间（Ti/Te）比以及触发灵敏度等参数来达到不同有创通气水平。当患者无自主呼吸时，$P_{insp}=P_{exp}$ 时，相当于有创的 CPAP 模式；当 Ti/Te≥2 时为气道压力释放通气（airway pressure releasing ventilation，APRV）模式。BIPAP 可以通过设置参数达到"万能"模式，其本质为压力控制（PCV）- 时间切换 - 流量触发的通气模式，其优点为允许自主呼吸和控制通气同时存在。

目前 BiPAP、BIPAP、DuoPAP 名称的使用是混淆的，加上很多无创呼吸机标注的双水平模式加重了概念的混淆，比如 Fabian、Hamilton 称为 DuoPAP 模式，Carefusion 则为 BiPhasic 模式，Drager 称为 BIPAP，Siemens Servo 称为 BiVent。本节主要阐述无创呼吸支持下的 BiPAP，同无创 Fabian 的 DuoPAP、Carefusion 的 Biphasic 原理相同。

此外，BiPAP 与经鼻正压通气模式（NIPPV）在国内外也存在混淆。BiPAP 模式建立在 CPAP 基础上，两个压力水平之差≤4cmH$_2$O，T_{high} 更长（0.5~1 秒），切换频率更低（10~30 次/min），P_{high} 更低（8~10cmH$_2$O）。NIPPV 建立在 n-IMV 基础上，两个压力水平差更大，T_{high} 更短（≤0.5 秒），切换频率更高（10~60 次/min），P_{high} 更高（16~24cmH$_2$O）。因此两者提供的支持力度不同，属于不同的通气模式（图 7-3-1）。

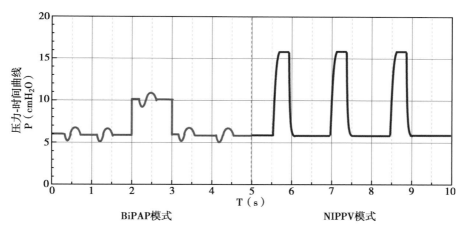

图 7-3-1　BiPAP 模式与 NIPPV 模式压力 - 时间曲线比较

一、双水平气道正压通气原理

BiPAP 的气体交换原理同无创 CPAP，只是设置有两个气道压力水平即高水平压力（P_{high}）和低水平压力（P_{low}），患儿可以在两个压力水平上自主呼吸，这样也可以存在两个水平功能残气量（FRC），防止肺陷闭，促进肺募集。BiPAP 呼气相提供的 P_{low} 与 CPAP 的 PEEP 维持气道的开放原理相同，增加呼气末肺容积，防止肺泡塌陷或促使塌陷肺泡扩张，增加功能残气量。在吸气相能够减少吸气做功，尤其对于肺顺应性较差的 RDS 患儿以及气道高阻力患儿。

二、双水平气道正压通气装置

目前 BiPAP 的装置都是经过具有流量驱动器的可变流量装置提供压力，通过改变流速，产生两个水平压力。临床上部分无创呼吸机通过改变 P_{high} 流量和 P_{low} 流量间接调节 P_{high} 和 P_{low}；有的无创呼吸机则可以直接调节 P_{high} 和 P_{low} 值。

同所有无创通气一样，使用 BiPAP 的前提为患儿需要有自主呼吸。越来越多的呼吸机配备有传感器，如腹部传感器、流量传感器、感受膈肌电活动传感器等，具备传感器的无创呼吸机可使用 BiPAP+Apnea 通气模式，当监测不到自主呼吸时，呼吸机可启用强制/后备/窒息通气,避免患儿窒息缺氧的发生。

（一）调节流量的双水平气道正压通气

通过调节流量来改变 P_{high} 和 P_{low}（图7-3-2、图7-3-3）。

（二）调节压力的双水平气道正压通气呼吸机

直接调节 P_{high} 和 P_{low} 值（图7-3-4）。

越来越多的呼吸机为多功能模式,即可兼顾有创通气和无创通气,只需要改变患者端的连接方式和通气参数,部分有创呼吸机通过调整 P_{high} 及 P_{low} 压力即可切换为 BiPAP 模式。

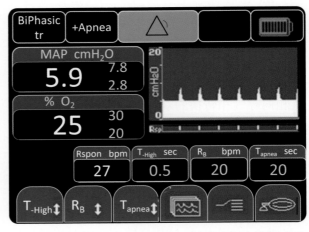

图 7-3-3　调节流量 BiPAP 呼吸机界面示意图

（三）双水平气道正压通气接口及连接方式

目前很多无创呼吸机兼具有 CPAP 及 BiPAP 模式,因为鼻罩容易从口鼻处漏气,密闭性差,所以接口多为双侧短鼻塞。鼻塞管径宜与患儿鼻腔轻松贴合,管径过大压迫鼻腔造成鼻部损伤,管径过小会衰减流速及漏气过多,减低气道压力,此时实测压力与设置压力不符时会自动报警。呼吸机入气口连接管道至加热湿化器,加热湿化后气体到达患者端,出气端联通外界（图7-3-2）。

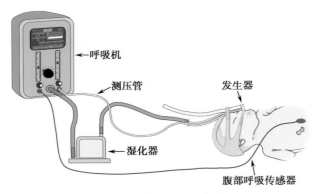

图 7-3-2　调节流量 BiPAP 呼吸机示意图

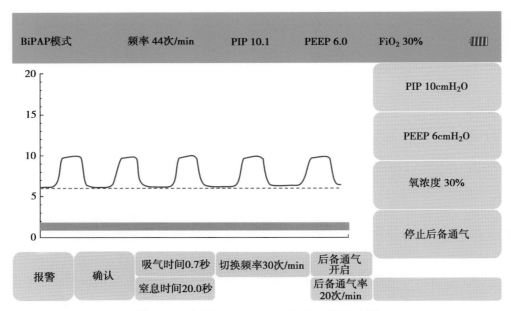

图 7-3-4　调节压力 BiPAP 呼吸机界面示意图

三、临床应用

（一）适应证

1. RDS 患儿初始治疗　2019 年欧洲早产儿 RDS 管理指南中明确建议 CPAP 作为 NRDS 的初始治疗，但考虑的原因并不是 CPAP 的效果明显优于 BiPAP，而是考虑到：①CPAP 使用时间超过 40 年，临床使用经验够丰富；②基于经济水平考虑，气泡式 CPAP 装置更利于在低收入水平国家和地区推广使用；③部分研究证实 CPAP 不劣于 BiPAP。BiPAP 模式中 P_{high} 水平相当于在 P_{low} 水平基础上给予额外的 PSV，这种额外的压力支持，可以增加平均气道压，改善氧合，同时增加潮气量及分钟通气量，改善二氧化碳水平，减少呼吸做功，通气效果理论上会优于 CPAP。近年来也有越来越多的回顾性分析及随机对照试验证实 BiPAP 优于 CPAP 模式。系统回顾显示使用 BiPAP 与 CPAP 模式相比低氧血症及高碳酸血症导致的失败率更低，而与 SNIPPV 相比则无显著差异。因此，BiPAP 现在越来越多地被应用于极早产儿或极低出生体重儿 RDS 初始治疗。

目前 BiPAP 与 CPAP 在作为 RDS 初始治疗方面谁更具有优势尚无高质量证据来支持。在 BiPAP 初始治疗早产儿 RDS 失败的危险因素分析中显示重度 RDS 是失败的主要原因，受胎龄和出生体重影响小。因此，关于 BiPAP 能否作为 RDS 尤其是重度 RDS 患儿的初始治疗，还需要更多大样本的随机对照试验来证实。

2. 早产儿呼吸暂停（详见第十二章第二节）。

3. 有创机械通气拔管后治疗　BiPAP 可以提供一定潮气量，改善肺部氧合，减少患儿呼吸做功，防止肺泡塌陷，也减少呼吸暂停的发生，有效地减少拔管后的再插管率，是患儿在拔管后序贯治疗呼吸支持的可行方法。但一项随机对照研究显示，针对出生体重 ≤1 250g 的极低出生体重儿，BiPAP 与 CPAP 分别作为机械通气拔管后的无创呼吸支持治疗，两组在不良事件发生率、短期结局均相似，但 BiPAP 组早产儿视网膜病发生率更高。

4. 其他轻至中度呼吸衰竭　在排除禁忌证后，对于各种原因导致患儿气促、呼吸动度增大、血氧饱和度不能维持的呼吸衰竭患儿，包括新生儿湿肺、胎粪吸入综合征、肺水肿等疾病，BiPAP 均可作为初始的呼吸支持方法。

（二）禁忌证

1. 患儿呼吸衰竭进行性加重且不能维持氧合，一般来说，二氧化碳分压（$PaCO_2$）>60mmHg 和 / 或 pH ≤7.25。

2. 自主呼吸微弱。

3. 未治疗的气胸。

4. 某些先天畸形　先天性膈疝、气管食管瘘、后鼻孔闭锁、腭裂、腹裂。

5. 严重心血管功能不稳定（低血压、心室功能差）的患儿。

6. 在使用 CPAP 后新生儿呼吸没有改善的情况（频繁呼吸暂停、心动过缓和 / 或氧饱和度降低）。

（三）参数调节

BiPAP 可涉及的参数主要有 P_{low}、P_{high}、T_{low}、T_{high}、压力转换频率、FiO_2、流量等。调节参数是为了最终达到缓解气促、减慢呼吸频率、增加潮气量和改善动脉血气值的目的，解决患儿呼吸困难，达到舒适状态。

1. 压力调节　P_{low} 一般设置为 4~6cmH₂O，P_{high} 水平一般设置为 8~10cmH₂O。压力水平每次调节 1~2cmH₂O，P_{high} 与 P_{low} 的压力差 ≤4cmH₂O。

2. 时间调节　BiPAP 时间参数涉及 T_{high}、T_{low}。T_{high} 维持时间一般为 0.5~1.0 秒，切换频率 10~30 次 /min，根据 T_{high} 和切换频率，T_{low} 可自动调节。

3. 吸入氧浓度调节　吸入氧浓度（FiO_2）调节的目的是维持经皮血氧饱和度 ≥90% 或者 PaO_2 ≥50mmHg，FiO_2 范围为 0.21~0.40。氧浓度与设置参数不匹配发出报警时需要检查氧气源、空气源连接有无异常。

（四）双水平气道正压通气通气失败

不同地区和国家的医疗机构对 BiPAP 失败需要插管有创通气的标准有轻微差别，但总体的评价指标为 FiO_2、PaO_2、$PaCO_2$、pH、呼吸暂停情况等。包括：

（1）FiO_2=0.4 时 PO_2<50mmHg。

（2）pH<7.2~7.25 或 / 和 $PaCO_2$ ≥60~70mmHg。

（3）频繁呼吸暂停（≥3 次 /h）或 24 小时内出现 1 次需要气囊面罩正压通气的呼吸暂停。

（4）呼吸暂停加用咖啡因或氨茶碱治疗不能缓解。

（5）出现禁忌证。BiPAP 失败需及时气管插管予以有创呼吸支持,避免呼吸支持不及时带来呼吸衰竭、肺出血等不良后果。

（五）撤离双水平气道正压通气

患儿病情趋于稳定后,可逐渐降低各参数。P_{high} 下调至 6cmH$_2$O, P_{low} 下调至 4cmH$_2$O,压力转换频率 15 次/min,FiO$_2$<0.3 时,患儿无呼吸暂停及心动过缓,经皮血氧饱和度无下降时可考虑撤离 BiPAP。根据患儿的病情考虑是否继续其他降阶形式的呼吸支持,如过渡到高流量鼻导管吸氧、头罩吸氧、箱内吸氧等方式。

【关键点】

1. 需要选择合适的鼻塞或鼻罩,保证密闭性的同时,也要避免型号不符或长时间的使用导致鼻部压伤。

2. 在维持目标氧饱和度的前提下避免设置的压力过高或流量过大,根据患儿病情及时调整为合适的 P_{high} 及 P_{low} 水平,避免造成气压伤、气胸等并发症。

3. T_{high} 维持时间一般为 0.5~1.0 秒,P_{high} 与 P_{low} 的压力差≤4cmH$_2$O。

【经验分享】

1. BiPAP 使用过程中要注意鼻部的接口及密闭性。

2. 与 CPAP 相同,要加强鼻部护理,减少鼻中隔损伤及出血。

3. BiPAP 使用时均需安置胃管引流出胃肠气体。对于需肠内喂养的患儿,除了喂奶后短暂停止引流外,要保持胃管持续开放,酌情抽出胃内残留气体,减少腹胀及喂养不耐受的发生。

4. BiPAP 产生的平均气道压较 CPAP 高,临床效果优于 CPAP。

（朱 玲 高淑强）

参考文献 ●●●●●●●●●●●●●●●●●●●●●

1. 中华医学会儿科学分会新生儿学组. 早产儿无创呼吸支持临床应用建议 [J]. 中华儿科杂志, 2018, 56 (9): 643-647

2. Donn SM, Sinha SK. Non-invasive Ventilation//Donn SM, Sinha SK. Manual of Neonatal Respiratory Care, 4th ed [M]. Switzerland: Springer, 2017, 10: 263-268

3. Salvo V, Lista G, Lupo E, et al. Comparison of three non-invasive ventilation strategies (NSIPPV/BiPAP/CPAP) for RDS in VLBW infants [J]. J Matern Fetal Neonatal Med, 2017, 31 (4): 1-22

4. Cimino C, Saporito MAN, Vitaliti G, et al. N-BiPAP vs n-CPAP in term neonate with respiratory distress syndrome [J]. Early Hum Dev, 2020, 142: 104965

5. Mi-Ji Lee, Choi EK, Park KH, et al. Effectiveness of CPAP for moderate preterm infants compared to BiPAP: A Randomized, Controlled Non-Inferiority Trial [J]. Pediatrics International, 2020, 62 (1): 59-64

第四节 无创间歇正压通气

无创间歇正压通气（NIPPV）自 20 世纪 70 年代开始应用,研究发现 NIPPV 比头罩吸氧减少了对机械通气的需求,但因可用的接口有限,以及伴有严重的并发症（如头部严重变形、小脑出血和胃穿孔等）阻碍了 NIPPV 的广泛应用与研究。在 20 世纪 90 年代末,当用 NIPPV 与 CPAP 通气进行比较时,发现 NIPPV 与 CPAP 相比并发症风险没有增加。随着对于无创辅助通气的广泛应用,CPAP 可能对于许多患有 RDS 的早产儿提供的呼吸支持不足,由于对有创通气增加 BPD 风险的担忧,导致了对新生儿其他无创辅助通气的广泛研究,旨在预防或减少气管插管、机械通气和肺损伤的风险。NIPPV 作为一种无创呼吸支持,是指在不需要气管插管的情况下,在 CPAP 的基础上,间歇性的叠加吸气峰压(PIP),根据周期性 PIP 与婴儿的自主呼吸的关系分为同步 NIPPV(synchronized noninvasive intermittent positive pressure ventilation,SNIPPV)和非同步 NIPPV(non-synchronized noninvasive intermittent positive pressure ventilation,NS-NIPPV)。已有研究证据表明 NIPPV 可以作为早产儿早期的呼吸支持,可降低插管率、减少机械通气的时间。

一、无创间歇正压通气原理

NIPPV 是在 CPAP 基础上,增加了一定频率的 PIP(图 7-4-1),通过无创途径给予类似机械通气的压力。NIPPV 可调节的参数是呼气末正压(PEEP)、PIP、呼吸频率(RR)和吸气时间(Ti),可能的作用机制包括提高平均气道压、增加潮气量、减少呼吸做功、增加二氧化碳清除等。NIPPV 的 PEEP 有着与 CPAP 相同的生理学优势(见第七章第一节),同时,理论上生成的 PIP 可以传递到肺,导致肺容积进一步增加,改善气体交换和减少呼吸功,但叠加 PIP 的影响仍然不确定。研究表明,PIP 到肺的压力与实际设置的 PIP 是不一致的,通常情况下是显著降低的,在 PIP 设定为 25 或 20cmH_2O 时,患儿实际获得的压力之间的差别很小,考虑原因是目前 NIPPV 使用的是与 CPAP 相同的鼻接口,很可能随着设定 PIP 的增加,口和鼻处的漏气也会增加,漏气可能因喉部阻力和声门大小而变化,最终使实际获得压力变化不大。但也提出,在 NIPPV 期间的平均气道压力(MAP)略高于 CPAP。与 CPAP 相比,NIPPV 可能略微增加呼气末肺容积,可能是由于 MAP 增加所致。然而,有数据表明,在 NS-NIPPV 期间,当压力峰值主要发生在自主呼吸呼气相时,对潮气量没有影响,当压力峰值出现在自主呼吸吸气相时,肺容积增加了约 15%,提示同步性对 NIPPV 潮气量的变化很重要。但也有研究没有发现 CPAP 和 SNIPPV 之间潮气量的差异。

研究发现 NIPPV 与 CPAP 相比可减少早产儿的呼吸暂停和心动过缓发作,NIPPV 的压力传递到下呼吸道,增强肺泡的募集、咽部膨胀和吸气反射(头部矛盾反射),但有动物研究显示早产动物在大多数中枢性呼吸暂停期间,声门都处于关闭状态,以维持肺容积。另外在两种 NSNIPPV(呼吸机和流量驱动器)和两种 CPAP(流量驱动器和气泡式 CPAP)对比研究中,发现呼吸暂停的发生没有统计学差异。然而,Gizzi 等关于 SNIPPV、NSNIPPV 和 CPAP 研究发现,SNIPPV 更有效地降低早产儿的血氧饱和度下降、心动过缓和中枢性呼吸暂停的发生率。

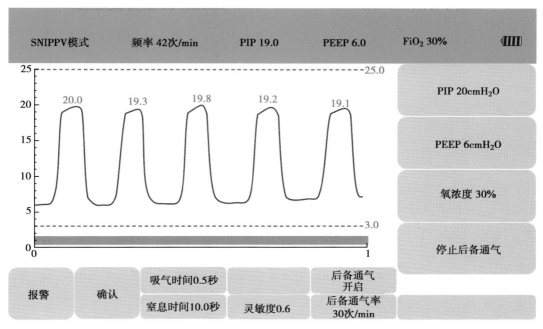

图 7-4-1　NIPPV 压力示意图

在比较 NIPPV 和 CPAP 之间的二氧化碳清除率差异的研究中，只有部分报告显示 NIPPV 期间二氧化碳含量较低。关于 NIPPV 期间的呼吸功，研究发现 SNIPPV 与 CPAP 相比，有更低的呼吸做功，同时与 NSNIPPV 相比，SNIPPV 改善了呼吸时胸腹同步性和降低了呼吸做功。在一项对接受 NSNIPPV 的羊试验中，有羊在吸气相表现出迷走神经介导的声门闭合，增加喉部阻力，减少了肺通气，并将气流输送到胃肠道，因此，在 NIPPV 使用时是否同步很重要。

二、无创间歇正压通气装置

大多数呼吸机都可以用来提供 NSNIPPV，但 SNIPPV 需要特殊装置，主要的同步装置有以下几种：一种装置是 Graseby 囊（Graseby Medical，Watford，United Kingdom）或其他欧洲类似的装置，通过监测腹壁运动以触发呼吸机；另一种装置是在气道开口处的流量传感器，使用自主呼吸流量信号触发呼吸机。但鼻和口腔的漏气会对无创呼吸支持的流量触发产生不利影响。试验表明，在极低出生体重模型中，流量触发可能会出现明显的不同步；其他同步技术例如压力传感器和呼吸感应体积描记术尚未广泛用于临床。无创神经调节辅助通气（NIV-NAVA）也可应用于 NIPPV 中，是利用膈肌的电活动来触发和控制呼吸机，在呼吸中枢发出的神经冲动信号由脑干经膈神经传导至膈肌后，NIV-NAVA 监测到膈肌电活动来触发并控制呼吸机通气，理论上可使呼吸中枢触发和辅助通气保持一致，目前已有研究指出使用 NIV-NAVA 可以早期拔管，能够降低 PIP 和 FiO_2，关于 NIV-NAVA 详见第七章第六节。

有关双水平正压通气（Bilevel CPAP，BiPAP）是一种与 NIPPV 不同还是相同的无创呼吸支持模式，一直存在争议，BiPAP 是模仿叹气样的深大呼吸，允许患儿在两个气道压力上自主呼吸。BiPAP 和 NIPPV 最大的区别是 PIP 和 Ti 的设置（图 7-4-2），BiPAP 设置的 PIP 范围较小（为 9~11cmH_2O），吸气时间较长（为 0.5~1.0 秒）。

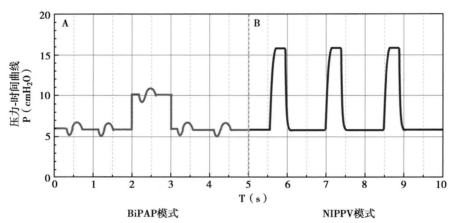

图 7-4-2　BiPAP 与 NIPPV 的压力 - 时间波形

注：A 为 BiPAP 的自主呼吸允许在两个水平上进行；B 为 NIPPV 的波形类似于机械通气，吸气时间比 BiPAP 短，PIP 水平比 BiPAP 更高。

NIPPV 常用的接口也是 CPAP 相同的接口，常用鼻塞或鼻罩（见第七章第一节）。

三、临床应用

虽然 CPAP 目前仍然是大部分患儿首选的无创呼吸支持方式和撤离有创机械通气的过渡方式，但治疗失败率仍高达 30%~85%。这在越不成熟的早产儿中越明显，而这些早产儿更脆弱，容易出现肺损伤和 BPD，避免或减少有创通气是所有早产儿治疗的目标。因此目前临床研究主要是关于使用 NIPPV 是否能减少机械通气、减少插管、提高拔管成功率以及对 BPD 发生率的影响。理论上 NIPPV 适用于所有使用 CPAP 的患儿，总结其主要临床应用情况如下：

1. 无创间歇正压的应用

（1）新生儿呼吸窘迫综合征的初始治疗以

及应用肺泡表面活性物质拔出气管导管后呼吸支持：NIPPV越来越多地应用于早产儿NRDS治疗，Silveira等人发现，对胎龄<37周、出生体重<2 500g早产儿NRDS的初始治疗，与CPAP相比，NIPPV支持失败的可能性更小，插管率更低。在Cochrane的一项分析中纳入1 061名早产儿，NIPPV在预防呼吸衰竭和减少插管需要方面比CPAP更有效，在纳入的试验中，只有Ramanathan等人显示BPD发病率下降，这归因于在使用呼吸支持之前联合INSURE技术。随机对照试验比较了INSURE后NIPPV和CPAP在治疗胎龄<34周患有NRDS的早产儿的疗效和并发症，NIPPV组再次插管率明显降低，住院时间缩短，BPD发生率降低。Oncel等人比较了CPAP和NIPPV作为患NRDS早产儿微创表面活性剂治疗（MIST）后的主要呼吸支持方式，NIPPV组对PS和有创通气的需求减少，但对BPD的预后无影响。另一个在体重<1 000g，胎龄<30周的早产儿中进行的随机对照研究也显示BPD和28日死亡率没有差异，因此，NIPPV可用于NRDS的初始治疗，但对BPD和死亡率的影响研究结论不一致。

（2）早产儿呼吸暂停：呼吸暂停是早产儿常见的并发症，呼吸暂停引起的血氧饱和度下降和心动过缓与长期的神经发育问题有关，但目前关于NIPPV对呼吸暂停的影响的结论是不一致的。有研究发现在胎龄<32周的早产儿中，NIPPV和CPAP治疗患儿的呼吸暂停发生率无差异。在另一个研究中，用NIPPV和CPAP治疗25~32周胎龄的早产儿，使用NIPPV治疗的患儿呼吸暂停发作次数明显减少，心动过缓发作次数也有减少的趋势。另外一个关于SNIPPV的研究中，与NIPPV和CPAP相比，SNIPPV治疗可使血氧饱和度下降和心动过缓的总发生率降低约40%，也可使中枢性呼吸暂停的发生率降低50%，考虑原因为在声门打开时进行的同步呼吸更为有效，相反非同步呼吸可诱发喉闭合和抑制吸气，可增加腹胀表现及呼吸做功，在呼吸暂停时使用SNIPPV疗效可能会更好（详见第十二章第二节）。

（3）有创机械通气拔管后出现的呼吸窘迫：虽然研究指出CPAP可以降低BPD和死亡的发生率，但CPAP用于拔管后呼吸支持的失败率仍

然很高（40%~60%），特别是在极低出生体重儿。在一项Cochrane分析中，纳入10个试验，发现NIPPV比CPAP更有效地降低了拔管失败的发生率和48小时~1周内再次插管的需要，但对慢性肺疾病和死亡率没有影响。在另一个荟萃分析中，无论是否同步NIPPV预防拔管失败的效果均优于CPAP，但SNIPPV似乎比NSNIPPV有更大的优势，NIPPV和BiPAP两种治疗方式在疗效上似乎存在差异，因此NIPPV有助于拔管成功率的提高，可作为有创机械通气拔管后的优选支持方式。

（4）其他方面的应用：如胎粪吸入综合征、湿肺、新生儿肺炎及各种原因导致的早期新生儿呼吸衰竭等，其中需要提到的是关于CPAP或BiPAP失败后的营救性治疗。临床上可以在CPAP失败后考虑NIPPV，但需要临床密切观察治疗是否有效。与BiPAP治疗的比较：在前面已经介绍了BiPAP的PIP低于NIPPV，BiPAP允许患儿在两种水平的气道压力下自主呼吸，产生两种不同的FRC。在之前的回顾性和随机对照研究中得出的结论是NIPPV（同步与非同步）与BiPAP无差异。Salvo等人也回顾性比较CPAP、SNIPPV和BiPAP对191名极低出生体重儿NRDS的治疗效果，CPAP组与SNIPPV组、BiPAP组相比，在出生后的前5日内失败率更高，但SNIPPV组和BiPAP组之间没有差异，因此NIPPV作为BiPAP的失败后营救治疗需谨慎，需要更多的研究证据来证实营救性治疗的有效性。

2. 不适合使用的情况　使用NIPPV时临床需要密切观察NIPPV的有效性，使用NIPPV的患儿出现以下情况需要更换为有创通气：pH<7.25、二氧化碳分压（$PaCO_2$）>60mmHg；呼吸暂停频繁发作（>2~3次/h）且药物治疗无效或需要面罩复苏；动脉血氧分压（PaO_2）<50mmHg而FiO_2>0.6；经皮血氧饱和度（$TcSO_2$）≤85%，≥3次/h且调高参数仍无效；其他相对禁忌同CPAP，如先天畸形：先天性膈疝、气管-食管瘘、后鼻道闭锁、腭裂等；血流动力学不稳定（如休克、低血压等）；其他如气胸、新生儿坏死性小肠结肠炎、上消化道大出血、频繁呕吐、严重腹胀、肠梗阻等。

3. 参数设置　NIPPV的参数设置类似于传统机械通气中给出的压力、频率。一般的压力

设置是 PIP 为 14~24cmH$_2$O，PEEP 为 3~6cmH$_2$O，Ti<0.5 秒。RR 的范围报道不一致，为 10~60 次 /min 范围内，一般情况下 15~40 次 /min。

4. 撤离时机　根据临床情况下调参数，当 FiO$_2$<0.3，PIP<14cmH$_2$O，PEEP<4cmH$_2$O，RR<15 次 /min 时，可考虑撤离。撤离 NIPPV 后根据患儿当时状况，继续吸氧或应用其他无创呼吸支持模式（包括 CPAP 或 HFNC）过渡，密切观察患儿病情变化，根据病情复查动脉血气分析。

5. 同步问题　同步可以降低胸腹不同步性和气流阻力，改善胸壁稳定性和肺力学，同时潮气量和分钟通气量增加，募集更多肺泡，增加 FRC，减少呼吸做功。NSNIPPV 可出现患儿自主呼气时发生呼吸机送气，会出现压力叠加造成压力伤，而在患儿吸气时呼吸机处在呼气相，不能同步给予 PIP 支持可能需要做更多的呼吸功；而 SNIPPV 在患儿吸气时只要达到了呼吸机设置的触发，呼吸机转到吸气相，达到设置的 PIP，吸气时间结束后呼吸机终止 PIP 支持，压力降回到 PEEP 水平，同步情况下避免了人机对抗以及矛盾呼吸，类似有创通气中的同步间歇指令通气模式，可以保证患者和呼吸机之间的协同性。研究发现使用 SNIPPV 可以减少插管需要和减少血氧饱和度下降事件、心动过缓和中枢性呼吸暂停的发生率。对 78 名胎龄 <32 周的婴儿使用 SNIPPV 作为拔管后或 CPAP 失败后支持，74.4% 的呼吸衰竭早产儿对插管的需求减少。Khalaf 等人证明，对于胎龄 <34 周的 NRDS 患儿，SNIPPV 拔管成功率高于 CPAP。在 Cochrane 的分析中发现，SNIPPV 与慢性肺疾病降低相关，气漏发生率减少。

6. 注意事项　NIPPV 的 PIP 类似有创呼吸支持，因此临床上需要密切关注高压可能带来的相关并发症，包括：黏液阻塞鼻塞、喂养不耐受、腹胀、呼吸机相关性肺损伤、通气不足、感染、鼻出血 / 损伤、皮肤损伤、胃肠穿孔等，也需要常规放置胃管。一项 Cochrane 分析发现：NIPPV 与 CPAP 在死亡率（RR 0.77，95% 置信区间为 0.51~1.15）和 BPD（RR 0.78，95% 置信区间为 0.58~1.06）的发生率上没有统计学差异，同时在并发症上：气胸（RR 0.79，95% 置信区间为 0.42~1.48）、颅内出血（RR 0.79，95% 置信区间为 0.54~1.16）、坏死性小

肠结肠炎 II 期 / III 期（RR 0.67，95% 置信区间为 0.34~1.31）、早产儿视网膜病变（3 期）（RR 1.50，95% 置信区间为 0.65~3.44），差异均无统计学意义。另一项 Cochrane 分析在喂养不耐受、胃肠道穿孔发生率、坏死性小肠结肠炎、BPD 发生率差异也无统计学意义，死亡率的差异甚微，因此，NIPPV 并没有导致并发症发生率增加。

NIPPV 同样使用鼻塞或鼻罩，也需要和 CPAP 一样关注鼻部情况，护理时要注意漏气，必要时吸引保持上气道通畅，注意鼻塞或鼻罩引起的损伤（见第七章第一节），关于 NIPPV 引起鼻中隔糜烂 / 损伤尚未得到充分的研究，但可能与 CPAP 观察到的相似。

【关键点】

1. NIPPV 的可能作用机制包括提高平均气道压、增加潮气量、减少呼吸做功、增加二氧化碳清除等。NSNIPPV 高压压力高于 BiPAP 的 P$_{high}$，持续时间更短。

2. 在 NIPPV 使用时是否同步很重要，SNIPPV 在吸气相得到 PIP 可改善呼吸时胸腹同步性和降低呼吸做功。

【经验分享】

1. NIPPV 因其呼吸支持的优势已广泛临床应用，与 CPAP 相比，在治疗 NRDS、预防插管、呼吸暂停以及拔管后支持方面都有优势，并发症没有增加，但在 BPD 和死亡率方面无差异，SNIPPV 又比 NSNIPPV 能达到更好的治疗结局。

2. NIPPV 也有发生黏液阻塞鼻塞、喂养不耐受、腹胀、呼吸机相关性肺损伤、通气不足、感染、鼻出血 / 损伤、皮肤损伤、胃肠穿孔等风险。

（雷巧玲　高淑强）

参考文献 ∙∙∙∙∙∙∙∙∙∙∙∙∙∙∙∙∙∙∙∙∙∙∙∙∙

1. Lemyre B, Davis PG, De Paoli AG. Nasal intermittent positive pressure ventilation (NIPPV) versus nasal

continuous positive airway pressure (CPAP) for preterm neonates after extubation [J]. Cochrane Database Syst Rev, 2017, 2: CD003212.

2. Owen LS, Manley BJ. Nasal intermittent positive pressure ventilation in preterm infants: equipment, evidence, and synchronization [J]. Semin Fetal Neonatal Med, 2016, 21 (3): 146-153.

3. Permall DL, Pasha AB. Current insights in non-invasive ventilation for the treatment of neonatal respiratory disease [J]. Ital J Pediatr, 2019, 45: 105.

4. 中华医学会儿科学分会新生儿学组. 早产儿无创呼吸支持临床应用建议 [J]. 中华儿科杂志, 2018, 56: 643-647.

5. Cummings JJ, Polin RA. Noninvasive Respiratory Support [J]. Pediatrics, 2016, 137: 2015-3758.

第五节　无创高频通气

在 NICU 应用的无创高频通气（non-invasive high frequency ventilation，nHFV）为无创高频振荡通气（nHFOV）。这是一种使用鼻塞或鼻导管等无创连接界面，由偏流产生持续正压，用超过生理通气的高频率振荡叠加在该压力之上，实现气体交换的无需同步的通气技术。

1998 年，M van der Hoeven 等首次提出无创高频通气的概念。他们在临床中发现初始支持为 CPAP 的中重度 RDS 患儿有 43%~80% 需要后续机械通气，CPAP 作为撤机后支持有 16%~40% 的失败率。而高频通气可以有效改善二氧化碳潴留，减少无效腔，他们将持续气道正压通气（CPAP）和高频通气（HFV）相结合，发现可以减少中重度 RDS 患儿的 CO_2 潴留，减少后续气管插管和机械通气的概率。

20 余年来，临床医生和学者对无创高频振荡通气在新生儿的使用进行了临床研究及动物实验，逐步推动其临床应用。Rehan 等于 2011 年报道的羊羔试验中，nHFOV 组早产羊羔肺泡上皮的甲状旁腺激素相关蛋白过氧化物酶增殖物激活受体的信号通路得到促进，证明其肺保护作用。Mukerji 等于 2015 年回顾性分析了加拿大 4 个 NICU 使用 nHFOV 治疗的 79 个病例，发现 nHFOV 可有效减少氧需求、改善 CO_2 潴留，有助于避免或推迟气管插管。

一、无创高频通气的基本原理

传统高频振荡的提供方式有活塞往复运动、扬声器隔膜及流量阻断法，由呼吸机电子阀产生吸气相和呼气相交替振荡，将气体输入患儿的气道。在气体输送和交换过程中，通过对流、摆动式反复充气、非对称流速剖面、泰勒弥散、分子弥散、心源性振荡混合等机制使气体在肺内弥散充分，以纠正通气血流比例失调（图 7-5-1）。无创高频振荡产生的肺内气体弥散、摆动、对流作用，可以改善肺内充气不均匀的状态及由此造成的顺应性、阻力的区域性差异，使部分闭合的肺泡重新开放，可以有效地排出潴留的二氧化碳，改善氧合。nHFOV 的 MAP 可用到 8~16cmH_2O，明显高于 CPAP 压力（6~8cmH_2O），可以保持声门开放，增加气流传导效率，对上气道无效腔有冲刷作用，可以避免 CPAP 的气体聚集产生的 CO_2 潴留；设置偏置气流有主动呼气功能，有助于治疗早产儿呼吸暂停。nHFOV 是在正压通气的基础上，叠加了振荡功能，保留了患儿的自主呼吸（图 7-5-2）。

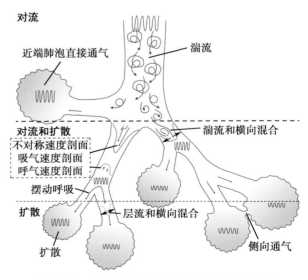

图 7-5-1　高频振荡在气道弥散的气流动力学

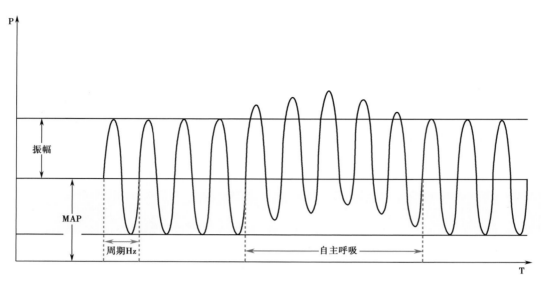

图 7-5-2　无创高频通气波形图

它保留了传统高频振荡的方式,但气流的振荡主要集中在上气道,对肺部提供的气流动力远小于有创高频振荡通气。无创辅助通气(noninvasive ventilation,NIV)期间,患儿与机械通气往往难以实现良好的同步,从而降低通气效率,而 nHFOV 不需要这种同步。动物实验发现 nHFOV 在吸气相可以避免声门肌肉收缩,帮助维持其扩张,有利于气流传导。因此,相比传统 NIV,nHFOV 可能与患儿能达到更好的呼吸支持效果相关。

二、无创高频呼吸机的装置

(一)呼吸机类型

目前无创高频呼吸机种类包括:带无创高频振荡功能的无创呼吸机和传统高频呼吸机连接无创管路两类。这些呼吸机的特点是通过活塞运动或隔膜振荡产生高频气流,在偏置气流和主动呼气相能够产生正压。其他有的呼吸机通过呼气末压力阀的周期性开合中断气流而产生高频振荡,从严格意义上不能视为 nHFOV。目前也有模型试验引入通过控制风扇和阀门来产生高频振荡通气的专用 nHFOV 呼吸机。

(二)无创接口种类

普通的鼻塞、鼻导管、鼻罩均可用于 nHFOV,无创的连接界面会造成压力损失,良好的密闭性可减少压力损失,鼻塞管腔增大可增加潮气量。

双腔鼻塞的气体泄漏较鼻罩少,压力衰减更小,气流传导较为稳定,是临床最常用的无创接口。硬质的呼吸机管路可减少高频振荡的损耗,而无创接口需要柔软的材料,则需要平衡舒适度与通气有效度。

三、临床应用

Fisher 等于 2014 年在奥地利、瑞士、德国、荷兰、瑞典欧洲 5 国进行的调查发现 nHFOV 使用率达到 17%,大部分用于 CPAP 治疗失败的极低出生体重儿。国内已有超过 30 家新生儿医学中心使用 nHFOV 作为早产儿的呼吸支持。国内外有单中心研究报道 nHFOV 用于中重度 NRDS 的早产儿初始呼吸支持较 CPAP 及 NIPPV 更能有效改善呼吸困难,降低后续机械通气的概率。亦有报道将 nHFOV 用于拔管后过渡呼吸支持,可较 CPAP 及 NIPPV 减少再插管率。至此文撰写时,国内正在同时进行将 nHFOV 用于早产儿 NRDS 初始治疗及早产儿撤机后呼吸支持的多中心研究。

(一)适应证

1. 其他无创通气失败后的营救性治疗　营救性治疗定义:经其他无创呼吸模式治疗后出现下列 5 项中的至少 2 项:①呼吸窘迫进行性加重;②呼吸暂停发作(需面罩正压通气处理)≥2 次/h;③FiO$_2$>0.4 才能维持动脉血氧分压

（PaO_2）＞50mmHg 且持续 30 分钟以上；④间隔 30 分钟以上的 2 次动脉血气 pH＜7.25；⑤间隔 30 分钟以上的 2 次动脉血气 $PaCO_2$＞55mmHg。

2. 有创机械通气拔出气管导管后出现的明显三凹征和／或呼吸窘迫。

（二）禁忌证

1. 无自主呼吸。

2. 活动性颅内出血。

3. 先天性呼吸道畸形　先天性膈疝、气管 - 食管瘘、后鼻道闭锁等。

4. 心血管系统不稳定。

5. 其他　如新生儿坏死性小肠结肠炎、频繁呕吐、严重腹胀、肠梗阻等也视为相对禁忌证。

（三）参数设置

1. **频率**　频率（F）设置在 6~12Hz，频率设置 8Hz 时，可刺激呼吸中枢，减少早产儿的呼吸暂停，CO_2 的清除度最佳；自主呼吸较强时，建议频率稍高（8~12Hz）；自主呼吸较弱时，建议频率稍低（6~8Hz），并密切观察临床表现。

2. **平均压**　平均压（MAP）设置范围为 6~12cmH₂O，初始设置 6~8cmH₂O，如为 CPAP 通气失败后或有创呼吸机撤机后改用 nHFOV，初始 MAP 设置可等同于 CPAP 模式中的 PEEP 或有创通气时 MAP+（1~2）cmH₂O；若 MAP ≤ 6cmH₂O，氧合及 CO_2 正常可考虑改 CPAP。

3. **振幅**　推荐为 MAP 的 2 倍，不超过 3 倍，不同呼吸机型号设置不同，以看见胸壁振荡为准，但 nHFOV 主要是排出上呼吸道无效腔内的 CO_2，通常能看见下颌振荡即可，不必强求达到胸壁振荡。

4. **吸入氧浓度**　FiO_2 设置在 0.21~0.40，根据维持 SpO_2 90%~95% 进行设置。

5. **吸呼比**　设置为 1∶1 或 1∶2，频率和压力恒定的情况下，潮气量随 I∶E 值增加而增加。

（四）疗效评估

1. **无创高频治疗有效**

（1）临床表现：无呼吸困难，SpO_2 维持在 90%~95%。

（2）血气分析：PaO_2 在 60~80mmHg，$PaCO_2$ 40~60mmHg。

（3）胸部 X 线：肺容量在右膈面第 8~9 后肋水平。

2. **无创高频治疗失败**

（1）MAP＞14cmH₂O 或 FiO_2＞0.4 难以维持血氧饱和度在 90% 以上。

（2）$PaCO_2$＞60mmHg，pH＜7.25。

（3）严重的呼吸暂停，≥3 次 /h 或 24 小时内发作至少 1 次需要复苏囊正压通气才能恢复的呼吸暂停。

（五）撤离时机

1. 患儿病情趋于稳定。

2. FiO_2＜0.3，MAP＜6cmH₂O。

3. 无呼吸暂停及心动过缓。

4. 无血氧饱和度下降。

（六）无创高频通气目前存在的问题

1. 密闭性和压力泄漏　无创通气普遍存在的问题，患儿张口哭吵及连接界面的移位，常常导致压力泄漏，影响通气效果。临床中常使用"下颌托"，将患儿下颌托住，避免哭吵时张口过大。

2. 使用指征的把握　诸多文献报道 nHFOV 通常用于传统 NIV 疗效不佳的情况，但如果盲目坚持无创通气，可能会加重缺氧，延误病情，需要对临床情况进行密切监测和全面的分析。

3. 参数设置的范围　不同文献报道的参数设置范围有所不同，跨度较大，与所用呼吸机类型不同有关，且与无创漏气的特点有关。需要参照具体使用呼吸机的说明，且根据患儿的具体情况进行设置，不可生硬套用。

4. 目前为止发表的临床试验患者样本量都比较小，nHFOV 与 CPAP、NIPPV 等传统 NIV 模式相比是否存在显著优势还缺乏大样本量的证据，国内外已开展关于 nHFOV 的多中心研究。

【关键点】

1. 无创高频可产生较 CPAP 更高的 MAP，可以保持声门开放，增加气流传导效率，并对上气道无效腔有冲刷作用。

2. 无创高频在 MAP 基础上叠加了振荡功能，可以避免气体聚集产生的 CO_2 潴留。

3. 由于是无创设备，只适用于有足够自主呼吸的患儿。

【经验分享】

1. 操作简单,只要有 CPAP 的使用基础的医生就可以进行。

2. nHFOV 也有发生黏液阻塞鼻塞、喂养不耐受、腹胀、胃肠穿孔、鼻出血/损伤、皮肤损伤等风险。

3. 应选择合适的呼吸机、气流传导装置、无创接口以保证密闭性,减少压力泄漏。临床上多数情况下需使用"下颌托",将患儿下颌托住,避免哭吵时张口过大。

4. 无创高频现多用作其他无创通气失败后的营救性治疗或有创机械通气撤离后的序贯治疗,鉴于目前临床研究资料有限,尚不推荐将无创高频作为首选的无创呼吸支持模式。

（汪　瑾　高淑强）

参考文献 ·····················

1. 黄佳. 新生儿无创高频振荡通气的研究进展 [J]. 中国当代儿科杂志, 2017, 19 (5): 607-611

2. De Luca D, Dell'Orto V. Non-invasive high-frequency oscillatory ventilation in neonates: review of physiology, biology and clinical data. Archives of Disease in childhood [J]. Fetal and Neonatal Edition, 2016, 11, 101 (6): F565-F570

3. 汪万军, 朱兴旺, 史源. 无创高频通气在新生儿呼吸支持中的临床应用 [J]. 中华实用儿科临床杂志, 2019, 34 (11): 805-808

4. Yuan Y, Sun J, Wang B, et al. A noninvasive high frequency oscillation ventilator: Achieved by utilizing a blower and a valve [J]. The Review of Scientific Instruments, 2016, 2, 87 (2): 025113

5. Shi Y, De Luca D, NASal OscillatioN post-Extubation (NASONE) study group. Continuous positive airway pressure (CPAP) vs noninvasive positive pressure ventilation (NIPPV) vs noninvasive high frequency oscillation ventilation (NHFOV) as post-extubation support in preterm neonates: protocol for an assessor-blinded, multicenter, randomized controlled trial [J]. BMC Pediatrics, 2019, 7, 19 (1): 256-271

第六节　无创神经调节辅助通气

无创神经调节辅助通气(NIV-NAVA)是通过监测膈肌电活动感知新生儿的通气需求,并提供与自主呼吸完全同步的无创通气支持的通气模式,它使通气支持能够最大程度地与自主呼吸同步,并避免呼吸肌力量不足、漏气等的干扰。

一、无创神经调节辅助通气原理

神经调节辅助通气(NAVA)是一种新的通气模式,其主要的特点在于完全不同的同步/触发方式,通过监测膈肌电活动(Edi)的信号,感知新生儿的通气需求,提供的通气支持与自主呼吸完全同步,既包括吸气相的开始和结束的同步,也包括呼吸的强度。

关于 NAVA 技术原理的介绍,请参看本书第八章第三节:神经调节辅助通气。

最早使用的无创辅助通气(NIV)模式是CPAP,在呼吸支持期间,仅有持续的正压,并不存在时相变化,在 NIV 发展过程中,随后出现了 NIPPV、BiPAP 等具备时相变化的模式,理论上具有更好的呼吸支持能力。但由于 NIV 难以避免漏气,在 Vignaux 等人的多中心研究中发现,采用 NIV 的急性呼吸衰竭患者,其同步性差,舒适度低。Thille 等人的研究也发现 NIV 支持下除了同步性和舒适性不足,无效的触发较多,还存在治疗时间延长、NIV 失败率高等显著影响。

由于 Edi 监测技术通过监测控制呼吸运动神经通路中的膈神经电活动,不受漏气干扰,通气支持可以与吸气相的开始和结束同步,不仅可以用于有创机械通气,也可以用于无创辅助通气,称为无创神经调节辅助通气(NIV-NAVA),这种同步和通气的方式继承了 NAVA 模式机械通气的优点,能够最大程度地与自主呼吸同步,避免肌肉力量、漏气等的干扰。

二、无创神经调节辅助通气装置

与NAVA模式的机械通气一样,目前也只有部分呼吸机产品配有NIV-NAVA模式。除了呼吸机外,还应配备Edi监测模块、Edi监测导线、Edi监测导管等设备和部件。

使用NIV-NAVA的流程与NAVA模式的机械通气类似:①将Edi监测模块插入呼吸机,在模块上连接Edi导线,执行Edi模块检测;②根据患者体型选择正确的Edi监测管型号(图7-6-1);③选择置管途径,计算出合适的置管深度;④Edi监测管浸入水中,应浸入所有置入深度的管道,勿使用甘油、石蜡、凡士林润滑Edi监测管,避免干扰探测;⑤将Edi监测管与Edi导线连接;⑥使用Edi导管定位窗口(图7-6-2),用于确认Edi导管电极定位正确,并且导管可以作为胃管使用,检测完成后,将导管在新生儿面部进行固定,固定操作与固定胃管相同;⑦选择模式,设置参数。

Edi监测管的定位与NAVA模式的机械通气完全相同,此处不再赘述。

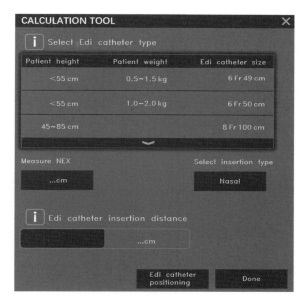

图7-6-1　置管计算工具栏

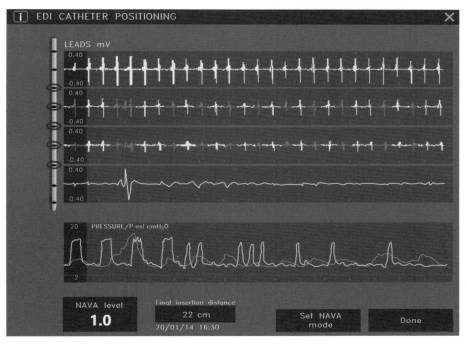

图7-6-2　Edi导管定位窗口

注:图中人机界面的左侧显示了模拟的Edi导管,增强显示的部位就是电信号最强的电极,这些电极接收到的信号数量和强度均强于其他导联。如果Edi导管没有监测到电信号,界面上不会出现这样的提示。注意此处为了方便显示,所有导联的电信号使用的单位是mV。

NIV-NAVA 设置界面如图 7-6-3 所示,第一栏为 NIV-NAVA 的参数设置,包括 FiO_2、PEEP、NAVA 水平、Edi 触发水平,关于 NAVA 水平和 Edi 触发水平的设置与 NAVA 模式的机械通气完全相同,请参看第八章第三节。第二栏为指令控制通气,从最右侧的时间可以看出,该呼吸机设置为呼吸暂停时间超过 10 秒即启动指令控制通气,其参数包括后备通气频率、吸气压力水平、吸呼比。在设置相关参数后,右下方一栏中显示,后备通气时 Ti 为 0.4 秒,预计 NIV-NAVA 通气时峰压达到 $25cmH_2O$。

设置完成后,开始 NIV-NAVA 通气,此时人机界面显示的内容如图 7-6-4 所示,患者体重 1 000g,在通气过程中,呼吸机内部的流量传感器进行持续测量和更新监测数据,可以在无创通气中得到吸气潮气量 V_{Ti} 和呼气潮气量 V_{Te},此时漏气 18%,界面第四个波形图为 Edi,可以看到每次膈神经的电活动如果触发了通气支持,会显示为白色。最下方为通气参数设置,灰色的部分为指令通气的参数,当前患儿自主呼吸节律较好,没有启动指令通气。

与 NAVA 模式相同,NIV-NAVA 的支持压力设定有上限,在图 7-6-4 中可见,当前压力为 $12cmH_2O$,右上角标注了压力上限为 $25cmH_2O$,呼吸机的支持压力不能超过压力上限以下 $5cmH_2O$,即 $20cmH_2O$,当目前设定的 NAVA 水平使得压力达到了 $20cmH_2O$ 时,由于压力无法继续上升,会在剩余的吸气相形成稳定的压力平台。

如图 7-6-5 所示,这是 NIV-NAVA 模式运行的人机界面,右侧的状态栏显示当前压力上限为 $17cmH_2O$,按照 NAVA 模式和 NIV-NAVA 模式运行的规则,通气支持的压力不会超过上限以下 $5cmH_2O$(即 $12cmH_2O$),因此 NIV-NAVA 的通气支持只能在 $12cmH_2O$ 处形成压力平台,直到转入呼气相。

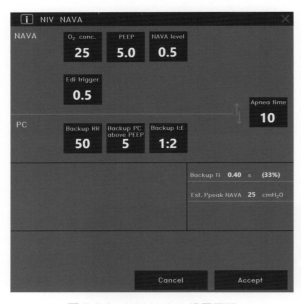

图 7-6-3　NIV-NAVA 设置界面

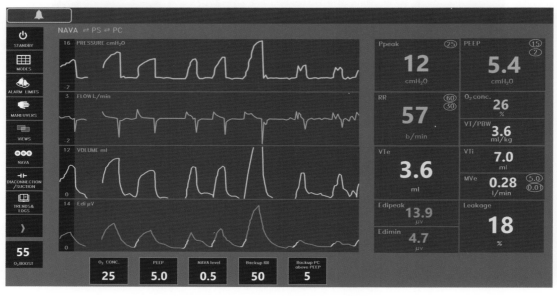

图 7-6-4　NIV-NAVA 通气的人机界面

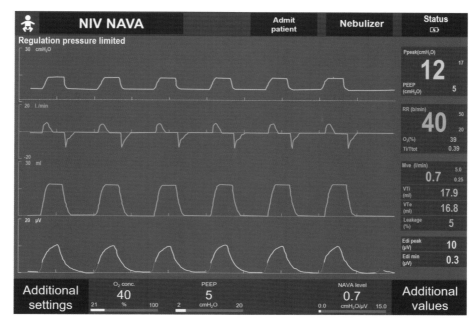

图 7-6-5　NIV-NAVA 通气的压力限制

当 Edi 监测管未能检测到膈肌电活动的信号时,呼吸机将在达到窒息时限后转入后备通气,并发出报警:"没有检测到患者自主呼吸"。当 Edi 监测管重新探测到膈肌电活动的信号时,呼吸机将重新启用 NIV-NAVA 模式。在 NIV-NAVA 模式和后备通气之间转换的次数和间隔时间没有限制。

在无创通气中,漏气是常见现象,在 NIV-NAVA 模式中,只要漏气量在允许的范围内,呼吸机将会对漏气量进行自动补偿,超过机器补偿能力的漏气将触发"漏气超限"报警。如图 7-6-6 所示,在第二行(流速-时间波形)和第三行(容量-时间波形)可见到补偿标识"comp",在流速-时间波形中可以见到吸气流速下降时出现第二个流速波峰(即补偿的气流),漏气补偿功能使得容量-时间波形的呼气相形成的漏气表现逐渐下降至 0 点。

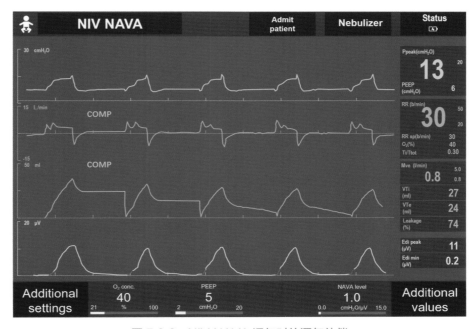

图 7-6-6　NIV-NAVA 通气时的漏气补偿

三、临床应用

在机械通气的发展过程中，始终以患者的安全性、有效性、舒适性为技术改进的目标，不断加强同步的能力，使得呼吸机的吸气相开始和结束、支持的强度更加和自主呼吸同步，显著改善了患者的舒适度，减少了人机对抗，对于改善治疗效果、缩短治疗时间、控制并发症等均有益处。

而无创通气的发展过程中也有类似的发展思路，CPAP 技术应用于新生儿后虽然使得很多原本需要气管插管和机械通气的新生儿避免了带有侵入性操作的治疗，但是其治疗失败，转而使用机械通气的概率仍然较高。NIV-NAVA 的通气模式下，无创通气支持由 Edi 触发，和 NAVA 技术的机械通气相同，能够在同步性方面达到较好的效果，使得患者舒适性明显提高，许多的研究也反映了这一点。而 NIV-NAVA 除了改善舒适性，在不同的研究中，其治疗效果也达到甚至超过了其他无创通气模式。NIV-NAVA 不仅在无创通气支持中体现出了较多的益处，而且在撤离呼吸机改为无创通气时，NIV-NAVA 也体现出了较好的支持能力。

目前对于 NIV-NAVA 的研究，主要集中在扩大其适用范围，在保持较高舒适性的前提下，不断探索 NIV-NAVA 技术能否用于更多疾病的治疗。在 Laurent Houtekie 等人的研究中，接受了体外循环心脏手术的婴儿，使用 NIV-NAVA 通气的舒适性较好，自主呼吸做功显著低于 CPAP 支持。Ruchi 等人报道了先天性膈疝的新生儿进行修补手术后使用 NIV-NAVA 的效果，纠正了既往对膈疝患者由于先天缺陷不应使用 Edi 监测的认识，并初步得出结论，即使是使用了补片进行修补的膈疝患儿也能使用 NIV-NAVA 作为手术后的呼吸支持方式。

NIV-NAVA 技术应用于新生儿，除了以上提到的优势，还应注意到该技术的局限性，应用 NIV-NAVA 时应警惕 Edi 监测管位置变动，导致膈肌的电活动探测失败。另外，Edi 监测管电极的理想位置在食管末端穿过膈肌处，该处除了能探测膈肌的电活动，还可能受到心电活动的干扰，这种现象虽然罕见，但理论上仍然是可以发生的，特别是新生儿体型较小，脏器相邻较近，临床工作中应注意鉴别，若 Edi 监测出现频繁的电活动，与真实的自主呼吸动作差别较大，甚至血气分析提示出现通气过度，需要及时鉴别和处理。

在 Firestone 等人的研究中还提到一种现象，在胎龄 24 周水平的早产儿，当没有 NIV-NAVA 支持时呼吸驱动较强，予以呼吸支持后呼吸驱动相应减弱，考虑为增加了呼吸支持后的正常反馈。若增加呼吸支持后呼吸驱动仍然较强，应对病情和治疗进行全面分析。若 NIV-NAVA 治疗期间没有达到理想的潮气量、呼吸频率、通气/换气、血气分析，可以考虑更换为其他呼吸支持方式。

本章内容可参考视频 5 新生儿无创机械通气。

视频 5　新生儿无创
机械通气

【关键点】

1. NIV-NAVA 能够在同步性方面达到较好的效果，使患者舒适性明显提高，减少呼吸做功。

2. 应用 NIV-NAVA 时应警惕 Edi 监测管位置变动，导致膈肌的电活动探测失败。

3. NIV-NAVA 应用中要保证鼻部接口的密闭性，减少压力泄漏。

4. NAVA 也可能因呼吸支持力度不够，而导致过度触发的发生。

5. NIV-NAVA 也有发生黏液阻塞鼻塞、喂养不耐受、腹胀、胃肠穿孔、鼻出血/损伤、皮肤损伤等风险。

（悦　光　巨　容）

参考文献

1. Lee J, Kim HS, Jung YH, et al. Non-invasive neurally adjusted ventilatory assist in preterm infants: a randomised phase II crossover trial [J]. Arch Dis Child Fetal Neonatal Ed, 2015, 100 (6): F507-513

2. Firestone KS, Beck J, Stein H. Neurally Adjusted Ventila-

tory Assist for Noninvasive Support in Neonates [J]. Clin Perinatol, 2016, 43 (4): 707-724

3. Gibu CK, Cheng PY, Ward RJ, et al. Feasibility and physiological effects of noninvasive neurally adjusted ventilatory assist in preterm infants [J]. Pediatr Res, 2017, 82 (4): 650-657

4. DiBlasi RM. The Importance of Synchronization During Neonatal Noninvasive Ventilation [J]. Respir Care, 2018, 63 (12): 1579-1582

5. Colaizy TT, Kummet GJ, Kummet CM, et al. Noninvasive Neurally Adjusted Ventilatory Assist in Premature Infants Postextubation [J]. Am J Perinatol, 2017, 34 (6): 593-598

第八章

新生儿有创机械通气

近年来,随着无创辅助通气技术的发展,在 NICU 中无创呼吸支持的使用频率明显增加,有创机械通气治疗的使用频率有所降低。但对于某些严重呼吸系统疾病的患儿,首选有创机械通气,能给予更稳定的支持。另外,作为无创呼吸支持失败后的补救措施,有创机械通气为无创呼吸支持的广泛应用保驾护航,以保证患儿的安全救治。本章重点介绍常频机械通气、容量目标通气、高频机械通气、神经调节辅助通气在新生儿中的临床应用。

第一节 常频机械通气

常频机械通气(conventional mechanical ventilation, CMV)是 NICU 中使用最频繁的有创机械通气治疗方式,是指呼吸支持时指令通气频率低于或等于患者自身的生理呼吸频率的通气支持方式,频率一般不超过 60 次 /min。常用的常频机械通气模式包括间歇正压通气(intermittent positive pressure ventilation,IPPV)或间歇指令通气(IMV)、同步间歇指令通气(SIMV)、同步间歇正压通气(SIPPV)或辅助 / 控制通气(A/C)、压力支持通气(PSV)、同步间歇指令通气联合压力支持通气(SIMV+PSV)等,本节将简要介绍这些模式并阐述常频机械通气在新生儿中的临床应用。

一、新生儿常频机械通气常用模式

(一)间歇正压通气或间歇指令通气

间歇正压通气(IPPV)也称为间歇指令通气(IMV),是一种呼吸机以预设的频率对患者进行正压通气的通气模式,是最基本的通气方式之一。

在 IPPV 模式下,不管患儿的自主呼吸情况如何,呼吸机均按预先设置的通气参数为患儿间歇正压通气,通气的频率、潮气量、压力、吸呼时间比、吸气流速完全由呼吸机控制,通气间隔时间相等,无患儿触发。在两次正压通气之间允许患儿在 PEEP 水平上进行自主呼吸。

IPPV 模式根据预先设置压力或预先设置容量的不同又分为定压 IPPV(pressure control IPPV,PC-IPPV)或定容 IPPV(volume control IPPV,VC-IPPV)(图 8-1-1)。

PC-IPPV 是指预先设置吸气峰压及其他呼吸机参数。通气由预设压力和肺内压力差所驱动,吸气开始时流速最高,当气道压力达到预设值后流速降为零,继而根据吸气时间等其他参数设置情况转为呼气。随着患儿肺顺应性的不同,通气潮气量可变。当患儿肺顺应性下降或气道阻力升高时,在该通气模式下容易出现通气不足的情况。当患儿肺顺应性改善(例如使用肺表面活性物质后),在该通气模式下容易出现通气过度的情况。

VC-IPPV 是指预先设置潮气量及其他呼吸机参数。机械通气时流速、潮气量恒定,压力逐渐升高,在达到预设的潮气量后转为呼气,此模式可保证患儿通气量的供给。但当患儿肺顺应性下降或气道阻力升高时,容易出现过高的气道内压力而导致肺气压伤。另外,在存在管道漏气的情况下也会出现通气不足的情况。

IPPV 不能和患者自主呼吸同步,机器送气常常与患儿的呼吸相冲突,有导致通气不足或气漏的危险,因此在使用 IPPV 模式时需要注意人机对抗的发生,尤其是自主呼吸强、频率快的患者。如果发生明显的人机对抗应适当使用镇静剂或肌松剂抑制患儿自主呼吸减少人机对抗。另外,应根据患儿的病情变化,及时调整呼吸机参数,避免过度通气或通气不足的发生。

IPPV 模式通常适用于无自主呼吸患儿,如复苏、呼吸肌麻痹、中枢性呼吸衰竭或严重呼吸功能低下、呼吸停止等患儿。由于 IPPV 与 IMV 模式缺乏与患者自主呼吸同步的功能,容易导致明显的人机对抗从而增加呼吸机的相关并发症,故当前这两种模式在 NICU 中的使用率明显减少。

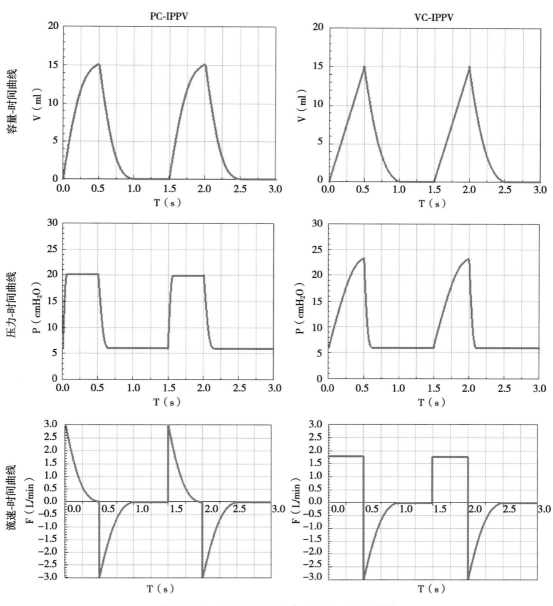

图 8-1-1　定压 IPPV 与定容 IPPV 的波形图

【关键点】

　　IPPV 不能和患者自主呼吸同步,机器送气常常与患儿的呼吸相冲突,有导致通气不足或气漏的危险,因此,通常只适用于无自主呼吸患儿。

(二)同步间歇指令通气

　　同步间歇指令通气(SIMV)是 IMV 的进化版,它通过增加触发装置来解决 IMV 与患儿呼吸不同步所带来的人机对抗问题。呼吸机通过识别患儿吸气初期气道压力、气体流速或腹部阻抗的变化来触发呼吸机以预设的参数进行正压通气。在患儿呼气相或呼气相后期设置触发窗口期,在触发窗口期内若患儿自主呼吸出现并达到设置的触发条件(压力、流量等变化),呼吸机则立即发出通气指令配合患儿自主呼吸完成一次预设条件的指令通气。如在触发窗口期患儿无自主呼吸或自主呼吸较弱达不到触发要求,呼吸机则按照预设参数进行间歇指令通气。在两次指令通气之间的自主呼吸,呼吸机并不给予通气支持。

　　在应用 SIMV 模式时需要设置相对于患儿的自主呼吸频率更慢的通气频率和相对较短的吸气时间,并需要设置呼吸机触发水平以调控同步化程度,避免在患儿自主呼吸出现前给予指令通气或触发过度灵敏导致的自触发情况。在 SIMV 模式下通过设置不同的呼吸频率可以给予患儿不同程度通气支持水平。例如给予足够高的呼吸频率则可抑制患儿自主呼吸,由呼吸机给予完全的通气支持;反之,如呼吸频率设置为零时,呼吸机就不提供通气支持,患儿完全自主呼吸。当然,上述举例为极端情况,在实际临床工作中我们应根据患儿的临床情况来进行设置,当患儿病情严重时设置足够的呼吸频率给予足够的通气支持,一旦病情控制和改善后应及时降低设置的呼吸频率,减少通气支持水平,从而有效地锻炼患儿自主呼吸,减少呼吸机使用时间并保证顺利的撤机。同时需要指出的是:当设置的呼吸频率过低时,由于该模式并不对超过设置频率的呼吸给予支持,这会导致较小气管导管(尤其是 2.5 号气管导管,气管导管越小气道阻力越大)插管的小婴儿出现明显的潮气量不足和呼吸功增高,且体重越小越易受到影响。目前 SIMV 模式是 NICU 中使用的主导呼吸机模式之一(图 8-1-2)。

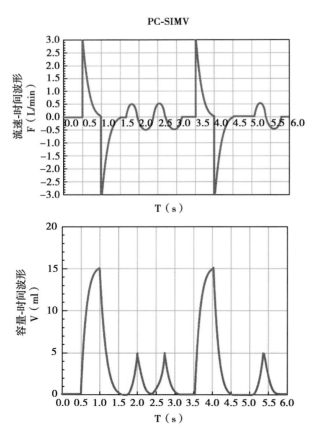

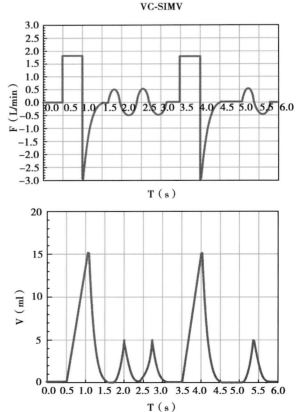

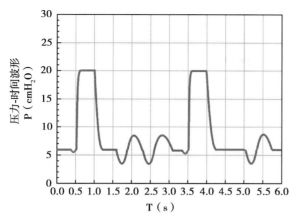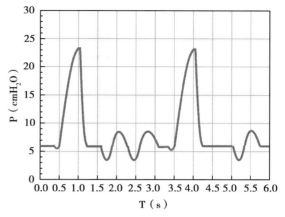

图 8-1-2　PC-SIMV 和 VC-SIMV 的波形图

与 IMV 模式一样，SIMV 也分为 PC-SIMV 和 VC-SIMV。PC-SIMV，即设置限定压力作为指令通气的控制变量之一，是指患儿在呼吸机触发窗内出现自主呼吸并达到触发条件，则呼吸机同步输送一次限定压力的指令通气；如若患儿自主呼吸较弱达不到触发要求或无自主呼吸，则呼吸机按照预设参数进行限定压力的间歇指令通气。VC-SIMV，即设置限定容量作为指令通气的控制变量之一，是指患儿在呼吸机触发窗内出现自主呼吸并达到触发条件，则呼吸机同步输送一次限定容量的指令通气；如若患儿自主呼吸较弱达不到触发要求或无自主呼吸，则呼吸机按照预设参数进行限定容量的间歇指令通气。

PC-SIMV 是目前 NICU 中应用较为广泛的呼吸机通气模式，受到大多数临床医师的追捧，但是该模式仍然存在同步性不够、Ti 设置不合理、对患儿呼吸支持不足等问题，尤其在小早产儿中这些问题更加突出，所以在呼吸机使用过程中应根据患儿的具体情况及时切换呼吸机模式，避免将该模式当成"万能模式"使用。

【关键点】

应用 SIMV 模式时需要设置相对于患儿的自主呼吸频率更慢的通气频率和相对较短的吸气时间，并需要设置呼吸机触发水平以调控同步化程度。应避免触发过度灵敏导致的自触发情况。SIMV 模式呼吸频率的设置体现不同的呼吸支持水平，应根据不同的临床情况做相应调整。虽然 SIMV 模式在新生儿应用较多，但并非"万能模式"。

（三）同步间歇正压通气与辅助 / 控制通气

1. **同步间歇正压通气**　同步间歇正压通气（SIPPV）在 IPPV 的基础上通过增加呼吸机的触发设置，在呼吸机监测患者的自主呼吸过程中，当患者自主呼吸达到触发条件时呼吸机给予一次预设的正压通气。SIPPV 改善了 IPPV 不同步的缺点，有利于呼吸机的撤离，但是其又带来了新的问题：实际通气频率 ≥ 呼吸机设置频率，即只要患者自主呼吸达到触发条件，呼吸机就会给予一次正压通气，导致总呼吸频率和呼吸节律的不稳定，在自主呼吸强而快时可能发生过度通气，应及时调低压力或更改通气模式。和 IPPV 模式一致，该模式也分为 PC-SIPPV 和 VC-SIPPV。

2. **辅助 / 控制通气**　辅助 / 控制通气（A/C）是一种传统的呼吸机通气模式，它把辅助通气和控制通气结合在一起，即患儿每一次达到呼吸机触发条件的自主呼吸都能得到呼吸机的通气支持（"辅助"部分），并在发生呼吸暂停时按呼吸机预设的通气频率进行通气支持（"控制"部分）。A/C 与 SIPPV 是同一通气模式的不同名称。在 A/C 模式下患儿的实际呼吸频率 ≥ 预设通气频率且均为正压通气，因此在设置呼吸机通气频率时需要低于患儿自主呼吸频率（根据患儿的大小，通常设置为 30~40 次 /min）。根据控制变量的不同，A/C 同样分为定压或定容两种不同控制通气模式，目前由于条件的限制，新生儿压力控制模式仍然是主要控制模式。需要注意，这种通气模式虽然可提供与患儿自主呼吸同步的通气且设定了最低通气频率，能有效地保证自主呼吸不稳定的患儿的通气需求并减少人机对抗的发生，但是在患儿自主呼吸较强时容易导致过度通气,因此需要根据患儿情况及时降低呼吸机参数;此外,由于呼吸频率是由患儿自主掌控,该模式的撤离是通过逐渐降低吸气峰压(PIP)、潮气量(V_T)来实现的,使患儿每次呼吸所得到的机械支持逐渐减少;同时调整触发灵敏度也可以使患儿得到的机械支持频率降低,直至被患儿的自主呼吸完全替代。

A/C(或 SIPPV)和 SIMV 是 NICU 中使用最广泛的两种模式,与 SIMV 相比,在使用 A/C(或 SIPPV)时患儿的潮气量变化较小、不容易出现呼吸急促而且能较快地脱离呼吸机,同时患儿的血压波动更小,这些都是 A/C(或 SIPPV)的优势。但目前尚无大样本的临床研究说明这两个模式谁更有效,从生理学考虑和一些短期研究表明,支持每一次自然呼吸的 A/C(或 SIPPV)在小早产儿中更为可取。

> **【关键点】**
>
> A/C(或 SIPPV)模式通气频率由患儿自主呼吸及触发灵敏度决定,能有效地保证自主呼吸不稳定的患儿的通气需求并减少人机对抗的发生,但是该模式下患儿每一次达到呼吸机触发条件的自主呼吸都能得到呼吸机通气支持,在患儿自主呼吸较强时容易导致过度通气,需要根据患儿情况及时降低呼吸机参数。

(四)压力支持通气

压力支持通气(PSV)是一种压力限制、流量切换、患儿自主呼吸触发的通气模式,通过预先设置呼吸机参数,当患儿自主呼吸达到呼吸机设置的触发阈值时,呼吸机根据设置的参数为患儿提供呼吸辅助。PSV 模式和 A/C 模式类似,它们都能给患儿的每一次自主呼吸提供支持,不同点在于吸气结束 PSV 是流量切换而 A/C 是时间切换,即在 PSV 模式下呼吸机的送气和停止送气都需要患儿通过呼吸的气流自主触发(Ti 由患儿自主控制);PSV 模式设置的 PIP 相对较低,故潮气量也较 A/C 模式低(图 8-1-3)。

在新生儿专用呼吸机,吸呼切换触发阈值通常固定为峰流量的 25%。由于 PSV 是流量切换,这种先天优势使得其与患儿呼吸的同步性明显优于时间切换的其他呼吸机通气模式,而且能有效

地减少由于呼吸机预设 Ti 不合理(通常预设长于患儿自主呼吸 Ti)所带来的胸内压和颅内压的波动,并有利于降低平均气道压。由于 PSV 模式下平均气道压相对较低,所以需要设置恰当的 PEEP 来预防肺不张的发生。由于该模式与患者同步性良好,能有效地帮助患者克服呼吸阻力减少患者呼吸肌做功,而且根据设置参数的不同来锻炼患者自主呼吸,故该呼吸机模式可作为患者的长期通气支持,也可作为脱机技术应用。对于有人机对抗的患者,使用该模式易于使呼吸协调。需要注意的是,由于 PSV 模式下 Ti 由患儿自主控制,在体重特别轻的早产儿,在出生后的最初几天发生 RDS 时其 Ti 非常短(在 PSV 模式下<0.2秒),这将限制气体在肺内的弥散,所以对于<800g 的早产儿在生后最初的 3~4 日应该避免使用该模式。

> **【关键点】**
>
> PSV 模式能给达到触发条件的每一次自主呼吸提供压力支持,其送气和停止送气都通过呼吸的气流自主触发(Ti 由患儿自主控制),因患儿自主呼吸的 Ti 通常较短,为维持适当的平均气道压,预防肺不张,需要选择合适的 PEEP。超低出生体重儿在生后 RDS 的最初几天应避免使用该模式,否则可能导致通气不足甚至呼吸肌疲劳。

(五)同步间歇指令通气联合压力支持通气

SIMV 常与 PSV 联用,呼吸机提供 SIMV 所设定呼吸频率的指令通气,而超出所设定的呼吸频率外的自主呼吸则通过流量触发 PSV 进行呼吸支持(图 8-1-4)。

加用 PSV 有助于支持患儿更多的自主呼吸,通过提供额外的吸气气流(限于临床医生选择的预设压力)来克服气管导管和呼吸机回路的阻力。呼吸功与压力支持的水平、吸气流速成反比。目前压力支持的必要水平尚未确定,通常是估算的,气管导管的阻力与其直径和吸气流速有关。导管直径越小阻力越大,由于新生儿气管导管均为直径<7mm 的导管,因此可能需要 ≥10cmH$_2$O 的压力支持水平以克服导管阻力。较高的吸气流速(较短的吸气上升时间和斜率)缩短了到达最大

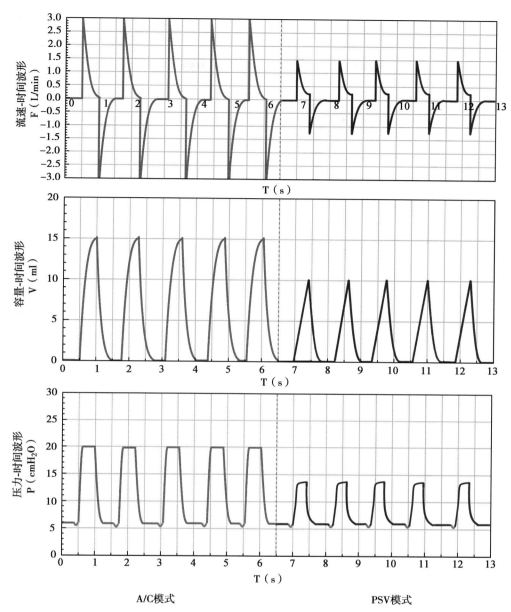

图 8-1-3　A/C 与 PSV 的波形图

注：吸气结束 PSV 是流量切换至呼气相，而 A/C 是时间切换至呼气相。

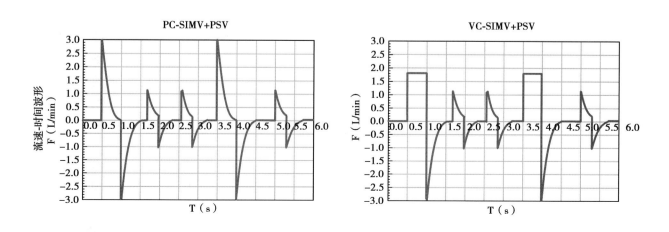

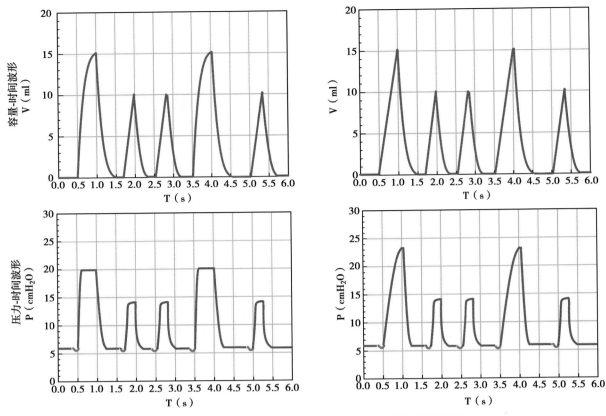

图 8-1-4　PC-SIMV+PSV 与 VC-SIMV+PSV 的波形图

气道压力的时间,从而减少呼吸功。有证据表明,与单用 SIMV 相比,PSV 联合 SIMV 可以减少指令通气频率和 MAP 来降低呼吸功,并增加分钟通气量。对于有人机对抗者,应用 PSV 有利于使呼吸协调,可减少镇静剂和肌松剂的用量。此外,SIMV+PSV 可锻炼患儿自主呼吸、适用于机械通气撤机。

【关键点】

SIMV+PSV 模式的优势:可以减少 SIMV 指令通气频率、降低平均气道压,减少机械通气损伤;联合 PSV 可增加分钟通气量;有利于人机协调,减少镇静剂、肌松剂用量,锻炼患儿自主呼吸,利于尽早撤机。

二、新生儿常频机械通气的临床应用

(一)适应证

新生儿应用常频机械通气的指征包括:

1. 频繁呼吸暂停,经药物或无创通气干预无效。

2. $FiO_2 > 0.4\sim0.6$,$PaO_2 < 50\sim60mmHg$ 或 $TcSO_2 < 85\%$(发绀型先天性心脏病除外)。

3. $PaCO_2 > 60\sim65mmHg$,伴有持续性酸中毒($pH < 7.20$)。

4. 循环功能不稳定、严重内环境紊乱、脑细胞水肿、心肺复苏术后或全身麻醉的新生儿。

(二)禁忌证

无绝对禁忌证。

三、新生儿常频机械通气参数的设置

(一)通气模式的选择

新生儿应用常频机械通气时应该遵循肺保护通气的策略,根据患儿疾病病理生理、自主呼吸情况、使用呼吸机的类型等来选择通气模式,在选择部分(辅助)还是全部(强制)通气支持时,尽量选用部分而不是全部通气支持,目前 NICU 中常用的常频模式有同步间歇指令通气(SIMV)、同步间歇指令通气联合压力支持通气(SIMV+PSV)、辅助/控制通气(A/C)等,当患儿有自主呼吸时最好采用 A/C 或 SIMV 模式通气，因为这些模式通气时患儿的自主呼吸可触发机器产生与自主呼吸同步的呼吸支持，可减少人机对抗及呼吸功，但应设好触发敏感度，常设压力触发值为 $-3\sim-1cmH_2O$，流量触发值为 $1\sim3L/min$。

（二）参数设置原则

呼吸机参数的设置和调节应该根据实时监测的生命参数、肺力学参数、动脉血气分析或经皮氧分压 / 二氧化碳分压结果等进行，机械通气的基本目的是使用尽量低的呼吸机参数保证有效的通气和气体交换，包括氧的充分摄入和二氧化碳的及时排出，使血气结果在正常范围。

影响氧摄入的主要因素包括平均气道压（MAP）和吸入氧浓度（FiO_2）。MAP 是一个呼吸周期中施于气道和肺的平均压力，MAP 等于一个呼吸周期中压力曲线下的面积除以该周期所用的时间（式 8-1-1，图 8-1-5）。

$$MAP = k\frac{Ti}{(Ti+Te)}(PIP-PEEP)+PEEP$$

式 8-1-1 常频机械通气 MAP 计算公式

注：MAP：平均气道压；k：波形常数；Ti：吸气时间；Te：呼气时间；PIP：吸气峰压；PEEP：呼气末正压。方形波时 k=1，正弦波时 k=0.5，k 值随气体流速和 Ti 而变化。

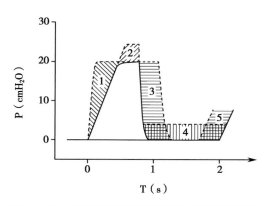

图 8-1-5 影响常频机械通气平均气道压的因素

影响 MAP 的因素包括吸气流速、吸气峰压、呼气末正压、吸气时间、呼气时间，因此，增加 MAP 的方法（图 8-1-5）包括：①增加吸气流速，形成方波吸气模式；②增加吸气峰压（PIP）；③在不改变呼吸频率的情况下延长吸气时间或反比呼吸；④增加呼气末正压（PEEP）；⑤不改变吸气时间的情况下增加呼吸频率。

增加 MAP 可以提高氧合，但过高的 MAP 可导致肺泡过度膨胀，静脉回流受阻，心搏出量减少，氧合降低，并可引起肺气压伤。除增加 MAP 外，提高 FiO_2 也是直接而有效增加 PaO_2 的方法。

影响 CO_2 排出的主要因素是进出肺内的气体总量，即分钟肺泡通气量，其计算公式见式 8-1-2。

$$MV_A = (V_T-V_D) \times RR$$

式 8-1-2 分钟肺泡通气量

注：MV_A：分钟肺泡通气量；V_T：潮气量；V_D：无效腔；RR：呼吸频率。

机械通气时无效腔量往往是固定的，因此 CO_2 的排出主要取决于潮气量和呼吸频率。定容型呼吸机可以直接设置潮气量大小；定压型呼吸机的潮气量主要取决于肺的顺应性和吸、呼气时肺泡内的压力差，当肺顺应性不变时，其潮气量主要取决于 PIP 与 PEEP 的差值，差值大则潮气量大，反之则小。频率的增加可使分钟肺泡通气量增加，CO_2 排出增加。当 $PaCO_2$ 增高时，可通过增大 PIP 与 PEEP 的差值（即提高 PIP 或降低 PEEP）或调快呼吸机频率来使 $PaCO_2$ 降低，反之亦然。

临床上应根据 PaO_2 和 $PaCO_2$ 值的大小，遵循上述原则，并综合考虑各参数正、副作用进行个体化调定，原则是在保证有效通换气功能情况下，使用最低参数，以减少机械通气的并发症。

（三）初始参数设置

CMV 时参数的初始设置因疾病种类和程度的不同而不同，新生儿常见疾病初调参数（表 8-1-1）（因不同疾病的不同时期，所需参数及模式不同，仅供参考）。

（四）适宜呼吸机参数的判断及参数调节

呼吸机参数需要根据患儿临床情况和血气分析结果来调整。机械通气的患儿需密切观察患儿舒适度，例如无人机对抗、无烦躁、无明显呼吸困难及呼吸动度增大等表现。动脉血气分析是判断参数是否适宜的金标准，初调参数或参数变化后 15~30 分钟，应检测动脉血气，临床结合动脉血气分析来综合判断，再调整参数，若结果正常且病情稳定可每 4~6 小时监测血气。临床上也采用经皮氧分压 / 二氧化碳分压作为判断的指标，可以减少对新生儿进行动脉穿刺采血的次数，减少疼痛及医源性失血的发生。同时也可根据呼吸力学

（如肺顺应性、时间常数、气道阻力及呼吸波形等）监测参数进行呼吸机参数的调整。一般情况下每次调节 1 或 2 个参数，每次参数调节的幅度见表 8-1-2。

表 8-1-1　新生儿常见疾病常频机械通气的初调参数

疾病名称	PIP/cmH$_2$O	PEEP/cmH$_2$O	V_T/(ml·kg^{-1})	RR/(次·min^{-1})	Ti/s
呼吸暂停	10~15	2~4	4~6	10~15	0.4~0.5
RDS	10~20	6~8	4~6	20~40	0.3~0.4
MAS	15~25	4~6	4~6	20~40	0.4~0.5
肺炎	15~25	2~4	4~6	20~40	<0.5
PPHN	15~25	6~8	5~8	50~70	<0.5
肺出血	20~25	6~8	4~6	35~45	<0.5

注：RDS：呼吸窘迫综合征；MAS：胎粪吸入综合征；PPHN：新生儿持续性肺动脉高压；PIP：吸气峰压；PEEP：呼气末正压；RR：通气频率；Ti：吸气时间。

表 8-1-2　新生儿常频机械通气的参数调节幅度

呼吸机参数	调节幅度
PIP	1~2cmH$_2$O
PEEP	1~2cmH$_2$O
Ti	0.05~0.1s
RR	5 次 /min
FiO$_2$	0.05

注：PIP：吸气峰压；PEEP：呼气末正压；Ti：吸气时间；RR：通气频率；FiO$_2$：吸入氧浓度。

（五）撤离常频呼吸机的指征

1. 原发病变已明显好转或已控制。
2. 一般情况良好，动脉血气结果正常。
3. 逐渐降低呼吸机参数，锻炼和增强自主呼吸，当呼吸机参数下调到一定程度后（表 8-1-3），自主呼吸节律正常，动脉血气结果正常，可考虑直接撤离有创呼吸机或过渡为无创辅助通气。

表 8-1-3　日龄<2 周新生儿考虑撤机的常频参数

模式	撤机参数
常频通气 （A/C、SIMV、PSV）	• SIMV：PIP ≤ 18cmH$_2$O，PEEP ≤ 4cmH$_2$O，RR ≤ 20 次 /min，FiO$_2$ ≤ 0.40 • A/C 或 PSV，BW<1 000g：MAP ≤ 7cmH$_2$O，和 FiO$_2$ ≤ 0.40 • A/C 或 PSV，BW>1 000g：MAP ≤ 8cmH$_2$O，和 FiO$_2$ ≤ 0.40
容量目标通气	• V_T ≤ 4.0ml/kg（如果体重<700g 或日龄>2 周 V_T ≤ 5ml/kg）和 FiO$_2$ ≤ 0.40

注：日龄更大的患儿可能在更高一点的压力或潮气量撤机。A/C：辅助控制通气；SIMV：同步间歇指令通气；PSV：压力支持通气；PIP：吸气峰压；PEEP：呼气末正压；RR：通气频率；FiO$_2$：吸入氧浓度；BW：出生体重；MAP：平均气道压；V_T 潮气量。

在撤机过程中，需要注意几点：①从机械通气开始就应该不断评估疾病恢复及撤机可能性；②当血气分析正常、呼吸做功不多的情况下，就开始下调呼吸机参数；③随着肺顺应性改善和患者自主呼吸努力的变化，容量目标通气可以实时调整吸气峰压，减小容量伤；④撤离太慢可能比撤离太快更有风险，因为可能增加低碳酸血症和肺损伤。

本节内容可参考视频 6 新生儿常频机械通气。

视频 6　新生儿常频机械通气

【关键点】

1. 应用 CMV 时应该遵循肺保护通气的策略，根据患儿疾病病理生理、自主呼吸情况、使用呼吸机的类型等来选择通气模式。

2. 呼吸机参数需要根据患儿临床情况和血气分析结果来综合评估后调整，随着肺顺应性改善和患者自主呼吸努力的变化，应及时调节呼吸机参数，减少呼吸机相关性肺损伤的发生。

3. 影响氧摄入的主要因素包括 MAP 和 FiO_2。

4. 影响 CO_2 排出的主要因素是分钟肺泡通气量。

【经验分享】

1. RDS 患儿在使用肺泡表面活性物质后，要及时下调呼吸机参数以免发生容量伤或压力伤。

2. 肺出血患儿可根据病情适当延长吸气时间，甚至短时间反比呼吸，注意关注循环状态。

3. 呼吸机使用过程中严格执行预防呼吸机相关性肺炎的措施（详见第十七章）。

4. 建议密闭式吸痰以避免频繁断开呼吸机回路。

5. 呼吸机使用过程中可联合应用纤维支气管镜行气道灌洗，治疗肺不张及留取痰液送培养或高通量监测以指导临床抗生素使用。

6. 严密监测并发症发生情况，并每日评估撤机指征，尽早撤离有创呼吸机。

（郑　毅　赵奇思）

参考文献

1. 喻文亮, 钱素云, 陶建平, 等. 小儿机械通气 [M]. 上海: 上海科学技术出版社, 2012, 1: 133-141
2. Martin Keszler, Mark C. Mammel. Basic Modes of Synchronized Ventilation//Goldsmith JP, Karotkin EH. Assisted ventilation of the neonate [M]. 6th ed. Philadelphia, PA: Elsevier, 2017: 180-187
3. 《中华儿科杂志》编辑委员会. 中华医学会儿科学分会新生儿学组. 新生儿机械通气常规 [J]. 中华儿科杂志, 2015, 5; 53 (5): 327-330
4. Bradley A Yoder. Mechanical Ventilation: Disease-Specific Strategies//Goldsmith JP, Karotkin EH. Assisted ventilation of the neonate [M]. 6th ed. Philadelphia, PA: Elsevier, 2017: 229-242
5. 邵肖梅, 叶鸿瑁, 丘小汕. 实用新生儿学 [M]. 5 版. 北京: 人民卫生出版社, 2019, 4 (5): 169-173

第二节　容量目标通气

常频通气包括压力控制和容量控制两种通气模式。在传统的压力控制通气中，控制气体输送的压力是直接设定的，潮气量（V_T）随婴儿呼吸、肺顺应性和气道阻力变化而变化。在容量控制通气中，潮气量是额定的，呼吸机支持压力根据气道的阻力和顺应性不同而变化。容量目标通气（tidal volume-targeted ventilation, VTV）是在压力控制通气基础上的改进，通过微处理器指导自动调整吸气峰压或吸气时间来提供目标 V_T，以达到监测的实际 V_T 接近设置的 V_T。

一、容量目标通气的背景和理论基础

30 多年前，由于设备落后，给予早产儿容量控制通气的早期尝试都没有成功，压力控制、时间切换、持续气流通气逐渐成为新生儿机械通气的标准模式。压力控制通气能够直接控制通气的压力和时间，即使新生儿使用的无囊气管插管周围有明显漏气，也可以进行通气。

动物实验证实，容量是呼吸机所致肺损伤的关键决定因素，而不是压力。有研究证实，无论通气压力高低，大潮气量通气的动物会发生严重的急性肺损伤。在同样高吸气压力的通气下，通过限制胸廓扩张来限制潮气量的动物，发生的肺损伤要少得多。高气道压力可能会对未成熟的气道造成损伤，如果没有形成大的潮气量，压力本身并不会对肺部造成严重伤害。因为早期新生儿肺顺应性变化很大，肺顺应性随着肺液的清除、表面活性物质的应用以及肺容量的优化而迅速变化，临床过程中（特别是生后早期）压力控制通气容易出现潮气量变化大和过度通气，高碳酸血症和低碳酸血症都与新生儿脑损伤有关。

二、容量目标通气与压力控制通气的区别

不同呼吸机实现容量目标通气的方法存在差异，但都具有维持潮气量和适当调节压力的能力。当 V_T 为主要控制变量时，随着肺顺应性和患者吸气努力的改善，吸气压力会实时下调而避免过大的 V_T，有助于缩短机械通气时间；如果由于各种原因导致未能达到设定的 V_T，吸气压力也会增加。而压力控制通气时，压力是预先设置的参数，潮气量是随婴儿呼吸、肺顺应性和阻力变化而变化的（图 8-2-1）。

荟萃分析对比新生儿使用容量目标通气与压力限制通气临床资料，提示 VTV 模式通气的患儿死亡率、支气管肺发育不良、气胸、低碳酸血症、严重的头颅超声病理改变和机械通气时间更少（表 8-2-1）。

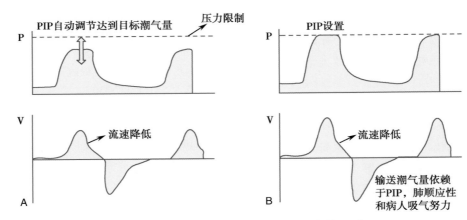

图 8-2-1　容量目标通气与压力控制通气的区别

注：上图为压力时间波形，下图为流速时间波形。A 为容量目标通气，是对压力控制通气的改进，它可以自动调节吸气峰压的大小，以维持目标 V_T。B 为压力控制通气，吸气峰压是主要控制变量，V_T 与吸气压力和呼吸系统的顺应性成比例，气流呈减速模式，V_T 随着顺应性的变化而变化。

表 8-2-1　容量目标通气的优点

结果	研究数	病例总数	RR（95% CI）/MD（95% CI）	证据质量
出院前死亡	11	771	0.75（0.53~1.07）	低
死亡或 BPD（36 周）	8	584	0.73（0.59~0.89）	中
正压通气时间（d）	12	736	−1.35（−1.83~−0.86）	中
气胸	13	825	0.52（0.31~0.87）	中
Ⅲ~Ⅳ级 IVH	10	712	0.53（0.37~0.77）	中
Ⅲ~Ⅳ级 IVH 或 PVL	6	441	0.47（0.27~0.80）	中
BPD（36 周供氧）	9	620	0.68（0.53~0.87）	低

注：BPD：支气管肺发育不良；IVH：脑室内出血；PVL：脑室周围白质软化；RR：相对危险度；MD：平均差；CI：置信区间。

有报道容量控制通气在小的早产儿机械通气中也是可用的。

【关键点】

容量目标通气时随着肺顺应性和患者吸气努力的变化,吸气压力会实时调整而保证有效的通气,同时避免过大的潮气量,减少容量伤的发生;其每一次通气实质是压力控制通气,流速是递减波。

三、容量目标通气与容量控制通气的区别

(一)容量控制通气

呼吸机按照预设的 V_T 进行通气,容量切换,直接调节 V_T 和呼吸频率来控制分钟通气量,气体流速恒定,随着 V_T 的产生,压力被动上升,与肺顺应性成反比,在吸气结束时压力达到峰值,几乎没有时间进行肺内气体分布。在设定的压力安全阀内(通常<40cmH$_2$O),呼吸机将设定的 V_T 送入管道,呼吸机产生的吸气峰压根据肺顺应性和气道阻力不同而变化;另外还设置了最长吸气时间,当肺顺应性很差时,呼吸机不会产生过长的吸气时间,自动切换为呼气。

容量控制通气呼吸机主要控制的是输送到呼吸机管路近端的气体量,而不是进入患儿肺部的 V_T,最终进入肺部的实际气体体积受三个因素影响(图 8-2-2):①管道顺应性(C_T);②呼吸机管路和加湿器的气体压缩体积;③无囊气管导管周围漏气程度。在新生儿中,肺的体积只是呼吸机管路/加湿器体积的一小部分,而且顺应性往往很差。因此,管路的扩张和气管导管周围漏气(漏气量不断变化)都会造成气体损失,影响实际进入肺部的潮气量。大多数现代呼吸机都有补偿管路顺应性/气体压缩的能力,但可能因不断变化的漏气而失效。在患者端使用流量传感器来监测呼出的 V_T,通过手动调整呼吸机设置的 V_T(也称为 V_{del}),以实现所需的呼气 V_T,但气管导管周围漏气量是不断变化的,因此可能需要频繁监测和调整潮气量,通常需要将 V_{del} 设置为 10~12ml/kg,以实现 4~5ml/kg 的有效 V_T,并根据血气进行后续调整。尽管有这些限制,在使用患者端流量传感器监测时,也

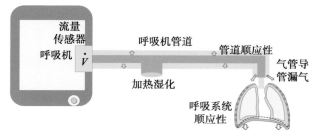

图 8-2-2　容量控制通气过程中容量的损失

注:容量控制通气在极早产儿中应用很局限,在管道内吸气压力升高时容量损失的因素包括:管道顺应性决定了一定程度的扩张(管路容积增加);压力升高会导致气体压缩而损失部分容量(波义耳定律);无囊气管插管周围有不同程度的漏气(吸气相更明显)。

(二)容量目标通气

与传统的容量控制通气不同(图 8-2-3),VTV模式是对压力控制通气的改进,旨在通过微处理器指导自动调整吸气压力或吸气时间来提供目标 V_T。一些装置在吸气时根据流量测量来调节 V_T 输送,而另一些装置在呼气时根据流量测量来调节 V_T 输送。在吸气过程中漏气更大,因此呼气 V_T 更接近真实 V_T。使用呼气 V_T 可以根据上一个通气周期调整峰值压力,而使用吸气 V_T 可以实现相似的周期性调整,但无法实时补偿气管导管周围漏气。当出现较大气管导管周围漏气时,呼气 V_T 可能会低估真实 V_T,而吸气 V_T 测量会高估进入肺部的真实 V_T。总的来说,使用呼气 V_T 更安全和有效。

四、容量保证通气

容量保证通气(VG)是 VTV 模式中的一种模式,其监测呼出气潮气量,应用较广,能实现稳定的 V_T 和减少低碳酸血症的发生。VG 可以与任何基本呼吸机模式[辅助/控制(A/C)、同步间歇指令通气(SIMV)、压力支持通气(PSV)]相结合,是一种以容量为目标、时间切换或流量切换、压力控制的通气模式。通过选择目标 V_T 和压力上限来调整呼吸机的操作压力(工作压力),微处理器以设定的 V_T 为目标,比较上一次呼吸时呼出 V_T 后,上调或下调工作压力(图 8-2-4)。

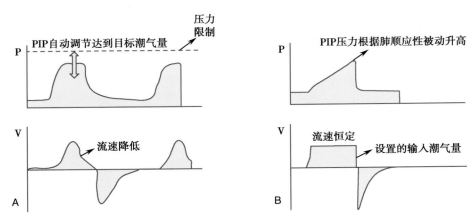

图 8-2-3　容量目标通气和容量控制通气

注：上图为压力时间波形，下图为流速时间波形。A 为容量目标通气，是对压力控制通气的改进，它可以自动调节吸气峰压的大小，以维持目标 V_T。B 为容量控制通气，V_T 是主要控制变量，呼吸机向管路恒定流量输送气体，压力被动上升并在吸气结束达到峰值；需要注意呼吸机输送的气体量是设置的 V_T，由于受到漏气、管路顺应性的影响，可能与患儿实际 V_T 不同。

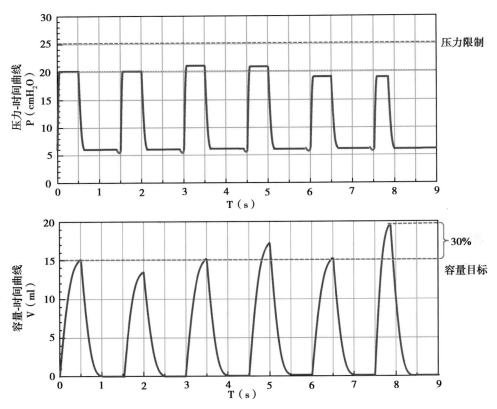

图 8-2-4　压力控制 A/C+VG 模式的波形图

注：呼吸机计算监测的实际呼气 V_T 与目标 V_T 的差别，自动调节 PIP（最低为 PEEP 水平，最高为设置的最大压力限值）来达到目标 V_T。另外，呼吸机会自动限制 PIP 在两次呼吸之间出现过大幅度变化，例如呼吸机会同时监测吸气 V_T，当监测的实际吸气 V_T 突然增加 30% 时，呼吸机会立即终止吸气。从一次吸气到下一次吸气的压力增量限制为 3cmH$_2$O，以避免过度通气。

随着患儿顺应性或吸气努力的变化,需要几个周期才能达到目标 V_T。如果呼吸机在设定的吸气压力极限下无法达到目标 V_T,则会响起"低 V_T"警报,提醒医护人员进行评估。与所有形式的同步通气一样,V_T 是由呼吸机的正压和患儿自发努力产生的胸腔内负压的组合决定的(图 8-2-5)。

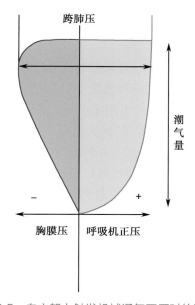

图 8-2-5　自主努力触发机械通气正压时的跨肺压
注:在机械通气中,有自主呼吸的患儿,触发机械通气的正压时,进入肺部的 V_T 是由跨肺压产生的,即婴儿自主呼吸产生的胸腔内负压绝对值和呼吸机产生的正压之和。由于早产儿的呼吸努力是不断变化的,因此患儿自主呼吸产生的胸腔内负压对跨肺压的贡献是不同的,从而导致 V_T 的变化。

在清醒、呼吸活跃的婴儿中,患儿对跨肺压的贡献总是变化的,导致实际 V_T 总是围绕目标 V_T 波动。VG 可降低低碳酸血症的发生率和过大 V_T 的发生次数。A/C+VG 模式比 SIMV+VG 模式更有效,因为对于每一次自主呼吸都进行了支持和容量保证通气。

【关键点】

容量保证通气能实现稳定的潮气量和减少低碳酸血症的发生,可以与其他呼吸机模式结合使用。

五、容量目标通气的参数调节

当以 VTV 作为初始支持模式时,应根据婴儿的大小和疾病病理生理特点选择 V_T 目标(表 8-2-2),还应根据不同呼吸机的特点适当调整。本节以 VG 通气为例。

选择合适的 V_T 取决于婴儿大小、疾病诊断和呼吸机模式。患儿越小,需要的 V_T/kg 稍大,因为无效腔比例更大;另外,胎粪吸入综合征或 BPD 患儿肺泡无效腔增加也需要相对较大的 V_T;随着疾病的进展,提供最佳支持的目标 V_T 也会改变。气管导管周围的漏气量较大时会影响测量 V_T 的准确性,建议选择呼吸机漏气补偿功能来减少气管导管周围漏气的影响,不同呼吸机漏气补偿的能力不同,参考相应呼吸机说明书。

表 8-2-2　容量保证通气的初始参数设置

体重或疾病	$V_T/(ml \cdot kg^{-1})$	PEEP/cmH$_2$O	RR/(次·min^{-1})	Ti/s
<1.0kg	5.5~6	5~7	40~60	0.25~0.3
1.0~1.5kg	5~6	5~8	40	0.3~0.35
>1.5kg	4~6	5~8	40	0.3~0.4
新生儿呼吸窘迫综合征	4~5	5~8	40~60	0.3~0.4
胎粪吸入综合征	5~6	3~6	25~40	0.4~0.5
先天性膈疝	4~4.5	5~6	40~60	0.3~0.4
机械通气时间>2周	5~8	5~8	20~40	0.35~0.45

注:V_T:潮气量;PEEP:呼气末正压;RR:呼吸频率;Ti:吸气时间。

呼吸机参数调节时注意事项：①选择低于自主呼吸频率约10次的后备通气：足月儿30次/min，早产儿40次/min。②根据患儿诊断、当前状况和FiO_2选择合适的PEEP。③将PIP限制设置为比预期PIP高出$3\sim5cmH_2O$或预期PIP范围上限的25%~30%。④每次调整V_T为0.5ml/kg（一般V_T在4.0~6.0ml/kg）。⑤评估患者的呼吸频率、舒适度、需氧量和工作压力，而不仅仅是血气。必要时增加V_T以获得足够的支持。⑥最初使用出生体重来确定V_T目标，如果婴儿长时间需要机械通气支持，应根据体重增加调整。⑦勿将V_T降至3.5~4ml/kg以下，PC-A/C或PC-PSV时不要下调后备通气频率，因为患儿所需的生理V_T及分钟通气量不会降低（随着时间的推移可能会增加），随着患儿呼吸系统顺应性的提高，呼吸机支持的压力自动降低，不应将V_T降低至低于患儿的生理需要V_T（很多婴儿自主呼吸能产生接近4ml/kg的潮气量），会增加患儿呼吸功，并可能导致肺不张和/或延迟撤机。

撤离呼吸机：①如果吸气压力$\leq12\sim15cmH_2O$且血气满意，可考虑拔管；②可以使用自主呼吸测试评估拔管准备情况；③早产儿≤32周拔管前应一直使用咖啡因；④拔管后应使用CPAP、NIPPV或HHHFNC至少24小时。

手动通气时是按照压力上限给予的正压通气。将PIP限制设置过高，而没有考虑工作压力水平，会简化VG的应用和减少警报，但由于使早期预警系统失效而降低了安全性。

【经验分享】

1. 合适的潮气量取决于婴儿大小、疾病诊断和呼吸机模式。

2. 气管导管周围的漏气量较大时会影响潮气量测量的准确性，应选择合适气管导管或使用呼吸机漏气补偿功能。

3. 呼出气潮气量监测更利于保证稳定的目标容量通气。

六、压力调节容量控制

压力调节容量控制（pressure-regulated volume control，PRVC）是一种时间切换的压力控制辅助控制模式，使用在呼吸机（近端）管路测量的V_T来调节吸气压力以达到所需V_T，压力增量限制在$3cmH_2O$以内，由于压力调节基于前一次呼吸，无论是辅助呼吸还是指令通气，患儿自主呼吸努力的变化性和/或间歇性都会引起V_T的波动。

新生儿用PRVC模式的主要局限性是高估了近端（呼吸机回路末端）的V_T，而不是气道开口处的V_T。Y形接口上的流量传感器可以更准确地监测V_T，但吸气压力的伺服调节仍然基于近端（呼吸机回路末端）流量测量。管路顺应性补偿可用于校正管路中的气体压缩，但当气管导管周围存在漏气时无效，且管路顺应性补偿的可靠性随着婴儿体重的降低而下降，可能导致极小婴儿的V_T大幅波动，因此补偿功能一般不用于小早产儿。由于回路中气体的压缩会造成V_T的大量损失，因此设定的V_T必须比气道开口处的目标呼出V_T大2~3倍。

当启动PRVC时，可以使用几种方法来设置目标V_T。如果近端流量传感器可用，则应使用该传感器直接测量呼气V_T并调整设定潮气量（V_{del}），以实现呼气V_T约为5ml/kg。如果婴儿正从压力限制模式切换，通常设置目标容积的方法是：①与PC通气产生的容积（V_{del}）匹配；或②产生与PC通气中使用的相似的吸气压力。如果婴儿在没有可选流量传感器的情况下直接使用PRVC，必须依靠对胸廓起伏和呼吸音的临床评估来确定适当的V_{del}，并联合血气分析评估，注意V_T的很大一部分将在管路中丢失。与其他VTV模式类似，随着肺顺应性和患者努力程度的改善，实现目标V_T所需的压力会自动下降，在气道开口处监测的呼气V_T不应低于4ml/kg，但目前在极低出生体重儿中的随机临床试验PRVC与压力限制SIMV相比未显示任何优势。

七、肺开放策略的重要性

肺开放策略具有良好的生理基础和实验室证据支持，确保V_T均匀分布才能实现VTV的好处，其中足够的PEEP维持功能残气量，有利于减轻肺损伤。

当机械通气患儿存在肺不张时，由于重新募集塌陷肺泡的压力更高，V_T将优先进入已经开放的肺单元，由于气体分布不均匀，即使使用正常范围的V_T，也可能导致相对正常的肺单元过度扩张，从而造成容量伤和生物伤；在肺不张区域有富含蛋白质的液体渗出,伴表面活性物质失活和炎性介质释放增加;在肺不张和过度扩张交界区域,反复的塌陷和复张增加了剪切力和不均匀应力的损害(图 8-2-6)。为了保证 V_T 在肺内均匀分布,因此肺开放策略应该是所有肺保护性通气策略的基本组成部分。

八、报警和原因

报警是提供关于患者是否正在接受所需水平的呼吸机支持的反馈。VTV 模式会产生更多的报警,警报器起着重要安全保障作用,应该重视。合理使用会改善对最脆弱婴儿的监护,评估警报的原因并纠正问题非常重要。较大的漏气会导致低估输送的 V_T,并在没有达到设定的 PIP 限值时触发低 V_T 报警。肺顺应性显著下降、自主呼吸减少、意外拔管以及强制呼气发作,都会产生"低 V_T"警报,故障及排除见图 8-2-7。通过优化设置和报警限制,可以避免不必要的报警。

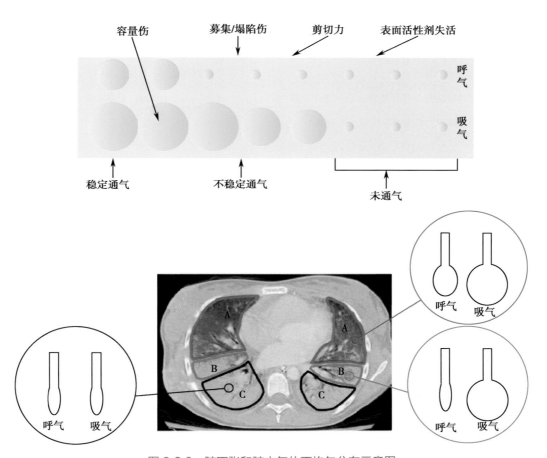

图 8-2-6 肺不张和肺内气体不均匀分布示意图

注:肺不张呈重力依赖性分布,如下方的 CT 胸部平扫图所示可以分为三个部分:A 为稳定通气区,在整个通气周期内开放的肺泡;B 为不稳定通气区,在吸气相募集但在呼气相塌陷的肺泡;C 为未通气区域,在整个通气周期内都塌陷的肺泡。用上方的示意图表示,肺不张区域表面活性物质失活,通气肺与塌陷肺交界处的剪切力以及不稳定通气区肺泡反复塌陷和募集造成的损伤都是导致肺损伤的原因。另外,气体不能进入塌陷区域,优先进入已经开放的稳定通气区,即使生理潮气量的气体进入小比例开放的肺泡,也会导致其过度扩张和容量伤。

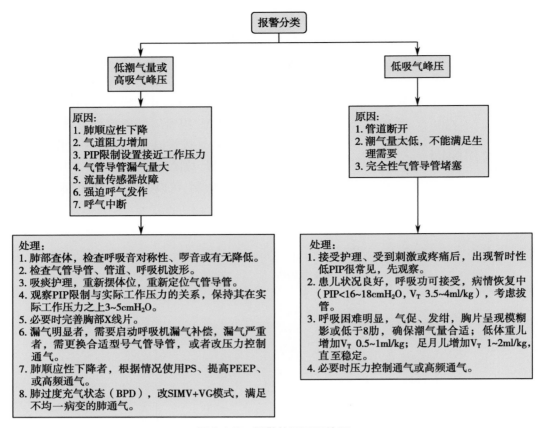

图 8-2-7　报警的原因及处理

注：V_T：潮气量；PIP：吸气峰压；PEEP：呼气末正压。

目前有强有力的证据支持使用 VTV 作为新生儿机械通气的主要模式，它可以改善各种重要的临床结果。由于对流量传感器要求更高，以及临床医师接受 VTV 的过程缓慢，国内使用 VTV 模式的 NICU 较少。现在几乎所有用于新生儿的呼吸机都可以使用某种形式的 VTV，而且专门为新生儿设计的最新设备即使在非常小的婴儿呼吸支持上也表现得非常好，临床医师应熟悉所拥有的呼吸机的特点和使用方法，使用合适的呼吸机设置，减少呼吸机相关性肺损伤。

本节内容可参考视频 7 容量目标通气。

视频 7　容量目标通气

【经验分享】

1. 目前有大量研究证据支持 VTV 可以减少早产儿 BPD、IVH、气漏等疾病的发生率，随着医疗设备的改进和医务人员认识的深入，VTV 将逐渐成为 NICU 中新生儿常频机械通气时的主要模式。

2. VG 是 VTV 中的最常用模式之一，可以联合 SIMV、A/C 等模式使用，新生儿常用目标潮气量为 4~6ml/kg。

3. V_T 是由呼吸机的正压和患儿自发努力产生的胸腔内负压的组合决定的，当患儿病情急性期自主呼吸很强时，患儿自发努力占比更多，可能出现人机对抗，使用 VG 时多不能缓解呼吸困难，此时要注意镇静，调整呼吸机参数，必要时换用其他呼吸模式。

（傅益永　巨　容）

参考文献 ·················

1. Klingenberg C, Wheeler KI, Mccallion N, et al. Volume-targeted versus pressure-limited ventilation in neonates [J]. Cochrane Database of Systematic Reviews, 2017

2. Keszler M, Morley CJ. Tidal Volume-Targeted Ventilation//Goldsmith JP, Karotkin EH. Assisted ventilation of the neonate [M]. 6th ed. Philadelphia, PA: Elsevier, 2017: 195-205

3. Martin Keszler. Volume-Targeted and Volume-Controlled Ventilation//PK Rajiv, Dharmapuri V, Satyan L. Essentials of Neonatal Ventilation [M]. India: RELX, 2019: 238-249

4. Gupta A, Keszler M. Survey of Ventilation Practices in the Neonatal Intensive Care Units of the United States and Canada: Use of Volume-Targeted Ventilation and Barriers to Its Use [J]. Am J Perinatol, 2019, 36: 484-489

第三节　神经调节辅助通气

神经调节辅助通气（NAVA）是一种新的通气模式，与其他模式的主要区别在于完全不同的同步/触发方式，通过监测患者膈肌电活动（Edi）的信号，来感知新生儿的通气需求，提供的通气支持与自主呼吸同步。

一、技术背景

NAVA 技术的开创者是 Christer Sinderby（加拿大多伦多大学医学院，多伦多 St.Michael 医院）和 Jennifer Beck（加拿大多伦多 St.Michael 医院）。NAVA 技术在 2007 年获得 FDA 许可。呼吸运动受呼吸中枢控制（图 8-3-1），具体的控制过程为：呼吸中枢通过膈神经电活动引起膈肌兴奋和收缩，膈肌收缩同时带动胸廓扩张和肺膨胀，肺内压力变化后带动气流进入肺组织，以上过程最终形成一次呼吸动作。

传统的新生儿呼吸支持使用流量传感器，通过呼吸运动的控制通路我们可以了解到，流量传感器监控气体流速变化是整个控制呼吸运动通路的最后一个步骤，并且流量传感器的性能会受到内源性 PEEP、肺过度膨胀、漏气等的影响，因此其同步率不足，且同步通气相比自主呼吸有一定的延迟，这是流量传感器工作特点决定的，其技术改进难以消除这一缺陷。

NAVA 技术起自膈肌电信号分析，在频谱分析用于监测电活动的频率时，他们发现电活动的频率信号能提供丰富的信息，能帮助了解膈肌是否已经疲劳、肌肉中肌纤维数量、肌肉是如何被电

信号募集等，这些信息最终都体现在电信号传入膈肌触发了呼吸动作。Edi 除了能提示即将发生的呼吸动作，其强度还与呼吸动作的力度有明确的关系，呼吸中枢正是通过调整膈神经电活动来调节呼吸强度，监测 Edi 除了能了解神经冲动和其强度，对于流量传感器可能受到内源性 PEEP、肺过度膨胀、气漏等干扰的缺点，在 Edi 监测时均能有效避免。

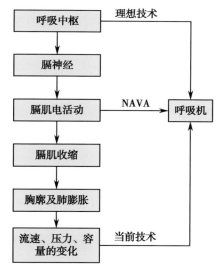

图 8-3-1　控制呼吸运动的传导通路

通过 NAVA 技术的起源我们可以知道，Edi 监测改变了传统呼吸机通过流量传感器接入该次自主呼吸的时机，实现了与自主呼吸完全的同步，并且根据膈神经信号强弱变化调整呼吸支持的力度，可以理解为呼吸机是体外与呼吸相关的肌肉，其工作和支持力度均接受人体呼吸中枢的控制。

二、创新的设备

在应用 Edi 达到更好的同步呼吸支持时,需要有临床实用的设备用于监测 Edi。目前广泛使用的是 Edi 导管,如图 8-3-2 所示,其外形类似胃管,其下段带有感受膈肌电活动的电极。新生儿的 Edi 导管如图 8-3-3 所示,其主体为中通的胃管,可用于肠内营养,内径为 6Fr 或 8Fr,下段带有 9 个电极,可监测 Edi 和经食管心电图,Edi 导管下段还内置有钡线,可供 X 线检查定位。

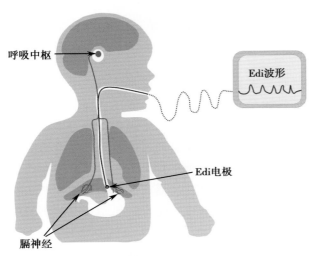

图 8-3-2　Edi 监测示意图(Edi 波形显示在呼吸机人机界面上)

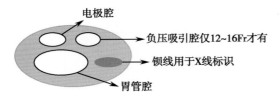

图 8-3-3　新生儿 Edi 监测管截面示意图

需要说明的是,NAVA 技术使用的是 Edi 进行同步触发,而呼吸中枢传递出的信号到达所有与呼吸相关的肌肉组织后,最终引起了这些肌肉的兴奋收缩。呼吸中枢电信号的频率和强弱同样会对所有的肌肉组织产生影响,从而产生不同频率和强度的呼吸动作。Edi 监测使用类似胃管的设备,收到的信号可能被心电活动等影响,为了降低信号受到的干扰,目前采用两个单电极进行监测。NAVA 技术现已应用在部分新生儿呼吸机产品中,在使用时需将 Edi 监测模块插入主机,并连接 Edi 监测导管。

三、神经调节辅助通气模式的机械通气

NAVA 模式的机械通气设定方式与其他模式不同,通气压力(单位 cmH_2O)与监测的 Edi 强度(单位 μV)成比例的变化,这种比例称为"NAVA 水平"(NAVA level),单位是 $cmH_2O/μV$,这个单位表达了每 1μV 的 Edi 会产生多少 cmH_2O 通气压力的变化。比如 NAVA 水平为 $2cmH_2O/μV$,表示 Edi 出现 1μV 变化时新生儿得到的通气压力支持为 $2cmH_2O$,那么将 NAVA 水平调整为 $3cmH_2O/μV$ 表示同样 1μV 的 Edi 变化,新生儿得到的同期压力支持为 $3cmH_2O$。

需要设置的参数除了 NAVA 水平,还应设置"NAVA 触发"(NAVA trigger),NAVA 触发表示的是 Edi 变动幅度,超过设置的 Edi 变动幅度会触发本次通气支持,而未达到 NAVA 触发的被视为背景杂波信号。多数情况下,背景杂波信号不会超过 0.5μV,因此一般将 NAVA 触发设置在 0.5μV。在此处需要强调:NAVA 触发体现的是 Edi 的变动,而不是 Edi 的绝对水平。在使用 NAVA 技术的机械通气时,也会同时使用另外的传感器,在新生儿一般使用近端流量传感器,与 Edi 监测共同工作,此时由 Edi 触发本次通气支持,而由流量传感器监测通气的流速、容量等指标,若没有连接近端流量传感器,该部分测量可由呼气封闭盒内的超声流量传感器完成。

使用 NAVA 通气支持时,其流程与一般的机械通气模式不尽相同,此处列出一般情况下开始使用 NAVA 的流程:①将 Edi 监测模块插入呼吸机,在模块上连接 Edi 导线,执行 Edi 模块检测;②打开置管计算工具栏(图 8-3-4),根据患者体型选择正确的 Edi 监测管型号;③选择经口置管或经鼻置管,计算出合适的置管深度;④Edi 监测管浸入水中,应浸入所有置入深度的管道,勿使用甘油、石蜡、凡士林润滑 Edi 监测管,避免干扰探测;⑤将 Edi 监测管与 Edi 导线连接;⑥使用 Edi 导管定位窗口(图 8-3-5),用于确认 Edi 导管电极定位正确,并且导管可以作为胃管使用,检测完成后,将导管在新生儿面部进行固定,固定操作与固定胃管相同;⑦选择 NAVA 通气模式,设置参数。

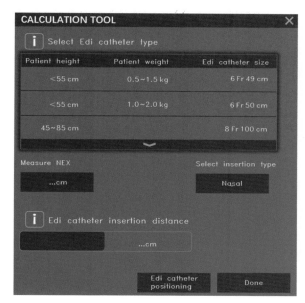

图 8-3-4 置管计算工具栏

当 Edi 导管定位不合适时，人机界面的定位窗口会予以提示。当导管置入过浅时，如图 8-3-6 所示，模拟图显示信号较强的电极均位于导管的下端，在最左侧会出现"↓"的图标（图中红色圆圈位置），提示将导管继续置入一段距离。当导管置入过深时，如图 8-3-7 所示，信号较强的电极位于导管的上端，最左侧会出现"↑"的图标（图中红色圆圈位置），提示需将导管撤回一段距离。导管位置合适时，最左侧不会出现"↑"或者"↓"的图标。

图 8-3-7 中，在 Edi 导管定位界面下方，显示了大气道内的压力，其中黄色是实际得到的机械通气的压力，灰色为预估当前 Edi 可能形成的气道压力，目前患者尚未进入 NAVA 模式，只是在进行 NAVA 模式前的相关设定，因此黄色波形仍为原有呼吸机设置形成的通气支持，也可以发现该波形和实际的膈神经的电活动并未完全同步。界面的最下方分别显示了"NAVA 水平""Edi 监测管实际置入深度""快捷进入 NAVA 模式""设置完成"四个功能模块。在设置 NAVA 水平以前，应先确认 Edi 的窗宽，一般推荐设置为 $20\mu V$，如果设置窗宽过高，则显示的 Edi 图形过小；若窗宽不足，则 Edi 波形显示不全。

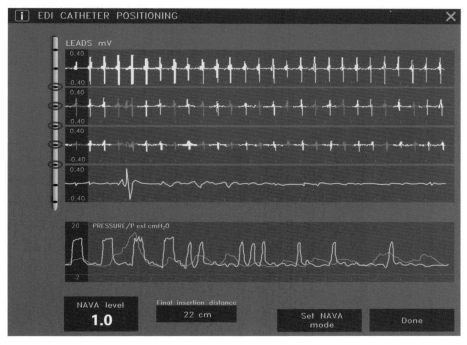

图 8-3-5 Edi 导管定位窗口

注：图中人机界面的左侧显示了模拟的 Edi 导管，增强显示的部位就是电信号最强的电极，这些电极接收到的信号数量和强度均强于其他导联。如果 Edi 导管没有监测到电信号，界面上不会出现这样的提示。注意此处为了方便显示，所有导联的电信号使用的单位是 mV。

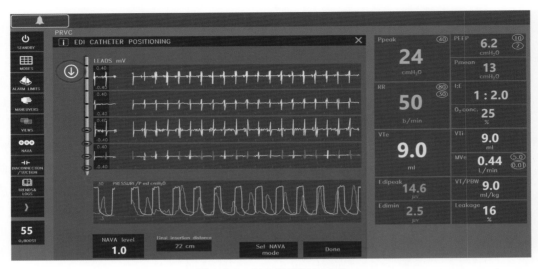

图 8-3-6　Edi 导管置入过浅

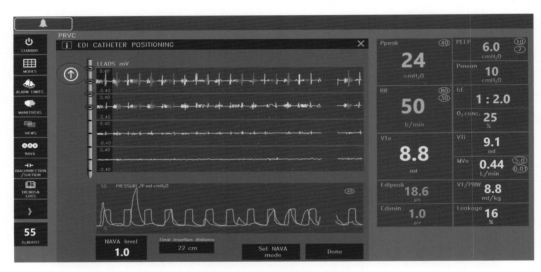

图 8-3-7　Edi 导管置入过深

Edi 导管定位界面的设置和检查项目均完成后,点击"快捷进入 NAVA 模式",进入的 NAVA 设置界面如图 8-3-8 所示,共分为三部分。第一行为 NAVA 通气设置的内容,包括 FiO_2、PEEP、NAVA 水平、Edi 触发水平;第二行为压力支持模式的相关设置,若由流量传感器触发本次呼吸,将使用压力支持模式进行通气;第三行为指令通气的相关设置。界面的右侧长箭头↑↓提示 NAVA 模式下若呼吸暂停超过 10 秒将转入指令通气,其下方显示的参数为:后备通气的 Ti 为 0.4 秒,PIP 为 $15.5cmH_2O$,根据现有的设置,预计 NAVA 模式予以的压力支持可以达到 $9cmH_2O$。当各项设置完成后,点击右下方的"开始通气(Accept)"按钮,机器开始按照设定的 NAVA 模式进行通气。

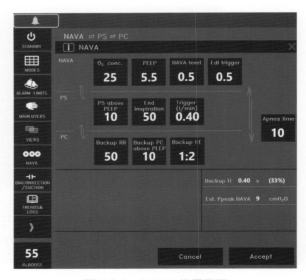

图 8-3-8　NAVA 设置界面

呼吸机进入 NAVA 模式的工作状态后，人机界面显示内容如图 8-3-9 所示，目前使用的是 NAVA+PS+PC 模式。分别显示了压力、流速、容量的时间波形，这三个波形下方显示的是 Edi 监测的电信号曲线，该曲线中的白色段提示了本次呼吸支持由 Edi 监测的电信号触发。点击 Edi 导管的示意图可以进入导管定位窗口。该界面的最下方显示的是当前的通气设置，右侧呈灰色的参数提示目前未探测到出现窒息或呼吸暂停，没有启用指令通气。在 NAVA 模式的通气支持中同样设置了压力限制，如图 8-3-9 中可见压力上限为 31cmH_2O，NAVA 模式中压力不能超过压力上限以下 5cmH_2O，即 26cmH_2O。该设置保证了即使患儿出现一次深呼吸（较大的 Edi），也不会触发呼吸机过高的支持，造成肺损伤。

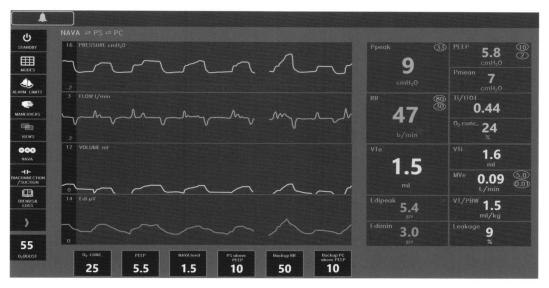

图 8-3-9　NAVA 模式的人机界面

由于 NAVA 模式与常见的机械通气模式有诸多不同，临床医生或呼吸治疗师应注意：①NAVA 模式不需要设定 TI，由于 NAVA 模式强调与自主呼吸同步，Edi 从峰电位下降到 70% 时呼吸机将自动进入呼气相；②设定 NAVA 水平的目的是帮助患者减负，通过调整支持的强度，持续地减少呼吸做功，一般 NAVA 水平从 0.5 开始，每次增加 0.5；③NAVA 模式完全与自主呼吸同步，包括时相和呼吸强度的变化，这种模式不存在目标潮气量，调高 NAVA 水平可以增强呼吸支持，增强 CO_2 排出后患者会自行降低呼吸频率和力度，此时 Edi 降低，呼吸支持力度也自然下降；④评估呼吸支持对于当前病情是否足够，除了常规的观察指标，还应注意 Edi 水平，若 Edi 波动的峰值持续在 15~20μV 甚至更高，说明当前的 NAVA 通气支持不足，需要调整 NAVA 水平。

NAVA 通气由 Edi 触发，是现阶段技术条件下较理想的人机同步模式，因此 Edi 监测是治疗成功的关键。如果没有监测到 Edi 信号或其强度较低，首先应再次确认置管位置，若置管位置无误，则需要除外以下情况：①可能受到肌松剂和镇静剂的影响；②过度通气时 PaCO_2 过低，自主呼吸受到抑制造成 Edi 过低；③PEEP 或 PIP 设置过高，会导致肺过度膨胀，导致膈肌下移，此时 Edi 会下降到极低的水平。

以上内容说明，NAVA 模式虽然同步性方面具有优势，但影响 Edi 的因素仍较多，需要密切观察和调整。反过来讲，NAVA 模式下监测到不恰当的 Edi 可以提醒我们进一步评估病情和机械通气设置，比如 Edi 信号较低，需要调整镇静剂剂量以免过度抑制自主呼吸；或 NAVA 模式的频率过高可能说明支持力度偏低，患者仍处于通气不足的状态，需要调整 NAVA 水平。

四、对神经调节辅助通气技术的评价

NAVA 技术可以被视为当前较为符合患者生理的呼吸支持模式，Edi 传感器将探测点前移至信号传递通路中的膈神经电位，电活动信号用于启动和结束通气支持，保证了通气时相转变与自主呼吸完全同步。

NAVA 技术的同步性不仅体现在时相转变的同步，还体现在呼吸支持力度的同步上，呼吸机在 Edi 的触发下被视为体外的呼吸相关的肌肉，Edi 的变化代表着患者本人对呼吸的需求，呼吸机自动调整了呼吸支持的力度，响应了患者本人的呼吸需求，当超过当前设定的支持能力时，通过调整 NAVA 水平，调节了呼吸机进行支持的整体力度。由于 Edi 监测的是膈神经电活动，与漏气等因素无关，因此 NAVA 技术也可以用于无创辅助通气，具体内容参看本书第七章第六节。

NAVA 技术不仅可以用于有创或无创通气支持，同样也可以应用于生命体征监测，Rahmani 等人曾报道使用 Edi 监测辅助诊断新生儿先天性低通气综合征，在 Edi 监测下发现该新生儿在安静睡眠期的 Edi 是中断的，说明该患者的临床上呼吸暂停为中枢性，而非阻塞性呼吸暂停。而 Parikka 等人同样使用 Edi 监测，研究早产儿使用咖啡因前后膈神经电活动的变化，发现使用咖啡因显著减少了早产儿中枢性呼吸暂停，并且增强了膈神经电活动的强度，相应地对自主呼吸的力度也有一定的支持作用。

虽然 NAVA 具有技术理念上的先进性，但目前仍有一些问题尚未得到解决。首先是 NAVA 使用的 Edi 监测管不能测量管路内的流量和压力，因此在 NAVA 通气时 Edi 监测管需配合流量传感器使用，未能对流量传感器实现完全替代。其次，由于 Edi 监测的是神经的电活动，而早产儿特别是极早产儿，神经系统发育不成熟，呼吸中枢控制的呼吸节律不整齐且高度变化，这种情况下使用 NAVA 可能发生呼吸模式的频繁切换，可能需要指令控制通气不断介入整个呼吸过程，这种调整必然带来压力、流量、容量的变化，对于极早产儿的结局，特别是神经系统是否有不良影响，目前尚未可知。极早产儿肺组织不成熟，在进行机械通气时除了予以潮气量和分钟通气量的支持，保持肺开放和减少肺损伤同样非常重要，NAVA 通气对于这方面是否具有益处现在也缺乏相关研究的结果。目前仅有的一项随机对照研究在控制支气管肺发育不良方面没有发现 NAVA 具有显著的优势。

【关键点】

1. NAVA 通气由 Edi 触发，是现阶段技术条件下较理想的人机同步模式。

2. Edi 信号受到 Edi 导管位置、肌松剂、镇静剂等因素影响，使用时需要密切观察和调整；NAVA 可能会因支持力度不够，导致自主呼吸增加，而出现呼吸肌疲劳。

3. 呼吸机辅助呼吸力度的大小由"NAVA 水平"调节。

（悦光　巨容）

参考文献

1. Richard AP, Steven HA, David HR, et al. Fetal and neonatal physiology [M]. 5th ed. Philadelphia, PA: Elsevier Inc, 2017

2. Beck J, Sinderby C. Neurally Adjusted Ventilatory Assist in Newborns [J]. Clin Perinatol, 2021, 48 (4): 783-811

3. Rossor TE, Hunt KA, Shetty S, et al. Neurally adjusted ventilatory assist compared to other forms of triggered ventilation for neonatal respiratory support [J]. Cochrane Database Syst Rev, 2017, 10 (10): CD012251

4. Synnes A, Grunau RE. Neurodevelopmental outcomes after neonatal caffeine therapy [J]. Semin Fetal Neonatal Med, 2020, 25 (6): 101160

5. Oda A, Kamei Y, Hiroma T, et al. Neurally adjusted ventilatory assist in extremely low-birthweight infants [J]. Pediatr Int, 2018, 60 (9): 844-848

第四节　高频通气

高频通气(HFV)最早出现于 20 世纪 70 年代,指通气频率至少为自然呼吸频率 4 倍的辅助通气模式,使用小潮气量和非常快的呼吸频率进行通气,频率为 2~20Hz(1Hz=60 次 /min)。临床应用中主要包括三种类型:①高频振荡通气(HFOV)通过活塞、隔膜往复运动在气道中产生小于或等于无效腔的气体通气。②高频喷射通气(HFJV)将高速的气体直接输送到气道中,呼气为被动过程。③高频气流阻断通气(high-frequency flow interruption,HFFI)产生新鲜气体脉冲,呼气也为被动过程。HFV 增强了气体在肺部的分布和弥散,下面重点介绍高频通气在新生儿的应用。

一、高频通气的发展史

最早在一个多世纪前就有学者通过观察喘息的狗推测,即使在潮气量(V_T)比无效腔小得多的情况下,也能维持气体交换。由于传统的肺生理学表明,肺泡通气量(V_a)与二氧化碳排出正相关,由潮气量(V_T)减去解剖无效腔(V_d)得出,影响了对小潮气量和高频率通气的认识和研究。直到 1972 年 Lukeuheimer 等研究发现高频振荡通气可以使狗在完全肌松的情况下维持氧合和 $PaCO_2$ 正常,由此开始了很多对 HFV 机制的实验和临床研究。

二、高频通气的原理

在高频通气时气体分子能量的增加是关键,导致气体在气道中的对流和扩散增强,理论上有七种潜在的机制可以增强气体的传输(见图 7-5-1)。

具体包括如下:

1. **湍流伴横向对流**　大气道内的湍流伴横向对流,导致气体混合增强(图 8-4-1)。

2. **整体对流**　即使潮气量较小,气流也可能到达近端肺泡,参与近端肺泡的直接通气。

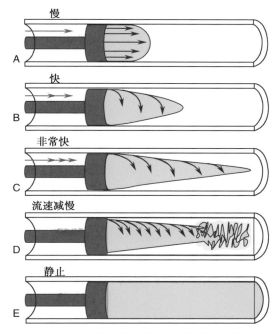

图 8-4-1　高频通气的尖峰理论、湍流与横向弥散

注:在高频通气时,对流和分子弥散都得到加强,快速吸入的气体呈轴向尖峰状沿气道中心向前移动。A. 当能量较低时,气流相对缓慢和层流,气道中心阻力较低,形成中心向前凸起的抛物线速度剖面。B、C. 随着气流速度越快,能量越大,气体在气道中心以更快的速度螺旋向前流动,穿透距离越远。D. 随着能量衰减和流速减慢,从气流尖端开始就会转变为湍流,分子运动混沌。E. 在吸气结束时气流突然停止,吸入气体(高 O_2 和低 CO_2)和呼出气体(高 CO_2 和低 O_2)的分子接触界面越大,发生气体横向弥散混合越快。

3. **摆动呼吸**　在高频下,气体分布受到时间常数不均匀的强烈影响,气体在肺泡之间来回摆动。在气流速度很快时,具有短时间常数的"快单元"充气和放气更快,从"快单元"重新分配到"慢单元",导致气体混合,增加了气体交换(图 8-4-2)。

4. **轴向吸气和呼气速度不同**　吸气时"新鲜"气体倾向于沿气道中心流向肺泡,而呼气时"肺泡"气体则沿外壁流出(图 8-4-3)。

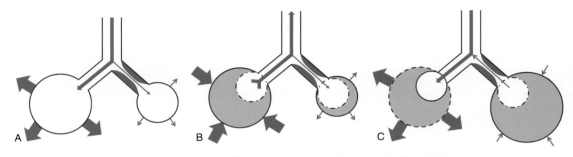

图 8-4-2　不同时间常数肺单元通气时不均匀分布和摆动呼吸

注：A.吸气时,快单元获得大部分通气,而慢单元由于局部气道阻力增加充气较慢；B.快单元呼气时,慢单元可能仍处在吸气阶段,吸入快单元呼出的气体；C.慢单元呼气时,快单元已经处于下一次呼吸的吸气阶段,吸入慢单元呼出的气体。呼吸频率越高,气体在时间常数不均匀的相邻肺单元之间来回摆动越明显。

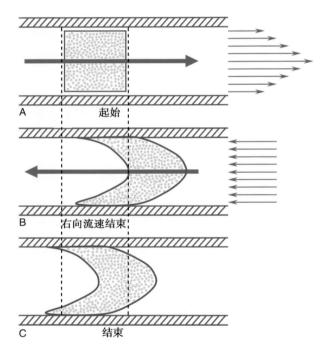

图 8-4-3　黏性剪切和呼吸时气流纵切面图

注：A.用矢量表示气道中吸气时气体分子的流动模式,位于气道中心的气体分子移动速度更快,移动距离更远；B. 在吸气阶段结束时,吸入气体前沿的轮廓呈圆锥形,在呼气时整个气道的速度分布基本上是均匀的,相等体积的气体向左移位；C. 一个完整的呼吸周期后的最终结果,"新鲜"气体沿着气道中心流向肺泡,而"肺泡"气体沿气道外围流出。

5. **层流伴横向泰勒弥散**　主要在较小的气道中,气道中心高速气体横向弥散到气道边缘增加。

6. **心源性混合**　心脏跳动促进肺心包区域的气体混合。

7. **分子扩散**　与正常通气一样,分子从较高浓度移动到较低浓度。吸入气体(高 O_2 和低 CO_2)和呼出气体(高 CO_2 和低 O_2)的分子在接触界面发生气体横向混合和分子扩散。

以及通过相邻肺泡之间的非气道连接进行侧向通气等。HFV 中的这些机制在一些较小早产儿气管导管较小时的常频机械通气时也是存在的。

三、高频通气的氧合和通气

影响氧合和通气的因素相互影响，又有区别。

（一）氧合

影响氧合的主要因素是平均气道压（MAP）和吸入氧浓度（FiO_2），MAP 是用来最优化肺容积和募集肺泡的，避免肺泡塌陷，改善通气/血流比值。如果患者 PaO_2 过低，可以适当上调 MAP 或 FiO_2；如果患者 PaO_2 过高，可以适当下调 MAP 或 FiO_2。

新生儿肺部疾病中低氧血症的主要原因是肺不张，因此上调 MAP 可降低肺不张的程度，从而改善通气/血流比值。而在 HFV 中，气道开口处的压力相当高，但在肺泡水平显著衰减。由于在 HFV 上监测呼吸功能不能像常频通气那样通过呼吸机波形如压力-容积曲线来监测，常常使用胸部 X 线片来评估肺扩张状态，大多数情况以膈肌顶位于 8~9 后肋缘水平为合适。MAP 需要仔细调整，以避免肺过度扩张，这会限制静脉回流，影响心排血量。另外，当肺容量过大时，气道压力对肺泡内的毛细血管施加压力，而增加肺血管阻力。相反，较低的 MAP 会导致通气不足，增加肺不张面积，也会增加肺血管阻力，并导致通气/血流不匹配的恶化和氧合的降低。

其他影响血氧含量的因素包括肺血管阻力、肺外分流、心排血量、血红蛋白浓度等。

（二）通气

影响通气的主要因素是振幅（amplitude，ΔP）和频率（frequency，f），潮气量随着振幅的增加和频率的降低而增加。

振幅对潮气量影响最大，也是主要影响 CO_2 排出的参数。在设置振幅时，需要首先考虑 MAP，因为如果没有足够的肺复张，CO_2 不能有效清除。如何设置初始振幅没有固定的方案，新生儿的振幅一般设置在 $20\sim30cmH_2O$。评估振幅充分性的最好方法是见到腹股沟或第 8~9 胸肋振动，粗略估计是 MAP 的 2 倍。此后，振幅的调节取决于 $PaCO_2$，应及时检查血气分析或经皮二氧化碳分压。振幅增加时，压力梯度增加，送到患者的潮气量增加。如果患儿通气不足，$PaCO_2$ 升高，需要上调振幅来增加 CO_2 排出；如果患儿通气过度，$PaCO_2$ 降低，需要下调振幅来减少 CO_2 排出。如果胸廓振动消失，需要考虑肺部顺应性下降、气管导管断开、气管导管滑出或堵塞、呼吸机管道扭曲、气道严重痉挛、严重漏气等；如果胸廓振动不对称，需要考虑气管插管过深或单侧气胸。

频率是对 CO_2 清除影响第二主要的参数，用赫兹（Hz）表示，1Hz=60 次/min。设置的频率越低，产生的潮气量越大，从而增加了分钟通气量，而降低 $PaCO_2$，这与常频通气相反；反之，如果患者通气过度，需要上调频率，来减少 CO_2 排出。吸呼比常常设置为 1:2，很少调整，有时也设置为 1:1。

在常频通气中，CO_2 排出（肺泡通气量）与潮气量和呼吸频率成正比关系（式 8-4-1）。而在 HFV 中，潮气量比频率对 CO_2 清除的影响更大（式 8-4-2）。高频通气时改变频率，会影响潮气量，使得分钟通气量与频率的关系复杂化。

$$V = f \times V_T$$

式 8-4-1　常频通气分钟通气量计算公式

$$V = (f)^a \times (V_T)^b$$

式 8-4-2　高频通气分钟通气量计算公式

注：其中 a 约为 0.7~1，而 b 介于 1.5~2.2 之间，这取决于呼吸机管路或肺部特征。

时间常数是确定最佳频率时最重要的肺力学参数，它等于动态顺应性和气道阻力的乘积。一般来说，与时间常数较长的患者（高肺顺应性或高气道阻力）相比，时间常数短的患者（低肺顺应性或低气道阻力）可以用更高的频率得到有效的通气。压力振幅传递随顺应性的增加和频率的增加而减小。HFV 中的时间常数和振幅衰减的关系：①高气道阻力和低肺顺应性的肺部病理，例如 BPD，具有很高的时间常数和迅速的振幅衰减。较低的频率将优化通气，以防止振幅衰减。②低气道阻力和低肺顺应性的肺部病理，时间常数很小，例如呼吸窘迫综合征，压力向下气道衰减减少，低频率有潜在气压伤的风险，选择较高的频率。

导致 V_T 增加和促进 CO_2 排除的方法包括增加振幅、降低频率、降低阻力和优化 MAP，另外疾病状态和肺部的顺应性也影响 HFV 的通气。

【关键点】

1. HFOV 时影响氧合的主要因素是平均气道压和吸入氧浓度,平均气道压可以优化肺容积和募集肺泡。

2. HFOV 时影响通气的主要因素是振幅和频率,潮气量随着振幅的增加和频率的降低而增加。

四、高频通气的临床应用

尽管有许多关于 HFV 的研究,但关于何时以及如何使用 HFV 仍然存在争议。有些中心,把高频通气作为新生儿呼吸支持的首选模式,但是对于所有需要有创支持的早产儿都常规首选高频通气模式的证据不足。而更多的中心,高频通气用于中重度疾病患儿的挽救性呼吸支持,仅在常频通气失败或需要非常高的压力时才使用。挽救性使用 HFV 应尽早进行,以避免常频通气的严重并发症。HFOV 的适应证包括以下情况:

1. 中重度均质性肺疾病 ①呼吸窘迫综合征;②肺发育不足。

2. 非均质性肺疾病 ①胎粪吸入综合征;②先天性大叶性肺气肿;③重度支气管肺发育不良(BPD);④肺不张;⑤先天性膈疝。

3. 新生儿持续性肺动脉高压。

4. 气漏综合征 ①间质性肺气肿;②气胸。

高频通气时,容易出现通气不足或通气过度的问题,这与呼吸机相关性肺损伤、通气/血流不匹配有关。

五、高频通气的参数设置

不同高频呼吸机使用不同的方法,包括:活塞、膜、喷射或反向喷射,实现高频通气。目前临床中使用最广泛的为高频振荡通气,下面以高频振荡通气为例说明参数设置和调节。

(一)高频振荡通气参数的初始设置

设置的参数主要包括:平均气道压(MAP)、振幅(ΔP)、频率(f)、吸呼比(I∶E ratio)、吸入氧浓度(FiO_2)。初始设置根据疾病情况调节,足够的 MAP 最优化肺容积有利于 HFOV 成功(图8-4-4)。

(二)高频振荡通气的参数调节

高频振荡通气时首先要保证肺适当的扩张,通过调节 MAP 和 FiO_2 来调节 PaO_2,通过调节 ΔP、f、高频 V_T(容量目标时)来调节通气(表8-4-1),结合疾病状态和动态监测结果,选择合适的呼吸机参数。

表 8-4-1 高频振荡通气的参数调节

血气分析结果	病情评估和参数调节
高 PaO_2	逐渐下调 FiO_2 到 ≤40% 或更低 逐渐下调 MAP,最低到 8~9cmH_2O 转为常频机械通气,达到撤机标准,考虑撤离有创呼吸机
低 PaO_2	评估肺募集情况和循环状态 考虑上调 MAP 1~2cmH_2O,或增加 FiO_2 若发生在吸痰后,需要重新募集肺容量 若胸部 X 线片提示肺过度扩张,考虑 MAP 过高,影响静脉回流或增加肺血管阻力,适当下调 MAP 并密切监测 若有 ARDS 表现,考虑使用 PS 若有肺动脉高压表现,考虑使用 NO 监测 PaO_2 或经皮 PO_2,必要时复查胸部 X 线片
高 $PaCO_2$	评估疾病状态、胸廓振动情况、肺容量募集情况 检查气管导管连接、位置是否正确 若痰多,考虑管内吸痰 考虑上调振幅,次选下调频率 联合容量目标的模式,可直接上调高频 V_T 监测 $PaCO_2$ 或经皮 PCO_2,必要时复查胸部 X 线片
低 $PaCO_2$	评估疾病状态和胸廓振荡情况 考虑下调振幅,次选上调频率 联合容量目标的模式,可直接下调高频 V_T 若达到撤机指征,考虑撤离有创呼吸机或改常频呼吸支持

注:FiO_2:吸入氧浓度;MAP:平均气道压;ARDS:急性呼吸窘迫综合征;PS:肺表面活性物质;NO:一氧化氮。

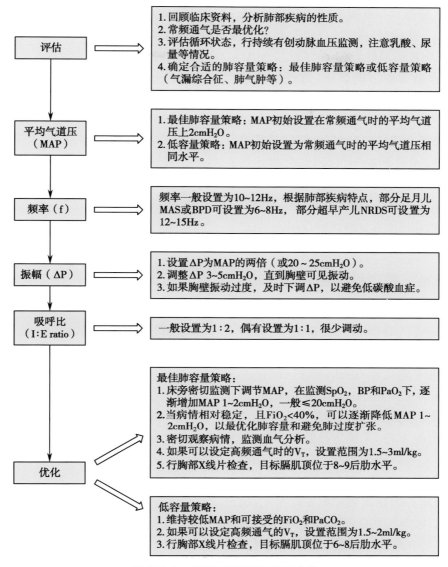

图 8-4-4 高频振荡通气的初始参数

注：MAS：胎粪吸入综合征；NRDS：新生儿呼吸窘迫综合征；SpO_2：经皮血氧饱和度；BP：血压；PaO_2：动脉氧分压；FiO_2：吸入氧浓度；V_T：潮气量；$PaCO_2$：动脉二氧化碳分压。部分呼吸机控制振幅采用能量的定义，分为 1~10 等级，一般从等级 2 开始，根据监测的胸廓振动、氧饱和度和 CO_2 水平调整。压力上限报警设置在 MAP 以上 3~5cmH₂O，压力下限报警设置在 MAP 以下 5cmH₂O。

（三）高频振荡通气的撤离

当患儿病情稳定，氧合（FiO_2<0.4）和全身状态改善，可以逐渐下调呼吸机参数，并密切观察血氧饱和度、心率和血压，监测血气分析或经皮血氧分压 / 二氧化碳分压。根据监测的 PO_2 和 PCO_2 结果，每 4~6 小时下调 $1cmH_2O$ MAP 和 $1~2cmH_2O\Delta P$。当 MAP 下调至 $8~9cmH_2O$，FiO_2<0.3~0.4 时，考虑撤离高频呼吸机或转为常频机械通气。

六、高频通气联合常频通气

部分呼吸机(特别是高频喷射通气呼吸机)带有高频联合常频通气模式，其中振幅由高频提供，平均气道压(MAP)由常频提供，允许高频通气过程中间断进行更大容量的通气(模仿叹息样呼吸)。

主要应用于以下两种情况：第一，高频 MAP 很高的情况下，患儿血氧饱和度仍维持欠佳，胸部

X线片或肺部B超提示存在肺不张,联合常频通气是为了募集肺不张区域;第二,心功能不全、胸腔正压对循环影响较明显的患儿,为了减少MAP对回心血流和肺血管阻力的影响,选择较低的MAP进行高频通气,此时联合常频通气是为了避免肺塌陷。

值得注意的是,此时常频通气的目的是肺募集或维持肺开放,不是辅助通气,因此常频通气频率不应超过5~10次/min,吸气时间在0.5秒左右,PIP根据胸廓起伏调整,不宜太高。如果频率过高就会使MAP升高而减少肺保护作用,一旦患者稳定就应该减停常频呼吸频率,以避免容量伤。

七、高频通气联合目标容量通气

当肺募集后,患儿病情逐渐稳定,有部分中心开始启动高频通气联合目标容量通气,以更好地控制CO_2排出,尽量避免$PaCO_2$大幅度波动。设置高频通气潮气量(tidal volume of high-frequency,VThf)为1.5~3ml/kg。设置振幅的上限,为了维持目标VThf,振幅在该范围内不断变化。监测患者PCO_2水平,来确定目前的VThf是否最佳。

需要注意的是,在此模式下与常规高频通气相比,振幅、频率对CO_2排出的影响发生变化:第一,每一次呼吸目标潮气量是预先设置的,可以通过调节VThf的大小直接影响通气效果,此时振幅是为了维持目标VThf而不断波动的;第二,同样,由于VThf是预先设置的,在VThf能稳定维持的情况下,此时上调高频通气频率会增加分钟通气量和CO_2排出。

本节内容可参考视频8新生儿高频机械通气。

视频8　新生儿高频机械通气

【关键点】

1. 通过足够的MAP来优化肺容量对于成功进行高频通气很重要。

2. 尽量减少气管导管漏气,避免气管导管太小、太长,呼吸机管道要求硬度更高、顺应性更低。

3. 非容量目标高频通气通过增加MAP和FiO_2来提高PaO_2,增加ΔP、降低f来增加CO_2排出。

4. 容量目标高频通气VThf能稳定维持的情况下,此时上调高频通气频率会增加分钟通气量和CO_2排出。

【经验分享】

1. 高频通气通过MAP来维持肺开放,通过高频振荡产生的小于或等于无效腔的潮气量进行通气,同时避免了常频通气时"充气-放气"循环带来的损伤。

2. 成功使用高频振荡通气,需要新生儿医生、护士熟练掌握高频通气模式的原理和护理技巧。

3. 胸廓振荡减弱伴病情恶化,需警惕管道连接处松动、管道扭曲打折、分泌物堵塞、气管导管滑出、气胸等。

4. 出现低血压,需警惕MAP过高影响回心血量、婴儿容量不足、心肌收缩力不足等。

5. 理论上,高频通气可以降低呼吸机相关性肺损伤和BPD发生风险,但目前仍需要更多的临床研究证实高频通气的这些优势。

(傅益永　高淑强)

参考文献

1. Payam V, Donald MN. High Frequency Ventilation// PK Rajiv, Dharmapuri V, Satyan L, eds. Essentials of

Neonatal Ventilation [M]. India: RELX, 2019: 306-329

2. Steven MD, Sunil KS. High-Frequency Ventilation// Steven MD, Sunil KS. Manual of Neonatal Respiratory Care [M]. 4th ed. Switzerland: Springer, 2017: 317-347

3. Mark CM, Sherry EC. High-Frequency Ventilation//Goldsmith JP, Karotkin EH. Assisted ventilation of the neonate [M]. 6th ed. Philadelphia, PA: Elsevier, 2017: 211-228

4. Cools F, Offringa M, Askie LM. Elective high frequency oscillatory ventilation versus conventional ventilation for acute pulmonary dysfunction in preterm infants [J]. Cochrane Database Syst Rev, 2015,(3): CD000104

第九章

新生儿人工气道的建立和管理

人工气道是指将特制的导管置入上呼吸道或直接置入气管所建立的气体通道,为保持气道通畅、有效引流以及机械通气治疗提供了条件。在临床工作中,及时有效地建立人工气道并妥善地管理,是确保呼吸机治疗效果和防止并发症的有效措施。本章节中将对新生儿常见人工气道的建立和管理进行阐述。

第一节　新生儿气管插管

气管插管是在危重症患儿的救治或手术麻醉过程中最常用和最重要的人工气道,每一个参与新生儿急救的医务工作者都应熟练掌握。

一、新生儿气管插管解剖标志

由于新生儿上呼吸道及气道的解剖特点,新生儿气管插管操作较成人困难。熟悉新生儿气道解剖标志(图9-1-1),对熟练掌握新生儿插管技术具有重要意义。

二、气管插管适应证和禁忌证

(一) 适应证

1. 在产房或手术室新生儿窒息复苏时,遇到以下情况需行气管插管:

(1)需较长时间正压通气者。

(2)有胎粪污染的羊水需要吸净或气管内吸引者。

(3)应用面罩正压通气效果不好者。

(4)需要气管内给药者。

(5)膈疝患者复苏时。

(6)复苏需要配合胸外心脏按压时。

(7)新生儿极不成熟需要正压支持时。

2. 在急救室或新生儿重症监护病房遇到以下情况也需行气管插管:

(1)心跳、呼吸骤停行心肺复苏时。

(2)多种原因所致的呼吸衰竭需要机械通气者。

(3)需要气管内给药者,如肺表面活性物质替代治疗等。

(4)上呼吸道梗阻,包括胎粪、痰液、喉痉挛或奶汁吸入的紧急抢救。

(5)气管内吸引分泌物做微生物监测。

(6)新生儿外科手术期间及手术后辅助或控制呼吸。

(二) 禁忌证

1. 急性喉炎、喉水肿为相对禁忌证,严重喉头水肿时不宜行经喉气管插管;经鼻插管时的禁忌证包括鼻咽部纤维血管瘤、鼻息肉及反复鼻出血等。

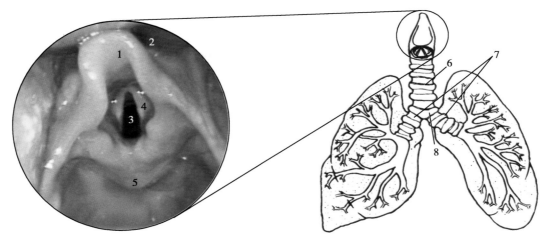

图 9-1-1　气道解剖标志

注：1. 会厌软骨；2. 会厌软骨谷；3. 声门；4. 声带；5. 食管；6. 气管；7. 主支气管；8. 气管隆突。

2. 其他的相对禁忌证包括咽后壁脓肿、扁桃体周围脓肿及喉头黏膜下血肿等。

三、气管插管器械物品的准备

(一)喉镜

喉镜分为镜柄、镜片两部分(图 9-1-2)；根据胎龄和体重不同可选择不同型号镜片(表 9-1-1)；镜片还有直镜片和弯镜片之分，在新生儿直镜片比弯镜片常用；使用前要确保灯泡有足够的亮度。

(二)气管导管

导管应使用无菌包装；导管分带套囊和不带套囊两种，新生儿一般选用不带套囊的导管(图 9-1-3)；大多数新生儿气管导管近管端处有一道黑线，称"声带线"；插管时声带线约在声带水平，这样管端恰好在气管隆突上方；沿着导管的侧面有厘米刻度，用于辨别距管端的长度；还有的气管导管带"肩"(图 9-1-4)，新生儿建议使用不带"肩"的气管导管；不同胎龄及出生体重的新生儿可选用不同型号气管导管(表 9-1-2)。

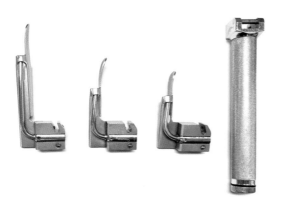

图 9-1-2　镜柄和镜片

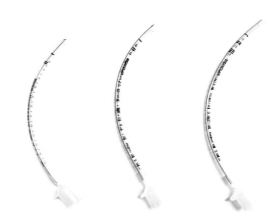

图 9-1-3　气管导管

表 9-1-1　不同型号镜片适用对象

镜片型号	适用对象
00 号	超低出生体重儿
0 号	早产儿
1 号	足月儿

表 9-1-2　不同体重和胎龄导管型号选择

型号 /mm	体重 /g	孕周 / 周
2.5	<1 000	<28
3.0	1 000~2 000	28~34
3.5	2 000~3 000	34~38
3.5~4.0	>3 000	>38

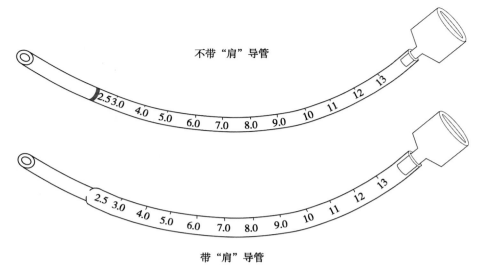

不带"肩"导管

带"肩"导管

图 9-1-4 带"肩"导管与不带"肩"导管

（三）其他物品

新生儿气管插管时还需准备 T 组合或复苏气囊、面罩、氧气源、空气源、空氧混合仪、负压吸引装置、吸痰管、听诊器、固定胶布、镇静镇痛药物等物品。

四、气管插管操作技术

（一）经口腔插管

1. **优点** 操作简单、迅速，常用于急救复苏术及不适于经鼻插管的患儿。

2. **缺点** 导管活动度大，不易固定，易脱管；对喉、气管的压迫及摩擦较大；影响吞咽及口腔护理，口腔分泌物较多。

3. **镇静、镇痛** 非紧急插管时，插管前应给予镇静、镇痛或肌松药物来减少气管插管操作对患者循环和颅内压的影响。

4. **体位** 患儿取平卧位，头取正中位，颈部轻度仰伸，即"鼻吸气"体位，此时，气管上段与视线在同一直线上的最佳位置，插入喉镜即可看见声门。过度仰伸，声门会高于视线，不利于声门暴露，气道也变狭窄。过度屈曲，看到的是咽后壁，无法直视声门（图 9-1-5）。

5. **持喉镜方法** 左手持喉镜，使用带直镜片的喉镜进行经口气管插管（图 9-1-6）。将喉镜夹在拇指与前 3 个手指间，镜片朝前，小指靠在新生儿颏部提供稳定性。喉镜镜片应沿着舌面右侧滑入将舌头推至口腔左侧，推进镜片直至其顶端达会厌软骨谷。

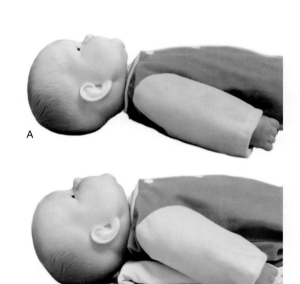

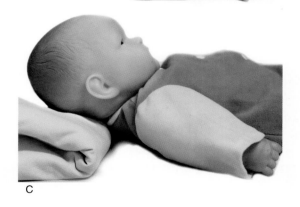

图 9-1-5 正确和错误的体位
A. 正确体位；B. 过度仰伸；C. 过度屈曲

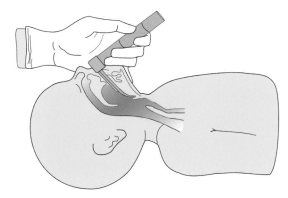

图 9-1-6 气管插管示意图

6. 暴露声门 使用一抬一压手法,轻轻抬起镜片,上抬时需将整个镜片平行朝镜柄方向移动使会厌软骨抬起即可暴露声门和声带。在暴露声门时不可上撬镜片顶端来抬起镜片。为方便暴露声门,可用小指轻压喉部。

7. 插入气管导管 右手持导管,沿着口腔右侧进入,当声门张开时,插入导管顶端,直到导管上的声带线到达声门。

(二) 经鼻腔插管

1. 优点 导管弯度较大,固定牢靠,活动度小,不易扭折,减少对喉、气管的压迫、摩擦损伤,意外脱管的发生率低,同时可避免咬扁导管所致的气道阻塞。留置时间较长,主要用于需长期人工呼吸患者。

2. 缺点 操作相对复杂,需时较长,操作不当易致鼻道及咽后壁损伤。

3. 方法 基本与经口腔插管相同,有以下几点不同之处:

(1)选用的气管导管应比经口腔插管时小一号。

(2)插管前需清除口、咽、鼻腔内分泌物。

(3)将引导管穿入气管导管,前端超过气管导管 10cm 左右。

(4)先将引导管插入鼻腔,沿鼻底部出鼻后孔至咽腔,然后将导管顺着引导管的方向插入。注意导管必须以与面部垂直的方向插入,切忌向头顶方向推进,否则极易引起严重出血。切记导管插入鼻腔的手法为"向下向内向后","向下"最为重要。

(5)鼻翼至耳垂的距离相当于前鼻孔至咽喉腔的距离,当导管推进至上述距离后(导管出后鼻

孔时有一落空感),拔出引导管,然后用喉镜经口腔显露声门,用右手继续推进导管进入声门。如有困难,可稍微转动患者头部,使导管前端靠近声门,或用弯钳夹持导管前端,送入声门。

【关键点】

1. 正确暴露声门是成功气管插管的关键。

2. 应采用"鼻吸气"体位,避免颈部屈曲或过度仰伸。

3. 置入喉镜时应将舌头推至口腔左侧,推进镜片直至其顶端达会厌软骨谷。

4. 为方便暴露声门,可用小指轻压喉部。

5. 在暴露声门时不可上撬镜片顶端来抬起镜片,以免造成牙龈损伤。

6. 在声门张开时,插入导管,避免暴力插管。

五、确定气管导管的位置及导管的固定

导管位置的判断:导管插入气管的合适位置为导管开口位于气管中部。气管插管时应将气管插管尖端的标志线置于声带处,若过浅容易脱出,过深则进入支气管(尤易进入右支气管),造成单侧肺通气,或直对隆突,气流刺激易发生呛咳等反应。正确判断方法如下:

1. 插管前应听诊两肺呼吸音情况以便和插管后对比。有时误吸或痰已阻塞了支气管或肺段支气管使该肺叶呼吸音减弱或消失,若插管前不了解清楚,易引起判断失误。

(1)经口腔插管:根据体重估计管端到上唇的距离:插入深度 = 体重(kg)+6cm(表 9-1-3)。

表 9-1-3 不同体重对应插管深度

体重 /kg	深度 /cm
1	7
2	8
3	9
4	10

注:<750g 仅要求插入 6cm。

(2)经鼻插管：足月新生儿鼻孔至声门的距离约 6.86cm，至隆突部约为 11.57cm。估计公式：

$$鼻孔至气管中段的距离（mm）=24.4+1.06×足部的尺寸，或$$

$$插入导管的深度（cm）=鼻至耳屏的距离或胸骨长度+2$$

2. 插管后接简易呼吸器正压通气可以观察到呼气时透明导管内有雾气出现，吸气时消失；两侧胸廓上下运动良好，左右对称；听诊两肺呼吸音对称（和插管前比较）；听诊胃部无气过水声，且胃肠无膨胀。

3. 不易判断正确深度时可将导管先送入较深使左侧呼吸音减弱或消失，然后边听诊左肺边退出气管导管，直至两肺呼吸音相同，但在新生儿此法可能导致气道损伤，应谨慎采用。

4. 若有呼气末二氧化碳监护仪时可接在导管末端观察呼气时有无波形出现，此方法比临床判断方法更为迅速。

5. 一般导管内都含有槌丝，可床旁摄片观察导管位置，导管末端在气管隆突上 1~2cm 或第 3 胸椎为宜。

6. 确认气管插管位置后可使用胶布将气管导管固定于患儿面部。

六、气管内插管的并发症及防治

（一）机械性损伤

1. 喉损伤最为常见，其中多为喉水肿，表现为声音嘶哑、吸气性呼吸困难，一般于拔管后 3 天逐渐恢复。在高危病例中，在拔管前可使用短疗程的地塞米松，以减少气道水肿和再插管的风险，肾上腺素也可谨慎使用，以减少气管内的血管充血，改善拔管后的喘鸣。

2. 气管损伤与导管过粗、插入位置过深、导管活动度过大、气囊充气过度及吸痰管过硬、负压过大等因素有关。局部若有瘢痕形成可致气道狭窄。

3. **气管或食管穿孔** 少见，但后果严重，可引起纵隔气肿、气胸，若不及时发现、及时处理，可导致死亡。穿孔原因往往是初学者、动作粗暴所致。在气管插管过程中，若发现皮下气肿、心脏听诊闻及 Hamman 征，即可诊断为纵隔气肿合并气胸，应立即行胸腔闭式引流及颈部纵隔切开引流术。

4. **其他损伤** 包括鼻翼、鼻中隔受压造成糜烂、坏死；使用喉镜用力方法不当，损伤牙齿、咽、喉，引起出血；插管时引起呼吸心搏骤停、喉痉挛、呕吐等。

（二）堵管

常见原因为痰液堵塞，其他见于导管与呼吸器连接处扭曲、打折；此时患儿呼吸困难及缺氧加重、烦躁、两肺呼吸音减低甚至消失。完全堵管时应及时拔出导管，更换新管。加强吸入气湿化、人工鼻的应用及定时拍背吸痰，可防止痰液堵塞。

（三）脱管

新生儿气管较短，导管在气管内留置相对更短，若导管固定不牢，加之患儿躁动，则导管易滑出。

（四）继发下呼吸道感染

气管插管后，上呼吸道对吸入气体的加温、加湿、"净化"作用消失，下呼吸道分泌物黏稠，纤毛运动减弱，加之吸痰时无菌操作不严格、呼吸器管道消毒不彻底等因素，极易引起下呼吸道感染。除选用强有力的抗生素外，注意无菌操作及呼吸道管理、痰培养以了解病原菌及指导用药。

（五）肺不张

分泌物堵塞为常见原因。另外，导管插入过深，如进入右主支气管可引起左侧肺及右上肺不张。插管期间加强拍背、吸痰、体位引流及吸入气湿化可避免痰液堵塞。

（栗 燕 张小龙）

第二节 新生儿其他人工气道

除气管插管外,新生儿其他的人工气道包括喉罩气道、口咽通气管、气管切开置管等。

一、喉罩气道

喉罩气道简称喉罩(laryngeal mask airway,LMA)是一种声门以上气道开放装置,在紧急情况下不需肌松剂,不用喉镜就可在数秒内迅速建立起喉室与外界的人工通路从而获得有效通气。喉罩最早于 2000 年在美国儿科学会(American Academy of Pediatrics,AAP)和美国心脏病协会(American Heart Association,AHA)的新生儿复苏指南中被引入,美国麻醉医师协会已将其列为"无法通气、无法插管"时建通呼吸道的首选急救方法。

经典的喉罩设计是将气道管与通气罩相连,并开口于罩体的孔栅处,另一端可与复苏囊等通气装置相接,罩体的外沿是充气囊并带有充气管,少量充气后在下咽部形成低压充盈的气囊将喉罩覆盖在喉头上方,并密切贴紧喉室的四周,形成与患者气管对接的相对密封的人工气道,其气道管的开口恰好正对声门,便于进行有效通气(图 9-2-1)。

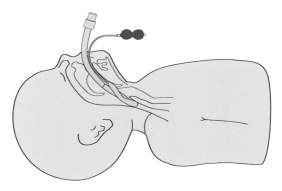

图 9-2-1 喉罩使用示意图

喉罩一般有 1、2、2.5、3、4 号五种规格。在新生儿复苏中多选用 1 号经典型喉罩,适用于体重 2 000~5 000g 的新生儿。

(一)适应证

对上呼吸道畸形的新生儿喉罩复苏有独特的作用。这种患儿常易出现舌后坠、喉痉挛等情况导致缺氧窒息,对其进行面罩或气管插管通气通常无效或困难。由于置入喉罩无须直视暴露声门,也不受舌后坠的影响,故此时成为建立人工气道的首选方式。

(二)新生儿喉罩置入方法

1. **插入前准备** 插入前常规检查气囊有无漏气;插入前应将气囊内的气体完全抽净。

2. **置入方法** 无须喉镜,盲探法是新生儿喉罩最常用的置入方法,具体操作:患儿置仰卧位,头轻度后仰;抽出喉罩充气囊内气体;操作者右或左手可托住患儿头枕部,拇指打开患儿口腔,另一手以持笔姿势握住喉罩,可用拇指、示指夹住罩体和气道管的连接处,从口正中或一侧放入喉罩;罩口方向朝向下颌,以示指指引将喉罩沿舌正中线紧贴硬腭、软腭、咽后壁向下滑行置入,直至不能再推进为止,放置到位后另一手固定,避免随示指撤出,最后以注射器对气囊充气。经典型 1 号喉罩充气量约为 2~4ml,然后快速卸下注射器。需要特别注意插入喉罩时应沿咽后曲线顺势滑入,而非垂直于口腔插入。置入最佳位置是罩体进入咽腔,喉罩下端进入食管上口,上端紧贴会厌腹面的底部,孔栅正对声门,喉罩气囊充气后在喉室四周形成封闭圈保证通气效果。接上复苏囊给予通气,观察胸廓起伏(肤色改善),听诊双肺呼吸音是否对称及颈前区有无漏气音,可以确认其位置正确与否。

(三)缺点及并发症

1. 气道密封性相对弱,正压通气时可有少许泄漏,不过加大气道压力可满足需要。

2. 胃内容物反流和误吸,其发生率约为 0.04%~5%。

3. 软组织损伤。

4. 放置不当导致部分气道阻塞。

二、口咽气道

口咽通气管简称口咽管,是一种非气管导管性通气管道,通过阻止舌头覆盖会厌来维持或打开气道,其操作简便,易于掌握,不需要特殊器械就能在数秒内迅速开放气道。传统的口咽通气管是一种由弹性橡胶或塑料制成的硬质扁管形人工气道,呈弯曲状,其弯曲度与舌及软腭相似。目前有两种类型,即橡胶型和塑料型,橡胶型质柔软,中央有腔;塑料型质半硬,分中央有腔和两侧有腔两种。

根据患儿的年龄、身高、体型选择合适的型号,长度等于门齿至下颌角的距离或口角至耳垂的距离,使口咽管的末端位于下咽腔、会厌游离缘之上,翼缘在上、下切牙外侧,将舌根与口咽后壁分开,使下咽部至声门的气道通畅。一般主张宁大勿小、宁长勿短。口咽管太短不能托起舌根,起不到开放气道作用,并易误入气道;太长可堵塞会厌加重通气障碍(图9-2-2)。

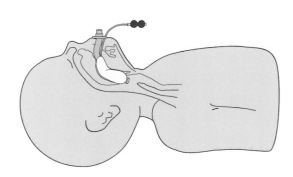

图 9-2-2　口咽通气管及置入示意图

(一)适应证

上气道阻塞患者,如后鼻孔闭锁、舌后坠等。

(二)禁忌证

喉头水肿、气管内异物、哮喘、咽反射亢进等患者禁用口咽通气管。

(三)口咽气道置入方法

置管前将患者头部稍后仰,清除口鼻腔内分泌物后,拇指下压患儿下颌打开口腔,将口咽管凹面向上抵住舌轻轻放入口腔,当其头端接近口咽后壁时(已通过腭垂),旋转180°使其凹面向下,前端置于舌根之后,通气道柄刚好顶在患儿口唇处。使用口咽通气管时,翼缘部要加以固定,以防止口咽通气管滑入咽部或误入气管。传统的方法是将口咽管固定在患者上下门齿外,用两条胶布固定于两侧面颊。也可在插口咽通气管前,先将长度适中的绷带系在口咽通气管末端翼缘下,确认口咽通气管的位置适宜、气流通畅后,用胶布固定,并将绷带系于颈后。

(四)并发症

1. 若患者呕吐频繁且量大时,增加了误吸的危险。

2. 如放置不当,易将舌根推向咽后壁而加重气道阻塞。

3. 口咽通气管可致血压升高、心率增快,故对伴有心、脑血管疾病的患者不适合长时间使用。

三、气管切开

气管切开术是一种拯救生命的措施,但与气管切开术相关的死亡率在0.5%~3.6%之间,而且并发症较多,因此对气管切开术的选择应慎重,进行气管切开前应充分评估。术前新生儿科、呼吸科、麻醉科和外科医生以及新生儿家庭应进行讨论和评估,确定患儿是否能从气管切开术中获益,气管切开的时机以及与其他操作的协调。新生儿气道最窄的部分在声门和声门下,足月新生儿的声门下内径约为3.5~4mm,从声门到隆突的气管长度约为40mm,早产儿的声门下气道内径可能<3mm,超早产儿的声门下气道内径可能<2mm。

由于新生儿救治技术的提高,越来越多超早产儿被救活,但罹患支气管肺发育不良的患儿数却逐渐增加,长时间的气管插管和机械通气导致气道软化、狭窄、拔管困难,因此需要气管切开的患儿也越来越多。但目前最小的气管造口管外径约为4mm,限制了其在低体重患儿中的应用,现气管切开置管一般用于体重在2kg以上的新生儿(图9-2-3)。

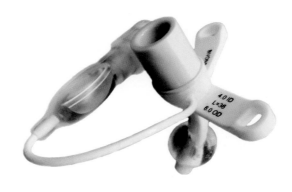

图 9-2-3　气管造口管(带囊)

（一）适应证

新生儿气管切开术有多种适应证（表9-2-1），最常见的两种是需长时间机械通气（如支气管肺发育不良）和气道阻塞（如声门下狭窄）。

表 9-2-1　气管切开术的适应证和禁忌证

适应证	禁忌证
需要长时间正压通气的心肺疾病	不能耐受麻醉的危重患者
先天性或获得性神经障碍	气管严重狭窄或发育不全
颅面畸形伴上气道阻塞	颅面部和颈部畸形，阻止手术进入
后天或先天性声门、声门下或气管狭窄	严重心脏病需要开胸手术
先天性高气道阻塞综合征（CHAOS）	体重（相对禁忌）
急性呼吸道感染（会厌炎、气管炎、喉炎）	呼吸机设置过高（相对禁忌）

（二）禁忌证

高度不稳定的肺动脉高压或心肺疾病可能是相对的禁忌证（见表9-2-1）。

（三）气管切开过程及操作

1. 切开前准备　术前需完善血细胞计数、凝血检查、超声心动图和胸部 X 线片等检查。在开始切开前，应先确定胸骨切迹、环状软骨和舌骨，并用笔标记。气管切开术应在全身麻醉下进行，最好同时准备几个不同大小的气管造口管。应使用肩垫暴露必要的手术标志，外科医生应戴前照灯，必要时可使用放大镜。

2. 气管切开置管过程

（1）用解剖刀在环状软骨下方，胸骨切迹上方 1 指宽处做一个 1.5cm 的皮肤切口。

（2）切开皮下脂肪，暴露颈筋膜和舌骨带状肌群。

（3）辨别中线，垂直分离带状肌。

（4）用小静脉牵开器将带状肌肉横向牵开。

（5）辨别环状软骨和甲状腺峡部。

（6）用小解剖钳分离甲状腺峡部，电刀烧灼分离。

（7）辨别第 2~4 气管环。

（8）气管造口管套囊放气，用 3-0 缝合线沿气管环垂直方向放置气管收缩缝合线。

（9）用 5-0 缝合线将皮肤边缘缝在气管上、下边缘。

（10）用手术刀在 2 个缝合线中间将气管第 2~4 环垂直切开。

（11）小心地将经口气管插管退回到尖端刚好位于气管造口切口上方。

（12）将适当大小的气管造口管放入气管造口切口。

（13）确认气管造口管位置。

（14）通过纤维喉镜确认气管造口管远端在隆突上方。

（15）放置气管造口管固定胶带，固定造口管。

（16）使用皮肤保护敷料限制皮肤破裂和压力性溃疡的发生。

（17）标记收缩缝合线，并将其贴在胸部。

（18）当气管造口固定并确认可以充分通气后，取出经口气管插管。

（四）并发症

气管切开置管并发症可分为术中并发症、短期并发症和长期并发症。术中并发症包括意外的脱管、出血、血管损伤、环状动脉损伤、皮肤损伤、气管损伤或气胸等。短期并发症包括气管造口伤口或甲状腺出血、皮肤压力性坏死、意外脱管、气管造口管堵塞、感染或气管溃疡。长期并发症包括气管大小不合适或患者体位不正导致气管肉芽组织、溃疡、糜烂、气管瘘管、气管食管瘘、继发性气管狭窄等。

（五）手术后护理

气管造口术后早期护理没有统一的护理标准。术后应由外科团队安全运送至新生儿ICU；交接包括沟通气管造口类型及大小、套囊充气多少、置入深度、备用气管造口管大小等；经常气管内吸引以防止分泌物和血液堵塞气管；每天检查伤口和皮肤是否有压疮、感染以及愈合情况；愈合过程中尽量限制患者的活动避免意外脱管；根据患儿情况考虑在术后第 3~7 天首次更换气管造瘘管；如果首次更换气管造瘘管容易且造瘘口愈合良好，则应拆除收缩缝合线，恢复标准的 ICU 气管造瘘护理；对所有护理提供者，包括家人和亲属进行气管造口护理的教学和培训。

【关键点】

　　建立人工气道是危重新生儿救治成功最基础的保障,经口气管插管是最常使用的方法,熟练掌握气管插管术是对新生儿医师的基本要求。反复操作训练及建立标准插管流程,可以帮助医师快速、正确、安全地建立气管插管,避免插管相关并发症。sBPD 患儿如需长期给予有创机械通气,应及时给予气管切开,便于呼吸机管理和减少患儿并发症。

(栗　燕　张小龙)

参考文献 ·······························

1. Park RS, Peyton JM, Kovatsis PG. Neonatal Airway Management [J]. Clin Perinatol, 2019, 46 (4): 745-763
2. 林伟斌, 朱小瑜. 新生儿喉罩复苏的应用研究和前景 [J]. 中国小儿急救医学, 2012, 19 (2): 5
3. Castro D, Freeman LA. Oropharyngeal Airway [M]. Treasure Island (FL): StatPearls Publishing, 2023 Jan.
4. Walsh J, Rastatter J. Neonatal TrACheostomy [J]. Clin Perinatol, 2018, 45 (4): 805-816
5. Campisi P, Forte V. Pediatric tracheostomy [J]. Semin Pediatr Surg, 2016, 25 (3): 191-195

第十章

新生儿机械通气的参数调节

随着新生儿重症医学的不断发展,机械通气在新生儿的使用也越来越普遍,适用于新生儿的呼吸机型号和模式的选择亦越来越多元化,然而关于新生儿疾病呼吸机参数的调节,目前仍尚无统一的标准去借鉴。在临床工作中,呼吸机参数的初调因人、因病而异,参数应根据患儿的胸廓起伏、双肺呼吸音、血氧饱和度、呼吸机波形及血气分析情况而进行适时调整,目前血气分析仍是评价呼吸机参数是否适宜的主要标准。

一、无创机械通气

新生儿无创通气模式可按表 10-0-1 进行初调设置,之后再根据患儿的病情以及动脉血气分析或 $TcPCO_2/TcPO_2$ 按表 10-0-2 进行调节。

二、常频机械通气

(一)呼吸机的初始调节

关于呼吸机的初始调节应考虑到胎龄、潜在的肺部病理情况以及患儿对呼吸机参数设置的反应。可按表 10-0-3、表 10-0-4 进行初始设置。一般情况下每次调节 1~2 个参数,每次参数变化的幅度不宜过大。在血气结果偏差较大时,也可多参数一起调整。调节原则是在保证患儿有效通气、换气功能的情况下,尽量使用较低的压力和 FiO_2,以减少气胸、氧中毒以及肺损伤的发生。

表 10-0-1　新生儿常见无创辅助通气的参数初调

	CPAP	NIPPV	nHFOV	N-BiPAP	HHHFNC
PIP(cmH_2O)	—	15~25	—	8~10	—
PEEP(cmH_2O)	3~8	4~6	—	4~6	—
RR(次/min)	—	15~40	—	10~30	—
f(Hz)	—	—	6~12	—	—
Ti(s)	—	<0.5	—	0.5~1.0	—
I/E	—	—	1:1 或 1:2	—	—
FiO_2(%)	<40	<40	<40	<40	21~50
流量(L/min)	4~8	—	—	—	2~8
ΔP(cmH_2O)	—	—	12~25[*]	—	—
MAP(cmH_2O)	—	—	6~12	—	—

注:[*]部分无创呼吸机的振幅不是压力单位,而是振幅等级 4~10 级,需参考相关呼吸机说明书。CPAP:持续气道正压;NIPPV:无创间歇正压通气;nHFOV:无创高频振荡通气;N-BiPAP:经鼻双水平气道正压通气;HHHFNC:加温加湿高流量鼻导管;PIP:气道峰压;PEEP:呼气末正压;RR:呼吸频率;f:振荡频率;Ti:吸气时间;I/E:吸/呼比值;FiO_2:吸入氧浓度;ΔP:振幅;MAP:平均气道压。

表 10-0-2 新生儿常见无创辅助通气的参数调节方法

无创模式	参数调节方法
CPAP	压力：1~2cmH$_2$O；FiO$_2$：5%
NIPPV	PIP：1~2cmH$_2$O；PEEP：1~2cmH$_2$O；Ti：0.1s；RR：5 次 /min
nHFOV	f：1Hz；MAP：1~2cmH$_2$O；ΔP：1~2cmH$_2$O；FiO$_2$：5%
N-BiPAP	PIP：1~2cmH$_2$O；PEEP：1~2cmH$_2$O；Ti：0.1s；RR：5 次 /min
HHHFNC	每次升降 0.5~1L/min，FiO$_2$：5%

注：每次调整 1~2 个呼吸机参数，逐步增加至合适水平。CPAP：持续气道正压；NIPPV：无创间歇正压通气；nHFOV：无创高频振荡通气；N-BiPAP：经鼻双水平气道正压通气；HHHFNC：加温加湿高流量鼻导管；PIP：气道峰压；PEEP：呼气末正压；RR：呼吸频率；f：振荡频率；Ti：吸气时间；I/E：吸 / 呼比值；FiO$_2$：吸入氧浓度；ΔP：振幅；MAP：平均气道压。

表 10-0-3 新生儿常见疾病机械通气初调参数

疾病	PIP/cmH$_2$O	PEEP/cmH$_2$O	RR/(次·min^{-1})	Ti/s	V$_T$/(ml·kg^{-1})	Flow/(L·min^{-1})
AOP	10~15	2~4	10~15	0.4~0.5	4~6	8~12
NRDS	10~20	6~8	20~40	0.3~0.4	4~6	8~12
MAS	15~25	4~6	20~40	0.4~0.5	4~5	8~12
肺炎	15~25	2~4	20~40	0.4~0.5	4~6	8~12
PPHN	15~25	6~8	50~70	0.3~0.4	4~6	15~20
肺出血	20~25	6~8	35~45	<0.5	4~6	8~12
BPD（<1 周）	14~20	4~6	40~60	0.2~0.4	3~6	8~12
BPD（1~3 周）	15~25	6~8	20~40	0.35~0.45	5~8	
BPD（慢性期）	14~20	8~12	20~30	0.4~0.7	6~10	
肺发育不良 / 膈疝	15~25	4~6	40~60	0.25~0.4	4~5	

注：AOP：早产儿呼吸暂停；NRDS：呼吸窘迫综合征；MAS：胎粪吸入综合征；PPHN：新生儿持续性肺动脉高压；BPD：支气管肺发育不良；PIP：吸气峰压；PEEP：呼气末正压；RR：呼吸频率；Ti：吸气时间；V$_T$：潮气量；Flow：流速。当气道阻力高、肺顺应性正常时，用低的呼吸频率；当肺部炎症明显时，顺应性减低则应用相对较高的呼吸频率。

表 10-0-4 NRDS 患儿依据体重机械通气的初调参数

模式	参数	体重（g）		
		<1 000	1 000~2 500	>2 500
SIMV	PIP（cmH$_2$O）	15~25	15~25	15~28
	RR（次 /min）	30~60	30~40	20~40
	V$_T$（ml/kg）	5.5~6	4~6	5~6
	PEEP（cmH$_2$O）	5~8	5~8	6~9
	Ti（s）	初始 0.3~0.4		
PSV	PS（cmH$_2$O）	初始 8~12，调整至 2/3 PIP		

注：SIMV：同步间歇指令通气；PSV：压力支持通气；PIP：吸气峰压；PEEP：呼气末正压；RR：呼吸频率；Ti：吸气时间；V$_T$：潮气量；PS：支持压力。

（二）呼吸机具体参数的意义及调节

1. 吸气峰压　指机械通气时达到的最大吸气压力,决定吸气开始和结束之间的压力梯度（ΔP）（式 10-1）,ΔP 影响潮气量和分钟通气量。PIP 根据气道阻力和肺顺应性而定,设置 PIP 的目的是使肺泡打开,同时又需要避免最大流速气流对肺的冲击。压力型呼吸机应预先设置 PIP,以视觉判断为参考,即适当的胸部抬高,可闻及呼吸音,同时应监测呼气 V_T（视患者的体型、年龄和诊断情况,其范围一般设置 4~6ml/kg）。PIP 的增加可增加潮气量,达到肺开放,改善无效腔/潮气量比,改善 V/Q,故对肺顺应性降低的患者可适当增加 PIP,但太高的 PIP 会增加呼吸机相关性肺损伤的风险,如肺气漏、BPD 等风险增加。PIP 每次调节幅度 1~2cmH$_2$O。

$$\Delta P = PIP - PEEP$$

式 10-1　压力梯度

2. 呼气末正压　是指在控制呼吸或辅助呼吸时,于呼吸末期在呼吸道保持一定的正压,其作用是改善通气/血流（V/Q）比值,防止肺泡萎陷,维持功能残气量（FRC）,使部分因不张而失去功能的肺泡扩张。增加 PEEP 将增加平均气道压力,从而改善 NRDS、肺出血等患儿的氧合。但太高的 PEEP 会导致肺顺应性下降,增加呼吸做功和 PaCO$_2$,增加肺血管阻力、阻塞静脉回流,减少心排血量。目前尚没有适用于所有患者和所有肺部疾病的通用 PEEP 设置,即使对于单个患者,PEEP 的设置也会随着时间和病情的发展而不断变化,每当肺力学发生变化时（例如在使用 PS 后）,都应重新评估 PEEP 设置。选择最佳的 PEEP,应在不影响循环的前提下,保持最大的肺顺应性,最小的肺内分流,最高的氧运输,以及最低的氧浓度。极低的 PEEP（<4cmH$_2$O）在患病的肺部是不合适的,易导致低的 FRC,使氧合变差,肺力学受损,PS 需求更大,并有更大的肺损伤风险。PEEP 每次调节幅度 1~2cmH$_2$O。

3. 呼吸频率　每分钟呼吸的次数称为呼吸频率。呼吸频率是影响分钟通气量的重要因素之一（式 10-2）。在一定范围内,频率的增加可使分钟通气量增加,利于 CO$_2$ 的排出。当 PaCO$_2$ 增高时,可通过增大 PIP 与 PEEP 的差值或调快呼吸频率来使 PaCO$_2$ 降低,反之亦然,但频率过高可导致吸气时间不足和潮气量的减少。RR 每次调节幅度 5 次/min。

$$MV = RR \times V_T$$

式 10-2　分钟通气量

4. 平均气道压　MAP 是一个呼吸周期中施于气道和肺的平均压力,它受到压力、呼吸频率、吸气时间的影响,一般由呼吸机自动计算得出。该指标与 O$_2$ 的摄取密切相关,动脉氧合主要取决于 MAP 和 FiO$_2$。MAP 等于一个呼吸周期中压力曲线下的面积除以该周期所用的时间（式 10-3,图 10-0-1）。从以下公式可见:提高 PIP、PEEP、Ti 中任意一项均可使 MAP 值增大,从而提高动脉氧分压,改善氧合。但在考虑增大 MAP 时,应注意下列几个问题:①提高 PIP 对 MAP 的作用大于提高 PEEP 及吸呼比（I/E）;②常用 PEEP 为 4~6cmH$_2$O,通常情况当 PEEP 超过 8cmH$_2$O 时,再提高 PEEP,PaO$_2$ 升高则不明显;③过高的 MAP 可导致肺泡过度膨胀,静脉回流受阻,心搏出量减少,氧合降低,并可引起肺气压伤。除增加 MAP 外,提高 FiO$_2$ 也是直接而有效增加 PaO$_2$ 的方法。

$$MAP = k \times \frac{Ti \times PIP + Te \times PEEP}{Ti + Te}$$

式 10-3　常频机械通气 MAP 计算公式

注:MAP:平均气道压;k:波形常数;Ti:吸气时间;Te:呼气时间;PIP:吸气峰压;PEEP:呼气末正压。方形波时 k=1,正弦波时 k=0.5,k 值随气体流速和 Ti 而变化。

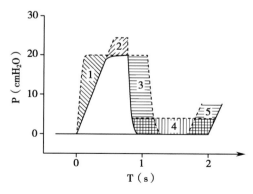

图 10-0-1　影响常频机械通气平均气道压的因素
增加平均气道压的五种不同方法:①增加吸气流速,形成方波吸气模式;②增加吸气峰压;③在不改变呼吸频率的情况下延长吸气时间或反比呼吸;④增加呼气末正压;⑤不改变吸气时间的情况下增加呼吸频率。

5. 吸气时间　吸气时间需根据患者的疾病性质、氧合情况和时间常数等进行调节。在调节时需考虑呼吸和循环两方面的因素,合适的吸气时间会使吸入气体在肺泡内分布均匀,并有足够的呼气时间利于肺泡气充分排出,同时又不增加心脏循环的负担。足月儿 Ti 通常设置为 0.4~0.5秒,早产儿为 0.25~0.35 秒。在设定吸气时间时,还应考虑肺的时间常数。所谓时间常数(TC)是指吸气(呼气)过程中,63% 的潮气量(V_T)进入(呼出)肺部所需的时间,是衡量肺部吸气(呼气)速度的指标,反映肺泡和近端气道需要多长时间才能达到平衡。吸气时间常数大约是呼气时间常数的 1/2。吸气时间常数决定了吸气时间的设定,Ti 一般设在吸气时间常数的 3~5 倍。NRDS 早期呼吸系统吸气时间常数较短,故呼吸机 Ti 可设置较短;随着 NRDS 进展至 BPD,患者的吸气时间常数延长,Ti 也应相应延长。NRDS 患者设置较快的频率和较短的 Ti 符合病理变化,可使 BPD 和气漏的发生相对减少。

6. 流量　新生儿呼吸机最小的工作流量至少要大于患儿分钟通气量的 3 倍(新生儿的分钟通气量为 0.2~1L/min),临床常用的流量为 4~10L/min。较短的 Ti 常需要相对较高的流量。流量太低时由于在规定的时间内不能开放气道,可导致无效腔通气;流量太大时因较大的剪切力会使气压伤的机会增加,气体会引起湍流,尤其是在阻力较高的小管径气管插管应用时,流量太大反而可使潮气量降低。目前比较多的呼吸机采用智能模式,会自动调节流量,但也有部分呼吸机需要人工调节。

7. 吸入氧浓度　FiO_2 通常根据经皮血氧饱和度监测或动脉血气分析的结果而进行调整。上调 FiO_2 可增加氧合,但对 V/Q 失调无作用。一般认为呼吸机应用时当 $FiO_2<0.6$,其氧毒性对肺损伤的危险性小于呼吸机"容量损伤"的危险。

8. 潮气量　对容量型呼吸机或压力型呼吸机设置目标潮气量时,一般主张将潮气量设置为 4~6ml/kg;相对于高潮气量,这种低容量策略能降低肺损伤等并发症。一定程度提高 PIP 或优化 PEEP 可增加潮气量。

9. 新生儿常频机械通气参数调节方法见表 10-0-5、表 10-0-6。

表 10-0-5　增加氧合相关的呼吸机调节

调节对象	优点	缺点
↑FiO_2	减少气压伤,容易调节	对 V/Q 失调无作用,在 $FiO_2>60\%$ 时对肺有氧毒性
↑PIP	达到肺开放压,改善 V/Q 比值	气压伤、容量伤;肺气漏;BPD
↑PEEP	维持功能残气量,预防肺萎陷,使气道开放和呼吸规则	影响静脉回流;可能增加呼气做功和 $PaCO_2$,增加无效腔
↑Ti	能增加 MAP 而不增加 PIP	与呼吸生理不符,容易出现人机对抗
↑流量	使递送的压力呈"方波",使 MAP 较快达到最大值	较大的剪切力,气压伤的机会增加,在流量较大时阻力增加
↑RR	增加 MAP	容易出现过度通气,人机对抗

注:FiO_2:吸入氧浓度;PIP:吸气峰压;PEEP:呼气末正压;Ti:吸气时间;RR:呼吸频率;MAP:平均气道压;$PaCO_2$:二氧化碳分压。

表 10-0-6　增加通气和降低 $PaCO_2$ 的呼吸机调节

调节对象	优点	缺点
↑RR	增加分钟通气量,逐步调节,减少气压伤	维持同样的无效腔/潮气量比
↑PIP	增加潮气量,改善无效腔/潮气量比	更多的气压伤,使肺顺应性曲线右移
↓PEEP	使压力差更宽,降低无效腔,降低呼气负荷;使顺应性曲线更"陡"	降低 MAP;降低氧合;可能降低肺顺应性,增加肺泡萎陷;对抗气道阻塞或关闭的功能减弱
↑流量	可允许较短的吸气时间和较长的呼气时间	更多的气压伤
↑Te	在时间常数延长时可允许较长的时间进行被动呼气	缩短了吸气时间;减低 MAP;不利于氧合

注:PIP:吸气峰压;PEEP:呼气末正压;Te:呼气时间;RR:呼吸频率;MAP:平均气道压;$PaCO_2$:二氧化碳分压。

三、高频机械通气

(一)高频通气的初调

近几年来 HFV 在早产儿尤其是极低和超低出生体重儿的应用越来越广泛,其参数的初调需综合患者疾病的性质、严重程度及呼吸机的种类、患者的胎龄和体重等因素综合考虑,力求最大限度改善氧合,同时减少肺损伤和并发症的发生。

1. 高频振荡通气

(1)平均气道压力:MAP 是影响 HFV 时氧合功能的主要参数。如插管后直接 HFV,先选择较低 MAP(6~8cmH_2O),当 FiO_2>0.4 时,逐步缓慢增加 MAP(每次 1~2cmH_2O)以达到持续肺扩张。如从常频通气逐步过渡到 HFV,MAP 应高于常频时的 2~3cmH_2O。但一般不超过 30cmH_2O,避免肺过度通气。气漏综合征患儿,MAP 设置与常频时相同。

(2)吸气时间百分比:33%。

(3)频率:10~15Hz,通常体重越低,设置频率越高。在治疗过程中,一般不需调整频率。

(4)振幅:是决定潮气量大小的主要因素。根据胸廓起伏及 $PaCO_2$ 调定,以能触及良好的胸壁振动为准,初调值可设为 MAP 数值的 2 倍。

(5)通过 FiO_2、MAP 调控氧合。通过振幅调控 $PaCO_2$。

2. 高频喷射通气

(1)呼气末正压 / 平均气道压:低于常频通气时的 20%,或根据氧合而定,一般为 7~10cmH_2O。

(2)吸气时间:0.02 秒。

(3)频率:360~420 次 /min。

(4)振幅:根据胸廓起伏及 $PaCO_2$ 而调定。

(5)HFJV 常常叠加常频通气,此时背景常频通气参数设置:①吸气时间:0.4~0.5 秒;②频率:2~10 次 /min;③PIP:与常频通气时相同。

新生儿常见疾病的高频通气初调可以按表 10-0-7 进行。

表 10-0-7　几种新生儿常见疾病高频通气初调参数

疾病	HFOV					HFJV	
	F(Hz)	MAP (cmH_2O)	ΔP	FiO_2(%)	Ti 百分比(%)	PEEP (cmH_2O)	R (次 /min)
RDS	8~12	10~16	2×MAP	40~60	33~50	7~10	360~420
MAS	10~15	10~16	2×MAP	30~100	33~50	7~10	240~360
肺炎	9~15	10~16	2×MAP	30~100	33~50	7~10	360~420
PPHN	9~15	10~16	2×MAP	30~100	33~50	7~10	360~420
肺出血	9~15	10~16	2×MAP	30~100	33~50	5~8	360~420
BPD(早期<1 周,同 MAS)	12~15	10~16	2×MAP	30~60	33~50	7~10	240~360
肺发育不良 / 膈疝	8~10	10~13	2×MAP	40~60	33	5~8	360~420

注:RDS:呼吸窘迫综合征;MAS:胎粪吸入综合征;PPHN:新生儿持续性肺动脉高压;BPD:支气管肺发育不良;F:振荡频率;MAP:平均气道压;ΔP:振幅;FiO_2:吸入氧浓度;Ti:吸气时间;PEEP:呼气末正压;R:呼吸频率;HFOV:高频振荡通气;HFJV:高频喷射通气。

(二)高频通气的参数调节

在临床中,我们一般根据氧气需求和通气情况调整高频振荡通气的呼吸机参数(表 10-0-8)。为了改善氧合及降低 FiO_2,可将 MAP 提高 10%~20%,但进一步增加 MAP 最好有影像学的指导,以免胸腔内压增加而使静脉回流障碍,从而导致心排出量降低;在撤离 HFV 的过程中出现肺萎陷时可再次提高 MAP,以募集更多的肺泡。

根据 $PaCO_2$ 对 HFV 进行调节:在频率不变的情况下,$PaCO_2$ 主要取决于振幅的变化,一旦患者的频率已确定,一般不作调整,只有在患者的病情有较大改变且呼吸时间常数改变时才调整频率。振幅的设置应根据胸廓运动、$TcPCO_2$ 及动脉血气分析结果而定,通常为 2×MAP,但不宜超过 3×MAP。振幅的调整范围应与 $PaCO_2$ 变化幅度相适应,一般每次调整 2~4cmH_2O。值得注意的是:

1. HFV 时血气应维持的目标　①经皮血氧饱和度 88%~95%。②轻度的高碳酸血症是无害的,如无间质性肺气肿、明显的气漏,无过度充气和胸部 X 线片弥漫变化,$PaCO_2$ 可维持 40~55mmHg;如有并发症,更高的 $PaCO_2$(如 60mmHg)也可能允许。③pH>7.25,尚无证据显示更低的 pH 无害。

表 10-0-8　根据氧气需求和通气情况调整高频振荡通气的呼吸机参数

参数	调整
f （一般不变）	如果 $\Delta P > 2 \sim 3$ 倍 MAP，则下调 如果 $\Delta P < MAP$，则上调
MAP （增加 / 降低依据 FiO_2）	如果 $FiO_2 > 50\%$，上调 $2 \sim 3 cmH_2O$ 如果 FiO_2 在 $25\% \sim 50\%$，上调 $1 \sim 2 cmH_2O$ 如果 $FiO_2 < 25\%$，不变或下调 $1 cmH_2O$ 在 PS 使用后，下调 $2 \sim 3 cmH_2O$
ΔP （增加 / 降低依据 PCO_2 或 $TcPCO_2$）	如果 $PCO_2 > 65 mmHg$，上调 $5 \sim 10 cmH_2O$ 如果 PCO_2 在 $55 \sim 65 mmHg$，上调 $2 \sim 5 cmH_2O$ 如果 PCO_2 在 $35 \sim 45 mmHg$，下调 $2 \sim 5 cmH_2O$ 如果 $PCO_2 < 35 mmHg$，下调 $5 \sim 10 cmH_2O$

注：f：振荡频率；MAP：平均气道压；ΔP：振幅；FiO_2：吸入氧浓度；PCO_2：二氧化碳分压；$TcPCO_2$：经皮二氧化碳分压。

2. 肺充气的评估　HFV 时肺容量测量困难，可通过动态胸部 X 线片检查观察横膈位置、肺的透光度估计肺容量。理想的肺充气应使右横膈顶位于第 8 后肋下缘，不超过第 9、10 肋之间。如患儿有间质性肺气肿、支气管胸膜瘘，所判断的肋间隙位置应比无并发症者高一个肋间。随着肺顺应性的改善，应及时下调 MAP，以免肺过度膨胀。

四、呼吸机的撤离

当患儿疾病逐渐恢复，感染控制，情况良好，可根据动脉血气结果逐渐下调呼吸机参数，以期尽早撤机。拔管前需做好患儿的评估，包括肺顺应性和气道阻力的测量，以减少拔管失败率。

常频模式先降低 FiO_2 和 PIP，然后根据血气结果降低 RR。当 $PIP \leqslant 16 cmH_2O$，$PEEP \leqslant 6 cmH_2O$，$RR \leqslant 20$ 次 /min，$FiO_2 \leqslant 30\%$ 时，若动脉血气正常，可拔管过渡到无创辅助通气（尤其是对于患 RDS 的早产儿），如无创辅助通气下监测动脉血气正常，可根据情况逐渐撤离无创呼吸机。A/C 模式撤机时以逐渐降低吸气峰压或降低潮气量来实现，不下调呼吸频率。

HFV 的撤离，目前尚无统一的标准，通常在使用期间，先降低 FiO_2，当 $FiO_2 \leqslant 40\%$ 时再降低 MAP，每次降 $1 \sim 2 cmH_2O$；呼吸频率一般不需调节。当 $MAP \leqslant 8 cmH_2O$，$FiO_2 \leqslant 30\%$ 时可考虑直接从 HFV 通气中拔管，也可过渡到常频呼吸机再撤离。撤离过程中最好有临床医生的监护和胸部 X 线片的监测，及时处理肺不张或肺的过度扩张。

短程激素的应用有利于成功拔管，但不常规使用。若拔管后因喉头水肿出现上气道梗阻表现时，可使用肾上腺素雾化。拔管后至少 24 小时内，根据临床情况使用某种形式的无创呼吸支持，如 CPAP、NIPPV、HHFNC 等，尤其对于极不成熟的早产儿，与头罩吸氧和箱内吸氧相比，早产儿拔管后使用无创辅助通气可极大程度地减少拔管失败。

（毛　劲　刘　阳）

参考文献 •••••••••••••••••••••••

1. Bradley A. Yoder. Mechanical Ventilation: Disease-Specific Strategies//Goldsmith J P, Karotkin EH. Assisted ventilation of the neonate [M]. 6th ed. Philadelphia, PA: Elsevier, 2017: 229-242

2. 邵肖梅, 叶鸿瑁, 丘小汕. 实用新生儿学 [M]. 5 版. 北京: 人民卫生出版社, 2019

3. 《中华儿科杂志》编辑委员会, 中华医学会儿科学分会新生儿学组. 新生儿机械通气常规 [J]. 中华儿科杂志, 2015, 53 (05): 327-333

第十一章

肺保护通气策略

中国新生儿研究网络的调查数据显示新生儿呼吸衰竭占住院患者的比例约为13.4%,死亡率为15.5%,其中60.2%是早产儿,70%的患儿接受过无创通气治疗,40%的患儿接受过有创机械通气治疗。虽然机械通气能够挽救呼吸衰竭患儿的生命,但是机械通气常常给新生儿脆弱的肺部带来难以避免的损伤,即呼吸机相关性肺损伤或呼吸机介导的肺损伤(ventilator associated lung injury or ventilator-induced lung injury,VALI or VILI),机械通气导致肺组织结构及功能的受损,尤其是在肺发育极不成熟的早产儿中更为明显。

了解机械通气时肺损伤的发病机制,在机械通气时采用肺保护通气策略,可以减少肺损伤的发生,改善机械通气患儿的预后。

一、呼吸机相关性肺损伤

新生儿尤其是早产儿,其肺组织结构及功能不成熟,包括发育不全的肺泡-毛细血管结构、肺泡表面活性物质合成和分泌障碍、抗氧化应激系统的不成熟等,使肺组织容易受到机械通气的损伤,而导致VALI的发生。VALI的发生机制(图11-0-1)包括以下几个方面:

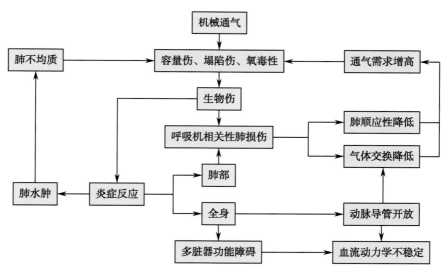

图 11-0-1　呼吸机相关性肺损伤机制图

(一)压力伤和容量伤

压力伤是指吸气压力产生的损伤。既往认为压力伤是机械通气导致肺损伤的主要因素,但动物实验发现导致VALI的主要原因是进入肺部气体的容量,而非施加于肺部的压力。高容量会导致全部或局部肺组织过度扩张,牵拉气道、肺泡上皮细胞及内皮细胞,直接导致气道、肺泡结构的破裂,引起毛细血管通透性增加,分泌富含蛋白质的渗出液,导致肺泡、间质水肿,同时也会释放蛋白酶、细胞因子和趋化因子,导致巨噬细胞的活化和中性粒细胞的浸润,产生炎症反应。机械通气治疗时,当气道峰压(PIP)、呼气末正压(PEEP)、吸气时间、呼气时间等参数设置不适当时,即可能造成潮气量过大或肺泡内气体潴留,导致容量伤的发生。容量伤常被认为等同于高潮气量通气造成的损伤,但值得注意的是,即使低潮气量也会引起容量伤,如部分肺不张时,即使低潮气量也会导致气道开放部分的肺过度扩张引起容量伤,或者在PEEP过高时,即使叠加低潮气量通气,也会导致吸气末肺的过度膨胀,产生容量伤。

(二)肺萎陷伤和剪切伤

肺萎陷伤即肺组织在塌陷时机械通气可能造成的损伤。新生儿肺部在疾病状态,如发生呼吸窘迫综合征(RDS)时,往往是不均质的,部分肺泡塌陷,部分肺泡开放(图 11-0-2),此时进行机械通气,若 PEEP 设置不当,则可能造成部分肺组织的反复塌陷和开放,塌陷与开放肺组织间的剪切应力增加,会直接造成肺的撕裂伤,同时也会造成肺内气体分布的不均匀,导致部分肺泡过度扩张,导致容量伤的发生;若肺泡长期塌陷,没有气体交换,也会发生肺泡粘连、炎性渗出,发生肺萎陷伤。

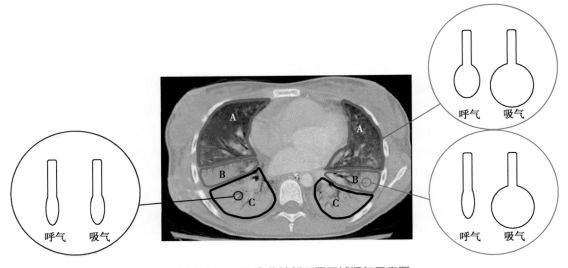

图 11-0-2 RDS 患儿肺部不同区域通气示意图

RDS 时肺组织大致可以分为三个部分:A 在整个通气周期内开放的肺泡;B 在吸气相募集但在呼气相塌陷的肺泡;C 在整个通气周期内都塌陷的肺泡。区域 B 会在常频通气时反复开放和塌陷,区域 C 不进行肺泡通气,在常频通气时,气体就会分布到区域 A 和区域 B,导致过度扩张和 VALI 的发生。

(三)氧毒性损伤

高浓度氧会使机体产生氧化应激,导致氧自由基的产生增加,由于新生儿尤其是早产儿自身抗氧化能力有限,当超过机体的抗氧化能力时,则可能会导致气道及肺组织的氧毒性损伤。

(四)生物伤

即由炎性介质造成的损伤。容量伤、萎陷伤、氧毒性损伤都可以刺激中性粒细胞向肺泡内的移动,增加巨噬细胞促炎介质的释放,如肿瘤坏死因子(TNF)、白细胞介素-8(IL-8)等,IL-8 会募集更多的多核白细胞到肺内,通过释放蛋白酶、产生活性氧、释放细胞因子等导致组织损伤。因此,容量伤、萎陷伤及氧毒性损伤都可以转变为生物伤。生物伤会造成产儿肺的正常发育过程受阻,导致支气管肺发育不良的发生。此外,机械通气也会激活循环中的吞噬细胞和 CD4 T 细胞、CD8 T 细胞,增加循环中炎性介质,引起全身炎症反应,导致多脏器的损伤。

因此,VALI 是由某种形式的物理、化学损伤引发的,而这些损伤因素又触发炎症细胞和炎性介质的聚集和释放,导致生物伤的发生,引发复杂的损伤级联反应,最终导致肺组织的损伤和肺发育过程的受阻。

【关键点】

导致 VALI 的主要原因是进入肺部气体的容量,压力伤也主要是通过容量改变介导的。肺萎陷伤、剪切伤、氧毒性损伤、生物伤也是 VALI 发生的机制。

二、肺保护通气策略

虽然近年来超早产儿及极低出生体重儿存活率明显增加,但是 BPD 的总体发病率并没有改变,仍然是新生儿科医生面临的一个非常有挑战性的问题。越来越多的动物实验及临床研究发现,不适宜的机械通气是 BPD 发生的重要因素。机械通气在挽救生命的同时,也会造成肺组织损伤,而通气的方式对肺损伤的严重程度和分布有很大的影响。因此,临床上目前采用多种肺保护通气策略来减少 VALI 的发生。

肺保护通气的目的是在尽可能减少 VALI 的基础上,提供一个可接受的气体交换水平。基于 VALI 的发生机制,肺保护通气策略的设置原则包括:①通过限制潮气量来防止肺泡过度扩张;②通过促进肺泡稳定来避免肺萎陷伤;③避免高 FiO_2 导致氧化应激损伤。目前有报道的肺保护通气策略包括患者触发或同步通气、容量目标通气、无创通气、使用肺表面活性剂后快速拔管并经鼻持续正压通气(INSURE)、"肺开放"概念、高频通气策略、允许性高碳酸血症、俯卧位通气等。虽然策略众多,但目前针对各个策略优劣的争议还很多,临床工作中如何来综合实施肺保护通气策略仍然是新生儿科医生面临的一个挑战。

当一个极早早产儿暴露于高氧环境和机械通气治疗时,一定程度上的肺损害是不可避免的,不可能通过改善呼吸支持策略来完全避免机械通气造成的损伤。然而最佳的呼吸支持策略可以最大限度地减少 VALI 对肺结构、功能和发育上造成的损害。VALI 的发生是多因素的,不能与任何单一变量简单联系,因此,减少肺损伤的通气策略也必须是全面的。不同的肺保护通气策略可以序贯使用,也可以联合使用来达到保护肺的目的。

三、常用肺保护通气策略

(一)产房稳定

出生后,新生儿必须迅速清除气道和终末肺泡内的肺液,使肺部通气,并维持功能残气量,促进肺血流的增加。足月儿能很快完成这一过程的过渡,但早产儿由于肺泡表面活性物质的缺乏、呼吸肌发育薄弱和胸壁顺应性过高等因素,导致早产儿不能产生足够的吸气压力来扩张肺,同时也不能产生足够的胸腔内负压,导致无法有效地将肺液清除到肺间质、淋巴管和静脉。随后的肺部通气,无论是自主的还是正压通气,都发生在部分充满液体和未完全扩张的肺部,这会导致潮气量分布不均,造成部分肺泡过度扩张产生肺损伤。对早产动物模型的研究表明,出生后立即对这种部分充满液体和未完全扩张的肺部进行的通气足以引发 VALI 的级联反应。新生儿肺的损伤和随后的修复可能在出生几分钟内触发,即使早期、短暂地暴露于有害的机械通气和高氧状态也能导致肺损伤,因此肺的保护应从出生的那一刻开始。在产房中,早产儿生后早期使用 PEEP 和/或 CPAP 来稳定呼气阶段的肺泡,防止肺泡因为肺表面活性物质的缺乏和胸廓顺应性过高而塌陷,有助于建立功能残气量,同时要避免高潮气量通气,在脉氧监护仪的指导下进行氧气的使用,防止高氧带来的损伤。目前对于早产儿生后早期使用 CPAP 的益处临床已达成共识。

(二)无创通气

无创通气是预防新生儿 VALI 的有效方式,在 NICU 中越来越多地使用无创通气来避免气管插管、有创机械通气,从而减少医源性肺损伤。常用的无创通气方式包括持续气道正压(CPAP)、经鼻间歇气道正压(NIPPV)、经鼻高频通气(nHFV)和高流量鼻导管(HFNC)等。

1. 持续气道正压　最早开始使用的无创通气方式,对设备要求简单,早期应用很容易实现,可以降低早产儿对机械通气的需求,也常用于有创呼吸机撤离后的过渡和早产儿呼吸暂停。一项临床试验数据表明,初始 CPAP 优于气管插管及机械通气,可以降低 BPD、颅内出血、败血症的发生,而不增加气漏和死亡的风险。然而一项纳入了近 2 782 名早产儿的荟萃分析结果显示,在随机分配到 CPAP 组和机械通气组的患儿之间，BPD 发生率并没有显著差异，但将 BPD 的发病率和死亡率合并时 CPAP 组比机械通气组减少了近 10%，且在其中两项实验中，CPAP 组呼吸支持的时间有明显的下降，并且在 CPAP 组氧气的使用时间有缩短的趋势。因此，目前仍推荐在生后早期给予 CPAP 进行呼吸支持，以避免机械通气带来的肺损伤。

2. 经鼻间歇气道正压　使气道压力在两个压力水平之间转换，通过压力差产生的潮气量募集肺泡，通过 PEEP 维持功能残气量，防止肺泡塌陷，从而稳定肺泡，减少呼吸做功。两项随机临床试验表明，与 CPAP 相比，早期 NIPPV 可减少出生后 72 小时内的插管需求。一项对几个小型单中心研究的荟萃分析也显示，在预防拔管失败方面，NIPPV 优于 CPAP，尤其是当 NIPPV 与婴儿的自主呼吸同步时。然而最近一项对极低出生体重儿的大型跨国随机对照实验显示，NIPPV 与 CPAP 相比未证实有任何益处，也未显示在 BPD、死亡率或两者的综合结果方面有降低，不同步可能是导致 NIPPV 缺乏优势的原因。不同步的 NIPPV 可能在呼吸机送气时患儿的声带是闭合的，很少产生可测量的潮气量。一项大型回顾性研究评估了同步 NIPPV 与 CPAP，研究对象为体重约 1 250g 的早产儿，在出生体重为 500~750g 的亚组中，与 CPAP 相比，同步 NIPPV 可降低 BPD 的发生率，并可降低 BPD 与死亡的合并结局。Bhandari 等人也比较了同步 NIPPV 和机械通气，发现同步 NIPPV 治疗组的 BPD 发生率和死亡率更低。这些结果表明，同步的 NIPPV 是可行的、有效的，并且与较低的 BPD 发生率相关。

3. 经鼻高频通气　nHFV 是一种较新的新生儿无创通气模式，可以在持续的双向气流上叠加压力振荡，同时允许患儿自主呼吸，nHFV 结合了高频通气及 CPAP 的优点。几个小样本临床随机对照实验比较了 nHFV 和 CPAP，结果显示与 CPAP 相比，nHFV 可显著缩短 RDS 患儿的无创呼吸支持时间，减少插管和有创通气的需求，但在慢性肺部疾病的发生率方面并无明显差异。另一个纳入了 5 个对 RDS 早产儿的随机对照实验的分析发现，与 CPAP 相比，nHFV 改善了二氧化碳的清除，降低了插管的风险，同样在死亡率

及 BPD 的发生率上无明显差异。这些研究表明 nHFV 在减少插管及无创通气的时间上是有优势的，但关于 nHFV 在减少早产儿肺损伤方面的作用及它对早产儿远期预后的影响，还需要更大样本的试验，特别是多中心临床研究来证实。

4. INSURE 技术　INSURE 技术即气管插管给予表面活性物质然后拔管给予持续气道正压的技术。多个临床随机对照实验比较了 INSURE 技术和使用表面活性物质后不拔管连续使用机械通气，发现 INSURE 组后期机械通气的需要减少、BPD 发生率及气漏综合征发生率降低，表明 INSURE 技术可减少机械通气所致的肺损伤。目前另一种创伤更小的表面活性物质的给药方式，即微创表面活性剂治疗（MIST or LISA）正在顺利实施，多个研究已显示出其在减少机械通气需求、减少 BPD 和死亡的发生率上的益处。

（三）同步触发通气

吸气同步的通气策略与非同步的通气策略相比，可以提供更稳定的潮气量，改善氧合，使患者的自主呼吸触发最大化，减少镇静、镇痛药物的使用，缩短机械通气的时间，从而起到肺保护的作用。目前常用的同步通气模式包括同步间歇指令通气（SIMV）、同步间歇正压通气（SIPPV）、辅助 / 控制通气（A/CV）、压力支持通气（PSV）、神经调节辅助通气（NAVA）等。

SIMV 压力控制模式是在呼吸机设置的压力限制内，提供与自主呼吸同步的固定呼吸频率，如果在触发窗内没有检测到任何的自主吸气，则给予一次强制的通气，超过规定呼吸频率的自主呼吸得不到支持。由于早产儿气道阻力较高，胸廓顺应性过高，呼吸肌力量薄弱，往往会导致潮气量分布不均匀和呼吸做功增高，因此，SIMV 不是早产儿机械通气的最优模式。A/C 模式是一种时间循环、压力控制模式，支持每一次自主呼吸，从而提供更均匀的潮气量和更低的呼吸功。然而，如果患儿呼吸频率高，呼吸机通过最初设置的吸气时间来辅助所有患儿触发的呼吸，将导致呼气时间降低，可能引起气体潴留而导致容量伤的发生，也可能因分钟通气量增加而引起过度通气。因此，PSV 通气模式可能更好，因为呼吸机辅助的启动和终止都是由患者的呼吸努力和气流变化控制的，当吸气流量下降到预设的阈值（通常为峰值流

量的 15%~25%）时，停止吸气转为呼气，消除吸气停顿，从而提供更完整的同步性。此外，PSV 还能根据患者的肺部力学的变化自动调整吸气时间。在大多数新生儿通气设备中，PSV 也可用于支持低频率 SIMV 期间的自主呼吸，以克服自主呼吸力量不足和气道阻力高的问题。

与常规控制通气相比，触发同步通气在减少气漏和缩短通气时间方面有好处，但与 BPD 的发病率降低无关。几个小型随机试验比较了 A/C 和 SIMV，这些实验没有显示出哪种模式在撤离呼吸机或呼吸机使用时间方面有优势，但最新的一篇荟萃分析发现，A/C 与 SIMV 相比，机械通气的时间更短。基于生理特点和目前的研究表明，支持每一次自主呼吸的模式对通过狭窄的气管导管进行呼吸的早产儿似乎更有利。

NAVA 是一种新型的同步通气模式，通过一个专门的电极装置感知膈肌的电冲动的开始和大小，触发呼吸机，给予患儿自主呼吸同步的呼吸支持，改善患儿舒适度，减低人机不协调。NAVA 既可用于有创通气，也可用于无创通气。但目前还没有研究显示其在短期效果上优于其他同步通气方式，在新生儿中的应用还较少。

（四）限制潮气量

1. 容量控制通气　压力控制通气是新生儿最广泛使用的通气支持模式，因为它简单、易行、对通气设备要求较低，即使有大量漏气，仍能进行通气。但压力控制通气的危险在于潮气量不能被直接控制，呼吸机实际输送的潮气量会随呼吸系统顺应性、气道阻力和患者的自主呼吸努力而改变，潮气量过高时则会导致肺损伤的发生。容量控制通气可以控制呼吸机输送的潮气量而避免容量伤的发生，专家建议将潮气量控制在 4~6ml/kg，但目前还没有关于早产儿潮气量的研究来支持这一建议，临床实践中通常采用 5~6ml/kg。然而气体交换时的最佳潮气量不是一个固定的数值，是随疾病状态变化的。容量控制通气在漏气量较大时不能提供足够的潮气量，将导致气体交换功能的下降。

2. 容量目标通气　容量目标通气通过设置一个目标潮气量和高压限制，允许呼吸机自动调节吸气压力或吸气时间，以保证达到预设的目标潮气量，它的目的是提供一个稳定的潮气量，从而

减少肺过度膨胀、低碳酸血症和肺损伤的发生。容量保证通气是其中研究最广泛的一种形式，它是一种容量控制、时间或流速循环、压力限制的通气模式，呼吸机微处理器将前一次呼出的潮气量与预设的潮气量进行比较，然后调整吸气压力，使之上升或下降，从而实现潮气量的保证。随着新生儿肺顺应性的提高，提供潮气量所需的 PIP 下降，呼吸机压力也随之下降。研究显示容量目标通气相较于压力限制通气来说，可以明显减少 BPD 的发生率和死亡率，同时可以减少气胸、低碳酸血症、严重颅内出血或脑室周围白质软化的发生率并缩短机械通气的时间。对早产儿的研究表明，容量目标通气可以稳定潮气量，并可以减少肺部炎症。目前澳大利亚大约 60% 的新生儿病房使用容量目标通气。已经证明高频通气（HFV）联合容量保证在早产儿中也是可行的，与无容量保证的 HFV 相比，可以降低血氧饱和度的波动和增加二氧化碳的清除，但是否有其他短期和长期的优势还有待进一步研究。

3. 高频通气　HFV 使用非常小的潮气量进行通气，从而降低了容量损伤的风险，是与肺保护通气最相关的通气方式，HFV 的益处是通过降低周围肺部的压力和容量波动而产生的。早期研究显示与常频通气相比，HFV 与细胞因子介导的肺部炎症减少相关。也有研究提示，选择性的高频通气（即出生后早期应用高频通气而不是作为常频通气的挽救模式），在不增加气胸、颅内出血或脑室周围白质软化发生率的同时，可减少严重早产儿视网膜病变和 BPD 的发生率。随着常频通气策略的改进，越来越多的临床试验显示 HFV 的肺保护作用并不像早期研究所表明的那样明确。动物实验表明，HFV 只有与肺容量优化策略相结合，才能提供肺保护作用，未使用肺容量优化策略的 HFV 在减少肺损伤方面相对无效。这就意味着，除了应用小的潮气量以外，还需要募集塌陷的肺单位，并以尽可能低的气道压力将其稳定才能达到肺保护的目的。

（五）肺容量优化策略

新生儿病变的肺通常是不均质的，部分肺是开放的，部分肺是塌陷的，优化机械通气的目的是要使潮气量均匀地分布在肺内，而不是作用于已经扩张的肺。为了达到最佳通气效果并减少肺损

伤,提出了"肺募集"的概念,即通过适当的吸气压力对塌陷的肺泡进行再募集。目前缺乏对肺募集程度进行评价的有效指标,多数临床医生采用氧合来间接测量肺容积的变化,临床实践通常将最佳肺募集定义为需要小于或等于 $0.25\sim0.30$ 的 FiO_2 来维持适当的动脉血氧饱和度。但氧合只是指导肺募集的间接工具,由于存在肺内、肺外右向左分流等因素,氧合不是反应肺容量的可靠指标。

募集后的肺泡在呼气阶段可能会再次塌陷,因此需要在呼气阶段也保持肺开放,避免肺泡反复开放与塌陷,从而提出了"肺开放"的概念。肺的开放是由适当的 PEEP 来实现的,合适的 PEEP 可以稳定募集后的肺泡,防止呼气时肺泡的塌陷。理论上应该将 PEEP 滴定到一个最佳值,在这个值上进行通气可以得到最佳肺顺应性、最佳氧合和维持肺开放最小的压力。既往认为该值位于压力 - 容积曲线吸气支的低位拐点附近,但数学模型和动物实验都表明,由于早产儿 RDS 和其他多种肺部疾病均存在"肺迟滞"现象,肺的闭合临界压力不在低位拐点附近,而在压力 - 容积曲线的呼气支上,通常设置在闭合压力上 $2cmH_2O$ 处(图 11-0-3)。动物实验显示,肺开放通气策略在正压通气期间也是可行的,并且与常规的正压通气相比,肺开放通气的 VALI 更少。有 1 项研究评估了肺开放正压通气对早产儿 RDS 的短期益处,发现有更好的氧合和更短的氧需求时间。

在 Salvo 等人对早产儿中重度 RDS 的研究中,HFV 期间的肺容量优化和募集技术与常频通气相比可减少重复使用表面活性剂、缩短机械通气和住院时间,但 BPD 的发生率无明显差异。几项临床前期研究表明,常频通气与开放肺策略相联合时,可以达到与 HFV 相似的肺保护程度,这表明肺容量的优化在肺保护中是关键因素,而非简单的模式选择。Rimensberger 等人回顾性研究了在 VLBW 表面活性剂使用之前给予高频振荡通气联合肺容量优化策略,与常频通气相比,可以减少呼吸支持的需要和 BPD 的发病率。此外,研究还表明肺开放的常频通气与肺开放的 HFV 同样具有保护作用,因此强调通气策略比通气模式可能更重要。

值得注意的是没有单一的最佳 PEEP,呼气末压力的水平必须根据肺损伤的程度来定,同时强调应尽量限制中断 PEEP 的干预措施(如不必要地断开呼吸回路进行检查或吸痰等),以避免肺的塌陷。

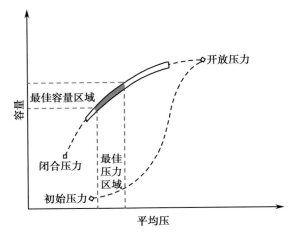

图 11-0-3　氧合指导下的 HFV 肺募集策略

HFV 肺募集策略开始时将平均气道压设置在 $6\sim8cmH_2O$ 之间,调整 FiO_2 使 SpO_2 在目标范围内。如果 FiO_2 为 >0.30,则认为肺容积不佳,每 $2\sim3$ 分钟增加 $2cmH_2O$ 平均气道压。如果肺单位被募集,氧合将会改善,允许 FiO_2 逐步减少(每次下调 $5\%\sim10\%$)。平均气道压逐步增加,直到 $FiO_2<0.30$,或者在连续三个压力增加步骤中氧合没有改善。这一点被称为开放压力,肺被认为达到了最理想的募集。然后使用相同的 FiO_2,将平均气道压每 $2\sim3$ 分钟下降 $2cmH_2O$,直到 SpO_2 恶化,提示肺泡塌陷,相应的压力称为闭合压力。接下来,平均气道压升高至开放压力几分钟,然后降低至闭合压力上方 $2cmH_2O$。相应的压力称为最优肺开放压力。图中最佳氧合区域为白条表示,肺力学的最优化区域为灰色表示。平均气道压应在最佳肺力学区域,通常在闭合压力上方 $2\sim4cmH_2O$。

(六)允许性高碳酸血症

通过接受较高的二氧化碳水平(通常 $PaCO_2$ 为 $45\sim55mmHg$)来尽量减小呼吸支持强度的通气策略,称为允许性高碳酸血症。Mariani 等人在 1999 年首次描述了在接受辅助通气的早产儿中的使用允许性高碳酸血症的呼吸机策略,认为该策略是可行的、安全的并能缩短机械通气时间。动物实验表明,无论使用常频通气,还是高频通气,允许性高碳酸血症可能进一步减少机械通气产生的肺损伤。因此在许多新生儿重症监护病房已经接受允许性高碳酸血症作为一种有助于撤离呼吸机并减少 VALI 的方法,但并无大样本的随机对照试验证实这种策略可以降低

BPD 的发生率。Carlo 等人在一项随机对照试验中发现，以 $PaCO_2 > 52mmHg$ 为目标的通气组与 $PCO_2 < 48mmHg$ 的对照组之间在矫正胎龄 36 周时 BPD 的发生率没有差异，在 18~22 个月的神经发育结果上两组也相似。Thome 等人发表了一项全国多中心随机试验的数据，该试验对胎龄 23~28 周的早产儿进行了研究，这些早产儿在出生后 24 小时内需要气管插管和机械通气治疗，高 $PaCO_2$ 目标组（55~75mmHg）和轻度高 $PaCO_2$ 对照组（40~60mmHg）的中、重度 BPD 或死亡发生率没有显著差异。然而，在高 $PaCO_2$ 目标组中，坏死性小肠结肠炎的发生率显著增加。在对早产儿进行的研究中并没有显示出允许性高碳酸血症对无 BPD 患儿生存的益处，令人担忧的是，其中一项研究表明，允许性高碳酸血症与矫正年龄 2 岁时神经发育不良有关。因此这一理论的安全性和有效性以及适宜的 $PaCO_2$ 范围仍待研究。

（七）俯卧位通气

动物研究表明，俯卧位通气可以减少由通气引起的肺损伤，可以有更好的肺泡募集和更均匀的肺部应力分布。俯卧位通气可以改善成人急性呼吸衰竭患者的通气和氧合情况，降低死亡率和改善远期预后。由于早产儿比成人更容易暴露于氧毒性和侵入性机械通气损伤，俯卧位通气已被作为新生儿呼吸窘迫综合征（RDS）呼吸支持的一种潜在方法。对极早产儿的研究显示俯卧位与仰卧位交替通气能改善机械通气极早产儿的氧合功能，降低 FiO_2，并缩短机械通气时间。对接受机械通气的新生儿荟萃分析也显示，俯卧位通气与仰卧位通气相比有更好的氧合和更高的潮气量。但对早产儿的肺力学研究显示重力对早产儿通气分布区域影响不大，在使用机械通气的 RDS 患儿中，俯卧位在改善肺力学方面也没有明显的优势。目前对新生儿俯卧位通气时长和体位变化的频率也无统一的标准和共识，还需要更多的研究证据指导俯卧位通气在新生儿尤其是早产儿中的应用。

（八）尽早撤离机械通气

虽然肺保护通气策略可以减轻肺损伤，但不能完全防止肺损伤，因此，应尽快使患儿从有创呼吸支持中撤离，转为无创辅助通气。延长机械通气时间增加了早产儿 BPD 的风险，也与早产儿不良神经系统结局有关。

此外，设定合适的早产儿 SPO_2 目标、防止呼吸机相关性感染、防止机械通气期间的胃食管反流、积极处理全身疾病等其他措施也可以有效地减低机械通气期间的肺部损伤。

本章内容可参考视频 9 肺保护通气策略。

视频 9 肺保护通气策略

【关键点】

没有一种通气模式和设置是"最佳"的，应根据每个患者的具体病理生理及变化情况进行个性化的设置，综合应用各种肺保护通气措施。任何肺保护性通气策略也应伴随着实时的监测和及时的调节以适应肺力学的变化。

【经验分享】

1. 导致 VALI 的主要原因是进入肺部气体的容量，而非施加于肺部的压力，因此，容量伤是导致肺损伤的主要因素。萎陷伤、氧毒性损伤、生物伤也是呼吸机相关性肺损伤的因素。

2. 多种肺保护通气策略的应用可以减少 VALI 的发生。未来的研究应该进一步评价在产房和 NICU 中应用肺保护通气策略的益处，并评估它们对不同胎龄早产儿和不同疾病患儿的近期、远期影响。

3. 还需要开发更直接的测量肺容积及肺顺应性的工具，以便于评估各种通气策略在肺保护方面的作用，指导呼吸机的使用、管理和撤离。

（张小龙　蒋　燕）

参考文献

1. Keszler M, Sant'Anna, Guilherme. Mechanical ventilation and bronchopulmonary dysplasia [J]. Clinics in Perinatology, 2015, 42 (4): S0095510815000895

2. Anton H. Principles of lung-protective ventilation. Assisted ventilation of the neonate [M]. 6 ed, Philadelphia, PA: Elsevier, 2017: 188-194

3. Martin Keszler, Nelson Claure. Ventilator strategies to reduce lung injury and duration of mechanical ventilation//Eduardo B, Martin K, Peter GD. The newborn lung [M]. 3rd ed. Philadelphia: Elsevier, 2018: 307-319

4. Armanian AM, Abedi AR, Farajzadegan Z. Nasal high-frequency oscillatory ventilation (nHFOV) versus nasal continuous positive airway pressure (CPAP) as an initial therapy for respiratory distress syndrome (RDS) in preterm and near-term infants [J]. Nephron Clinical Practice, 2019, 3 (1): e000443

5. Haidar Shehadeh AM. Non-invasive high flow oscillatory ventilation in comparison with nasal continuous positive pressure ventilation for respiratory distress syndrome, a literature review [J]. J Matern Fetal Neonatal Med, 2021 Sep; 34 (17): 2900-2909

第十二章

新生儿常见疾病的通气策略

根据患儿的疾病特点选择合适的通气策略，无创呼吸支持不能满足气体交换时，需要进行有创机械通气，首先选择合适的呼吸机，其次选择合适的通气模式，再次决定通气目标和尽量减少呼吸机相关性损伤，最后在机械通气开始时就计划撤机或拔管的方案。但新生儿呼吸支持成功的重点不是呼吸机或者通气模式，关键是操作人员，彻底了解设备特点、通气模式、病理生理和精细护理才有利于救治危重新生儿。本章将讨论几种常见新生儿呼吸系统疾病的呼吸机管理方法。

第一节　超早产儿的通气策略

我们常使用胎龄和体重等基础指标，将新生儿划分为不同的群体，这种划分往往和生存能力的强弱、所需治疗的程度、远期结局和预后等密切相关。胎龄不满 32 周即出生的新生儿称为极早产儿（very preterm infant，VPI），不到 28 周即出生的新生儿称为超早产儿（extremely preterm infant，EPI）。在新生儿中，EPI 群体对住院治疗的需求较高，无论是控制住院时间、控制住院费用、改进治疗技术还是预防不良结局等，均成为新生儿学科发展的重点。近年来，随着生殖医学、围产医学等相关学科的不断进步，EPI 的存活率不断提高，远期结局也得到了一定程度的改善。

一、病理生理基础

（一）概述

EPI 的所有特点均与其病理生理基础密切相关。EPI 的病理生理特点表现为各个脏器系统发育不成熟，在生后容易受到多种因素的影响，容易出现并发症，呼吸系统、神经系统、循环系统、内环境、感染等均与呼吸支持治疗密切相关。

（二）肺部的病理生理基础

呼吸系统主要由肺组织、气道、呼吸肌等组成，是氧气进入和二氧化碳排出人体的通道，也是与循环系统进行气血交换的场所，通气的路径分为上呼吸道和下呼吸道。

肺的发育需经历较长的时间，从胚胎期延续到生后，可以简单分为 5 个阶段：胚胎期、假腺管期、小管期、囊泡期、肺泡期，肺发育的过程详见第二章。小管期主要在胎龄 16~26 周，支气管树不断成形，初步形成了肺泡毛细血管和气血屏障，I 型和 II 型肺泡上皮细胞开始分化，并且开始由 II 型肺泡上皮细胞合成肺泡表面活性物质（PS），在此期间，胎儿也开始出现类似于呼吸的动作。囊泡期主要在胎龄 24~38 周，除了支气管树和各种微观结构进一步发育成熟，PS 的合成也在增加，为胎儿期向新生儿期的转变作准备。

EPI 在胎龄不足 28 周时出生,出生时其肺组织的结构和功能均具有了一定的基础,这是我们能够救治 EPI 的前提,但此时的各个脏器系统十分脆弱,在多种因素的作用和影响下干扰了原有的发育过程,可能出现一系列的并发症。EPI 远期的并发症与其病理生理特点有着密切的联系,如支气管肺发育不良、气道软化、哮喘等。EPI 生后早期呼吸支持的出发点除了稳定生命体征,维持内环境稳定,还应做长远考虑,要尽可能地减少远期不良预后,促进生长发育。

二、生后早期的管理

对于 EPI,围产期数小时的全面处理非常关键,是影响结局和远期预后的重要因素,由于各个地区的医疗条件和患者的情况有差异,不同的医院在生后早期的管理上略有不同,但共同遵守的原则是一致的,并且需要进行持续质量改进。

(一)产前咨询和出生前的治疗

新生儿科医生应尽可能为潜在出生 EPI 的家庭提供产前咨询,这样做除了能为其家庭提供专业的知识,为 EPI 的出生作好相应的准备,还可以与产科进行沟通,为改善 EPI 预后进行一些必要的处理,如孕妇在产前使用地塞米松、硫酸镁、抗生素等。另外,EPI 的家庭应该对可能面临的困难和已有的治疗监测手段有所了解,通过与新生儿科医生进行交流能够获得全面和客观的认识,对出生后的治疗保持信心和耐心,不至于过度乐观和悲观。

在胚胎发育的过程中,胎儿肺组织即受到了母体和自身激素的影响,糖皮质激素具有促进胎肺成熟的作用,但其机制尚不十分明确。在胎儿肺组织中,糖皮质激素水平升高带来的作用包括:促进肺组织结构的发育,促进 PS 的合成,促进肺液的吸收,故产前使用糖皮质激素能够有效改善 EPI 的远期预后。目前使用的药物有两种:倍他米松和地塞米松。国内常用地塞米松,对于孕周尚不足 34 周可能生产的孕妇,予地塞米松 6mg 肌内注射,间隔 12 小时使用 1 次,共 4 次。大量的研究证实,产前使用糖皮质激素不仅能改善呼吸系统的远期预后,也能有效减少死亡、颅内出血、脑白质软化、神经系统发育受损等不良结局。

除了使用糖皮质激素、在 EPI 出生前通过与新生儿科医生进行交流能够获得全面和客观的认识,对出生后的治疗保持信心和耐心,不至于过度乐观和悲观。

产科和产妇家庭的沟通,还应尽可能地创造条件,为改善 EPI 预后尽一切努力,如:宫内转运能为 EPI 提供更好的救治条件;产前使用硫酸镁对早产儿具有神经系统保护作用;抗分娩药能够为使用糖皮质激素争取时间;产前抗生素能有效减少早发败血症,这些处理对早产儿的预后有非常积极的意义。

(二)产房 / 手术室

1. 复苏准备 复苏转运小组的准备工作应在 EPI 出生前开始,与产妇和家庭成员保持持续沟通非常重要,新生儿科医生应尽可能地回答产妇和家庭成员的疑问,让家庭成员特别是法定监护人全面客观地了解到 EPI 的生存、治疗、近期和远期并发症、费用、法律和伦理等各方面的信息。复苏转运小组应由相对固定的人员组成,应包括新生儿科医生和护士,在 EPI 出生前对所需药品、器械、设备等进行清单式检查,提前通知新生儿科做好接收 EPI 的准备工作。

2. 温度控制 温度是影响 EPI 死亡率的独立危险因素,做好围产期环境温度管理和生后早期防治低体温非常重要。产房 / 手术室室温至少应达到 24~26℃,必要时提供 32~34℃ 的环境温度,将出生后放置新生儿的辐射保暖台调整为手动输出 100% 加热状态,将绒帽等可能用到的物品进行预热,将新生儿暖箱调整至温度 35~36℃,湿度至少达到 80% 的准备状态。在 EPI 出生后,置于预热好的辐射台上或暖箱中,身体无需擦干,直接使用塑料薄膜包裹全身,戴绒帽,并在出生 10 分钟时开始监测体温,注意统计低体温发生率,便于做好持续质量改进。

3. 胎盘输血 胎盘输血对新生儿的积极作用已被广泛证实,并得到了世界卫生组织、美国儿科学会、美国妇产科医师学会(American College of Obstetricians and Gynecologists,ACOG)的推荐,EPI 住院时间长,治疗需求高,也是可能从胎盘输血中获益最大的人群。出生时应根据 EPI 的情况决定胎盘输血的具体方式:情况稳定者可延迟脐带结扎 30~60 秒,情况不允许时可考虑挤压脐带。胎盘输血不仅能有效提升血容量和血红蛋白水平,而且能帮助胎儿循环向成人循环过渡,减少颅内出血、坏死性小肠结肠炎等的发生率,还能帮助新生儿维持体温。

4. 复苏限制用氧 新生儿复苏期间应适当限制用氧。新生儿出生后,一般需要至少5分钟,动脉血氧饱和度才能够上升至90%,早产儿需要的时间更长,而早产儿右上肢目标动脉血氧饱和度为90%~95%,不合理用氧与视网膜病变、支气管肺发育不良等并发症有关。国内新生儿复苏指南已明确建议,早产儿开始复苏时,使用21%~30%浓度的氧,用空氧混合仪根据血氧饱和度调整给氧浓度,使氧饱和度达到目标值,胸外按压时氧浓度提高到100%。

5. 持续气道正压 一般对于生后有自主呼吸,心率>100次/min的EPI,可以首先使用CPAP进行呼吸支持,支持的压力常用5~6cmH₂O,即使出现呼吸窘迫综合征(RDS)时,CPAP也是早期使用的呼吸支持方式。现有的统计资料表明,绝大多数具有自主呼吸的EPI可以在生后使用CPAP进行呼吸支持,规范和正确地使用CPAP能有效减少气管插管率,早期使用CPAP以及配合预防性使用PS能减少死亡或支气管肺发育不良的发生率。因此,CPAP是产房/手术室首选的呼吸支持方式。目前有多种能够提供无创正压通气支持的设备,产房/手术室及转运路途中常用T组合,也可以使用简易的可移动CPAP装置,不同的无创辅助通气装置具有各自的特点,特别是气流和压力的关系,详见第七章第一节。在出生前,胎儿肺内充满液体,既往曾有人认为持续膨胀肺组织能加速肺液清除,改善气血交换,有利于改善早产儿预后,但关于持续肺膨胀的SAIL研究进行中期分析后已提前终止,该试验为多中心对照研究,选择胎龄23~26周的早产儿,出生时使用持续肺膨胀(T组合,压力25cmH₂O,持续15秒,最多2次)策略,中期分析发现研究组的生后48小时内死亡率更高,死亡和支气管肺发育不良的复合结局发生率更高。

CPAP用于生后早期呼吸支持的机制主要是:①保持气道开放,特别是上气道开放,避免塌陷后引起梗阻性或混合性呼吸暂停;②通过降低气道阻力和扩张胸廓来减少呼吸做功;③通过提高功能残气量改善通气血流的匹配;④避免肺泡反复塌陷和开放;⑤减少蛋白质渗出,阻止透明膜形成。这些机制的作用依赖于CPAP的持续使用,在呼吸系统病情出现"滚雪球"式加重之前阻

止病情进展,故CPAP支持应在生后尽早开始,并在产房/手术室和转运途中持续使用。另外,在COIN研究中,CPAP的支持压力超过8cmH₂O可增加气漏综合征的发生率,因此我们在使用CPAP时需注意相应的规范。

6. 肺泡表面活性物质(PS) PS治疗作为近几十年新生儿学科最重要的进展之一,已经开展了大量的研究,使用外源性PS是降低早产儿死亡率和RDS发生率的重要手段,EPI自身产生的PS不足,常使得缺乏支持的肺泡塌陷,使用外源性PS能降低肺泡张力,阻止肺不张和肺透明膜的形成。PS除了作为RDS的治疗手段,也可以作为RDS的预防用药。美国儿科学会的政策声明强调了CPAP支持的重要作用,如果需要气管插管机械通气支持,应使用PS治疗。在全面而规范的孕期管理和围产期支持下,部分EPI能够单独使用CPAP稳定生命体征,避免气管插管,另一部分EPI可能在支持不足时接受气管插管和机械通气,而使用LISA/MIST等微创操作的PS给药方法能减少这部分EPI气管插管的概率,也避免了气管插管机械通气带来的并发症。

(三) 生后早期

急诊医学中广泛使用"黄金1小时"的概念,用于强调早期及时处理对改善危急重症预后的重要性,新生儿科也借用了这一概念,但不存在严格的1小时时间定义,多为从出生前到生后的1小时或2小时不等。在这段时间内,新生儿以最脆弱的状态经历了生命中最大的转变,这段时间的正确处理能够显著改善新生儿的预后。EPI生后住院时间长,并发症多,更需要强调黄金1小时对改善长期预后的重要作用。整合在黄金1小时概念中的处理至少应包括:体温管理、呼吸支持、静脉通道、营养支持、必要的抗生素等。

1. 体温管理 EPI在暖箱中都应进行体温监测,保持肤温36~36.5℃,不建议常规使用肛温监测。所有可能与EPI发生直接接触的物品都应预热,包括听诊器、静脉输液等。

2. 液体和内环境管理 所有新生儿收治住院时都应准确测量体重,EPI患者的体重监测是评估液体和内环境的重要指标,许多新生儿科会将收治的患者置于辐射保暖台上,方便进行穿刺留置针和采血等操作,EPI患者会因为这种流程

快速丢失大量水分,因此在建立静脉通道后需要尽快开始静脉补液,保持液体、血糖等的稳定。而生后早期的过量补液与血流动力学显著改变的动脉导管未闭有关。通常生后第1天的液体量用80~100ml/kg,以应对不成熟皮肤造成的大量液体丢失,并且根据体重变化等指标调整液体方案,电解质的监测频率为每6~8小时1次,血钠水平是判断液体内环境的重要因素。我们应该在综合评判当前环境和EPI自身条件的基础上安排补液方案,并进行密切的监测和及时调整(表12-1-1)。

表 12-1-1 常用的评估液体量的指标及其意义

指标	具体内容
体重	为减少对EPI的刺激,减少颅内出血,生后前3d一般不称体重 日龄超过3d常规监测体重,每天1次,使用暖箱自带称重功能,进行原位测量 如果无法做到原位测量,应减少称重频次,可考虑每48h测量1次
尿量	为了精确测量,使用尿不湿前应称重,尿不湿使用后需要立即称重 生后12h内,有尿排出即可,任意尿量均可接受 生后12~24h,尿量应超过0.5ml/(kg·h) 日龄第2d正常尿量1~2ml/(kg·h),常在第3d进入利尿期,尿量可达3~5ml/(kg·h)
心率	EPI常见的心率波动范围是140~160次/min,心率增快常常是容量不足、疼痛、呼吸支持不足、贫血、感染、体温升高的表现;心率降低多为用药或低氧血症所致
血压	由于体型较小,灌注压偏低,应使用留置动脉导管而不是袖带进行监测 常用的标准为生后48h后,平均动脉压的数值应达到或超过EPI的胎龄周数
电解质	最低监测频率:每天2次或每8h一次 血钠:由于生后早期不显性失水,这一阶段EPI不补钠,进入利尿期后开始补钠,根据电解质水平进行调整,Na^+最高补充量甚至可达到3~8Eq/(kg·d),在利尿期之前出现低血钠往往意味着液体过量,高血钠常因不显性失水造成;24小时血钠变化不超过8~10mmol/L是预防颅内出血的关键 血钾:由于生后早期血钾常≥5.0mmol/L(常见4.0~8.0mmol/L),在生后48h内一般不补钾,血钾超过6.0mmol/L应进行心电监测,重点关注节律和T波改变,并监测尿量、酸碱平衡等相关指标,积极处理酸中毒,阻止细胞内K^+外流,必要时按照高血钾症进行治疗;在进入利尿期后,血钾水平一般开始下降,在尿量正常,血钾接近4.0mmol/L时,可开始常规补钾,K^+补充量一般为1~2mEq/(kg·d)

注:EPI:极早产儿。

3. 血管通路的管理 建立血管通路是生后早期的重要任务,在最初1~2小时内,常用的置管包括外周静脉置管、脐静脉置管、脐动脉置管等。由于EPI在生后早期面临不显性失水的风险,这些静脉管道的冲管操作不应使用生理盐水,而应使用准备维持输注的液体。出于密切监测血压、血气、电解质等的需要,绝大多数EPI都应接受动脉置管,其中最常用到脐动脉置管,常用等倍稀释的生理盐水进行动脉置管护理(等倍稀释可减少钠的输入),速度为0.5~1.0ml/h,其中肝素的浓度为0.5U/ml。使用葡萄糖溶液进行置管护理虽然能减少对电解质结果的干扰,但是可能会影响血糖监测,而血糖监测的次数往往更加频繁,因此不能使用葡萄糖溶液进行置管护理。脐血管置管保留的时间在各个医院略有区别,一般可达到7~10天,过长时间保留置管可能导致血管并发症和导管相关性感染,脐动脉置管在经过最初几天后保留的意义不大,可以更早拔出。

4. 皮肤管理 由于EPI的皮肤非常不成熟,几乎无法发挥屏障功能,且生后前3天应保持头部正中位,因此皮肤护理对于稳定体温、稳定内环境和控制感染等非常重要。当然,在出生后内外因素的刺激下,多种因素的调控会加速皮肤的成熟,因此绝大多数EPI到日龄2周时皮肤屏障都会发育成熟。这种多因素的调控也不可避免地存在一些副作用,可能与支气管肺发育不良、早产儿视网膜病变、坏死性小肠结肠炎等早产儿并发症的发生有关。另外,一些日常不太关注的细节也与皮肤损伤有关,如局部持续受压、剥离胶带/水凝胶等附属物、过多接触含酒精/碘的物品、含有防腐剂的润肤霜等,这些细节都会增加皮肤管理的难度。

5. 咖啡因　早期使用咖啡因对于 EPI 具有多种益处,2006 年发表在《新英格兰医学杂志》(*The New England Journal of Medicine*, NEJM) 的 CAP 研究纳入了出生体重 500~1 250g 的早产儿,生后前 10 天使用咖啡因,首剂 20mg/kg,维持量为 5mg/(kg·d),这样的处理减少了 BPD 发生率,并且没有观察到副作用,该研究继续随访这些早产儿,直到 18~22 月龄,发现使用咖啡因还能改善以死亡、脑瘫、认知障碍、失明等组成的复合结局。另外一些研究则发现早期使用咖啡因(日龄<3 天)更能改善超低出生体重儿的结局,黄金 1 小时的概念更强调在生后 1 小时内使用,无论是预防 BPD 还是为了改善神经系统预后,咖啡因最终都有益处,因此基于循证医学证据推荐 EPI 早期使用咖啡因,无论是否需要机械通气支持。

6. 吸入一氧化氮　1999 年,FDA 批准吸入一氧化氮(iNO)用于胎龄≥34 周的新生儿,iNO 不是 EPI 的常规治疗手段,但一些 EPI 使用 iNO 能降低肺血管阻力,能够改善通气血流匹配情况,同时 iNO 具有的抗炎效应也阻止了应激下肺组织的重构,但这些理论的优势并没有转化为足够的循证医学证据。2017 年发表在 *JAMA Pediatrics* 的多中心研究,451 例胎龄<30 周,出生体重<1 250g 的早产儿纳入研究,日龄 5~14 日仍需要正压通气支持者予以 iNO 治疗,该研究证实了 iNO 用于小早产儿是安全的,但是在纠正胎龄 36 周时的无 BPD 生存、呼吸系统结局、神经系统发育等方面没有体现益处。2018 年发表在 *Pediatrics* 的论著,该研究从 Pediatrix Medical Group Clinical Data Warehouse 的数据库中提取了胎龄 22~29 周需要机械通气治疗 RDS 的早产儿,发现 iNO 治疗未能降低死亡率。在 2018 年出版的第 8 版 *Avery's Disease of the Newborn* 中,也没有将 iNO 作为 EPI 的常规治疗进行推荐。iNO 的治疗具有理论上的很多益处,能否真正获益与治疗指征、剂量、疗程等多方面的细节有关,如需使用应全面评估获益和风险,并与法定监护人沟通是否需要超说明书用药。

7. 营养　EPI 出生时自身的营养物质储备不足,及时提供营养支持是 EPI 住院治疗的重要组成部分。营养支持的目标至少包括:①促进营养物质的储备,满足正常的生理需求,满足代谢和内环境稳定,保持接近宫内生长的速度;②控制营养相关并发症;③改善神经系统的长期预后。EPI 在出生后应尽早开始使用静脉营养支持,同时应与产妇保持联系,在没有禁忌证时尽早使用母乳进行微量喂养,微量喂养的量通常为 10~20ml/(kg·d),主要的目的不是提供大量的肠内营养,而是通过喂养促进消化道的生长发育。是否予以益生菌目前仍存在争议。

8. 动脉导管未闭　胎龄越小,动脉导管未闭(PDA)的发生率越高,持续时间越长,甚至药物关闭后再开放的概率也越高。超低出生体重儿中,约 50% 在生后 5 天动脉导管仍然保持开放。部分 PDA 患者可能影响血流动力学的稳定性,临床常表现为脉压增大和典型的杂音,呼吸支持的需求增大,胸部 X 线可表现为肺血增多。目前认为,如果 EPI 存在 PDA 仍推荐进行密切的监测,同时避免过量液体输注,如果需要处理影响血流动力学的 PDA,建议首先使用药物干预,药物治疗的时机可选择出生 7 天后,目前多使用布洛芬或吲哚美辛。手术治疗可考虑用于药物干预无效、临床表现严重、机械通气难以撤离的患者。

9. 贫血　EPI 的血容量较小,造成贫血的因素也较多,在住院期间常需要多次输血治疗,一般建议维持血细胞比容 35%~40%,但不同的指南和规范略有区别,是否予以输血需要综合考虑获益和风险,多次输血可以考虑使用去白红细胞悬液。

10. 颅内出血　早产儿颅内出血(IVH)的发生率近年来不断下降,这得益于对 IVH 的发病机制研究不断深入,以及对早产儿的管理不断完善,但 IVH 仍然是严重影响预后的关键疾病。绝大多数 IVH 发生于生后 3 天,约 50% 发生于生后 24 小时内。防范颅内出血的措施贯穿于产前、产时和产后,其中产前激素的应用有助于减少 IVH,特别是严重的 IVH。1~2 级 IVH 无需特别处理,但应继续随访,3~4 级 IVH 应当密切监测,建议至少每天行头颅超声检查,监测凝血功能,必要时予引流降低颅内压。

11. 感染　早发败血症(early onset sepsis, EOS)在活产新生儿中的发生率为 1‰~8‰,在 EPI 发生率更高,有流行病学调查显示超低出生体重儿中 EOS 的发生率高达 25%~40%,死亡率10%~30%,另有研究显示炎症反应与脑白质损伤密切相关。除了血培养是诊断 EOS 的金标准外,还有多种实验室检查指标帮助进行临床诊断。对于怀疑 EOS 的患者,应在取得病原学样本后尽快予经验性抗生素治疗。一般在血培养 48 小时未提示阳性结果时可考虑停用抗生素,降钙素原和C 反应蛋白等指标具有极高的阴性预测值,可作为停用抗生素的指征。

EPI 生后早期的管理是影响远期预后的关键因素,除了本节所述内容,许多内容不再一一列举,坚持关注细节和持续质量改进,能改善 EPI 的远期预后和提高生存质量。

三、呼吸支持

由于发育极度不成熟及各种疾病的影响,EPI生后早期常常需要呼吸支持,这是生命支持和治疗疾病的必要手段,同时呼吸支持也可能对肺组织造成损伤,同时对其他脏器功能也有潜在影响,因此呼吸支持的目标应包括:抢救生命、治疗疾病、控制并发症、改善远期预后、有利于生长发育。

EPI 的呼吸支持包括氧疗、无创呼吸支持、有创呼吸支持三大类。为了减少气管插管机械通气的相关并发症,目前无创呼吸支持已经成为了EPI 呼吸支持的首选,但选择无创呼吸支持的同时应做好 EPI 管理各方面的细节,对于需要气管插管机械通气的患者不能盲目坚持无创呼吸支持,这样做会得不偿失,最终可能在生长发育和远期预后上付出代价。

有创呼吸支持的通气模式有多种选择,对于常频通气,EPI 应首选小潮气量,并在通气过程中保持潮气量稳定,这样能有效减少机械通气造成的肺损伤。部分新生儿科医生和呼吸治疗师担心高频通气可能与 IVH 等不良预后有关,但这种担忧缺乏循证医学证据。

(一)无创呼吸支持

1. 持续气道正压 由于 CPAP 保证了肺泡开放和功能残气量,也改善了通气/血流比值,并且不会提供类似于机械通气的潮气量,因此理论上 CPAP 能够保护 EPI 不成熟的肺组织。绝大多数新生儿科将其作为具有较好自主呼吸 EPI 的首选呼吸支持方式,在生后立即予以 CPAP 辅助

呼吸,压力一般设置为 5~8cmH$_2$O。这种生后立即予 CPAP 支持的治疗能够减少机械通气的需求,也能减少 BPD 的发生。另外,CPAP 持续支持中使用 PS 有助于进一步减少气管插管机械通气的概率,既往的“InSurE”技术包括了持续经鼻无创正压通气(包括鼻塞或鼻罩等),同时经口气管插管,在使用 PS 后拔出气管导管。近年 LISA/MIST 强调使用微创法改良 PS 给药方式,避免气管插管。除此之外,PS 的给药方式还包括雾化吸入等,最佳给药方式还需要相关研究结果的支持。

2. 高流量鼻导管 一些新生儿科也开始使用高流量鼻导管(HFNC)作为类似于无创呼吸支持的选项,其作用包括了上呼吸道无效腔冲洗、高流量的填充类似无创正压等。高流量一般指流量超过 1L/min,气体同样经过了空氧混合、加温、湿化等处理,HFNC 的患者端类似于鼻导管,管道的强度满足高流量的需求,由于导管处无需像 CPAP 的鼻塞或鼻罩一样存在压力,使用舒适度高于 CPAP,也较少损伤面部或鼻部。但 HFNC 产生的支持并不恒定,整体支持强度不如 CPAP,在目前的临床应用中,可以用于生后早期的无创呼吸支持,也有用于撤离呼吸机后的治疗,但更倾向用于胎龄超过 26 周的 EPI。

(二)常频有创呼吸支持

EPI 对呼吸支持的需求较高,使用有创呼吸机的机会也较多,部分患儿甚至需要较长时间的呼吸支持,在这个过程中,呼吸支持既是一种治疗,也可能是损伤肺的因素,因此正确使用有创呼吸支持是治疗 EPI 的重点。

现阶段的新生儿机械通气已经发展出了多种模式,在 EPI 的机械通气中,非常看重通气支持与自主呼吸的同步性,如 SIMV、SIMV+PSV、A/C 模式等。其他的技术发展也对改善机械通气治疗效果、减少呼吸机相关并发症非常重要,如容量保证通气、漏气补偿、NAVA 等。

新生儿机械通气几乎都使用压力控制通气,极少使用容量控制通气。若要达到同样的通气效果,容量控制通气理论上提供的吸气压力更低,可能对肺组织有一定的保护作用,并且可能有助于减少颅内出血、脑白质软化、支气管肺发育不良、气漏综合征等严重并发症,可能具有远期益处。但目前对EPI 是否应使用容量控制通气尚无定论,还应继续

等待大规模高质量的研究结果。这一段的内容将基于压力控制通气的 SIMV 进行分析。

EPI 生后早期肺组织的特点为：相对均质、气道阻力正常、肺顺应性低，这些特点决定了其时间常数非常短，因此呼吸机设置 TI 也较短，多为 0.2~0.4 秒。设置 V_T 同样根据的是病理生理特点：由于 EPI 在生后早期需保持头部正中位，前 3 天一般较少调整体位，肺组织会呈现上部含气较多，下部含水较多的特点，这也决定了在短 TI 的设置下 V_T 必然主要由上部肺组织承担，下部肺组织主要在持续正压的支持下保持一定程度的肺募集和促进肺液吸收即可，因此常采用较小的 V_T，一般使用 4~6ml/kg，由于无效腔量偏大，体重低于 750g 的 EPI 常使用较大的 V_T，如 5.5~6ml/kg，而使用更小的 V_T 如 3ml/kg 会促使产生炎性物质，机械通气的时间也更长。在采用较短的 TI 时，PIP 是决定 V_T 的关键因素，对于 PIP 没有共识或指南以决定最佳 PIP，同时也应认识到，容量是肺损伤的重要因素，因此对于 PIP 的设置应确保达到适宜的容量，并避免气漏综合征等并发症的发生。通过设置 TI、PIP 达到了符合病理生理特点的 V_T 后，还应满足 EPI 需要的分钟通气量（MV），在 V_T 较少调整的情况下，MV 主要由 RR 决定，可以根据血气分析或持续无创监测中 CO_2 水平进行调整。PEEP 设置的目的为保持肺开放，避免肺损伤，塌陷的肺组织在通气支持中会不断经受剪切伤，且顺应性不佳，通气与血流不匹配，严重影响通气效果，而过度扩张的肺组织气体潴留增多，无效腔量增大，同样影响通气换气效果，且可能导致气漏综合征等并发症，生后早期多将 PEEP 设置为 5~6cmH2O，低于 4cmH2O 的 PEEP 几乎都是不合适的。氧浓度的调整目的主要是为了保持右上肢血氧饱和度 90%~95%。对参数的设置总结见表 12-1-2。

表 12-1-2　SIMV+VG 的呼吸机参数设置

参数	特点	参考设置
V_T	病理生理特点决定，低潮气量	4~6ml/kg
TI	病理生理特点决定，短吸气时间	0.2~0.4s
PEEP	保持肺开放，避免过度膨胀	5~6cmH2O
PIP	维持潮气量和分钟通气量	—
RR	维持分钟通气量	—
FiO2	动脉导管前目标 SaO2 90%~95%	—

注：V_T：潮气量；TI：吸气时间；PEEP：呼气末正压；PIP：气道峰压；RR：呼吸频率；FiO2：吸入氧浓度。

以上的参数设置基于 SIMV 模式，为满足治疗效果，并且减少并发症，应使用同步的通气模式，压力控制通气应选择容量保证的通气模式。在生后早期，在建立呼吸、清除肺液、使用 PS 等因素的影响下，肺顺应性会出现较大的改变，容量保证通气的目的在于保证潮气量稳定，在一定范围内，通气压力随着肺顺应性和疾病状态进行自动调整。容量保证通气可以叠加在 SIMV、A/C 等模式上，此时呼吸机运行的特点为：容量目标 + 时间 / 流速切换 + 压力限制。常用的选择包括 SIMV、SIMV+PSV、A/C 模式等，详见本书第八章第一节和第二节。

1. 同步间歇指令通气　单独的 SIMV 模式不宜应用于 EPI，尤其是 RR 低于 30 次 /min 时，SIMV 虽然能够对一部分自主呼吸进行同步，但在下调 RR 的过程中，得到同步支持的自主呼吸越来越少，在更多的呼吸中依赖自主呼吸做功，这种情况会严重影响疾病恢复和撤离呼吸机，因此 EPI 患者不推荐使用单独的 SIMV 模式。SIMV+PSV 模式可以对没有呼吸机完整吸气相支持的自主呼吸进行同步，易化自主呼吸的吸气过程，明显减少自主呼吸做功，较好地解决了 SIMV 下调 RR 过程中带来的问题，缩短了撤机的过程。

2. 辅助 / 控制通气　A/C 模式由于达到条件的每一次自主呼吸均能触发呼吸机的同步支持，因此 V_T 基本稳定，EPI 患儿自主呼吸做功较少，使用 A/C 模式时需设置后备通气频率，若后备通气频率设置过高，可能抑制自主呼吸，而频率设置过低时基本的呼吸频率得不到保证,会造成MV 波动较大,因此一般将后备通气频率设置为30~40 次/min,并根据病情和治疗目的进行调整。A/C 模式通气时撤离呼吸机主要调整的是呼吸支持强度,而不是调整后备通气频率。

对于不同通气模式的评价首先应基于高质量的循证医学证据,但目前相关证据的缺乏使得呼吸机设置缺乏统一的规范,但这不能理解为我们可以随意使用通气模式和参数设置。目前越来越多的新生儿科医生和呼吸治疗师已经认识到:EPI 在使用压力控制通气时应叠加容量保证通气,自动适应顺应性等的变化,减少容量造成的伤害,根据早产儿不成熟的肺组织特点设置相关参数,尽量不单独使用 SIMV 模式,特别是在 RR 低于 30 次/min 的时候。

虽然 A/C 模式能对达到触发条件的每一次自主呼吸予以支持,可以提供较为稳定的潮气量,但由于自主呼吸频率存在变化,因此分钟通气量是变化的,通气的效果也是变化的。其次,A/C 模式 TI 是根据肺组织的病理生理特点设置的固定值,对于多数的自主呼吸,这个值是合适的,但自主呼吸必然存在深浅不同的变化,固定的 TI 值对于部分自主呼吸就过长或过短了,因此患者的舒适性会受到一定程度的影响,且这种状况下同样可能发生容量伤或不张伤。因此,对于 EPI,理论上讲 A/C 模式有诸多优点,但并非完美的通气支持模式。

综上,由于 EPI 具有独特的病理生理特点,决定了其呼吸机模式和参数的选择存在较多限制条件,现阶段缺乏高质量循证医学证据的支持,呼吸机模式和参数与治疗效果、肺保护、远期预后有密切关系。在使用过程中即使能进行合理的初步设置,也需要在床旁进行较长时间的调整,以确保治疗效果和尽量减少伤害。

(三)高频通气支持

新生儿使用高频通气(HFV)支持已有数十年的历史,较高的压力设置保证了肺开放的效果,并且 HFV 的 V_T 非常小,目前认为能有效减少肺损伤。目前 HFV 的原理还没有得到明确的解释,详见本书第八章第四节。EPI 是发生肺损伤、支气管肺发育不良的高危人群,由于 HFV 具有理论上的一些优势,因此部分新生儿科医生和呼吸治疗师在 EPI 使用 HFV 方面做了很多探索。目前的研究认为,HFV 与传统的机械通气支持无显著差别,但在一些研究中显示 HFV 组的存活早产儿中 BPD 发生率更低。因此,对于有 HFV 丰富使用经验的新生儿科医生或呼吸治疗师,可以在 EPI 使用 HFV,但对于缺乏经验的科室或医生,不建议首先在 EPI 尝试使用 HFV。目前绝大多数的新生儿科对 EPI 患者仍然首选传统的常频机械通气模式。

【注意事项】

1. EPI 生后早期常常需要呼吸支持,这是生命支持和治疗疾病的必要手段,但呼吸支持也可能对肺组织造成损伤,同时对其他脏器功能也有潜在影响。

2. 目前无创呼吸支持已经成为了 EPI 呼吸支持的首选,但选择无创呼吸支持的同时应做好 EPI 管理各方面的细节。

3. EPI 患儿常频通气时应首选小潮气量通气,并在通气过程中保持潮气量稳定,这样能有效减少机械通气造成的肺损伤。

4. 对于需要气管插管机械通气的患者不能盲目坚持无创呼吸支持,这样做会得不偿失,最终可能在生长发育和远期预后上付出代价。

5. HFV 在理论上比常频通气在减少肺损伤方面更有优势,但对于缺乏经验的科室或医生,不建议首先在 EPI 尝试使用 HFV。

【经验分享】

呼吸支持治疗是超早产儿生后早期的重要支持手段之一,呼吸支持的目标应包括抢救生命、治疗疾病、控制并发症、改善远期预后、有利于生长发育,但呼吸支持也可能对肺组织造成损伤,同时对其他脏器功能也有潜在影响,在对超早产儿进行呼吸支持时应尽量避免呼吸支持带来的这些损害。

(悦光　巨容)

参考文献

1. 中国新生儿复苏项目专家组. 中国新生儿复苏指南(2016 年北京修订)[J]. 中华实用儿科临床杂志, 2017, 32 (14): 1058-1062

2. Kirpalani H, Ratcliffe SJ, Keszler M, et al. Effect of Sustained Inflations vs Intermittent Positive Pressure Ventilation on Bronchopulmonary Dysplasia or Death Among Extremely Preterm Infants: The SAIL Randomized Clinical Trial [J]. JAMA, 2019, 321 (12): 1165-1175

3. Sweet DG, Carnielli V, Greisen G, et al. European Consensus Guidelines on the Management of Respiratory Distress Syndrome—2019 Update [J]. Neonatology, 2019, 115 (4): 432-450

4. Carey WA, Weaver AL, Mara KC, et al. Inhaled Nitric Oxide in Extremely Premature Neonates With Respiratory Distress Syndrome [J]. Pediatrics, 2018, 141 (3): e20173108

5. Cummings JJ, Polin RA, Committee on Fetus and Newborn. Noninvasive respiratory support [J]. Pediatrics, 2016, 137 (1): 1-11

第二节　早产儿呼吸暂停的通气策略

早产儿呼吸暂停（apnea of prematurity, AOP）指突然发生的一过性发作或反复性发作的呼吸停止，持续时间达 15~20 秒，或虽不到 15 秒，但伴有心率减慢<100 次 /min（心动过缓），或出现青紫、血氧饱和度降低的表现。AOP 的发生率与胎龄和出生体重呈负相关，胎龄 34~35 周发生率为 7%，32~33 周为 15%，30~31 周为 54%，而 26~28 周为 78%，出生体重<1 000g 的 AOP 发生率为 84%。频繁 AOP 伴随反复间歇性低氧血症及血氧波动，有增加早产儿视网膜病变（ROP）、新生儿坏死性小肠结肠炎（NEC）、神经系统不良预后甚至猝死的风险。

一、病因和病理生理

（一）病因分类

AOP 按照病因可以分为原发性呼吸暂停和继发性呼吸暂停，具体如下：

1. 原发性呼吸暂停　多见于早产儿，早产儿脑干呼吸中枢发育不成熟（突触连接减少、树突状结构减少、髓鞘形成不良、呼吸中枢的神经元自律性低），导致维持呼吸中枢神经元有节律性地释放冲动的功能不全。胎龄越小，呼吸暂停发生率越高。随着胎龄增加，脑干突触性能改善及髓鞘形成，呼吸暂停的发生率逐步降低。

2. 继发性呼吸暂停　早产儿、足月儿均可见，多种原因详见表 12-2-1。

表 12-2-1　继发性呼吸暂停的常见病因

分类	疾病或状态
神经系统	缺氧缺血性脑病、颅内感染、颅内出血、颅内高压、中枢性低通气综合征等
神经肌肉	吸吮与吞咽不协调、吸吮和吞咽与呼吸不协调、膈神经麻痹、刺激迷走神经
呼吸系统	气道畸形、气道分泌物阻塞、气管软化、喉头水肿、肺炎
消化系统	胃食管反流、新生儿坏死性小肠结肠炎
循环系统	休克、先天性心脏病、心力衰竭、败血症
血液系统	贫血、红细胞增多症
内环境	低血糖症、电解质紊乱
体温	低体温，复温过快
药物	母亲使用镇静、麻醉药品，患儿使用镇静、镇痛、前列腺素等

（二）AOP 的病理生理

传统上按照有无中枢性或上气道梗阻表现分为三种类型：中枢性、阻塞性或混合性。中枢性呼吸暂停，即没有自主呼吸或呼吸动作，但无呼吸道阻塞，约占 10%~25%；阻塞性呼吸暂停，即呼吸动作存在，但是上气道梗阻，气流无法进入肺内，约占 10%~25%；混合性呼吸暂停，即前两种呼吸暂停同时存在，约占 50%~75%。

病理生理还包括：

1. **化学感受器不成熟**　早产儿位于延髓的中枢化学感受器对血液中 CO_2 升高,以及主要由颈动脉体构成的外周化学感受器对缺氧的反应敏感性均降低,不能有效地刺激呼吸中枢。

2. **缺氧性通气抑制**　早产儿对缺氧表现出双相通气,即最初通气量增加持续约 1~3 分钟,此后,通气量减少。在快速眼动(rapid eye movement,REM)睡眠中,通气量的减少更为明显,主要因为呼吸频率减少。这种对缺氧的双相通气特征性反应持续 4~6 周。

3. **胸壁顺应性增加**　导致功能残气量降低,使得在呼吸停止期间动脉血氧饱和度急剧下降。

4. **呼吸肌(膈肌、肋间肌)易疲劳**　体重越小的早产儿,解剖无效腔相对于潮气量越大,通气效率降低,膈肌做功增加,可因疲劳而致膈肌衰竭。

5. **快速眼球运动睡眠相**　早产儿以 REM 睡眠为主,睡眠时以不规则的潮气量和呼吸频率为特征,使得正常呼吸和呼吸暂停的 CO_2 阈值接近,故呼吸暂停经常发生在睡眠的这一阶段;从 REM 睡眠觉醒后的早产儿也容易发生喉部关闭而导致呼吸暂停发生。

6. **喉化学反射**　胃食管反流、吞咽呼吸不协调或其他某些因素致咽部分泌物积聚等均可通过喉上神经反射性抑制呼吸引起呼吸暂停。胃食管反流与 AOP 的关系有待进一步评估,目前现有证据并不支持对胃食管反流进行治疗可减少 AOP。

7. **神经递质**　发现包括 γ- 氨基丁酸(GABA)、腺苷及内啡肽等多种神经递质与呼吸暂停发病机制相关。在胎儿和新生儿早期生命中,GABA 呈高表达,在动物实验中已证实抑制 GABA 可防止低氧时的通气抑制和增加高碳酸血症时的呼吸频率,并削弱喉刺激引起的呼吸抑制。腺苷是脑内神经元三磷酸腺苷代谢产物,不仅具有呼吸抑制作用,腺苷还可诱导 GABA 释放并抑制呼吸导致呼吸暂停的发生。内啡肽类物质可降低脑干对 CO_2 刺激的敏感性,抑制通气功能,引起心率减慢、呼吸减弱、呼吸暂停及通气不足而致低氧血症、高碳酸血症。

8. **遗传因素**　单卵双生子与双卵双生子相比,呼吸暂停的发病率更高,这进一步证明了呼吸暂停的遗传成分。先天性中枢性低通气综合征患者发生 *PHOX2B* 基因突变,提示遗传变异可能对呼吸调节和呼吸暂停具有一定程度影响。

9. **其他因素**　全身或局部感染、颅内出血、新生儿缺氧缺血性脑病等都可能诱发呼吸暂停;贫血时由于红细胞携氧能力下降导致细胞缺氧,也能诱导呼吸暂停发生;而血糖、电解质等内环境不稳定、动脉导管未闭等均可能与呼吸暂停的发生有关。甚至发现未结合胆红素水平高于中位数,新生儿在生后前 2 周内发生呼吸暂停的风险增加 1 倍。

二、机械通气的治疗原则

(一)适应证

触觉刺激、药物治疗、一般氧疗失败的新生儿反复呼吸暂停或由各种基础疾病引起的顽固的症状性呼吸暂停。

(二)通气策略

优先采用无创通气模式治疗,nCPAP 最为常用,也可根据患儿情况、临床资源配置,选择 HHFNC、BiPAP、NIPPV、sNIPPV、nHFOV 等其他无创通气治疗;针对无创通气治疗无效,或严重频发呼吸暂停可行机械通气,常采用 SIMV+VG 模式,较低参数开始通气,根据血气进行调整,原发病好转,尽早改无创通气或药物治疗。

三、呼吸支持具体方案

(一)无创呼吸支持

1. **经鼻持续气道正压通气**　nCPAP 参数设定及调节:一般压力为 3~4cmH_2O(无肺部疾病时),通常供气流量为 4~8L/min,FiO_2 则根据 SpO_2 进行设置和调整,范围为 0.21~0.40。

nCPAP 对自主呼吸不足的早产儿无法提供足够的呼吸支持,使用过程中易吞入较多空气,导致胃扩张,可留置胃管,定时抽出残留气体,必要时可保持胃管持续开放引流;应根据体重选择合适的鼻塞或鼻罩,使用时需注意预防鼻黏膜、鼻中隔损伤等。

2. **加温湿化高流量鼻导管氧疗**　HHFNC 参数设定及调节:气体流量一般设置为 2~8L/min,FiO_2 根据维持 SpO_2 进行调节,范围为 0.21~0.50。

HHFNC 相较于 nCPAP 其临床使用更方便,

与患儿接触界面舒适,便于护理且很少导致鼻中隔损伤;需要注意流量越大、婴儿体重越小,产生压力越高,不能将鼻孔密封住。

3. 双水平气道正压通气 duoPAP 参数设定及调节:低压水平 4~6cmH₂O,高压水平 8~10cmH₂O,高压水平维持时间为 0.5~1.0 秒,压力转换频率为 10~30 次 /min;高、低压差距 ≤ 4cmH₂O;FiO₂ 根据维持 SpO₂ 进行调节,范围为 0.21~0.40。

4. 经鼻间歇正压通气或经鼻同步间隙正压通气 经 NCPAP 或 BiPAP 治疗后仍存在频繁、严重呼吸暂停(可自行恢复的呼吸暂停 ≥ 3 次 /h,或者 24 小时内出现 1 次需要气囊面罩正压通气的呼吸暂停),可考虑 NIPPV 或 SNIPPV。

NIPPV 参数设定及调节:吸气峰压(PIP)初始值设为 15~20cmH₂O;PEEP 为 4~6cmH₂O;Ti 为 0.3~0.35 秒;FiO₂ 根据 SpO₂ 进行调节,范围为 0.21~0.40;呼吸频率为 15~20 次 /min。

SNIPPV 在减少呼吸暂停方面效果更显著。

5. 无创高频振荡通气 nHFOV 可用于频发呼吸暂停,相较于 nCPAP,其改善氧合的作用相似,但分钟通气量及潮气量会增多,更利于改善因气道阻塞导致的呼吸暂停。

nHFOV 参数设定及调节:平均气道压(MAP)初始设置值为 6~12cmH₂O,频率为 6~10Hz,振幅为 MAP 的 2~3 倍,FiO₂ 根据 SpO₂ 和血气 PaO₂ 调整,I:E 初始设置范围推荐为 1:(1~2),即 Ti 为 33%~50%。当病情趋于稳定后,可逐渐降低各参数,当 FiO₂<0.3,MAP<6cmH₂O 时,病情稳定可考虑撤离。

最常见的并发症为腹胀及口腔分泌物增多导致上气道阻塞,注意 nHFOV 支持中能观察到婴儿下颌抖动即可,无需追求胸壁出现明显振动。

(二) 机械通气

同步间隙指令通气(SIMV)适用于药物、无创通气模式治疗失败的呼吸暂停或严重频发呼吸暂停,应气管插管使用有创呼吸机进行机械通气。早产儿反复性呼吸暂停或无呼吸系统病变的足月儿症状性呼吸暂停,其呼吸力学(阻力、顺应性等)常无明显异常,仅为呼吸暂停引起的呼吸频率降低导致分钟通气量不足,一般所需 PIP 或 Vᴛ 较低,RR 设定主要弥补患儿自主呼吸频率不足,无需过高。

参数设定及调节:一般建议 PIP 15~20cmH₂O,PEEP 4cmH₂O,Ti 0.5 秒,频率 10~20 次 /min,FiO₂ 可维持上机之前的氧浓度,建议联合 VG 使用,设置 Pmax 25cmH₂O,Vᴛ 4~6ml/kg。10~15 分钟后据血气分析调整参数。

注意与机械通气有关的并发症(详见第十七章),应根据经皮监测 TcPO₂/TcPCO₂ 或血气结果及时调整呼吸机参数,避免高氧血症或低碳酸血症。原发病恢复,呼吸暂停减少,可逐渐降低机械通气频率,尽早改无创呼吸支持。

四、AOP 的其他治疗

总体原则包括降低呼吸功和增强呼吸动力。

(一) 一般治疗

1. 保持呼吸道通畅。

2. **外源性刺激** 在呼吸暂停发作时可给予触觉刺激和托背等刺激。

3. **氧疗** 可以用来缓解与缺氧相关的呼吸暂停,以空氧混合仪控制吸入氧浓度、鼻导管给氧为佳,流量 0.5~1L/min,维持 PaO₂ 在 60~80mmHg 或 SpO₂ 在 89%~95% 为宜,注意高氧血症或血氧反复波动可致 ROP 发生率升高。

4. **袋鼠式护理** 一项随机对照试验表明,接受袋鼠护理的婴儿比未接受袋鼠护理的婴儿呼吸暂停和心动过缓的事件更少。

(二) 药物治疗

如呼吸暂停反复发作,应给予兴奋呼吸中枢的药物。

1. **黄嘌呤类药物** 目前甲基黄嘌呤仍是治疗新生儿呼吸暂停的主要药物,包括咖啡因、茶碱和氨茶碱。甲基黄嘌呤类药物常见的不良反应有易激惹、心动过速、心律不齐、消化道症状(如腹胀、呕吐、喂养不耐受等)。

(1)枸橼酸咖啡因:可静脉或口服,其平均血浆半衰期约 100 小时,约为成人的 17 倍。治疗量与中毒量相差较大,不改变脑部血流,是治疗早产儿原发性呼吸暂停的首选药物。首次负荷量 20mg/kg,20 分钟内静脉滴注,24 小时后维持量为 5mg/(kg·d),有效血药浓度为 5~25μg/L。通常使用持续到纠正胎龄 32~34 周,但值得注意该药半衰期较长,停止使用后血药浓度下降时间较长,预计出院的婴儿,应提前停药以观察呼吸情况。其他副作用详见第十四章第二节。

（2）氨茶碱：静脉使用为主，其平均血浆半衰期约 30 小时，约为成人的 5 倍。首次负荷量 5mg/kg，20 分钟内静脉滴注；12 小时后予维持量 2mg/（kg·次），每 12 小时使用 1 次。有效血药浓度控制在 5~15μg/L 为宜。注意氨茶碱的治疗量与中毒量接近，建议应在监测血药浓度的情况下使用。

2. 纳洛酮　国内有学者认为 AOP 发生时，脑缺氧可促使内源性阿片类物质释放，导致血浆 β- 内啡肽升高，加重呼吸抑制并加重缺氧，而纳洛酮可透过血脑屏障拮抗这一过程，因而可用于 AOP 的治疗。有推荐纳洛酮可用于患儿因母亲在产程中应用吗啡类麻醉剂、镇痛剂等引起的呼吸暂停。剂量为 0.1mg/kg 静脉注射或肌内注射，间隔 5 分钟可重复 1 次，使用 2~3 剂后无效应停止使用，如有效可间隔 1~2 小时后再用 1 次。

【注意事项】

1. AOP 的病因治疗、药物治疗为首选，若仍有反复呼吸暂停或严重呼吸暂停需要面罩正压通气，根据患儿情况选择无创或有创呼吸支持。

2. AOP 患者机械通气时一般所需 PIP 或 V_T 较低，频率设定主要弥补患儿自主呼吸频率不足，无需过高。

【经验分享】

1. 呼吸暂停是早产儿常见的呼吸系统疾病之一，治疗首选为病因治疗和药物治疗，如药物治疗、一般治疗失败，需要呼吸支持治疗，优先采用无创通气治疗，必要时有创通气治疗。

2. 呼吸暂停患者机械通气时一般所需 PIP 或 V_T 较低，频率设定主要弥补患儿自主呼吸不足，无需过高，应用 VG 通气模式能避免过高 PIP。

（田　欣　刘秀香）

参考文献 ....

1. Eichenwald EC, Committee on Fetus and Newborn, American Academy of Pediatrics. Apnea of Prematurity [J]. Pediatrics, 2016 Jan; 137 (1): 1-7
2. 中华医学会儿科学分会新生儿学组. 早产儿无创呼吸支持临床应用建议 [J]. 中华儿科杂志, 2018, 56 (9): 643-647
3. 史源, 朱兴旺. 无创高频通气技术在早产儿的应用 [J]. 中国实用儿科杂志, 2018, 33 (5): 333-337
4. 黄继刚, 饶文絮, 张雪, 等. 无创高频振荡通气与经鼻持续气道正压通气对早产儿原发性呼吸暂停的疗效分析 [J]. 现代医学, 2019, 47 (1): 70-74
5. Doyle J, Davidson D, Katz S, et al. Apnea of prematurity and caffeine pharmacokinetics: potential impact on hospital discharge [J]. Perinatol, 2016, 36 (2): 141-144

第三节　新生儿呼吸窘迫综合征的通气策略

新生儿呼吸窘迫综合征（NRDS）是因肺泡表面活性物质（PS）缺乏导致双肺广泛的肺泡塌陷渗出所致，多见于早产儿和剖宫产新生儿。其临床表现为生后数小时出现进行性加重的呼吸困难、发绀和呼吸衰竭。病理上出现肺透明膜，又称为肺透明膜病。随着 NICU 治疗水平的不断提高，低胎龄早产儿生存率逐渐增高，NRDS 仍然是早产儿的重要疾病，NRDS 在胎龄 28 周早产儿的发生率约为 80%，胎龄 24 周则高达 90%，严重威胁早产儿的生命。NRDS 管理的目的是提供干预措施，最大限度地提高生存率，同时尽量减少包括支气管肺发育不良（BPD）在内的潜在并发症。

一、疾病病因及发病机制

（一）肺泡表面活性物质概述

1959 年，Avery 和 Mead 发现 NRDS 的发病

原因主要是 PS 缺乏。PS 是由肺泡 Ⅱ 型细胞分泌，分布于肺泡表面形成单分子层，可降低肺泡表面张力，防止肺泡塌陷和肺水肿。PS 的主要成分为磷脂，约占 90%；其次是 PS 相关蛋白（SP），约占 5%~10%。其中 SP 在降低肺泡表面张力起决定性作用。SP 有四种，其中 SP-B 和 SP-C 为疏水性小分子，与磷脂结合后，发挥作用。SP-A 和 SP-D 主要参与呼吸免疫功能。

（二）导致肺泡表面活性物质缺乏的因素

常见有以下几个方面：

1. **早产** 早产儿易发生 NRDS，这与胎儿肺泡 Ⅱ 型细胞分泌 PS 不足有关。胎龄 15 周时，在胎肺细支气管内测到 SP-B 和 SP-C 的 mRNA，胎龄 24~25 周开始合成磷脂和活性 SP-B，直至胎龄 35 周 PS 量才迅速增多。因此，胎龄<35 周的早产儿易发生 NRDS。

2. **剖宫产新生儿** 正常分娩的新生儿经过分娩过程，可刺激机体产生大量的儿茶酚胺和糖皮质激素的分泌，促进胎儿肺泡 Ⅱ 型上皮细胞分泌和释放 PS。但剖宫产新生儿未经过正常分娩的宫缩及应激反应，导致 PS 分泌和释放不足，更易出现 NRDS。

3. **糖尿病母亲新生儿** 母亲妊娠期糖尿病时，胎儿血糖增高，刺激胰岛素分泌，胰岛素可抑制糖皮质激素，后者能刺激 PS 的合成和分泌，因此糖尿病母亲的新生儿即使足月，仍可能发生 NRDS。

4. **围产期窒息** 缺氧、酸中毒、低灌注可导致急性肺损伤，抑制肺泡 Ⅱ 型上皮细胞分泌 PS。

5. **PS 蛋白功能异常** 有研究发现，PS 蛋白的相关基因 *sftpb* 和 *ABCA3* 基因突变或缺陷，导致不能表达 PS 或 PS 功能缺陷，不能发挥作用，发生 NRDS。

6. **重度 Rh 溶血病** Rh 溶血病患儿胰岛细胞代偿性增生，胰岛素分泌过多抑制 PS 分泌。

（三）发病机制

PS 缺乏时肺泡表面张力增加，肺泡逐渐塌陷，呼气末肺容量不稳定，发生进行性肺不张，肺顺应性下降，导致呼吸肌做功增加，出现呼吸急促，严重者导致胸廓变形。影响肺泡通气换气功能，肺内 V/Q 比值失衡，肺内分流增加，最后出现缺氧及酸中毒。同时肺部炎症及呼吸道上皮损伤，引起肺水肿和气道阻力增加，加重缺氧和酸中毒。缺氧和酸中毒导致肺小动脉痉挛，肺动脉高压，导致动脉导管和卵圆孔开放，右向左分流，导致缺氧加重，肺毛细血管通透性增加，血浆纤维蛋白渗出，形成肺透明膜，导致恶性循环。

二、临床表现

主要见于早产儿，生后不久出现气促、呻吟、吸气性三凹征，呼吸困难呈进行性加重。严重病例发生呼吸不规则、呼吸暂停、青紫及呼吸衰竭表现。体检发现双侧呼吸音降低。血气分析提示 $PaCO_2$ 升高，PaO_2 降低，BE 负值增大，生后 24~48 小时病情最重，病死率高。不少患儿同时合并有肺部感染及动脉导管未闭（PDA），使病情加重。

剖宫产儿发生 NRDS 多见于胎龄<39 周的足月儿和晚期早产儿，可有湿肺表现，病情进展快，常合并 PPHN，表现为持续性严重低氧血症。先天性 PS 缺乏导致 NRDS 的患儿常常在生后数小时即发生严重呼吸困难，表现为难以纠正的低氧血症，对 PS 和机械通气治疗效果差，预后多较差，多于数天内死亡。

三、影像学检查

NRDS 患儿胸部 X 线片表现具有特征性，多次床旁摄片可观察到动态的变化。按病情程度可将胸部 X 线片改变分成 4 级：Ⅰ 级，双肺野透亮度普遍性降低、毛玻璃样改变（充气减少），可见均匀散在的细小颗粒（肺泡塌陷）和网状阴影（细支气管过度充气）；Ⅱ 级，除 Ⅰ 级变化加重外，可见支气管充气征（支气管过度充气）；延伸至肺野中外带；Ⅲ 级，病变加重，肺野透亮度更低，心缘、膈缘模糊；Ⅳ 级，整个呈白肺，支气管充气征更加明显。

近些年来，超声技术已成功用于新生儿肺部疾病诊断及鉴别诊断。超声技术除无射线损害外，操作简单，可以在床旁开展，并有利于动态观察，对重症患者或不易搬动的患儿，有非常重要的意义。对 NRDS 的超声诊断依据包括：①肺实变伴有支气管充气征是 NRDS 最重要的超声影像学表现，其超声下表现为：支气管充气征呈密集的雪花状或斑点状，实变区呈不均质低回声，与周围肺组织易于区分（图 12-3-1）。而超声下肺实变的程度和范围与疾病程度有关：轻度 NRDS 实变可局限于胸膜下，呈小范围、局灶性；重度 NRDS 则实变范围扩大，并可扩展至肺野深部；实变可见于两侧肺不同肺野，也可仅局限在一侧肺的某些肋间。

②胸膜线异常与 A 线消失。③非实变区呈肺泡间质综合征（alveolar interstitial syndrome，AIS）样改变。④双肺点：在轻度 NRDS 急性期或重度 NRDS 的恢复期可见双肺点。⑤胸腔积液。

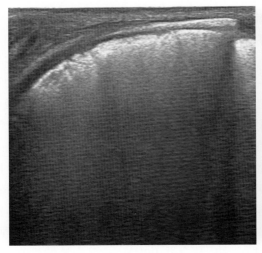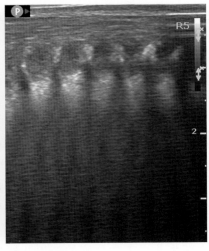

图 12-3-1　NRDS 的肺部超声表现

四、诊断及鉴别诊断

（一）主要诊断依据

1. 病史　多见于早产儿、剖宫产儿；继发 NRDS 常有窒息或感染等病史。

2. 临床表现　生后进行性的呼吸困难，严重低氧血症或呼吸衰竭。

3. 胸部 X 线片变化及肺部超声检查提示典型影像学表现。

（二）需要与下列疾病进行鉴别

1. B 族溶血性链球菌感染　宫内或产前发生的 B 族链球菌肺炎或败血症，临床表现及肺部早期 X 线检查均和 NRDS 相似，但母亲常有胎膜早破或感染表现，病程发展与 NRDS 不同，抗生素治疗有效。

2. 湿肺　湿肺常在生后数小时内出现呼吸困难，但病情较短，病情相对较轻，呈自限性，胸部 X 线片表现与 NRDS 不同，以肺泡、间质、叶间胸膜积液为主，肺野模糊，肺部渗出不均匀。肺部 B 超主要表现为不同程度肺泡间质综合征，病变程度不均质，可见"双肺点"，不伴肺实变。

3. 感染性肺炎　临床表现为呼吸困难、呻吟，但不呈进行性加重，胸部 X 线片表现为渗出为主，分布不均匀。

五、治疗

（一）外源性肺泡表面活性物质的使用

PS 已成为 NRDS 的常规治疗，可以有效地减少机械通气时间，减少肺损伤，提高生存率。2013 年以前，对早产儿推荐预防性使用 PS，明显提高了早产儿的生存率。但随着产前类固醇的规范化使用以及生后早期启动 CPAP，对无 NRDS 临床症状的患儿，已不推荐预防性使用 PS。

1. 药物选择　PS 药物分为天然型和合成型。天然型 PS 主要是从牛或猪肺中提取，合成型 PS 为人工合成。天然型 PS 治疗效果优于人工合成 PS，推荐使用天然型 PS 制剂。

2. 给药时机　目前仍提倡对有 NRDS 临床症状的新生儿早期使用 PS。对有 NRDS 风险的新生儿，强调生后应立即给予 CPAP，尽可能持续使用 CPAP 避免插管。若新生儿出现 NRDS 进展，如气促、呻吟、呼吸困难等表现，则应尽早给予 PS 治疗。

3. 给药途径　PS 给药需要有经验的临床团队，具有插管技能并熟悉机械通气。迄今为止，大多数表面活性剂临床使用仍采用气管插管，快速滴入 PS，随后使用手动或机械通气使 PS 弥散至肺内，再持续机械通气或拔出气管导管给予 CPAP 辅助通气（InSurE 技术）。但有研究发现，InSurE

技术因气管导管较粗，且需要正压通气，可能损伤气道、肺部，引起患儿心率及血氧饱和度不稳定，增加颅内出血风险。现更推荐使用侵入性更小的 LISA 方案或 MIST 方案，两者都是在不中断 CPAP 辅助通气情况下，在直视喉镜引导下，将 LISA 管或细导管置入气道中使用 PS，可以最大限度地减少气道损伤，同时避免加压通气导致的肺损伤。虽有部分研究报道雾化吸入 PS，但目前缺乏大规模临床数据支持。

4. 给药剂量　PS 的剂量范围比较宽，目前国际报道最大剂量范围为每次 50~200mg/kg。每种 PS 药品的推荐剂量各不相同，给药剂量需根据患儿体重及病情严重程度而定。

5. 给药次数　对于轻症一般给予 1 次即可，对于重症患儿需要多次给药，现主张按病情需要给药，如呼吸机参数 $FiO_2>0.4$ 或平均气道压（MAP）$>8cmH_2O$，应重复给药。严重病例可给药 2~3 次，但一般不超过 4 次，间隔时间一般为 6~12 小时。

（二）无创呼吸支持

新生儿尤其是早产儿，肺发育尚不成熟，使用机械通气易发生肺损伤和肺部感染，尤其是增加 BPD 的风险。而无创辅助通气可以降低上气道阻力，有助于建立功能残气量（FRC），减少胸壁塌陷，保护内源性 PS，减少 PS 需求，减少有创机械通气的需求和持续时间，是具有自主呼吸的早产儿最佳的呼吸支持手段。包括多种通气模式如：经鼻持续气道正压通气（nCPAP）、双水平气道正压通气（BiPAP）、经鼻间歇正压通气（NIPPV）、湿化高流量鼻导管通气（HFNC）、无创神经调节通气辅助（NIV-NAVA）及经鼻高频通气（nHFV）等。通气模式的选择介绍如下：

1. 经鼻持续气道正压通气　对于所有具有 NRDS 高危风险，胎龄<30 周，有自主呼吸且无需气管插管复苏的早产儿，应在生后立即使用 CPAP，压力起始设置 6~8cmH₂O，以达到肺膨胀的目的，维持血氧饱和度在 0.90~0.95 之间。对复苏后无需气管插管的新生儿，但需要 FiO_2 0.3~0.5 才能维持目标 SPO_2 者；使用 PS 后，$FiO_2<0.4$ 且不能维持目标 SpO_2 者均可选择 CPAP 作为呼吸支持手段。在 NRDS 早期，CPAP 联合 PS 可以有效减低新生儿气管插管率及呼吸机使用时间，是目前 NRDS 患儿管理的最佳方案。撤离标准：

临床症状缓解，病情稳定，无明显呼吸窘迫症状；$FiO_2<0.25$，可维持目标 SpO_2 水平；撤离前 6 小时少于 3 次呼吸暂停或氧饱和度下降。

2. 双水平气道正压通气　BiPAP 通常使用 nCPAP 流量发生装置实现，产生的 PIP 在 9~11cmH₂O，目前这个通气模式非常流行，但目前 BiPAP 与 nCPAP 在作为 RDS 初始治疗方面谁更具有优势尚无高质量证据来支持。

3. 经鼻间歇正压通气　NIPPV 越来越多地应用于早产儿 NRDS 治疗，与 CPAP 相比，NIPPV 支持失败的可能性更小，插管率更低。RDS 患者生后出现呼吸急促、吸气性三凹征、呻吟等症状，$FiO_2>0.3$，即可使用 NIPPV 进行呼吸支持。一般的压力设置是 PIP 为 15~25cmH₂O，PEEP 为 4~6cmH₂O，Ti<0.5 秒，RR：15~40 次/min。撤离标准：当 $FiO_2<0.3$，PIP<14cmH₂O，PEEP<4cmH₂O，RR<15 次/min，患儿临床症状及血气分析结果在可接受范围，病情稳定持续至少 12 小时，可考虑撤离。脱离 NIPPV 后 2 小时建议复查血气分析，密切监测各项生命体征指标及血流动力改变。

4. 高流量鼻导管　一项大型多中心前瞻性试验中发现，生后首选 HFNC 作为辅助通气模式，其失败率明显高于 CPAP 组（25.5% vs. 13.3%），使得这项研究不得不中途停止；这提示对于胎龄<28 周早产儿首选 HFNC 作为呼吸支持模式，其安全性仍需进一步验证。目前 HFNC 常作为 nCPAP 或 NIPPV 撤离前的过渡通气模式。

5. 其他通气模式　此外，最近研究热点的无创呼吸支持模式还包括：无创神经调节通气辅助（NIV-NAVA）及经鼻高频通气（nHFV）。

（1）无创高频振荡通气（nHFOV）：国内外有单中心研究报道 nHFOV 用于中重度 NRDS 的早产儿初始呼吸支持较 nCPAP 及 NIPPV 可以有效改善呼吸困难，降低后续机械通气的概率。但目前 nHFOV 在新生儿尚无统一的使用指征，多作为 nCPAP 失败后的二线治疗方案。

（2）无创神经调节辅助通气（NIV-NAVA）：NIV-NAVA 能够最大程度地与自主呼吸同步，使得患者舒适性明显提高，但其在 RDS 患儿中的使用还有待研究。

不同无创呼吸支持模式具体参数设置及调整见表 12-3-1。

表 12-3-1 无创呼吸支持推荐参数设置及调节

通气模式	初始设置	最大设置	参数调节	最低设置
nCPAP	5~6cmH$_2$O	8~10cmH$_2$O	1cmH$_2$O	4cmH$_2$O
BiPAP	PIP: 10cmH$_2$O PEEP: 5cmH$_2$O RR: 20 次 /min	PIP: 15cmH$_2$O PEEP: 8cmH$_2$O RR: 30 次 /min	1cmH$_2$O RR 每 6h 下调 2~4 次 /min	PIP: 8cmH$_2$O PEEP: 5cmH$_2$O RR: 0
NIPPV	PIP: 20cmH$_2$O PEEP: 6cmH$_2$O Ti: 0.5s RR: 40 次 /min	PIP: 35~38cmH$_2$O PEEP: 8~10cmH$_2$O Ti: 0.5s RR: 50 次 /min	PIP 每次下降 1~2cmH$_2$O 直到最低 RR 每 6h 下降 2~4 次 /min	PIP: 12~15cmH$_2$O PEEP: 4~5cmH$_2$O RR: 20 次 /min
HFNC	4~6L/min	8L/min	0.5~1.0L/min	1~4L/min
nHFOV	f: 8Hz Ti: 33% 或 50% MAP: 8cmH$_2$O Δp: 2×MAP	f: 10~12Hz Ti: 33% 或 50% MAP: 15~25cmH$_2$O Δp: 2×MAP	f、Ti 一般不作调整 MAP: 每次下降 1cmH$_2$O	MAP: 6cmH$_2$O

注: nCPAP: 经鼻持续气道正压; BiPAP: 双水平气道正压; NIPPV: 经鼻间歇正压通气; HFNC: 高流量鼻导管; nHFOV: 经鼻高频振荡通气; Ti: 吸气时间; PEEP: 呼气末正压; PIP: 气道峰压; RR: 呼吸频率; f: 频率; MAP: 平均气道压; Δp: 振幅。

【注意事项】

1. 对于所有具有 NRDS 高危风险, 胎龄<30 周, 有自主呼吸且无需气管插管复苏的早产儿, 应在生后立即使用 nCPAP。

2. 若新生儿出现 NRDS 进展, 如气促、呻吟、呼吸困难等表现, 则应尽早给予 PS 治疗。

六、机械通气

(一)机械通气的原则

尽管通过无创辅助通气, 使得部分早产儿避免使用侵入性的机械通气, 减少肺损伤, 但仍有接近 1/2 的患儿因无创辅助通气失败需要行气管插管机械通气。机械通气的目的是维持理想的血气分析结果, 减少肺损伤、低碳酸血症及血流动力学改变。其原则是生后尽早进行肺募集, 在设定的压力下均衡分布潮气量, 避免肺不张和过度充气, 在最低氧气浓度需求下实现最优化的肺容量, 稳定肺部情况。在现代新生儿呼吸机可选择多种通气模式, 其中压力限制通气(PLV)和容量目标通气(VTV)较常用。如常频通气模式效果不理想, 可选择高频通气模式。相比选择不同的通气模式, 因 NRDS 患儿肺顺应性变化大, 机械通气的使用更需要个体化。

(二)常频机械通气

1. **适应证** 对于严重 NRDS 病例或无创辅助通气失败的患儿需要早期使用机械通气, 使用指征:

(1)胎龄<26 周。

(2)无创呼吸机通气失败的患儿, 满足以下任何一条:①频繁呼吸暂停, 即可自行恢复的呼吸暂停 ≥3 次 /h, 严重呼吸暂停需要正压通气 ≥1 次 /24h, 咖啡因或氨茶碱不能缓解;②低氧血症, 即 FiO$_2$>0.40, PaO$_2$<50mmHg;③急性进展的高碳酸血症, 即 pH<7.25, PaCO$_2$>60mmHg;④出现无创辅助通气的禁忌证。

2. **机械通气模式的选择** 压力限制 - 时间切换通气模式比较简单, 即使在有漏气的情况下仍能使用, 但随着肺液的吸收或 PS 的应用后, 新生儿肺复张, 肺顺应性迅速变化, 导致新生儿肺部潮气量急剧增加。急剧增加的潮气量可能导致新生儿肺损伤和低碳酸血症, 继而导致脑损伤可能。反之, 若肺顺应性下降, 肺部潮气量不足, 分布不匀, 将导致呼吸做功增加, 同时导致低氧血症或高碳酸血症。现代新生儿呼吸机带有流量传感器能够合理准确地测量进出气管导管的气体体积, 并利用这些信息对所提供的支持量进行限制, 以防止肺部过度膨胀。目标容量控制通气(VTV)使临床医生能够在肺顺应性改善的情况下, 即使患儿潮气量变化较小,也根据肺顺应性的变化,实时调整呼吸机压力。与 PLV 相比,VTV 可减少肺部损伤,缩短呼吸机的使用时间,降低 BPD、病死率及颅内出血的发生率。目前最常用的是以容量保证为目标的同步间歇指令通气模式。

3. 常频呼吸机参数的设置

(1)初始参数设置:PIP:20~25cmH$_2$O;PEEP:5~8cmH$_2$O;RR:30~60 次 /min;TI:0.3~0.35 秒;V$_T$:4~6ml/kg;FiO$_2$:30%~40%。

(2)呼吸机参数的调节:根据病情变化及血气分析结果调整呼吸机参数。V$_T$ 初始设置推荐5ml/kg,根据胸廓运动情况设置吸气峰压限制,通过呼吸运动及气体交换情况调整呼吸频率及呼气末正压。值得注意的是,需要长时间使用机械通气的患儿,其潮气量也随着日龄的增加而增加,需根据肺生物学特性,调整至最佳的 PEEP,实现"开放肺"。每次调高 PEEP 需要评估吸入氧浓度、二氧化碳水平的变化,从而找到常频通气模式下最合适的 PEEP。NRDS 的治疗过程中,肺顺应性是动态变化的,需根据个体化差异,选择呼吸机模式及调整呼吸机参数。

(3)呼吸机撤离:当机械通气的 NRDS 患儿病情一旦稳定,血气分析正常的前提下,需及时下调呼吸机参数,尽早改为无创呼吸通气模式。在常频通气时 MAP 6~7cmH$_2$O 或在高频通气 MAP 8~9cmH$_2$O 时一般都能撤机成功。即使是极早早产儿,也鼓励早期拔管。在拔管后采用相对较高的 CPAP 压力(7~9cmH$_2$O)可以增加拔管成功率。拔管撤离指征:反应好、自主呼吸好、FiO$_2$<0.30、PEEP 降至 6cmH$_2$O、PIP 降至 14cmH$_2$O 或 MAP 降至 6~7cmH$_2$O、RR 降低至 20 次 /min,观察 1 小时后患儿一般情况好、血氧饱和度正常,可拔出气管插管改用无创呼吸通气。

(三)高频机械通气

HFV 常作为常频机械通气的一种替代策略,它通过使用非常小的潮气量以非常快的频率输送气体,并使用持续扩张压力(MAP)在最佳充气状态下保持肺开放。在肺复张后下调气道压力的过程中,出现血氧饱和度波动的闭合压力上增加 1~2cmH$_2$O 即是 HFV 最佳持续肺扩张压。

1. 初始参数设置　振荡频率(f)10~12Hz;偏置气流(bias flow)6L/min;吸气时间(Ti)33%;平均气道压(MAP)10~16cmH$_2$O 或在常频通气基础上增加 2cmH$_2$O;振荡压力幅度(Δp)2 × MAP,通过胸廓振荡及胸部 X 线片调整呼吸机参数。

2. 呼吸机参数调整　根据血气分析及经皮血氧饱和度监测结果调整呼吸参数。对 HFV 参数的调整,如为改善 PaO$_2$ 维持目标 SPO$_2$,通过适当调整 FiO$_2$ 和 MAP 达到,以期最大限度减少高氧损伤。而 Δp 的调整对 PaCO$_2$ 影响更大,因 HFV 对二氧化碳清除影响极大,持续低碳酸血症对远期神经系统影响较大,所以在 HFV 使用早期密切监测 PaCO$_2$ 非常重要,而早产儿的体重低及采血困难,经皮二氧化碳监测(TcpCO$_2$)越来越受到重视。振荡频率及吸气时间常常不作调整。参数的调整见表 12-3-2。

表 12-3-2　HFOV 参数调节

参数类型	调节原则
振荡频率(f)	常常不作调整;若 Δp>2~3 × MAP,可适当下调,或 Δp<MAP 可适当上调
MAP(cmH$_2$O)	MAP 的调整常与 FiO$_2$ 相关: 如 FiO$_2$>50%,MAP 上调 2~3cmH$_2$O 25%<FiO$_2$<50%,MAP 上调 1~2cmH$_2$O FiO$_2$<25%,MAP 下调 1~2cmH$_2$O 或无需调整 使用 PS 后可及时下调 2~3cmH$_2$O
Δp	Δp 的调整常基于 PaCO$_2$ 或 TcpCO$_2$: 如 PaCO$_2$>65mmHg,Δp 上调 5~10cmH$_2$O PaCO$_2$:55~65mmHg,Δp 上调 2~5cmH$_2$O PaCO$_2$:35~45mmHg,Δp 下调 2~5cmH$_2$O PaCO$_2$<35mmHg,Δp 下调 5~10cmH$_2$O

注:f:振荡频率;MAP:平均气道压;Δp:振幅;FiO$_2$:吸入氧浓度;PaCO$_2$:动脉血二氧化碳分压;TcpCO$_2$:经皮二氧化碳分压。

(四)尽早撤机策略

在机械通气过程中,应对患儿的病情进行动态的评估,采用多种方式尽可能地缩短机械通气的时间,减少肺损伤。包括:咖啡因治疗、允许性高碳酸血症、生后早期使用激素治疗及避免过度使用镇静剂等。

1. 咖啡因治疗　咖啡因是非侵入性的效果最佳的呼吸刺激剂。有研究发现,咖啡因在治疗呼吸暂停早产儿,有利于早日拔管,降低 BPD 发生率,明显降低生后 18 个月死亡或神经系统残疾率及脑瘫发生率。推荐撤机时使用咖啡因可有效降低再次插管率,无创通气下减少呼吸暂停风险。枸橼酸咖啡因常规剂量负荷量 20mg/(kg·次),维持剂量 5~10mg/(kg·次),每天使用一剂。

2. 允许性高碳酸血症　撤机过程中维持 pH>7.22 的中等程度高二氧化碳水平可以有助于早期拔管,是可采用的缩短机械通气时间的策略,但其在早产儿中应用的安全性及有效性还有待进一步研究。

3. 生后激素治疗　对不可避免使用机械通气的早产儿,肺部炎症及 BPD 发生风险明显增加。全身使用糖皮质激素,可以减轻肺部炎症,增加拔管成功率,降低 BPD 发生率,但如果在生后第 1 周使用,会增加脑瘫风险。目前推荐对生后 1~2 周仍需要机械通气且有患 BPD 高危风险的新生儿,建议给予最小有效剂量的糖皮质激素。低剂量的氢化可的松及吸入布地奈德治疗效果,目前仍缺乏长期的临床随访数据。

4. 镇静及镇痛　镇静和镇痛在 RDS 治疗中仍有争议。喉镜检查是不舒服的,但在尝试 LISA 时,如果不使用镇静剂,成功的概率会更大。临床医生更常使用短效阿片类镇痛药、肌肉松弛剂和阿托品的组合,以最大限度地提高舒适度,提高插管成功的机会。维库溴铵等长效肌肉松弛剂可能增加机械通气需求,不应使用。但不推荐对机械通气新生儿常规进行镇静治疗,蔗糖镇痛和其他非药理学方法可缓解操作疼痛。

5. 体外膜氧合　对少许非常严重的病例,机械通气效果不理想,可采用 ECMO 治疗。

【注意事项】

NRDS 患者有创机械通气的原则是进行充分肺募集,优化肺容量,在设定的压力下均衡分布潮气量,避免肺不张和过度充气,稳定肺部情况,减少肺损伤、低碳酸血症及血流动力学改变。

七、机械通气患儿的支持治疗

为了使 NRDS 患儿有最好的预后,必须给予最佳的支持治疗,包括监测生命体征和治疗反应。

(一)生命体征监测

使用脉氧监护仪和心电监护可以及时了解复苏及机械通气的效果。经皮 CO_2 监测可以替代动脉血气分析提示气体交换的情况,因其无创操作的特性,可以持续反复监测,但同时需注意避免皮肤损伤。床旁脑氧监测可以指导临床实现最优化的脑血流供氧。通过动脉置管或使用示波设备间断监测血压。中心静脉置管可以留置时间长,可减少患儿静脉穿刺次数,避免导管相关血源性感染。床旁胸部 X 线片和 B 超可以明确诊断,排除气漏、明确气管导管和中心静脉置管位置,同时避免患儿反复搬动。微量血糖、电解质及血常规可以避免反复穿刺,减少患儿疼痛刺激、院内感染风险,同时减少医源性失血量。

(二)体温

体温的维持对 NRDS 患儿非常重要。温度控制建议将体温始终保持在 36.5~37.5℃ 之间。出生后,对极低出生体重儿,立即用聚乙烯袋包裹在辐射加热器下,可减少热量损失。远红外辐射加热床可用于产房初步复苏稳定生命,但相较暖箱有增加不显性失水,应尽可能减少使用时间。对于极早产儿,最初应使用 60%~80% 的湿度,随着皮肤完整性的提高,湿度应降低。皮肤接触和袋鼠式护理被越来越多地用于保持体温及维持母婴亲密接触,对有条件实施的一些接受机械通气的患儿,仍有益处。

(三)抗生素

对于有高危因素如母亲绒毛膜羊膜炎或早期有败血症症状的新生儿,开始经验性抗生素治疗,直到 24~48 小时血培养阴性或多次 CRP 正常后,可停用抗生素。对低危新生儿,如选择性剖宫产儿,不需要常规使用抗生素。

(四)早期液体和营养支持

早产儿在生命初期,经皮肤丢失水分较多,且不易估算。起始液体量在 70~80ml/(kg·d),根据液体平衡、体重变化和血清电解质水平进行个性化调整。生后 3 天或体重下降 5% 时,可静脉补充钠盐,同时密切监测电解质和液体平衡。生后应该立即给予静脉营养支持,氨基酸生后第一天开始添加 1~2g/(kg·d),并迅速增加到 2.5~3.5g/(kg·d)。脂肪乳应该从生后第一天开始,如耐受良好最多可增加到 4.0g/(kg·d)。如血流动力学稳定,应该生后第一天开始微量母乳喂养。

（五）维持血压及组织灌注

低血压和低循环血容量与不良的长期预后相关，但目前干预和最佳治疗的阈值尚不清楚，胎龄不同血压差异很大。一般认为平均动脉压低于胎龄属于低血压。新生儿功能性心脏彩超可用于评估循环血容量，判断是否需要干预低血压，但目前很多新生儿中心尚不能开展。NRDS 患儿的低血压可能与低血容量、严重的左向右分流和心功能不全有关。延迟脐带结扎可以减少低血容量的发生。对极早产儿，持续的 PDA 同样可能导致低血压、肺水肿、撤机困难等问题，可首选药物关闭 PDA，吲哚美辛和布洛芬效果相似。维持合理的血红蛋白水平同样重要，对严重心肺疾病新生儿 Hb 阈值为 12g/dl（Hct 36%），氧依赖者为 11g/dl（Hct 30%），2 周以上稳定婴儿 Hb 阈值为 7g/dl（Hct 25%）。

八、产前预防

NRDS 的预防应该始于产前，儿科医生应加入到产前保健团队中。早产是 NRDS 发病的主要原因。但目前仍缺乏行之有效的措施来预防自发性或选择性的早产。但早产往往有一些征兆，超声检查宫颈长度及检测阴道分泌物中胎儿连接蛋白含量有助于预测 7 日内是否存在早产风险。在有产前胎膜早破的情况下，给予抗生素治疗，宫缩抑制剂抑制宫缩，均可以在短时间内延缓早产。欧洲儿科学会推荐对妊娠 28~30 周具有早产风险的孕产妇转到有 NRDS 诊治经验的围产中心。

产前使用激素预防早产儿 NRDS 效果是肯定的。目前推荐对所有孕<34 周有先兆早产征象的产妇进行一个疗程的激素治疗。对所有妊娠 32~34 周存在早产风险的产妇，若距离上一个疗程超过 1~2 周，可重复使用一个疗程激素。对极早产的孕妇，应考虑短期保胎治疗，争取时间完成一个疗程的产前激素治疗或将孕妇及时转运至有条件的围产中心。尽可能避免胎龄<39 周选择性剖宫产，对胎龄<39 周必须选择剖宫产的孕妇，也可以考虑激素治疗。

目前常选用的激素包括：倍他米松和地塞米松。倍他米松每次 12mg，间隔 24 小时，肌内注射，一个疗程 2 次；地塞米松每次 6mg，间隔 12 小时，静脉注射，一个疗程 4 次。一般使用一个疗程即可，若有必要可使用第二个疗程。有研究显示，倍他米松和地塞米松疗效基本相似。

【经验分享】

1. NRDS 是早产儿常见的严重呼吸系统疾病，应从产前即开始预防。

2. 对于有 NRDS 高危风险的患儿，生后应尽早给予呼吸支持、优化肺容量联合选择性肺泡表面活性剂的使用，改善患者呼吸情况。

3. 对于机械通气的 NRDS 患者，应采用保护性肺通气策略，减少呼吸机相关性肺损伤。

（张 佳 李秋平）

参考文献

1. 中华医学会儿科学分会围产医学专业委员会. 新生儿肺脏疾病超声诊断指南 [J]. 中国当代儿科杂志, 2019, 21 (2): 105-113

2. David G, Virgilio C, Gorm G, et al. European Consensus Guidelines on the Management of Respiratory Distress Syndrome 2019 Update [J]. Neonatology, 2019, 115: 432-450

3. Yuan Shi, Hemananda M, Manoj B, et al. A Review on Non-invasive Respirtory Support for Management of Respiratory Distress in Extremely Preterm infants [J]. frontiers in Pediatrics, 2020, 8: 270

4. 中国医师协会新生科分会. 早产儿经鼻间歇正压通气临床指南 [J]. 中华儿科杂志, 2019, 57 (4): 248-251

5. 王陈红, 施丽萍, 马晓路, 等. 无创高频振荡通气模式在极低出生体重儿呼吸支持中的应用 [J]. 中华儿科杂志, 2017, 55 (003): 177-181

第四节　新生儿急性呼吸窘迫综合征的通气策略

急性呼吸窘迫综合征（ARDS）是由非心源性的各种肺内外致病因子所引发的急性进行性呼吸衰竭，是一个弥散性肺损伤过程，这种病理性改变在影像学上表现为多个肺野的肺泡不规则渗出（典型特征为"白肺"）。

一、新生儿急性呼吸窘迫综合征定义的演变过程

ARDS 的概念由 Ashbaugh 在 1967 年首次报道，其临床表现、组织学特征在早期与早产儿肺泡表面活性物质缺乏引起的新生儿呼吸窘迫综合征（NRDS）相似，故开始命名为 ARDS，最初 ARDS 概念中字母"A"具有代表"adult"和"acute"的双重含义，且 ARDS 和 NRDS 虽临床特征相似，但在病因学和病理生理上具有显著差异，导致在儿童尤其是新生儿医学上长期难以建立 ARDS 的概念。随着对肺泡表面活性物质和 ARDS 病理生理学的理解加深，ARDS 的定义随之演变，如今 ARDS 特指"急性呼吸窘迫综合征"，而且没有年龄限制。

由于出生第一个月（新生儿期）是一个独特的阶段：新生儿呼吸衰竭可以有不同于成人和儿童 ARDS 的独特触发因素（如胎粪吸入综合征、新生儿窒息、坏死性小肠结肠炎等）；新生儿在肺生物学和成熟度（囊状或早期肺泡期）及支气管肺发育不良的易感性方面不同于其他年龄段儿童；新生儿免疫力低下，这些均可能影响新生儿 ARDS 的流行病学、临床病程和预后。这些情况导致新生儿与儿童、成人 ARDS 在病因、发病率和死亡率上存在差异。这些差异提示新生儿 ARDS 在治疗方面可能面临不同的选择。而 2015 年欧洲小儿急性肺损伤共识会议发布的第一个儿童 ARDS 定义（PALICC 标准）中的部分内容不适用于新生儿，因此，在欧洲儿科与新生儿重症监护学会（ESPNIC）和欧洲儿科研究学会（ESPR）的支持下，2017 年国际多中心多学科协作组在回顾儿童

与成人 ARDS 诊断标准的基础上，比较了新生儿与其他年龄段 ARDS 在生物学、病理生理学及组织学上的特征，制定了相应的新生儿 ARDS 诊断标准（蒙特勒标准）（表 12-4-1）。

表 12-4-1　新生儿 ARDS 蒙特勒标准

项目	标准
起病情况	明确或可疑临床损伤后出现的急性发作（1 周内）
排除标准	NRDS、TTN 或先天性畸形引起的呼吸困难
肺部影像学	双侧弥散性不规则的透光度下降，渗出或白肺。这些改变不能为其他原因解释，如局部积液、肺不张、RDS、TTN 或先天性畸形
肺水肿原因	先天性心脏病无法解释的肺水肿（在无急性肺出血的情况下，则包括动脉导管未闭伴高肺血流）。心脏超声可用于证实肺水肿原因
氧合障碍	轻度 ARDS：$4 \leqslant OI < 8$ 中度 ARDS：$8 \leqslant OI < 16$ 重度 ARDS：$OI \geqslant 16$

注：ARDS：急性呼吸窘迫综合征；NRDS：新生儿呼吸窘迫综合征；TTN：新生儿暂时性呼吸增快；RDS：呼吸窘迫综合征；OI：氧合指数。

二、病因

多种致病因素可引起新生儿急性呼吸窘迫综合征。根据致病因素对肺的损伤方式不同，可分为直接肺损伤和间接肺损伤。

（一）直接肺损伤

如细菌、病毒、真菌性感染均可引起 ARDS。有害气体吸入，如长时间吸入高浓度氧气，可造成肺泡上皮与毛细血管内皮细胞损伤，引起肺水肿。胎粪吸入、呛奶、胃食管反流等可导致胎粪、奶汁、酸性胃内容物作用于肺部引起化学性炎症，损伤肺毛细血管。其他还包括肺挫伤、持续气道正压通

气、手术导致肺缺血再灌注等所致肺损伤。此类ARDS常被称为肺源性ARDS或原发性ARDS。

（二）间接性肺损伤

如心跳呼吸骤停、各种原因引起的休克、败血症、创伤、药物中毒、弥散性血管内凝血、大量输液或输血、体外循环、血液透析、代谢紊乱等。此类ARDS常被称为肺外源性ARDS或继发性ARDS。

三、发病机制

（一）病理生理改变

ARDS的病理生理特征是肺泡-毛细血管膜通透性增高，形成肺泡及间质水肿，大量肺泡塌陷，进而导致肺顺应性下降，功能残气量降低、无效腔样通气增大。大量肺内分流引起顽固性低氧血症，即使高氧也难以纠正。ARDS在细胞水平的肺水肿呈均匀一致的改变，但其早期阶段的肺水肿多为非均一性改变，肺水肿和肺泡塌陷以重力依赖区最为严重（前侧轻、背侧重），相对正常的肺组织或正常肺组织的邻近区域易致呼吸机相关性肺损伤。ARDS后期，弥漫性肺纤维化病变通常伴有局限性肺气肿及气道阻塞，其改变类似于支气管肺发育不良。

肺血管阻力增加和肺动脉高压形成。持续性低氧血症可以引起肺阻力血管平滑肌收缩，增加肺血管阻力，导致肺血流显著减少，从而形成肺动脉高压，进一步加重呼吸功能障碍。

缺氧还可以导致肺泡上皮细胞代谢障碍，肺泡表面活性物质生成减少；含蛋白的渗出液可破坏肺泡表面活性物质的稳定性和活性，还可直接将一部分肺表面活性物质带入气道。此外，肺泡内血浆蛋白、代谢产物、细菌毒素对表面活性物质有抑制作用。肺泡表面活性物质的缺乏，导致肺泡表面张力增加，肺泡因此萎陷，产生肺不张。呼吸时吸入气体不能进入不张肺泡，血液流过肺不张区域时气体未经交换又回到心脏，形成肺内分流、V/Q比值失调，造成严重低氧血症。

（二）发病机制

ARDS由多种致病因素所致，虽然目前肺损伤的确切发病机制尚未完全阐明，其本质上是失控的炎症反应的结果，或是失控的炎症反应在肺部的表现。炎症反应一旦启动，白细胞产生增加

并迅速向炎症区迁移积聚，同时激活炎症暴发，产生细胞因子、趋化因子、急性时相蛋白、自由基、补体、凝血途径激活物、黏附分子表达上调。同时启动抗炎症反应。肺泡Ⅱ型上皮细胞受损，肺泡表面活性物质合成减少，渗入肺泡腔的多种血浆成分和大量炎症细胞释放的糖脂抑制肺表面活性物质功能，使肺泡塌陷，大量液体渗入肺泡，出现肺水肿和透明膜形成。

研究证实内皮素-1（ET-1）、血栓素-B2（TBX-B2）在肺动脉高压的形成中起重要作用。TNF-α、IL-1β、TGF-α、Th2细胞因子、IL-4、IL-13等在诱发、促进ARDS肺纤维化中起重要作用。肺泡上皮细胞、TGF-β1、整合素则在炎症修复过程中起重要作用。

四、临床特征

ARDS多在原发病基础上出现，以足月儿、过期产儿多见，起病急剧而隐匿，常有胎膜早破、胎粪吸入、败血症、肺炎等病史，表现为原发病后1周内出现进行性呼吸困难、呼吸呻吟、三凹征、发绀等，缺氧在常规吸氧下不能缓解。早期肺部呼吸音减弱，随着病情发展，肺部可闻及细湿啰音。严重者可有发热或体温不升、面色苍白、反应差、肌张力低下甚至昏迷等全身症状。

胸部X线对ARDS诊断有重要意义。表现为双侧弥漫性不规则的透光度下降、渗出或白肺。与儿童和成人ARDS相似，透光度下降或渗出不必涉及所有肺野，但局部改变引起的急性低氧性呼吸衰竭，如局灶性肺炎或支气管炎，不符合ARDS诊断标准。PaO₂/FiO₂为主要判断ARDS危重程度的指标。$PaO_2/FiO_2 \leqslant 300mmHg$提示急性肺损伤，$\leqslant 200mmHg$表明符合ARDS诊断（尚需结合临床、影像学检查和呼吸机参数判断）。新生儿ARDS蒙特勒标准（2017年版）用氧合指数（OI）（式12-4-1）判断氧合障碍程度：$4 \leqslant OI < 8$，提示轻度ARDS；$8 \leqslant OI < 16$，中度ARDS；$OI \geqslant 16$，重度ARDS。

$$OI = \frac{MAP \times FiO_2 \times 100}{PaO_2}$$

式12-4-1　OI计算公式

血气分析是诊断ARDS的必要条件。早期PaO_2下降，$PaCO_2$由于过度通气亦下降，可见呼吸性碱中毒和低氧血症。晚期低氧血症越来越明

显,通气、换气功能均降低,表现为持续性低氧血症和高碳酸血症,并伴代谢性或混合性酸中毒。

五、鉴别诊断

(一)心源性肺水肿

有心血管疾病史或过量快速输液史,一般有呼吸困难,听诊出现啰音,伴 X 线检查心影显著增大。经氧疗、控制输液量、强心、利尿等措施治疗后,心功能好转,肺部阴影随心功能改善很快消退吸收。

(二)单纯肺部严重感染

1. 单纯肺部感染时缺氧表现与肺部体征一致,而合并 ARDS 时缺氧表现与肺部体征不平行,缺氧程度更严重。

2. 单纯肺部感染通过提高吸氧浓度和改善通气时有可能减轻低氧血症,而肺部感染合并 ARDS 时,在保证通气的情况下,除非给予 PEEP/CPAP、补充肺泡表面活性物质,否则低氧血症很难纠正。

3. 胸部 X 线,当合并 ARDS 时,在原发肺部感染的基础上,还可出现 ARDS 的特征性表现,波及两肺的弥漫性密度减低影,甚至白肺。

六、一般治疗

1. **注意避免**　ARDS 的各种易患因素,如尽快纠正休克、积极控制感染,避免长时间高浓度吸氧,避免过量、过快或多次反复输血或输液。

2. **常规监护**　ARDS 患儿一经诊断,均应收入 NICU 治疗,行呼吸、血压、指脉氧饱和度、呼气末二氧化碳等监测,有条件者行有创血压、中心静脉压等监测。

3. **营养支持**　供应充足能量,尽快由肠外营养过渡到肠内营养。

4. **肺泡表面活性物质**　肺泡表面物质可以降低肺泡表面张力,减少呼吸做功、促进肺液吸收、防止血管通透性增加。氧合指数(OI)>10 且持续低氧血症不能改善者,可以气道内滴入肺表面活性物质,轻症病例一般给 1 次即可,对重症患者可能需要多次给药,一般不超过 4 次,间隔时间根据需要而定,一般为 6~12 小时再给予第 2 次,可迅速改善氧合障碍,减少呼吸机使用时间、提高存活率。治疗早期开始效果较好,大量渗出时效

果较差,常需大剂量反复给药。

5. **吸入一氧化氮**　ARDS 合并肺动脉高压时,需考虑通过气道吸入 NO 治疗。初始浓度一般 20ppm,可根据氧合改善情况逐步下调。

6. **肾上腺皮质激素**　关于 ARDS 激素使用是有争议的。综合目前研究,在 ARDS 患儿中应用大剂量甲泼尼龙无效,但中等剂量及小剂量尚待进一步证实。ARDS 原发病常规治疗手段控制且足量抗生素控制感染基础上,可考虑使用泼尼松龙 2mg/(kg·d)。

7. **补液与利尿**　研究证实,ARDS 患者的最初补液量呈负平衡状态可显著降低患儿病死率;无条件监测中心静脉压情况下,补液量维持在常规生理需要量的 70% 左右为宜。严格计算每天 24 小时出入量,每 4~8 小时评估 1 次,确保患儿最初 1 周出入量呈负平衡,若一个时间段出现入量大于出量情况,下一时间段应给予利尿剂,以维持负平衡同时要避免脱水及休克。若患儿同时出现 ARDS 和休克,要优先抢救休克,因为休克短时间内可造成患儿死亡。

8. **原发疾病的治疗**　积极治疗原发病,尽快消除 ARDS 的病因,常见原发病为感染性休克、败血症、脓毒血症、重症肺炎、窒息,以及严重创伤、大手术等。

七、机械通气策略

机械通气是 ARDS 最重要的治疗措施,然而不恰当机械通气策略可加重 ARDS 已存在的肺损伤,延缓或加重患者的病程,由此产生了旨在避免由肺泡过度扩张及周期性肺泡萎陷与复张导致的呼吸机相关性肺损伤,同时维持肺泡开放的肺保护性通气策略。

(一)小潮气量通气

小潮气量的治疗是与呼吸机所致肺损伤(VILI)研究进展相伴行的。VILI 的发生依赖于充气肺的过度膨胀,潮气量过大及跨肺压过高是肺泡过度膨胀的原因,降低 V_T 能够降低 VILI 风险和改善临床结果。V_T 通常设置在 5ml/kg 左右;根据胸廓运动的临床评估和呼吸机衍生的肺力学分析进行调整,以确保 V_T 足够。目前有证据支持使用低于 6ml/kg 的 V_T,尤其是在需要超过 14cmH$_2$O 的驱动压力才能产生相应的 V_T 时。

（二）最佳呼气末正压选择

恰当的 PEEP 能够提高功能残气量、防止肺萎陷，达到更低的氧浓度维持更好氧合的目的。最佳 PEEP 值目前尚无定论，我们更倾向于采取稍高的 PEEP 值，在 6~8cmH$_2$O 范围内开始支持，以改善肺募集，随后 PEEP 的调节基于 FiO$_2$、SpO$_2$ 和胸部 X 线片的变化。

（三）允许性高碳酸血症

因为基于肺保护性通气策略的实施，开展小潮气量通气，允许性高碳酸血症是可以发展的，小儿尚无规定数值，一般认为其值 45~60mmHg 较为适宜。一项随机试验显示更显著的高碳酸血症没有益处。

（四）俯卧位通气

卧姿导致胸腔壁的形状变化，从而诱导 V$_T$ 对背部区域再分配，从而有利于通气更均匀分布。俯卧位通气本质上可减轻肺不张，有助于淋巴液的引流及分泌物的清除，改善通气 / 血流比值，同时可以解除心脏重力对两肺下叶的压迫，改善右心室功能。强烈建议 PO$_2$/FiO$_2$（P/F 值）<150mmHg 的 ARDS 患者使用俯卧位。成人大量文献报道其仅能改善氧合不能降低病死率，儿科亦有零星报道其能改善氧合不能改善预后。如存在血流动力学不稳定、颅内压增高、急性出血、骨科手术、不耐受头部朝下姿势等情况，建议不采用。在临床方案中，动脉 PCO$_2$ 对俯卧位的反应，可作为肺保护的确认和指导俯卧位的个性化应用，这与肺复张和过度膨胀的变化都有直接关系。

八、机械通气的设置

（一）机械通气指征

一旦诊断 ARDS 及时给予机械通气治疗。如 FiO$_2$>0.6 时，PO$_2$<50mmHg，应给予机械通气，病情轻者可先选用无创机械通气模式如经鼻 CPAP，即呼气末正压通气，呼吸末期在气道保持一定正压 PEEP，防止呼气末肺泡萎陷。病情较重或 FiO$_2$ 0.5~0.6 时应用 CPAP 1~2 小时，PaO$_2$ 仍<50mmHg，应改用其他侵入性机械通气模式。

（二）通气模式的选择

1. 高频振荡通气　目前没有明确的证据表明，与传统的机械通气相比（即容量目标、表面活性剂治疗）HFOV 会提供更多的益处或风险。无

论采取哪种机械通气方式，其主要目的是尽量减少初次使用和 / 或暴露于任何形式侵入性机械设备的持续时间。HFOV 的关键是实现初始肺募集，然后在可接受的平均气道压力（MAP）最低的情况下保持合适的肺充气和气体交换。实现这一目标的过程包括：

（1）最初 MAP 逐渐上调，达到对塌陷肺泡的募集时，对 FiO$_2$ 的需求降低，此时的压力通常称为肺的"开放压力"。

（2）随后的 MAP 逐步下调，直到需要再次升高 FiO$_2$ 来保持目标 SpO$_2$，此时的压力通常称为肺的"闭合压力"。

（3）然后将 MAP 升高到闭合压力之上（2~3cmH$_2$O），以维持呼气末容积，有效气体交换的同时优化通气 / 血流比值。

许多研究使用诸如 SpO$_2$、呼吸电感容积描记法、高分辨率计算机断层扫描（CT）等方法来监测。除 SpO$_2$ 外，这些工具在大多数实践中不可获得。为 ARDS 患儿提供肺表面活性剂治疗后，开始优化肺膨胀，一旦 FiO$_2$ 已减低至<0.25，MAP 会逐渐降低 1~2cmH$_2$O，但通常不会减少 MAP 至闭合压。尽管放射影像学肺容积可能不适合评估最优肺膨胀，当结合临床观察如心率和血压，以及 FiO$_2$ 和 SpO$_2$ 的变化，通常能保持足够的肺膨胀和气体交换，尽量避免过度肺膨胀和肺不张的风险。

在 HFOV 期间，通气或 CO$_2$ 的去除取决于潮气量（V$_T$）和频率。V$_T$ 对分钟通气量的影响大于频率。影响 HFOV 期间 V$_T$ 的因素包括肺顺应性和阻力、吸气时间、振荡呼吸的幅度或功率。在 HFOV 过程中频率的变化可以显著影响 V$_T$（随着频率的降低而增加、随着频率的增加而减少）。肺顺应性增加不仅可以显著影响氧合还能通过 V$_T$ 影响通气。由于在 HFOV 期间 PaCO$_2$ 会发生显著变化，在最初 HFOV 使用时注意血气评估或经皮二氧化碳分压监测。

2. 常频通气　目前对新生儿 RDS 常频通气支持主要使用容量保证通气，联合 A/C 或者 SIMV 模式使用，V$_T$ 以 4~6ml/kg 为目标。除非漏气量大，气管导管周围漏气>50%，容量保证通气不能实施时使用压力控制通气模式。压力支持通气（PSV）通常用于减少呼吸做功。目前临床工作

中,很多医生偏好使用 SIMV 模式,但是目前没有循证医学证据支持。相反 A/C 模式联合容量保证通气,能提供更稳定的潮气量,减少患者呼吸做功,在许多中心作为主要模式使用并取得成功。

【经验分享】

1. ARDS 患者采用高频通气治疗时,实现肺容积优化至关重要,在可接受的平均气道压力最低的情况下保持合适的肺充气和气体交换。

2. 常频通气时应采用容量保证通气、同步触发通气等模式,尽量减少呼吸机相关性肺损伤的发生。

(赵奇思　李秋平)

参考文献

1. 中国医师协会新生儿科医师分会. "新生儿急性呼吸窘迫综合征" 蒙特勒标准 (2017 年版)[J]. 中华实用儿科临床杂志, 2017, 032 (019): 1456-1458
2. Grieco DL, Chen L, Dres M, et al. Should we use driving pressure to set tidal volume? [J]. Curr Opin Crit Care, 2017, 23: 38-44
3. Gattinoni L, Taccone P, Carlesso E, et al. Prone position in acute respiratory distress syndrome. Rationale, indications, and limits [J]. Am J Respir Crit Care Med, 2013, 188: 1286-1293
4. Guérin C, Reignier J, Richard JC, et al. Prone positioning in severe acute respiratory distress syndrome [J]. N Engl J Med, 2013, 368: 2159-2168

第五节　新生儿重症肺炎的通气策略

新生儿肺炎(neonatal pneumonia)是指发生在新生儿肺部的炎症反应,是导致新生儿进入重症监护病房最常见的呼吸系统疾病之一,当肺炎患儿出现严重的通气换气功能障碍或肺内外并发症时,即为重症肺炎,重症肺炎往往导致患儿需要不同程度的呼吸支持治疗。

一、病因

新生儿肺炎根据其致病原因的不同,可分为吸入性肺炎与感染性肺炎。吸入性肺炎是指新生儿吸入羊水、胎粪或乳汁等引发肺部化学性炎症反应和 / 或继发感染。感染性肺炎在新生儿期根据发病时间的不同分为早发型与晚发型,病原菌亦有不同,但主要病原体均为细菌。

(一) 吸入性肺炎

又称吸入综合征,是指新生儿吸入大量羊水、胎粪、血液或奶液后引起的呼吸系统的病理改变。胎粪吸入是吸入性肺炎最常见的病因,常见于有宫内窘迫或出生窒息史的足月儿和过期产儿;食管气管瘘、腭裂患儿和超 / 极早早产儿容易出现奶液吸入,从而引起呼吸道的梗阻或肺炎。

(二) 感染性肺炎

1. **感染途径**　新生儿感染性肺炎根据发病年龄可分为早发型和晚发型,早发型肺炎与晚发型肺炎感染途径有所不同。

(1)早发型肺炎(年龄 ≤ 3 日):通常在产前、分娩时及产后通过以下 3 种途径从母体获得病原体:①通过胎盘、血液循环从母体传播给胎儿;②吸入被感染的羊水;③吸入母体阴道微生物[如 B 族溶血性链球菌(group B hemolytic streptococcus, GBS)]。不明原因的早产发作、胎膜早破(>18 小时)、母亲绒毛膜羊膜炎、胎儿心动过速以及母亲产时发热均是早发型肺炎的高危因素。

(2)晚发型肺炎(年龄>3 日):可以发生在社区、住院期间或出院后,通常由于住院新生儿中有病原微生物定植,或是通过被感染的个体或被污染的用具而获得的。早产儿由于免疫功能及呼吸系统发育不成熟、住院时间长,常常需辅助通气等因素,其发生晚发型肺炎的风险最高。

2. **病原体**　细菌、病毒、螺旋体、原虫及真菌均可引发新生儿肺炎。

新生儿肺炎主要的致病菌为细菌,在发达国

家,大多数早发型肺炎由 GBS 引起。在发展中国家,早发型新生儿肺炎的病原体报道包括大肠埃希氏菌、GBS、克雷伯菌属、金黄色葡萄球菌以及肺炎链球菌等,近年来国内关于新生儿 GBS 感染的报道逐渐呈增多趋势。社区获得性晚发型肺炎主要致病菌包括金黄色葡萄球菌、肺炎链球菌和肺炎克雷伯菌等。解脲脲原体可能与急性宫内感染性肺炎和慢性肺疾病的发生相关。

也有部分肺炎属于病毒感染性肺炎,很多病毒如单纯疱疹病毒(herpes simplex virus,HSV)、腺病毒、呼吸道合胞病毒、流行性感冒病毒、巨细胞病毒(cytomegalovirus,CMV)及肠道病毒可在新生儿期导致肺炎。HSV 是引起早发型肺炎的最常见病毒,通常是在出生时从母体获得,部分患儿会发生 HSV 肺炎,病理变化主要为弥漫性间质性肺炎,可进展为出血性肺炎。CMV 感染可以发生在产前、产时和产后,任何途径将 CMV 传播给婴儿,可能引起全身感染(包括肺炎),病理改变为肺泡细胞变大,细胞含有特征性核内包涵体。呼吸道合胞病毒感染易发生在早产儿、低出生体重儿和有特异性疾病(如吸烟者)家庭的新生儿,病理变化主要为单核细胞浸润及肺泡间隔增宽。

二、发病机制

(一)吸入性肺炎

吸入的羊水、胎粪、奶液引起小气道机械性梗阻,当部分阻塞呼吸道时,可产生活瓣样效应,当完全梗阻时可出现肺不张。由于吸气是主动过程,吸气时的胸腔负压作用使气体易吸入;而呼气为被动过程,压差较小,气道阻塞使气体不易呼出,肺内气体潴留而出现肺气肿,进一步可进展为气胸或纵隔气肿等气漏表现。在吸入发生后的 12~24 小时,由于羊水、胎粪、奶液等对小气道的刺激,可引起化学性炎症反应和肺间质水肿,发生肺泡间隔中性粒细胞浸润、肺泡或气道上皮细胞坏死、肺泡内蛋白样碎片积聚等表现,进而肺动态顺应性下降,伴肺血管阻力持续增高时,即合并新生儿持续性肺动脉高压(PPHN)。胎粪还可使肺表面活性物质(PS)灭活,降低 PS 功能,产生急性呼吸窘迫综合征(ARDS)改变,进一步加重肺损伤。

(二)感染性肺炎

感染性肺炎的特点为胸膜炎症、支气管肺组织及间质的炎性渗出、浸润或破坏,细菌性肺炎以白细胞和纤维蛋白渗出为主,病毒感染常以单个核细胞及淋巴细胞浸润为特征。病原菌损伤肺泡促进炎症介质及抗炎因子的产生,加重组织破坏,受损的肺泡 - 毛细血管膜的通透性增加,引起肺水肿和出血;同时炎症使 PS 生成减少,灭活增加,广泛的炎症可伴随透明膜形成,随后可出现不同程度的血管增生、间质纤维化及瘢痕形成等慢性肺损伤改变。病原菌可引起小气道炎症、水肿、增厚导致气道阻塞;肺泡损伤后气体交换面积减少,可使肺泡通气量下降,通气 / 血流比值失调及弥散功能障碍;同时气流排出受阻可引起肺气肿,结果导致低氧血症和二氧化碳潴留。

三、临床特征

(一)临床表现

1. **吸入性肺炎**　婴儿通常有宫内窘迫、出生窒息或奶液吸入病史,常见的呼吸道表现有发绀、气促、呻吟、鼻翼扇动和吸气性凹陷。外周血常规白细胞、C 反应蛋白、降钙素原通常无特异性改变。肺部 X 线通常表现为肺内带沿气管分布的小斑点影或肺纹理增多增粗,重症者可并发肺不张,以及纵隔积气、气胸等气漏表现。

2. **感染性肺炎**　早发型肺炎常表现为出生时或出生后不久发生呼吸窘迫。常见的呼吸道表现有气促、呻吟和吸气性凹陷,可伴有呼吸暂停、心动过速及灌注不良,有时进展为脓毒症休克。其他体征包括体温不稳定、代谢性酸中毒及腹部膨隆,GBS 感染患儿胸部 X 线表现与肺透明膜病不易区别,可呈大片毛玻璃影。晚发型肺炎出现咳嗽、咳痰及呛奶表现更多见,也可伴喂养困难、腹部膨隆、黄疸、哭闹等非特异性表现。

细菌性肺炎外周血常规白细胞、中性粒细胞分类、C 反应蛋白、降钙素原通常有不同程度升高,病毒性肺炎外周血常规白细胞及 PCT 大多正常。细菌性和病毒性肺炎在胸部影像学上不易区别,超声声像图改变以 B 线、异常胸膜线和斑片状弱回声为主要特征(图 12-5-1);胸部 X 线常见的表现为:两肺广泛点状浸润影或片状、大小不一、不对称的浸润影,常伴有肺不张、肺气肿

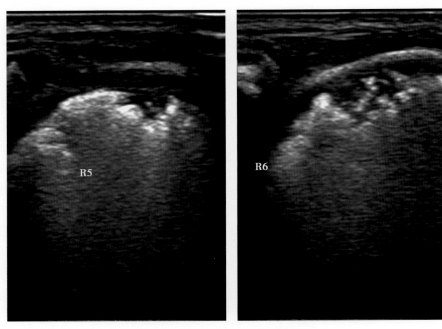

图 12-5-1　肺炎的超声表现

改变,重症者偶可见肺实变伴脓胸、脓气胸及肺大疱等。

(二)并发症

当肺部炎症严重,新生儿肺炎可出现以下并发症:呼吸衰竭、心力衰竭、气漏综合征、肺出血、肺实变、急性呼吸窘迫综合征、PPHN、胸腔积液等。

四、诊断

结合患儿有吸入或感染病史,临床有气促、呻吟、憋气及咳嗽等症状,肺部听诊闻及湿啰音、痰鸣,胸部 X 线或超声有肺炎改变,诊断新生儿肺炎并不困难。

当肺炎患儿出现严重的通气换气功能障碍或肺内外并发症时,即为重症肺炎。目前国内外对于儿童重症肺炎的诊断方面尚无统一的标准。WHO 认为出现吸气性三凹征、鼻翼扇动或呻吟表现之一者,为重症肺炎;我国根据患儿的临床表现制定了 2 月龄 ~5 岁儿童的重症肺炎评估标准:①一般情况差;②拒食或脱水征;③意识障碍;④超高热,持续高热超过 5 天;⑤呼吸频率明显增快;⑥发绀、呻吟、鼻扇、三凹征;⑦间歇性呼吸暂停;⑧脉搏血氧饱和度 ≤0.92;⑨多肺叶或 ≥2/3的肺叶受累;⑩胸腔积液、气胸、肺不张、肺坏死、肺脓肿;⑪肺外并发症,存在以上任何一项的患

儿可诊断为重症肺炎。新生儿由于早产等因素,临床表现具有特殊性,患儿常有气促、呻吟、呼吸困难而全身中毒表现并不明显。

五、治疗

减轻炎症反应,尽快改善患儿的通气、换气功能,是治疗新生儿重症肺炎的关键。成功的治疗取决于病原体、早期识别感染以及在发生不可逆性损伤前早期治疗。根据呼吸窘迫的严重程度,除经验性抗生素治疗外,初始治疗可能还包括辅助供氧和机械通气。

(一)一般治疗

1. **对症支持治疗**　加强呼吸道管理,保持呼吸道通畅;维持内环境的稳定,保证足够的营养和能量供给;合并心力衰竭者予限液、利尿、强心治疗;有脓气胸者予抽气排脓或行胸腔闭式引流。

2. **病因治疗**

(1)细菌感染性肺炎抗生素的选择在病原学检查结果出来前通常系经验性方案。对于早发型肺炎,国外推荐常用初始方案为氨苄西林和庆大霉素,国内由于氨基糖苷类药物对儿童使用的限制,临床仍较多地选择三代头孢菌素来增加对革兰氏阴性杆菌的协同抗菌作用;对于晚发型肺炎经验性治疗的选择取决于社区及医院内细菌的流

行及药敏情况。

（2）治疗病毒性肺炎的特异性药物有限，对于大多数在围产期或产后获得的病毒感染，以对症支持治疗为主。

（二）呼吸支持治疗

1. 氧疗与持续气道正压通气　对有发绀、心率明显增快的肺炎患儿早期可予面罩、头罩或鼻导管吸氧。

近年来，加热湿化高流量鼻导管氧疗及无创持续气道正压通气（CPAP）模式治疗新生儿重症肺炎取得了良好的临床效果。对有明显吸气性呼吸困难的患儿早期予 CPAP 支持，可以纠正低氧血症、减少吸气做功和缓解呼吸肌疲劳，且 CPAP 能使肺泡在呼气末保持正压，避免肺泡萎缩，维持肺泡扩张，使其弥散面积增大，降低肺内分流，进而改善患儿的 PaO_2 及 $PaCO_2$，达到提高患儿肺部通气换气功能，降低患儿心率及呼吸频率的作用。CPAP 压力根据肺炎程度不同需求不同，通常为 3~8cmH_2O，FiO_2 不超过 0.5，维持 PaO_2 在 50~80mmHg。

早期使用 CPAP 可避免气管插管造成的损伤，缩短病程及住院时间。如用 CPAP 后呼吸困难无缓解或加重，PaO_2 下降、$PaCO_2$ 升高，则改用机械通气。

2. 机械通气

（1）机械通气的原则：针对新生儿肺炎的病理生理改变特点，应用机械通气，尽快改善患儿的通气换气功能，纠正低氧血症并改善二氧化碳潴留。一般先用常频机械通气，常频机械通气一般联合容量保证通气（VG），常频机械通气疗效不理想或并发气漏时，可采用高频机械通气。

（2）常频机械通气：

1）应用指征：严重病例应早期应用机械通气，临床出现以下情况常需予机械通气治疗：①CPAP 治疗无效：CPAP 治疗下呼吸困难明显或无改善，或 $PaCO_2$>60mmHg；②FiO_2 达 0.6 以上而 PaO_2<50mmHg；③$PaCO_2$>60~65mmHg，伴有持续性酸中毒（pH<7.20）；④伴有严重并发症如：气漏、肺出血、ARDS 及 PPHN 等。

2）模式选择：肺炎患儿通常有较强的自主呼吸，SIMV 模式与患儿吸气同步，解决了间歇正压通气（IPPV）模式人机不同步现象，也避免了自主

呼吸较快时 A/C 模式产生的过度通气。故 SIMV 模式成为重症肺炎新生儿优选和临床使用频率较高的模式，常联合 VG 使用。

3）参数调节：①呼吸机初调参数推荐为：呼吸频率（RR）20~40 次/min，吸气峰压（PIP）15~25cmH_2O，呼气末正压（PEEP）2~4cmH_2O，吸气时间（Ti）0.4~0.5 秒，吸入氧浓度（FiO_2）0.40~0.50，潮气量 4~6ml/kg。②参数调节：根据病情和血气分析及时调整呼吸机参数，给予机械通气 30~60 分钟后检测血气分析，若仍提示低氧血症和二氧化碳潴留（$PaCO_2$>60mmHg），提示机械通气支持力度不够，可适当上调 PIP、FiO_2 和 RR；若仅有低氧，可先上调 FiO_2，然后再调高 PIP 或 Ti；若仅有二氧化碳潴留，可先增加呼吸频率，然后缩短 Ti，应尽量避免增大压力差带来的肺损伤；PEEP 的调节要依据肺部继发 ARDS 情况，如两肺透亮度明显降低，可提高 PEEP。

4）常频机械通气的撤离：随着肺部炎症好转，在自主呼吸稳定的情况下，当 FiO_2≤0.4，PIP≤18cmH_2O，PEEP 2~4cmH_2O，RR≤15 次/min，且维持动脉血气结果在正常范围，可考虑拔出气管导管，撤离机械通气。对于机械通气时间长，喉头水肿明显或撤机后吸气性三凹征明显的患儿，可考虑采用过渡撤机。方法包括：①PSV 过渡撤机：PSV 既可以单独使用，也可以和 CPAP 或 SIMV 联合应用，维持撤机前参数治疗 4~12 小时，复查血气结果正常可考虑撤机。PSV 主要目的是辅助呼吸肌活动，减少呼吸做功。②CPAP 过渡撤机：维持原有 PEEP 值治疗 1~4 小时，复查血气分析正常可考虑撤机。

（3）高频通气：高频振荡通气（HFOV）在目前新生儿 HFV 中使用频率最高，能迅速改善氧合和气体交换，降低气漏发生率。故高频振荡通气可以首选或用于常频通气治疗效果欠佳或无效的患儿，或出现并发症如气胸、间质性肺气肿、PPHN 等。

1）HFOV 初调参数：①平均气道压力（MAP）：如插管后直接使用 HFV，先选择较低 MAP（6~8cmH_2O），当 FiO_2>0.4 时，逐步缓慢增加（每次 1~2cmH_2O）以达到持续肺扩张、经皮血氧饱和度（$TcSO_2$）>95% 所需压力；如从 CMV 过渡到 HFV，MAP 应高于 CMV 时 2~3cmH_2O，肺气漏综

合征患儿,MAP 设置与 CMV 相同。②吸气时间百分比33%。③频率 10~15Hz,一般体重越小,设置频率越高。④振幅根据胸廓振动情况及 $PaCO_2$ 而调定,初调值可设为 MAP 数值的 2 倍。

2)HFOV 参数调节:根据血气分析及经皮氧饱和度监测结果调整 HFOV 治疗参数。通过 FiO_2、MAP 调控氧合,通过振幅、频率调控 $PaCO_2$。参数调节以经皮血氧饱和度维持在90%~95% 之间,理想的振幅是以达到胸部的振动为宜,并同时通过胸部 X 线片了解肺扩张状态(右横膈顶位于第 8 肋下缘,不超过第 9、10 肋之间)。

3)高频通气的撤离:在患儿生命体征稳定,经皮血氧饱和度>90%,血气分析结果维持在正常范围,可逐渐调低治疗参数,先下调 FiO_2,然后降低 MAP,振幅根据 $PaCO_2$ 调节,呼吸频率一般不需调节。目前尚无统一的 HFOV 撤离标准,可选择直接拔管脱机或 CPAP 支持,也可过渡到 CMV 再撤离。

3. 合并症的治疗　合并肺出血、ARDS、PPHN 等并发症时的机械通气治疗策略见相关章节。

(三) 其他治疗

严重感染者可考虑静脉输注免疫球蛋白提高机体免疫功能;合并严重 ARDS 者可采用 PS 联合机械通气治疗策略;合并 PPHN 者可采用 NO 吸入联合机械通气治疗策略;对病情严重的患儿,经常规治疗无效时,可采用 ECMO 治疗。

【经验分享】

1. 重症肺炎机械通气时应根据重症肺炎的病理生理特点设置呼吸机参数,改善患儿的通气换气功能,纠正低氧血症并改善二氧化碳潴留。

2. SIMV 模式是重症肺炎新生儿临床使用频率较高的模式,常联合容量保证通气(VG)使用。

3. 常频机械通气疗效不理想或并发气漏时,可采用高频机械通气。

(杜维纳　叶正蔚)

参考文献 ••••••••••••••••••••••••••••

1. 邵肖梅,叶鸿瑁,丘小汕.实用新生儿学 [M]. 5 版.北京:人民卫生出版社, 2019
2. Kopincova J, Calkovska A. Meconium-induced inflammation and surfactant inactivation: specifics of molecular mechanisms [J]. Pediatr Res, 2016, 79 (4): 514-521
3. 肖甜甜, 金梅, 巨容, 等. 床旁肺部超声在新生儿肺炎中的诊断价值 [J]. 中国当代儿科杂志, 2018, 20 (6): 444-448
4. 《中华儿科杂志》编辑委员会, 中华医学会儿科学分会新生儿学组. 新生儿机械通气常规 [J]. 中华儿科杂志, 2015, 53 (05): 327-330
5. 中华医学会儿科学分会急救学组, 中华医学会急诊医学分会儿科学组, 中国医师协会儿童重症医师分会. 儿童无创持续气道正压通气临床应用专家共识 [J]. 中华儿科杂志, 2016, 54 (9): 649-652

第六节　重症湿肺的通气策略

新生儿湿肺又称新生儿暂时性呼吸增快症(transient tachypnea of the newborn, TTN)是一种由肺内液体吸收障碍引起的自限性疾病,是早期新生儿呼吸窘迫常见原因之一。

一、湿肺的病理生理

胎儿时期肺内充满由肺上皮细胞分泌的肺液(20~30ml/kg),随胎龄增加而增加,至胎龄 34~35 周时达最大量,以后逐渐减少。胎儿肺液通过呼吸运动经支气管、气管不断进入羊水中。妊娠晚期和出生时,由于血中儿茶酚胺及其他激素水平升高,胎肺从液体分泌转为液体再吸收。胎儿通过产道时肺部受到挤压,约有 1/3 的肺液经气道由口、鼻排出,剩余的液体则由肺泡进入肺间质,再被吸收进入毛细血管、淋巴管而清除,一般出生后 6 小时左右肺内液体可清除完毕。

TTN 就是由于分娩后胎儿肺液的清除延迟，肺液蓄积过多引起的，其发生与产科因素、孕母状态、分娩方式密切相关。主要危险因素包括：①存在妨碍生后肺扩张的因素，影响肺液吸收，如围产期窒息、羊水吸入、孕妇在生产过程中使用大量麻醉剂等。②存在生后中心静脉压升高，妨碍胸导管引流，影响肺液吸收，如孕妇在产程中或新生儿出生后输液过量。③动脉导管未闭，由于左向右分流，肺血流增加，使肺毛细血管静水压上升，影响肺液吸收。④低蛋白血症，由于血管内胶体渗透压下降，影响肺液吸收。⑤剖宫产儿，尤其是选择性剖宫产儿，既缺乏产道挤压，又缺乏应激反应刺激，儿茶酚胺浓度低，使肺液蓄积过多。⑥早产儿，血中肾上腺素受体敏感性差，肺发育未成熟，肺表面活性物质缺乏，易造成肺泡壁的损伤，血浆蛋白水平低等引起肺液吸收障碍；早产儿胸廓较小，呼吸肌薄弱，肺顺应性差，气体交换面积减少更容易出现肺液吸收延迟。

二、湿肺的临床表现

TTN 主要表现为出生后立即或数小时内出现呼吸急促、呻吟、三凹征、鼻翼扇动、发绀、氧饱和度降低等；肺部 X 线检查可见肺泡积液、肺间质积液、叶间胸膜和胸膜腔积液、肺淤血、肺气肿等（图 12-6-1）；肺部超声声像图可见胸膜线完整规则、融合 B 线或白肺、双肺点、A 线可消失及并发胸腔积液（图 12-6-2）。TTN 多为自限性，多在 48~72 小时内缓解。但近年来重症 TTN 也不少见，有些病例呼吸困难比较严重、持续时间长，常合并气漏、新生儿持续性肺动脉高压等，甚至发生呼吸窘迫综合征，表现为严重低氧血症，需要无创呼吸支持或机械通气，病死率高。近年由于选择性剖宫产的增多，重症 TTN 病例有增多。

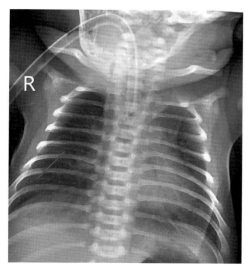

图 12-6-1 新生儿湿肺的胸部 X 线

注：箭头所示为增厚的水平裂、斜裂。

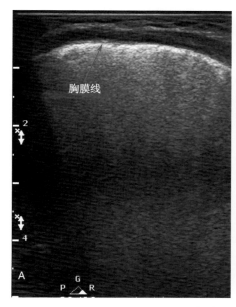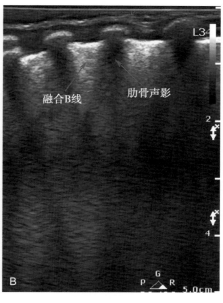

图 12-6-2 新生儿湿肺的肺部超声表现

注：A 为横向切面（探头与肋骨平行所获切面），B 为纵向切面（探头与肋骨垂直所获切面）。可见胸膜线完整规则、融合 B 线和肺间质综合征、A 线消失。

三、机械通气的治疗原则

近年由于重症 TTN 越来越多见,TTN 患儿对呼吸支持的需求增多,尤其是经鼻持续气道正压通气(nCPAP),经鼻间歇正压通气(NIPPV),甚至有创机械通气,如常频机械通气(CMV)及高频通气(HFV)等。

对重症 TTN 患儿进行机械通气的原则是针对其病理生理改变特点,通过使用呼气末正压增加功能残气量,防止肺泡萎陷和不张,减轻肺间质水肿,改善肺的顺应性,减少呼吸做功,改善通气/血流比值,从而改善氧合,减轻"三凹征"和二氧化碳潴留。

【关键点】

湿肺患者机械通气的目的是通过使用呼气末正压增加功能残气量,防止肺泡萎陷和不张,减轻肺间质水肿,改善肺的顺应性,减少呼吸做功,改善通气/血流比值。

四、呼吸支持具体方案

(一)适应证

TTN 患儿出生后 3 天内应严密观察呼吸变化,轻症病例如出现发绀、呼吸急促,多可经吸氧缓解。当头罩吸氧浓度 ≥40%~60%,患儿经皮血氧饱和度 ≤88%~90%,动脉血气分析氧分压(PaO$_2$)≤50mmHg、二氧化碳分压(PaCO$_2$)≥60mmHg,并伴有呼吸困难无缓解或加重,或合并气漏、新生儿持续性肺动脉高压,甚至发生呼吸窘迫综合征,考虑重症 TTN,应及时给予呼吸支持。

(二)通气模式的选择

1. 存在 Ⅰ 型呼吸衰竭,给予经鼻持续气道正压通气(nCPAP),nCPAP 是在自主呼吸条件下,通过鼻塞将持续的正压空氧混合气体送入患儿气道,能够克服呼吸道阻力,减少患儿吸气用力,增加肺功能残气量,防止肺泡萎缩,促进肺液吸收。

2. 存在 Ⅱ 型呼吸衰竭,可先采用经鼻间歇正压通气(NIPPV),NIPPV 是在经鼻持续正压通气的基础上,增加一定频率的间歇吸气相正压通气,通过经鼻无创途径模拟间隙机械通气,可稳定处于临界状态的肺功能残气量,对降低 PaCO$_2$ 效果好。

3. 当无创辅助通气应用 2 小时以上,吸氧浓度仍>60%,血气分析 PaO$_2$<50mmHg,PaCO$_2$>60mmHg,则给予气管插管机械通气。可以选择同步间歇指令通气(SIMV)、压力支持通气(PSV)等。

4. 在常频通气条件下,吸入氧浓度(FiO$_2$)>0.6,平均气道压力(MAP)>15cmH$_2$O,吸气峰压(PIP)>25cmH$_2$O,呼气末正压(PEEP)>6cmH$_2$O,患儿 PaO$_2$ 仍持续低于 50mmHg 达 4 小时以上,可改为高频通气(HFV)。

(三)通气参数的调节和监测

1. 根据患儿年龄和体重,nCPAP 初始参数设定:FiO$_2$ 从 0.4 起,酌情以 0.05~0.1 增减;气道压力:早产儿 3~5cmH$_2$O,足月儿 4~6cmH$_2$O;流量:早产儿 5~7L/min,足月儿 6~8L/min。通气 1~2 小时后测定血气分析,如病情好转(目标血气 pH 7.25~7.35,PaO$_2$ 50~70mmHg,PaCO$_2$ 45~55mmHg),PaO$_2$>50mmHg 或经皮血氧饱和度持续>88% 后可逐步将 FiO$_2$ 下调,可每 2 小时下调 0.05,当 FiO$_2$<0.4 后逐渐下调 PEEP 1cmH$_2$O/次。当 NCPAP 应用 2 小时以上,吸氧浓度仍>60%,而血气分析 PaO$_2$<50mmHg 或 PaCO$_2$>60mmHg,则改为其他机械通气治疗。

2. 根据患儿年龄和体重,NIPPV 初调参数:流速 8~10L/min;FiO$_2$ 从 0.4 起,酌情以 0.05~0.1 增减;PIP 范围为 15~20cmH$_2$O,酌情以 1~2cmH$_2$O 增减;PEEP 范围为 4~6cmH$_2$O,酌情以 1cmH$_2$O 增减;呼吸频率(RR)范围为 25~40 次/min,酌情以 5 次/min 增减;吸气时间范围为 0.35~0.45 秒,酌情以 0.05~0.1 秒增减。通气 1~2 小时测定血气分析后,根据 PaO$_2$、PaCO$_2$ 水平,调节参数。如 NIPPV 应用 2 小时以上,吸氧浓度仍>60%,而血气分析 PaO$_2$<50mmHg 或 PaCO$_2$>60mmHg,则改为气管插管机械通气治疗。

参数调节特点:如经皮氧饱和度低于 90%,血气分析 PaCO$_2$ 正常,仅有 PaO$_2$<50mmHg 时,可先提高 FiO$_2$,然后调高 PIP 和 RR;如血气分析 PaO$_2$ 正常,仅有 PaCO$_2$>60mmHg,应该先调高 RR,然后调高 PIP。PEEP 的调节需要根据肺部 X

线检查,如肺部积液减少,通气明显改善,应该调低 PEEP,以免发生气漏。

1. 在行气管插管常频机械通气后,CMV 初始参数设定:吸呼比例为 1:2;RR 35~45 次/min,酌情以 5 次/min 增减;吸气时间(Ti)0.3~0.5 秒,酌情以 0.05~0.1 秒增减;PIP 20~25cmH$_2$O,酌情以 1~2cmH$_2$O 增减;PEEP 4~6cmH$_2$O,酌情以 1cmH$_2$O 增减;FiO$_2$ 0.4~0.5 起,酌情以 0.05~0.1 增减;对于超低出生体重儿,各项指标要低一些。通气 30 分钟后测定血气分析后,根据 PaO$_2$、PaCO$_2$ 水平调节呼吸机参数,调节后一般观察 15~30 分钟。在随后 3~6 小时使血气分析进一步改善,以后可间隔 6~12 小时测血气分析及胸部 X 线片,动态随访病情变化,进一步调节呼吸机参数,使患儿进入稳定的通气状态。

参数调节特点:如经皮氧饱和度低于 85%,血气分析 PaO$_2$<50mmHg,PaCO$_2$>60mmHg,提示机械通气支持力度不够,需要提高呼吸机参数,可适当提高 PIP、FiO$_2$ 和 RR;如经皮氧饱和度低于 85%,血气分析 PaO$_2$<50mmHg,可先提高 FiO$_2$,然后调高 PIP 和 RR;如仅有 PaCO$_2$>60mmHg,应该先调高 RR,然后调高 PIP。PEEP 的调节需要根据肺部 X 线检查。

2. 在行气管插管高频振荡通气后,HFO 初始参数设定:FiO$_2$ 为 0.6,酌情以 0.05~0.1 增减;平均气道压力(MAP):高于 CMV 时 2~3cmH$_2$O,酌情以 1~2cmH$_2$O/次增减;Ti 百分比为 33%;振荡频率(f)10~15Hz,酌情以 1~2Hz/次增减,一般体重越小,设置频率越高;震荡压力幅度(ΔP):初始值可为 MAP 的 2 倍,根据胸廓起伏及 PaCO$_2$,酌情以 2~4cmH$_2$O/次增减。

参数调节特点:一般先降低 FiO$_2$ 至 FiO$_2$≤0.4,再降低 MAP,以经皮血氧饱和度维持在 0.90~0.95,胸部 X 线片提示膈肌位于第 8~9 后肋间为原则,通过 FiO$_2$、MAP 调控 PaO$_2$,通过 ΔP 调控 PaCO$_2$,频率一般不调整。如 FiO$_2$>0.8 持续应用 12~24 小时,并估计在 24~48 小时不会显著改善的患儿,还应警惕气漏、持续性肺动脉高压的发生。

(四)机械通气的撤离

1. 当 nCPAP 参数下调至 FiO$_2$≤0.25、PEEP<4~5cmH$_2$O 时,达到目标血气(pH 7.25~7.35,PaO$_2$ 50~70mmHg,PaCO$_2$ 45~55mmHg),经皮血氧饱和度持续>90%,临床病情稳定,并维持 6~12 小时以上,可撤离 nCPAP,改为常压供氧,并逐步停止吸氧。

2. 当 NIPPV 参数下调至 FiO$_2$≤0.3、PEEP≤4cmH$_2$O、PIP≤14cmH$_2$O 时,达到目标血气(pH 7.25~7.35,PaO$_2$ 50~70mmHg,PaCO$_2$ 45~55mmHg),临床病情稳定,经皮血氧饱和度持续>90%,并维持 6~12 小时以上,可撤离 NIPPV,改为常压供氧,并逐步停止吸氧。

3. 在 CMV 过程中要不断对病情进行评价,如患儿一般情况好转,胸部 X 线片显示肺部病变明显改善,血气分析正常(目标血气 pH 7.25~7.35,PaO$_2$ 50~70mmHg,PaCO$_2$ 45~55mmHg),可逐步降低呼吸机参数,锻炼和增强自主呼吸,一般先降低 FiO$_2$ 和 PIP,然后再降低 RR。当 PIP≤18cmH$_2$O,PEEP≤2~4cmH$_2$O,RR≤10 次/min,FiO$_2$≤0.4 时,血气分析正常,肺部病变基本消失,并维持 2~4 小时以上可考虑拔出气管导管,撤离机械通气。对于机械通气时间较长,自主呼吸偏弱的患儿,在撤离有创机械通气后可改为 NCPAP 或 NIPPV 维持一段时间。

4. 在使用 HFO 过程中,当患儿生命体征稳定,血气分析正常(目标血气 pH 7.25~7.35,PaO$_2$ 50~70mmHg,PaCO$_2$ 45~55mmHg),胸部 X 线片显示肺部通气状态明显改善,可逐步下调治疗参数。当 FiO$_2$≤0.4,经皮血氧饱和度仍持续>90% 以上,可以按 1~2cmH$_2$O/次降低 MAP,当 MAP 降低至 10~12cmH$_2$O 时仍能维持血气正常,可转换为常频机械通气。

五、重症湿肺机械通气患儿的一般治疗

TTN 常规治疗包括吸氧、镇静、纠酸、适当控制液量,如有心力衰竭的发生,注意及时纠正,及时复查血气分析及胸部 X 线,动态观察病情变化。早期静脉滴注 10% 葡萄糖 60~80ml/(kg·d);有代谢性酸中毒时加用 5% 碳酸氢钠 2~3ml/(kg·次),或根据血气分析结果适当予以 1.4% 碳酸氢钠纠酸治疗,必要时可重复使用;烦躁、呻吟的患儿可以使用苯巴比妥 3~5mg/(kg·次);双肺湿啰音多时,可用呋塞米 1mg/kg 静脉推注。但多

项研究结果显示口服和静脉呋塞米对 TTN 需氧持续时间并没有显著影响,虽然没有副作用的报道,但口服和静脉注射呋塞米均被证明不适用于急性呼吸衰竭的新生儿,且对 TTN 的临床进展没有影响。

六、重症湿肺患儿机械通气中的注意事项

重症 TTN 的患儿如果出现惊厥,可能是因患儿缺氧未得到纠正,缺氧时间过长导致缺氧性脑水肿,可以给予止惊及减轻脑水肿处理。一旦患儿确诊重症 TTN 应及时予以机械通气,可有效改善肺部气血交换,迅速纠正缺氧,可减少脑损伤并发症。

重症 TTN 的患儿首先选择无创辅助通气,如病情无缓解或出现并发症,可进一步选择有创机械通气。近年来有研究表明经鼻高频振荡通气能够产生肺内机械撞击波,有助于呼吸道黏液和分泌物的溶解和清除,更有利于重症 TTN 的治疗及降低吸入氧浓度。

NCPAP 和 NIPPV 的患儿可能出现的鼻中隔偏移、气胸等损伤,治疗过程中需注意选择合适的呼气末正压及软质硅胶鼻塞。对于留置胃管的患儿,建议保持胃管持续开放,酌情抽出胃内残留气体。使用机械通气治疗时,当患儿哭闹或烦躁引起氧合不稳,可使用镇痛、镇静剂,急性期可使用吗啡或芬太尼,慢性期可使用咪达唑仑,尽量降低周围环境光度、避免噪声及减少疼痛刺激。

【经验分享】

1. 确诊重症 TTN 的患儿应及时予以机械通气,迅速纠正缺氧,减少脑损伤并发症。

2. 重症 TTN 临床过程类似 ARDS,临床上应结合胸部 X 线片分析,避免过度使用 PS,动态随访胸部 X 线片。

3. 使用无创呼吸机治疗的患儿可能出现鼻中隔损伤、气胸、腹胀等并发症,治疗过程中需注意选择合适的呼气末正压及软质硅胶鼻塞并进行胃肠引流。

(赵利秋　叶正蔚)

参考文献

1. Machado LU, Fiori HH, Baldisserollo M, et al. Surfaclanl deficiency in transient tachypnea of the newborn [J]. J Pediatr, 2011, 159 (5): 750-754

2. 邵肖梅, 叶鸿瑁, 丘小汕. 实用新生儿学 [M]. 5 版. 北京: 人民卫生出版社, 2019: 610-612

3. 薛辛东, 杜立中, 母得志, 等. 新生儿机械通气常规 [J]. 中华儿科杂志, 2015, 53 (5): 327-330

4. 朱志成, 周建国, 陈超. 新生儿经鼻间歇正压通气的研究进展 [J]. 中国当代儿科杂志, 2017, 19 (12): 1301-1305

5. Dumas De La Roque E, Bertrand C, Tandonnet O, et al. Nasal high frequency percussive ventilation versus nasal continuous positive airway pressure in transient tAChypnea of the newborn: a pilot randomized controlled trial (NCT00556738)[J]. Pediatr Pulmonol, 2011, 46 (3): 218-223

第七节　新生儿肺出血的通气策略

新生儿肺出血(pulmonary hemorrhage)是新生儿临床的危急情况,常发生在一些严重疾病的后期,发生率约为(1~12)/1 000 活产新生儿,早期诊断及治疗比较困难,若发现和处理不及时病死率较高,可达到 40%~50%。

一、新生儿肺出血的病因及病理生理

(一)病因

新生儿肺出血的病因和确切发病机制至今尚未完全阐明。动物实验及临床研究发现,新生

儿肺出血与多种因素有关,包括窒息或缺氧、早产或低出生体重、低体温或寒冷损伤、严重感染、心力衰竭、高黏滞血症、凝血功能障碍、气管插管损伤、机械通气、新生儿溶血病等。对寒冷损伤综合征的患儿过快复温也常常导致肺出血的发生。此外,较大的动脉导管未闭(PDA)合并肺血流增加及动脉导管分流增加可以促发肺出血。一项纳入了126例胎龄<30周的早产儿研究发现,相较于无肺出血的患儿,12例肺出血患儿的PDA中位直径更大(2mm $vs.$ 0.5mm),肺血流量也更大[326ml/(kg·min) $vs.$ 237ml/(kg·min)],提示肺血流的增多可能也是导致肺出血的原因之一。

(二)病理生理

新生儿肺出血是新生儿期许多疾病发展的危重征象,根据出血部位可以分为肺泡出血、肺间质出血或两者同时存在。肺出血的病理生理改变本质是出血性肺水肿,既可以是渗出性水肿,也可以是高静水压力性水肿,或两者并存。新生儿肺出血的病理变化主要为肺血管内皮细胞、肺泡Ⅱ型上皮细胞及血管基底膜的改变,肺血管内皮细胞受损表现为细胞肿胀、细胞坏死,肺血管内皮细胞的细胞间隙连接受损,细胞间隙增宽,血管通透性增加,肺泡Ⅱ型上皮细胞受损表现为板层小体排空、线粒体肿胀、微绒毛消失等,同时伴血管基底膜断裂,导致肺水肿及肺泡出血的发生。常同时合并Ⅱ型肺泡上皮细胞损伤所致的肺泡表面活性物质(PS)绝对减少(合成少)或相对减少(出血稀释)而致的肺泡萎陷,病变分布不均匀,同一部位肺水肿、萎陷和正常肺泡常同时存在。肺出血时大量血性液体充盈在肺泡和细小支气管内,对通气和换气功能均造成影响。

二、新生儿肺出血的临床表现

新生儿肺出血是肺的大量出血,常累及至少2个肺叶,临床主要表现为突然发生的呼吸困难、口鼻腔或气管导管内见血性物质,氧饱和度下降,肺部中粗湿啰音,全身情况急剧恶化,常常伴有休克表现。

肺部X线检查可见:①双肺透光度突发性降低,出现广泛性、斑片状、均匀无结构的密度增高影,这是肺出血演变过程中极为重要的X线征象;②肺血管淤血影:两肺门血管影增多,呈较粗网状影;③心影轻中度增大,严重者心胸比>0.6;④大量肺出血时两肺透光度明显降低,呈"白肺"样改变(图12-7-1)。

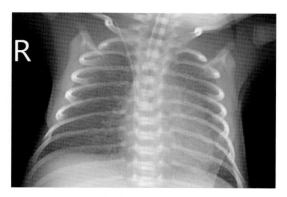

图12-7-1　新生儿肺出血的胸部X线片
注:图中可见双肺透光度下降,见弥漫性斑片影,肺门血管影增多,心胸比例增大。

肺部超声声像图可见:①碎片征:是最常见的超声征象;②肺实变伴支气管充气征:肺实变的程度和范围与原发病和出血程度有关;③胸腔积液:80%以上有不同程度的单侧或双侧胸腔积液;④可有原发肺疾病的超声表现;⑤其他:如胸膜线异常、A线消失和肺泡间质综合征(AIS)等(图12-7-2)。

三、新生儿肺出血的治疗原则

新生儿肺出血早期诊断较为困难,临床上看到口鼻腔出血已经为晚期,应强调预防,要加强对新生儿缺氧和感染的防治,以免发展为重症,对已经发生的肺出血,正压通气和呼气末正压是治疗的关键措施。一旦发现肺出血,应立即气管插管,正压机械通气,这样既可改善肺出血时通气和换气功能,促进氧合,又可达到压迫性止血的作用。根据病情,可选择常频机械通气(CMV)或高频通气(HFOV)。如果病情严重,CMV效果不好时,可改用HFOV,或直接使用HFOV,HFOV能保持气道和肺泡内持续的正压,因而通气效果比CMV好。对严重广泛的肺出血,病情好转后呼吸机参数调整不宜操之过急。

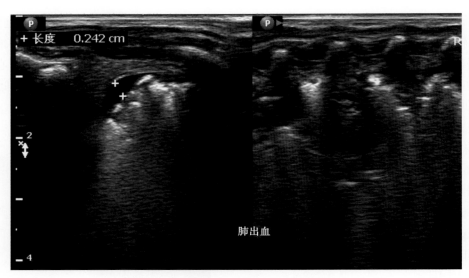

图 12-7-2　新生儿肺出血的肺部超声表现

注：图中可见胸膜线增粗、不连续，A 线消失，可见碎片征、支气管充气征及胸腔积液。

【关键点】

1. 新生儿肺出血重在预防，应加强对新生儿缺氧和感染的防治。

2. 一旦发现肺出血，应立即气管插管，正压机械通气。

四、新生儿肺出血的机械通气治疗

（一）适应证

1. 一旦诊断为肺出血，应立即气管插管，开始正压通气治疗。

2. 若出现口鼻腔出血才开始正压通气往往为时已晚，权衡利弊，在有明显低氧血症不能纠正，特别是在合并酸中毒或低体温时，应及时气管插管行机械通气，以做到预防或治疗新生儿肺出血，即当头罩吸氧浓度 ≥40%~60%，患儿经皮血氧饱和度 ≤88%~90%，动脉血气分析氧分压（PaO_2）≤50mmHg、二氧化碳分压（$PaCO_2$）≥60mmHg，并伴有呼吸困难无缓解或加重，应及时给予呼吸支持。

（二）通气模式的选择

1. 通常确诊肺出血，应立即给予气管插管机械通气。可以选择同步间歇指令通气（SIMV）、压力支持通气（PSV）等。

2. 在 CMV（加 PEEP）条件下，吸入氧浓度（FiO_2）>0.6，平均气道压力（MAP）>15cmH₂O，吸气峰压（PIP）>25cmH₂O，呼气末正压（PEEP）>6cmH₂O，患儿 PaO_2 仍持续低于 50mmHg 达 4 小时以上，可改为 HFOV。

3. 由于 HFOV 在治疗肺出血方面有独特的优势，可在开始机械通气的初期即给予 HFOV。

（三）通气参数的调节和监测

1. **常频通气策略**　一旦诊断肺出血应尽早给予正压通气，初调参数设置：对渗出水肿性肺出血，PIP 可较高（足月儿 25~30cmH₂O；早产儿 20~25cmH₂O），PEEP 4~6cmH₂O，吸气时间 0.50~0.75 秒。因高静水压力性肺水肿出血常与左心功能不全有关，治疗除强心治疗外，初始参数设置压力应稍低，PIP 22~25cmH₂O，PEEP 4~6cmH₂O；根据血气情况调整参数，肺出血好转后，下调参数时，应注意一般最后才下调 PEEP。通气 30 分钟后测定血气分析，根据 PaO_2、$PaCO_2$ 水平调节呼吸机参数，调节后一般观察 15~30 分钟。在随后 3~6 小时使血气分析进一步改善，以后可间隔 6~12 小时测血气分析及胸部 X 线片，动态随访病情变化，进一步调节呼吸机参数，使患儿进入稳定的通气状态。

2. **高频振荡通气策略**　由于 HFOV 治疗时，能保持气道和肺泡内的持续正压，故也是治疗肺出血的有效方法。初始参数设置一般 MAP 为 9~18cmH₂O（通常为 15cmH₂O），或在 CMV 的

MAP 基础上增加 2cmH$_2$O,振荡频率 10~15Hz,其他参数,根据病情而定,保持恰当的血气值。

参数调节特点:一般先降低 FiO$_2$,至 FiO$_2$ ≤ 0.4,再降低 MAP,以经皮血氧饱和度维持在 0.9~0.95,胸部 X 线片提示膈肌位于第 8~9 后肋间为原则,通过 FiO$_2$、MAP 调控 PaO$_2$,通过振幅(ΔP)调控 PaCO$_2$,振荡频率一般不调整。如 FiO$_2$ > 0.8 持续应用 12~24 小时,并估计在 24~48 小时不会显著改善的患儿,还应警惕气漏、持续肺动脉高压的发生。

【关键点】

1. 根据血气调节参数,提高 PIP 可改善通气,提高 PEEP 可增加肺泡内压,改善氧合和止血。

2. HFOV 能保持气道和肺泡内的持续正压,也是治疗肺出血的有效方法,可在开始机械通气的初期即给予 HFOV。

(四)机械通气的撤离

1. 在 CMV 时,当 PIP < 20cmH$_2$O,MAP < 7cmH$_2$O,血气分析在目标范围,呼吸道无明显血性液体,提示肺出血基本停止。如患儿一般情况好转,胸部 X 线片显示肺部病变明显改善,血气分析正常(目标血气 pH 7.25~7.35;PaO$_2$ 50~70mmHg;PaCO$_2$ 45~55mmHg),可逐步降低呼吸机参数,锻炼和增强自主呼吸,依次下调 FiO$_2$、PIP、RR,最后才调低 PEEP。当 PIP ≤ 18~20cmH$_2$O,PEEP ≤ 2~4cmH$_2$O,RR ≤ 10~20 次 /min,FiO$_2$ ≤ 0.4 时,血气分析正常,肺部病变基本消失,并维持 2~4 小时以上可考虑拔出气管导管,撤离机械通气。对于机械通气时间较长,自主呼吸偏弱的患儿,在撤离有创机械通气后可改为 nCPAP 或 NIPPV 维持一段时间。

2. 在使用 HFOV 过程中,当患儿生命体征稳定,血气分析正常(目标血气 pH 7.25~7.35;PaO$_2$ 50~70mmHg;PaCO$_2$ 45~55mmHg),胸部 X 线片显示肺部通气状态明显改善,可逐步下调治疗参数。当 FiO$_2$ ≤ 0.4,经皮血氧饱和度仍持续 > 90% 以上,可以按 1~2cmH$_2$O/ 次降低 MAP,当 MAP 降低至 10~12cmH$_2$O 时仍能维持血气正常,可转换为常频机械通气。

五、肺出血机械通气患儿的一般治疗

1. **一般治疗** 注意保暖、对低体温患者应逐渐复温;纠正酸中毒,改善循环功能,适当控制液量。

2. **肺泡表面活性物质治疗** 对严重肺出血,双肺呈"白肺"样改变,PS 能更好地改善氧合功能,缩短肺出血的治疗时间,且不增加不良反应的发生,是安全、有效的治疗方法。

3. **原发病治疗** 积极抗感染,同时可辅以免疫支持治疗,如丙种球蛋白、集落刺激因子等。

4. **对症治疗** 包括改善微循环、纠正凝血功能障碍、保持正常心功能、补充血容量、应用止血药等。

六、肺出血机械通气中的注意事项

1. 肺出血时 CMV 通常需要高的 PIP 以及 PEEP 止血,这就容易导致局部肺泡过度扩张或不良膨胀,且肺泡处于高压力状态,反复张闭,可于局部形成高剪切力,致使气压伤、容量伤发生,引起肺泡出现继发性受损,降低愈合程度,因此,即使机械通气治疗可提高肺出血患儿治愈率,其病死率仍可达到 40%~50%。

2. 随着医疗技术发展,HFOV 治疗被广泛应用,HFOV 可维持恒定的 MAP 以预防肺泡萎缩,可使肺泡处于均一扩张状态,从而发挥持续压迫止血效果,同时也对肺泡气体交换有积极作用。HFOV 的应用使得呼吸周期的压力以及气体容量发生很小变化,避免肺泡反复张闭,降低了其继发性损伤,可将新生儿肺出血病死率降低到 26.7% 左右。

3. PS 可用于新生儿肺出血的治疗。临床研究认为,其降低肺出血的机制主要是:①改善肺顺应性,降低气道阻力,避免因较长时间通气引起的肺泡和小气道损伤;②及时纠正了肺出血导致的内源性 PS 减少,对改善氧合状态有促进作用;③降低肺泡表面张力,防止肺泡萎缩,同时对萎缩肺泡有复张效果;④对肺泡内皮细胞损伤有一定缓解作用,避免肺出血二次复发。

4. 使用机械通气治疗时,当患儿哭闹或烦躁引起氧合不稳,可使用镇痛、镇静剂,急性期可使用吗啡或芬太尼,慢性期可使用咪达唑仑,尽量降低周围环境光度、避免噪声及减少疼痛刺激。

5. 早期开始机械通气,联合 PS 的使用,适时调节参数,防止气漏的发生,不宜过早撤机,由于过多的吸引不利于止血及肺出血的吸收,故开始机械通气后,只要不发生堵管,应尽量延长吸痰间隔,并采用保护性通气策略,可缩短机械通气时间及降低新生儿肺出血死亡率。

6. 严重肺出血患儿常常合并持续性肺动脉高压,当活动性肺出血停止,使用 PS 后患儿血氧饱和度没有明显改善,可以联合使用 iNO,甚至 ECMO 支持。

【经验分享】

1. 肺出血患儿在常频通气支持时可以适当延长吸气时间,甚至反比呼吸,利于压迫止血。

2. 肺出血急性期不建议使用 PS,可能因出血不能弥散入肺泡内;急性期不建议清理气道,除非大量出血导致气道阻塞。

3. 肺出血有创呼吸机治疗时,在出血静止期,要注意观察有无血痂堵塞气管导管。

4. 肺出血静止后,下调参数不能太快,以免出血反复。

5. 下调参数过程中要注意气管内吸引的分泌物性质,如果陈旧性血性分泌物变成粉色新鲜血性分泌物要考虑出血反复,可能需要上调呼吸机参数。

(杨 华 叶正蔚)

参考文献 ....

1. 杨传忠. 新生儿常见肺疾病的呼吸支持策略 [J]. 中国小儿急救医学, 2014, 21 (10): 622
2. 史源. 新生儿肺出血的诊断和治疗 [J]. 实用儿科临床杂志, 2009, 24 (2): 81-83
3. 薛辛东, 杜立中, 母得志, 等. 新生儿机械通气常规 [J]. 中华儿科杂志, 2015, 53 (5): 327-330
4. 王华, 杜立中, 唐军, 等. 首选使用高频振荡通气治疗新生儿肺出血的临床效果分析 [J]. 中国当代儿科杂志, 2015, 17 (3): 213-216
5. 翟炳辉, 王晓冰. 高频振荡通气联合肺表面活性物质治疗新生儿肺出血的临床研究 [J]. 临床医学, 2017, 37 (7): 41-43

第八节 胎粪吸入综合征的通气策略

胎粪吸入综合征(MAS)是指胎儿在宫内或娩出过程中吸入混有胎粪的羊水,导致以通气障碍为主的严重肺部疾病。在宫内胎粪排入羊水的发生率足月儿约为 30%,过期产儿可高达 40%,尤其是有胎儿窘迫或产时窒息者;胎龄<34 周的早产儿胎粪排入羊水的发生率低,故胎粪吸入综合征多见于足月儿和过期产儿,早产儿少见。

一、疾病的病理生理

1. **羊水分度** 胎粪是胎儿肠道的排出物,是一种深绿色的黏性物质,主要成分包括羊水、黏液、胎毛、胆汁以及从皮肤和消化道脱落下来的细胞,通常胎粪含水量达 85%~95%。临床上,可以通过观察羊水被胎粪污染的颜色推测宫内胎粪排出或窘迫发生的大致时间,黄色提示为较陈旧胎粪,而绿色常为新近排出的胎粪。一般将羊水的胎粪污染程度分为三度:Ⅰ度胎粪污染的羊水呈淡绿色、稀薄;Ⅱ度胎粪污染的羊水呈绿色、较稠,可污染胎膜、脐带、胎儿皮肤等;Ⅲ度胎粪污染的羊水黏厚、量少、呈黄褐色,羊水中混有鲜黄色的胎粪,胎膜、脐带、胎儿皮肤、指甲均呈黄褐色。胎儿宫内缺氧程度往往与羊水污染的程度成正比。

2. **胎粪的排出和吸入** 胎粪的排出主要与肠道副交感神经的发育是否成熟有关,足月儿胃肠神经丛髓鞘相对于早产儿趋于成熟,当分娩过程中胎头或脐带受压可刺激肠道副交感神经兴奋促使肛门括约肌的蠕动和松弛,导致胎粪的排出。

宫内胎粪的排出和吸入主要与窒息有关,缺氧使机体血流重新分布,主要分布于脑、心脏、肾上腺等重要器官,而肠道与皮肤血流会减少,肠壁缺血导致痉挛,肛门括约肌松弛使大量胎粪排出。在一般情况下,胎儿肺液的分泌量较大,使气道的液体自气道流出至羊膜腔。如不存在明显的宫内窘迫,即使羊水被胎粪污染、正常的宫内呼吸活动也不会导致胎粪的吸入;即使有少量吸入,也大多位于上气道或主气管;而在明显的宫内缺氧时可刺激胎儿呼吸中枢,诱发胎儿宫内喘息样呼吸,可使胎粪进入小气道或肺泡。在生后的呼吸开始后,尤其是在伴有喘气时,可使胎粪吸入至远端气道。

3. **不均匀气道阻塞**　胎粪吸入通常引起小气道不均匀的阻塞,当完全梗阻时可出现肺不张。当胎粪部分阻塞时,可产生活瓣样效应,由于吸气为主动过程,即由胸腔负压作用而产生的气道压差较大,使气体易于吸入;而呼气为被动过程,压差较小而不易呼出,最终使肺内气体潴留而出现肺气肿,进一步可发展为间质气肿、纵隔气肿或气胸等气漏表现。部分正常的肺泡可无胎粪阻塞,但该部分肺泡的换气功能可代偿性增加。

4. **化学性肺炎**　由于胎粪中的胆酸盐对小气道有刺激作用,通常在胎粪吸入后的12~24小时,可引起化学性炎症和肺间质水肿,使肺泡萎陷更明显,可见肺泡内蛋白样碎片积聚等表现;由于末端气道的阻塞而使肺动态顺应性降低。此外,胎粪还有利于细菌生长,故也可引起肺部继发细菌性炎症。

5. **肺表面活性物质减少**　胎粪里的游离脂肪酸、胆固醇及三酰甘油等,可以抑制表面活性物质活性,使肺顺应性下降,肺泡萎陷加重而进一步影响气体交换。同时,缺氧和酸中毒可损害肺泡Ⅱ型上皮细胞,导致PS的合成分泌减少,引起肺不张,甚至急性呼吸窘迫综合征(ARDS)。通常,胎粪抑制PS蛋白的程度与吸入胎粪量相关。

6. **肺动脉高压**　在窒息、低氧的基础上,胎粪吸入所致的肺不张、肺萎陷、化学性炎症损伤、PS的继发性灭活可进一步加重肺萎陷、通气不足和低氧,上述因素使患儿肺血管不能适应生后的

环境而收缩,肺动脉压力持续增高,导致新生儿持续性肺动脉高压(PPHN)。

【关键点】

胎粪吸入导致的机械性梗阻和化学性炎症,引起患者出现气漏、ARDS、PPHN等表现,是胎粪吸入综合征的重要病理生理。

二、胎粪吸入综合征的机械通气治疗

由于患儿有气体潴留及肺过度扩张的风险,MAS应该被认为是一种高容量性肺部疾病。通气策略应包括维持合适的气体交换,避免出现肺过度扩张、气体潴留和气漏。应监测呼吸波形以观察是否出现气体潴留及过度扩张。

（一）机械通气适应证

1. 当吸入氧浓度$(FiO_2)>0.4$,且有自主呼吸时,可用CPAP治疗。

2. 当$FiO_2>0.6$,经皮血氧饱和度$(TcSO_2)<85\%$或$PaO_2<50mmHg$,或$PaCO_2>60mmHg$,$pH<7.25$时,应进行机械通气。

（二）通气模式的选择和参数调节

1. **无创辅助通气**　由于吸入胎粪的阻塞,MAS患儿往往存在小气道的塌陷和肺不张,肺萎陷可致肺内血流的右向左分流,致低氧血症;CPAP可在呼气末使气道保持一定的正压,一般4~5cmH₂O的压力能使部分萎陷的气道开放、使通气/血流灌注比例失调得到部分纠正,改善低氧血症。但在某些情况下,如临床及X线检查提示肺过度充气时,并不适合应用CPAP治疗,以免使肺泡过度扩张而引起气胸,甚至气漏。当CPAP超过最高压力时,心排血量会出现下降。临床上以血气分析、胸部X线片等评估CPAP最佳水平,X线胸部X线片显示的理想肺下界应在第8~9后肋水平。临床上,经鼻间歇正压通气(NIPPV),可以稳定功能残气量,对降低$PaCO_2$效果较好,若同步呼吸,则为SNIPPV模式,也可用于轻症MAS的治疗。双水平气道正压通气(BiPAP),不同于CPAP只提供恒定的气道正压,可提供高、低两个不同水平的压力,高压通常设置为9~11cmH₂O,低压设置为4~6cmH₂O,可使得潮气量或分钟通气量增加,也可用于轻症MAS的

治疗。

无创辅助通气一般在 $FiO_2<30\%$（最佳为 25%），临床稳定，无呼吸暂停和心动过缓，无 $TcSO_2$ 降低时考虑撤离。

2. 同步间歇指令通气 MAS 常为足月儿或过期产儿，自主呼吸功能较强，若采用控制通气常会发生人-机对抗，因此，宜采用同步通气模式，如 SIMV。人-机对抗严重者可使用镇静剂或肌松剂，以减少气压伤的发生。MAS 所造成的病理改变有以下三种情况：①气道完全被胎粪阻塞所致的散在性肺不张；②气道被胎粪部分阻塞所致的活瓣作用，引起局限性肺过度充气现象；③胎粪吸入 12~24 小时后产生肺部炎症性损伤作用。

根据 MAS 病变特点，呼吸机参数的调节应个体化，此与机械通气的效果直接相关。若胸部 X 线片显示病变以肺不张为主，血气以 PaO_2 降低为主，可将参数设置为吸气峰压（PIP）20~25cmH_2O，吸气时间（TI）0.45~0.5 秒，呼吸频率：30~35 次/min，PEEP 4~5cmH_2O；若胸部 X 线片显示病变以肺气肿为主，或血气以 $PaCO_2$ 增高为主，吸气压应稍低，保持 PIP 在 15~20cmH_2O，呼吸频率 35~40 次/min，TI 0.4~0.45 秒，以利于 CO_2 的排出。由于 MAS 有不同程度的肺气肿，故 PEEP 一般设置为 3~4cmH_2O，过高的 PEEP 可使肺泡过度扩张，使肺顺应性进一步下降，反可使 PaO_2 下降。MAS 呼吸机治疗时最好进行肺力学监测和心血管系统的监测。

新生儿使用的 SIMV 模式属于定压型呼吸模式，吸气压力达到预设值时，气体在肺泡内均匀分布，在气道阻力较小或肺顺应性较好时，在相同压力下患儿可获得较多的潮气量。因此，在肺顺应性明显好转时，如使用 PS 后，可在 SIMV 模式的基础上，开启容量保证（VG）模式，设置目标潮气量为 5~6ml/kg，叠加 VG 模式下，呼吸机自动、实时地根据设定潮气量改变压力，以达到满足设置目标潮气量的最小压力，避免容量损伤的发生。

降低呼吸机参数的原则是先降低易引起患儿合并症的参数，如尽可能降低 FiO_2 在 0.6 以下，PIP 降至 15~20cmH_2O，然后再依次降低呼吸频率、PEEP 等。呼吸机参数调节必须非常小心，

不能过快，否则病情易发生反复，每次只降 1 个参数，PIP 以每次 2cmH_2O 的幅度降低，呼吸频率以每次 2~5 次/min 降低，每降 1 个参数需间隔 30 分钟。

随着病情好转，原发疾病得到控制，在自主呼吸稳定的情况下，应考虑撤机，缩短机械通气时间以减少并发症。①撤机的指征是：$FiO_2 \leq 0.4$，PEEP 2~4cmH_2O，PIP $\leq$ 15~20cmH_2O，呼吸频率 $\leq$ 10~20 次/min，且能维持血气结果正常，可转为 CPAP，维持原 PEEP 值，CPAP 维持治疗 1~4 小时，如复查血气结果正常，即可撤离呼吸机。②PSV 过渡撤机：PSV 可以单独应用，也可以和 SIMV 联合应用，是一种特殊的正压支持模式，辅助呼吸肌活动，减少呼吸做功。可继续维持撤机前的 PIP、PEEP、FiO_2 参数值，维持治疗 4~12 小时，复查血气结果正常，即可撤机。

3. 高频振荡通气 对于有气漏，如气胸、间质性肺气肿者，可用高频振荡通气的最小压力策略，其目的主要是在尽可能低的平均气道压（MAP）条件下提供足够的通气，减少气压伤。对于常频呼吸机治疗无效或者继发 ARDS 者，可用高频振荡通气的肺容量优化策略，使肺复张，并维持最佳肺容量。HFOV 预调参数为：振荡频率（f）8~10Hz，MAP 较常频机械通气平均压高 2cmH_2O，对于气漏综合征的患儿，MAP 的设置与常频通气时相同，振荡幅度为 MAP 的 2 倍，吸气时间 33%，吸入氧浓度 FiO_2 为 0.3~1.0。

在高频通气治疗过程中，肺部氧合通过调节 MAP 和 FiO_2 来实现，PaO_2 目标值为 80~100mmHg；可采用肺容量优化策略，即每 5 分钟以 1~2cmH_2O 的幅度逐渐增加 MAP，不超过 20cmH_2O；同时根据 $TcSO_2$ 监测调节 FiO_2，至 $FiO_2 \leq 0.4$ 时 $TcSO_2 \geq 0.9$ 或胸部 X 线片显示膈面位置位于第 8~9 后肋为止。最小压力策略则优先降低 MAP，通常低于常频机械通气时 MAP 的 10%~20%，维持 $TcSO_2 \geq 0.9$，同时胸部 X 线片显示膈面位置位于第 8~9 后肋水平，胸壁明显震动。肺通气通过调节 ΔP 和 f 而实现，以胸壁明显振动为度，ΔP 以 2cmH_2O/次 的幅度增加/减少；f 以 1Hz 的幅度增加或降低，最大值为 15Hz，最小值为 3Hz，用 $PaCO_2$ 评价肺通气，目标值为 35~

45mmHg。

高频振荡通气参数下调，当 $FiO_2<0.6$，而血气维持正常，即开始下调 MAP。当 $FiO_2\leqslant0.4$，而 $TcSO_2\geqslant0.9$ 时，可以 $1\sim2cmH_2O$ 的幅度逐渐降低 MAP。当 MAP 降低至 $12cmH_2O$，且患儿耐受气管内吸痰，$TcSO_2$ 仍保持在 0.9 以上，可转换为常频呼吸机。如常频机械通气时 $FiO_2\leqslant0.4$，$TcSO_2\geqslant0.9$，且 MAP 小于高频通气时的 MAP，则认为转换成功。

【关键点】

1. 胎粪吸入综合征的机械通气原则是维持合适的气体交换，避免出现肺过度扩张、气体潴留和气漏。

2. 在高频通气时，可采用肺容量优化策略，在尽可能低的平均气道压（MAP）条件下使肺复张，提供足够的通气，并维持最佳肺容量。

三、胎粪吸入综合征机械通气患儿的其他治疗

1. **预防**　当羊水混有胎粪或婴儿生后上呼吸道可见胎粪，此时应防止胎粪进入下呼吸道以减少 MAS 的发生，应在娩出后立刻用胎粪吸引管吸引口腔、咽喉部和鼻腔，减少上呼吸道分泌物的吸入，随后根据婴儿状态进行处理。若胎儿娩出有活力（肌张力好、呼吸规则、心率>100 次/min），可进行观察，不需气管插管吸引胎粪；若胎儿娩出后无活力，应即刻给予气管插管气管内吸引，吸出声门下胎粪，后继续予以窒息复苏，可以降低 MAS 的总体病死率；而对于重症 MAS 出生时的窒息可能在出生前已将胎粪吸入肺内而发生气道阻塞，造成窒息不可逆转而死亡。通常在气道胎粪吸出前不应进行正压通气。

2. **促进气管内胎粪排出**　对病情较重且生后不久的 MAS 患儿，可气管插管后进行吸引，以减轻 MAS 引起气道阻塞。有动物实验结果证实，即使胎粪被吸入气道 4 小时后，仍可将部分胎粪吸出。

3. **氧疗**　通常吸入空气时，$PaO_2<50mmHg$ 或

$TcSO_2<85\%$ 时，应给予供氧；依据患儿缺氧程度选用不同的吸氧方式，如鼻导管、面罩、头罩等，以维持 PaO_2 为 $50\sim80mmHg$ 或 $TcSO_2$ 为 $90\%\sim95\%$ 为宜。有条件者最好用加温湿化给氧，避免体温丢失的同时有助于气道湿化和胎粪排出。

4. **稳定内环境及循环**　MAS 患儿常有严重宫内窘迫或产时窒息，因而常存在其他合并症如 HIE、缺氧性心肌损害、酸中毒、糖代谢紊乱、电解质紊乱等，应及时给予纠正和治疗。保持充分的氧供，维持正常的水、电解质、酸碱平衡等内环境稳定，在维持正常循环的基础上，适当限制液体入量。

5. **防治继发感染**　因胎粪吸入、气管插管等高危因素存在，患儿易继发肺部细菌性感染，可给予广谱抗生素预防。当疑有细菌性肺炎时，应做血培养和气管分泌物培养，并给予敏感抗生素治疗及确定其使用疗程。

6. **并发症治疗**

（1）肺气漏的治疗：少量的气胸不需要处理可自行吸收，但对张力性气胸，应紧急胸腔穿刺抽气，可立即改善症状，然后根据胸腔内气体的多少，必要时行胸腔闭式引流。

（2）急性呼吸窘迫综合征的治疗：由于肺表面活性蛋白被胎粪灭活，使 PS 合成分泌障碍，继发 ARDS，在生后 6 小时内给予 PS 治疗疗效较好，能显著改善患儿氧合功能，并减少气漏的发生率和肺部炎症的严重程度，隔 $6\sim8$ 小时可重复用药。

（3）新生儿持续性肺动脉高压（PPHN）的治疗：MAS 患儿并发 PPHN 时，首选 NO 吸入治疗，剂量为 20ppm，持续 $24\sim72$ 小时；NO 具有较强的肺血管扩张作用，对血管痉挛和肺动脉高压有肯定疗效，可配合使用 HFOV 使肺处于最佳膨胀状态，促进 NO 的有效释放和弥散。无 NO 吸入条件，可给予碱化血液、适当过度通气，应用肺血管扩张剂如米力农，磷酸二酯酶抑制剂如西地那非等。

7. **ECMO 治疗**　对于病情严重的 MAS 患儿，在给予胸腔闭式引流、iNO、PS、血管活性药物等常规治疗无效时，可采用体外膜氧合（ECMO）治疗。ECMO 是将体内的血液引至体外，通过膜氧合器进行气体交换后再送回体内，从而暂

时代替肺呼吸功能,使肺有足够休息的时间而得到恢复。目前 ECMO 的应用指征是:①氧合指数(OI)>30~40,且无法脱离纯氧;②迅速恶化的、顽固的缺氧,PaO$_2$<30~40mmHg,右上肢 TcSO$_2$<80%,持续 1 小时以上,且常规治疗无效;ECMO 作为改善呼吸功能的重要措施,用于 MAS 所致的严重低氧性呼吸衰竭时可明显降低病死率。

【经验分享】

1. 胎粪吸入综合征是新生儿科的常见危急重症,临床常常应用 HFOV 通气治疗。

2. MAS 患儿易并发气漏、ARDS、PPHN 等,部分患儿对常规治疗反应差,需要 ECMO 治疗。

（王　均　叶正蔚）

参考文献

1. 邵肖梅,叶鸿瑁,丘小汕. 实用新生儿学 [M]. 5 版. 北京: 人民卫生出版社, 2018: 579-581
2. Hao LX, Wang F. Effectiveness of high-frequency oscillatory ventilation for the treatment of neonatal meconium aspiration syndrome [J]. Medicine (Baltimore), 2019, 98 (43): e17622
3. Vain NE, Batton DG. Meconium "aspiration" (or respiratory distress associated with meconium-stained amniotic fluid?)[J]. Semin Fetal Neonatal Med, 2017, 22 (4): 214-219
4. Ward C, Caughey AB. The risk of meconium aspiration syndrome (MAS) increases with gestational age at term [J]. J Matern Fetal Neonatal Med, 2022 Jan; 35 (1): 155-160
5. Autilio C, Echaide M, Shankar-Aguilera S, et al. Surfactant Injury in the Early Phase of Severe Meconium Aspiration Syndrome [J]. Am J Respir Cell Mol Biol, 2020, 63 (3): 327-337

第九节　气漏综合征的通气策略

气漏综合征(air leak syndrome,ALS)是指气体在肺外间隙积聚,在新生儿期比在其他年龄段更常见。正常情况下,肺泡外间隙无气体,当气体从肺泡逸出至肺泡外间隙时则发生气漏综合征。其导致的后果取决于气体漏出后的位置,包括气胸、纵隔积气、间质性肺气肿(pulmonary interstitial emphysema,PIE)、心包积气、气腹、皮下气肿和血管内积气,所有上述气漏的发生起源于 PIE,其中气胸最常见。

一、病因

气漏的发生率受胎龄、出生体重、基础疾病、产房复苏技术、机械通气、气管插管操作等影响。胎龄越小、体重越低,越易发生 ALS。足月儿中发病率为 1%~2%,早产儿中发病率为 5%~14%,ELBW 患儿中 PIE 的发生率高达 25%。

1. 肺部基础疾病　大部分气漏发生在有基础肺部疾病的新生儿中。呼吸窘迫综合征(RDS)、胎粪吸入综合征(MAS)等引起的不均匀肺泡通气以及血液、羊水、奶汁等引起的气道部分阻塞是气胸的基本病因。MAS 的患儿中有 10%~30% 发生气漏,RDS 患儿气胸发生率 5%~30%。其他包括肺炎、新生儿湿肺、先天性膈疝等也可引起气胸。在上述肺部原发疾病的存在下,正压通气增加了气漏和纵隔气肿的发生率。

2. 机械通气　机械通气时肺泡过度膨胀可导致肺泡破裂,增加 ALS 风险。需要持续正压通气(CPAP)治疗呼吸窘迫的早产儿气胸发生率是没有任何呼吸支持的新生儿的 2.64(95% 置信区间为 1.39~5.04)倍。机械通气时呼吸机参数设置不当,如高气道压、大潮气量、吸气时间长等是气胸发生的诱因。呼吸机设置如 PIP、PEEP、MAP 或潮气量过高以及随着肺顺应性好转未及时降低呼吸机参数,会导致肺泡过度膨胀;吸气时间过长(I:E≥1:1)会引起气体滞留,气道压力增高。呼吸机与患儿同步性差时,在呼吸机正压平台期患儿主动呼气也增加气胸的发生率。吸入气体温度低(<36.5℃)引起黏液纤毛清除减少导致气道阻塞时也可使气胸发生率增高。

3. 直接机械损伤　胸腔穿刺、颈静脉或锁骨下静脉置管时进针太深,直接划破肺组织导致气胸。气管插管及气道吸引操作时也可直接损伤肺部造成气胸。多因素分析显示,诊断前8小时内吸痰次数增多(OR 1.56;95% 置信区间为1.09~2.23)与气胸发生独立相关。在心肺复苏或窒息复苏抢救过程中,面罩皮囊正压通气或胸外按压也可引起肺泡破裂。

4. 自发性气胸　新生儿也可在生后发生自发性气胸。婴儿第一次呼吸时胸腔负压可达100cmH$_2$O,较高的跨肺压力可使肺泡过度扩张破裂。发生率约2%,但仅10%有临床症状。

二、发病机制

ALS的病理生理特点是肺泡通气不均匀和气体滞留。RDS时的肺泡萎陷和MAS引起的不均匀肺泡通气,导致相对顺应性好的肺泡接受较多的通气,产生非常高的跨肺压,肺泡破裂机会增加。血液、羊水、奶汁或胎粪吸入引起气道部分阻塞,由于吸气为主动过程,气道负压相对较大,气体容易进入气道;而呼气为被动过程,压力差较小,加上部分气道阻塞造成的活瓣作用,肺内气体积聚,易使肺泡破裂。新生儿期肺泡间缺少侧孔使通气与非通气肺泡间的气体难以均匀分布,进一步增加气胸的机会。气体从破裂的肺泡漏出,进入肺血管周围组织,引起PIE,随后气体扩散到肺内淋巴管,然后到支气管周围血管、小叶间隔和胸膜结缔组织内。间质气体的存在导致肺泡受压、组织炎症,通过降低顺应性改变肺力学,增加残气量和无效腔,压迫毛细血管和肺门,导致静脉回流减少,通气-血流(V/Q)失调。PIE发生后,跨肺压持续增高,气体沿细支气管或血管鞘进入纵隔,引起纵隔气肿,从纵隔进一步破入胸膜腔引起张力性气胸。PIE和纵隔气肿可进入心包腔引起心包积气。当来自纵隔的空气进入颈部和皮肤的筋膜面时引起皮下气肿,或进入后腹膜引起后腹膜积气,后者又可破入腹腔,引起气腹。罕见气体进入肺静脉引起空气栓塞。

三、临床表现及辅助检查

1. 气胸　气胸是气体溢出到壁层胸膜与脏层胸膜之间的间隙。气胸发生时,新生儿原有呼吸系统疾病常突然恶化,导致突然呼吸增快、呻吟、鼻扇、面色苍白或发绀,部分量少者也可无症状。单侧气胸时心尖向对侧移位,患侧胸廓饱满,听诊患侧呼吸音减弱。大量张力性气胸可增加胸内压,导致中心静脉压增高及静脉回流减少,继而引起心排血量减少,出现低血压、心动过缓和低氧血症。胸部X线片是诊断气胸的金标准,常提示受累侧透光度增加,较大的张力性气胸时可见脏层与壁层胸膜分离的透亮区,横膈平坦和纵隔向对侧移位(图12-9-1)。B型超声下气胸表现为肺滑动征消失,存在胸膜线和A线,B线消失,M型肺部超声下气胸表现为条形码征(图12-9-2),B型超声下胸膜停止滑动处或M型超声下"沙滩征"与"条码征"交界处为肺点,可用于定位气胸范围(见第十六章第四节)。紧急情况下,如机械通气患儿病情突然恶化警惕气胸发生时,胸部透光试验可用于气胸的快速诊断,表现为透亮范围增大。

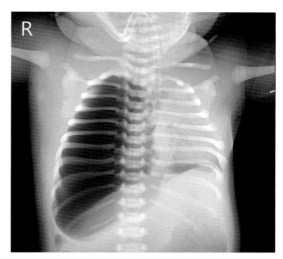

图 12-9-1　气胸 X 线表现
注:右侧大量气胸,右侧透光度增加,横膈下移,
纵隔及心脏向左侧移位。

2. 纵隔积气　即纵隔间隙出现气体。大部分无症状,在常规胸部X线片检查时被发现。大量气体积聚可引发气促和发绀,新生儿体检时如听诊心音遥远通常要警惕纵隔积气。纵隔气肿最

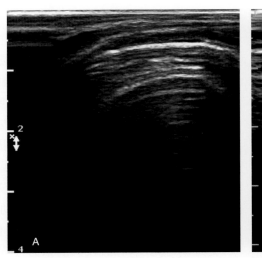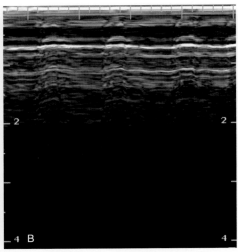

图 12-9-2　气胸的超声表现

注：图 A 显示胸膜滑动消失，A 线增多，B 线消失；图 B 显示 M 型超声下"条形码征"。

好行侧位胸部 X 线片，表现为心脏和胸腺周围有高透亮边缘，积气常位于中央，将胸腺包围或抬高形成"大三角帆"影像。

3. 间质性肺气肿　PIE 是气体滞留在肺的血管周围组织。临床症状缺乏特异性，一般见于机械通气的极早产 RDS 患儿，常在生后 96 小时内出现，可呈慢性进展病程，表现为缺氧或通气需求增加、烦躁、频繁的呼吸暂停、心动过缓、低血压、高碳酸血症、酸中毒等。根据受累的肺组织的范围和功能，分为弥漫性和局限性 PIE。在 X 线片上表现为单叶或多叶散在的囊样变化，为线性透亮区或弥漫性小囊肿，线性透亮区宽度不同、性质粗糙、不融合、不分支，需与支气管充气征鉴别，PIE 常伴纵隔向对侧移位。

4. 心包积气　是一种严重的气漏形式，是来自胸膜腔或纵隔的气体通过位于肺静脉口附近的反折处缺损进入心包引起的。常见于接受机械通气的严重 RDS 早产儿，往往合并气胸、纵隔气肿和 / 或 PIE，在不需要机械通气的婴儿中罕见。典型表现为由心脏压塞导致的突发的血流动力学受损，如呼吸窘迫加重、发绀或苍白、心动过速、血压降低、脉压缩小，听诊时心音低钝或遥远，心包摩擦音很少听见。X 线表现为心脏被气体环绕，其与纵隔气肿不同的是心脏膈面下方存在空气。心脏底部有气体存在对心包积气具有确诊意义。心电图检查可见低电压和小 QRS 波群。

5. 气腹　是不常见的气漏类型。肺外气体进入腹膜腔时可发生气腹，须与内脏穿孔导致的腹膜内气体积聚相鉴别。当接受机械通气的新生儿出现气腹或在肺气漏（气胸、纵隔气肿等）后不久发生气腹，应怀疑气体来自胸部。

6. 皮下气肿　皮下气肿通常出现在面部、颈部或锁骨上区域。典型表现为皮肤肿胀，触诊发现捻发感。通常无临床意义，不过颈部气体大量聚积可压迫气管引起呼吸道梗阻症状。

7. 血管内积气　也称空气栓塞，是由于气道压力很高，气体进入肺静脉而导致循环系统的急性衰竭。临床罕见，但通常是致命的。通过在脐动脉插管处抽出带有气泡的血液可作出诊断。

四、气漏综合征的预防策略

（一）产前糖皮质激素

曾有一些研究报道，产前糖皮质激素的使用促进了肺的发育，可减少新生儿生后气胸的发生率。但近期 Cochrane 的系统评价和荟萃分析显示产前糖皮质激素的使用并没有减少气胸的发生率（RR 0.76；95% 置信区间为 0.32~1.80）。

（二）肺泡表面活性物质

肺泡表面活性物质的使用已被证实可显著降低气胸的发生率（OR 0.35；95% 置信区间为 0.26~0.49），且生后早期使用、多次使用的预防效果更好。但最新的研究显示，对比 25~28 周早产儿生后 30 分钟内预防性使用 PS 然后予以 nCPAP 以及生后予以 nCPAP 然后选择性使用 PS，接受前者处理的患儿气胸的发生率反而更高（6.7% $vs.$ 1%）。

（三）机械通气

优化机械通气可降低 ALS 的风险。

1. 选择高通气频率，适当低的吸气时间 机械通气中，较高的通气频率（RR>60 次/min）比低通气频率发生气胸的风险更低。一项纳入 4 个随机对照试验的系统评价发现，相对于短吸气时间，长吸气时间（Ti>0.5 秒）的机械通气 RDS 患儿，气胸风险增加（6% *vs.* 24%；*RR* 1.56；95% 置信区间为 1.24~1.97）。应选择适合患者胎龄大小和疾病状态的吸气时间以及合适的吸呼比，如胎龄<28 周、体重<1 000g 的 RDS 患儿 Ti 设置为 0.25~0.35 秒，伴 RDS 的较大早产儿 Ti 设置为 0.35~0.5 秒。可通过观察流量波形验证 Ti 设置是否适当，确保吸气流量在呼吸循环结束之前完成，并且吸气完成和呼气开始之间没有过大的间隙。

2. 患者触发通气 原则上来说，患者与呼吸机通气越同步，发生 ALS 的风险会越低。与患者触发通气的模式如辅助/控制模式（A/C 模式）、同步间歇指令通气模式（SIMV）相比，持续强制通气（CMV 模式）可能会更容易发生气胸。但目前的研究显示两者并无差异（*RR* 0.13；95% 置信区间为 0.80~1.34）。临床上要确保传感器已校准并正常工作。

3. 高频辅助通气 为预防 ALS，低压力、低潮气量、低吸气时间、高频率、合理使用呼气末正压是机械通气患儿护理的关键。高频振荡通气（HFOV）和高频喷射通气（HFJV）可以用低潮气量和超生理频率为急性肺功能障碍的新生儿提供足够的气体交换，曾被认为是减少新生儿 ALS 风险的措施。基于目前的研究，高频通气能显著降低 PIE 的发生，是否有助于预防其他类型 ALS 尚存在争议。一项纳入 2 854 名婴儿的 Cochrane 系统评价显示 HFOV 组气漏风险虽然不高，但与常频通气模式相比反而显著增加（*RR* 1.19；95% 置信区间为 1.05~1.34）。Gonzalez 等人发现，与常频通气组相比，接受 HFJV 的气胸患儿通过插入的胸腔引流管的气体流量减少。已经发生气胸的患儿中，使用高频通气可降低再发气胸的发生率（*RR* 0.73；95% 置信区间为 0.55~0.96）。

4. 容量保证通气，设置目标潮气量 荟萃分析显示，与压力控制通气模式相比，采用容量控制通气可使气胸发生率显著降低（*RR* 0.52；95% 置信区间为 0.31~0.87），证据质量中等。既往研究显示，根据呼吸机模式密切监测潮气量、PIP 等指标，将目标潮气量设置为 4~6ml/kg，当这些参数持续升高时，护理人员及时向医生汇报，这种通气及护理模式可以将极低出生体重儿气胸的发生率从 10.45% 降低至 2.6%。在 PS 使用后，肺部顺应性好转，如未设置目标潮气量或及时下调 PIP，可能导致通气过度而引起气胸。

5. 镇静、镇痛 在同步的通气模式中常规使用镇静、镇痛，对于预防气胸没有优势。但对于已发生气胸并正在使用机械通气的患儿是有用的。机械通气时使用肌松剂可能减低气漏的发生率。人机对抗可能使气胸发生率升高，临床可根据情况适当的镇静、镇痛，促进患者与呼吸机同步。

6. 优化护理 在 VLBW 中，保持吸入气体温度>36.5℃，可使气胸的发生率降低 2/3。应保持吸入气体温度在 36.5~37.5℃ 之间。尽量减少不必要的气管内吸引和球囊正压通气；保证气管导管尖端位置位于隆突上方，避免单侧肺通气。

五、气漏综合征的一般治疗

（一）对因治疗

寻找导致 ALS 的病因，治疗原发疾病。RDS 者及时气管注入肺泡表明活性物质改善肺顺应性，使用 PS 后肺顺应性好转应及时下调呼吸机参数；MAS、肺不张患儿可进行气道灌洗减轻气道阻塞；呼吸机参数设置不合理者应及时调节呼吸机参数；人机不同步患儿适当镇痛镇静；气管插管位置不当者调整气管导管尖端位置至隆突上。

（二）对症治疗

1. 无症状气胸和自主呼吸状态下轻度有症状气胸可临床密切观察而不需要特殊治疗。高浓度氧（50%~100%）吸入以创造肺泡与漏出气体间的氮梯度而有利于氮气排出，有时可有效消除小气肿和减轻呼吸窘迫，但临床证据不足，且不必要的高氧暴露可能引起氧自由基损伤，早产儿还可导致 ROP 风险增加，不宜应用。在患儿呼吸窘迫明显或血流动力学受影响时，可进行胸腔穿刺抽气。应用机械通气的新生儿，如有气体持续漏出，需放置胸腔闭式引流管进行持续引流。胸腔穿刺常用的方法是将 23~25 号静脉注射用蝴蝶针或 22~24 号静脉注射套管针通过三通连接

10~20ml 注射器,局部皮肤消毒后在锁骨中线 2~3 肋间(第 3 肋上缘)进针;穿刺同时进行抽吸,针进入胸膜腔后即有气体迅速进入注射器,此时停止进针以免损伤肺组织。胸腔闭式引流最好放置在腋前线第 4~5 肋间隙,注意避开乳房组织和乳头,将 10~12Fr 的胸腔引流管放入胸腔,连接~20cmH₂O 的低负压装置。成功的放置可见持续气体排出,临床氧合和循环状态迅速好转。上述操作后应用 X 线检查确认正确放置胸引管。如果引流不畅,可能需要重新调整胸引管或放置第二管。直到持续负压引流至无气泡或水柱波动,将引流管夹闭,如无胸腔积气增加,在 24 小时内将引流管拔出。

2. 局限性 PIE 可自行消退,部分呈慢性进展性病程,持续数周伴病情突然恶化。通过调整机械通气治疗可减少或防止进一步的损伤。对于局限性 PIE 内科治疗无效或不能缓解时,可行肺叶切除。

3. 单独的纵隔气肿一般不需要治疗。纵隔积气可进入胸腔、后腹膜、颈部软组织,较少引起张力压迫,如出现症状时可考虑引流,但由于气体常聚集在多个独立的小叶难以实施,可尝试在超声引导下经皮引流。临床上,纵隔气肿多合并气胸,在气胸进行胸腔闭式引流后,纵隔气肿也随之缓解。

4. 无症状的心包积气可采用保守疗法。当气胸合并心包积气时,通过胸腔引流气胸可减压。有症状者应迅速处理缓解心脏压塞症状,在超声指导下,经剑突下心包穿刺。出现持续性或反复心包积气时,应考虑安置心包引流管,使用较小负压吸引(5~10cmH₂O)。同时持续监测血压、心率、肤色、血氧饱和度等。

5. ALS 的气腹通常不会对患者的临床状态产生不利影响,但呼吸受累时需要进行治疗。大量的气腹使膈肌上抬,肺容量减少导致通气障碍。当压迫下腔静脉时,回心血量可减少。辨别气腹的病因是非常重要的。腹腔穿刺可作为诊断方法,也可作为临时缓解症状的治疗措施,出现持续漏气时可放置腹腔引流管。

6. 皮下气肿通常没有临床意义,不需特殊处理。当大量的气体聚集在颈部引起气道压迫症状时,可紧急手术切开减压。

六、气漏综合征的机械通气策略

(一)机械通气的目标

新生儿气漏常起源于 MAS、RDS、肺炎等疾病,常伴有低氧血症,发生气漏后解决低氧血症是最迫切的事情,但仅仅依靠吸氧及气体引流治疗往往难以迅速起效,常常需要机械通气来改善氧合,也为破口愈合或实施其他特殊治疗赢得时间。气胸患儿机械通气的目的是使受压的肺部保持适当的膨胀和维持适当的气体交换,同时应考虑采用各种措施尽量减少漏气和降低呼吸机相关性肺损伤(VILI)。

(二)机械通气的通气策略

1. 对于机械通气的 ALS 患儿,应选择减少通气量和降低胸腔内压的通气策略。对于肺顺应性差和需要高通气的患儿可采用"肺保护性通气策略"。肺保护性通气策略强调对潮气量进行限制,使吸气末肺容积和压力不超过某一水平,以减少容量伤和气压伤,即小潮气量通气策略。同时给予相对较低的 PEEP,可使较多肺泡维持在开放状态又不导致肺泡过度膨胀,保证肺复张的同时减少过度通气加重气漏。现提倡的常频机械通气的策略是:小潮气量(4~6ml/kg)、限制 PIP、Ti 和适当的 PEEP 来最小化 MAP,使萎陷肺泡复张的同时,减少容量伤和气压伤,并促进破裂的肺泡修复。尽量使用患者触发通气(如 SIMV、A/C 模式)以保证人机同步,减少漏气。新生儿广泛使用的压力控制通气基础上设置目标潮气量或容量保证,可实现容量目标通气(VTV),该通气模式为了达到设定的潮气量允许压力波动,但如果传递的压力超过安全极限,压力控制就会起作用。临床上通常在 SIMV(单独或加 PSV)、A/C 或 SIPPV、PSV 基础上设置目标潮气量,实现肺保护。通过镇静镇痛抑制呼吸活动是可以防止主动呼气或"对抗"呼吸机的有效方法。

2. 高频振荡通气(HFOV)有潜在的肺保护作用。因为 HFOV 比任何其他辅助通气方式使用更低的跨肺压和更小的潮气量,可减少气压伤和容量伤。目前尚无足够证据表明 HFOV 和 HFJV 在预防或减少新生儿气漏方面的作用。但结合小潮气量、短吸气时间、高呼吸频率的呼吸机策略对减少漏气有效,与常频机械通气相比,高频模式更容易获得低潮气量(1.5~2.5ml/kg)、高呼吸频率(>60 次 /min)和极短的绝对吸气时间,在保证通气的情况下,可能更有助于气漏的恢复。MAP 的管理也很关键,必须避免过度的肺容量募集。在病情允许的情况下应降低 MAP,然后将压力维持在足以扩张小气道的水平,以避免气漏进展,但不能以牺牲高氧浓度暴露来追求 MAP 的下降。当常频通气 MAP>12cmH$_2$O 时,可在密切监测下使用高频模式通气。

3. PIE 的管理侧重于减少或防止进一步的气压性肺损伤。

(1)降低 PIP 或潮气量至达到可接受的动脉血气所需的最低水平(PaO$_2$ 45~50mmHg,PCO$_2$<60mmHg,pH>7.25)。

(2)降低 PEEP 以避免肺泡过度膨胀而不影响肺复张,改善通气平衡。

(3)由于 PIE 肺单位与正常肺时间常数有差异,对于双侧 PIE 可使用较短的 Ti(Ti<0.3 秒),对于局限性 PIE 可使用更短的吸气时间 Ti 0.15 秒,同时设置较高的呼吸频率,潮气量降至最低,使病变肺单位得到休息,但这个方法不宜长期使用。

(4)目前没有证据支持 HFOV 用于治疗 PIE,但 HFOV 常用于 ALS 的治疗。使用避免过度肺复张和足以打开小气道的 MAP 在 PIE 的管理中至关重要。考虑在 PIE 解决后 24~48 小时从 HFOV 过渡到常频通气。

(5)在常频通气失败的情况下,HFJV 可以在较低的峰值和 MAP 下改善通气,在放射学上更快速地解决 PIE(24~48 小时内)。但 HFJV 改善通气只是短期益处,在存活率、慢性肺疾病、IVH、动脉导管未闭、气道阻塞和新漏气等方面 HFJV 和 CMV 支持的婴儿之间没有显著差异。HFJV 对 PIE 的策略包括低 MAP、相对较低的 PEEP、较小的潮气量和较低的肺内压振幅,有助于病变肺愈合。

(6)单侧或局限性 PIE 可采用患侧朝下的侧卧位通气,保持健侧气管通畅,保证通气的同时减少患侧肺通气。侧卧位 3 日与 PIE 影像学好转有关。

(7)左右肺独立的通气策略可用于单侧 PIE 的患儿,但很少用于早产儿。还可选择性气管插管至健侧进行单侧肺通气,可通过 Swan-Ganz 导管实现。但选择性气管插管保留时间存在争议,有人建议在插管后 48 小时进行减压,另一些人建议 5 日以防止 PIE 复发。选择性插管辅以 HFOV 可获得更好的通气。

(8)短期类固醇可能有用,但应谨慎使用,因为可能对小早产儿不太安全。

【注意事项】

1. ALS 患者机械通气常采用减少通气量和降低胸腔内压的通气策略,通过小潮气量、限制 PIP、Ti 和适当的 PEEP 来最小化 MAP,使萎陷肺泡复张的同时,减少容量伤和气压伤,并促进破裂的肺泡修复。

2. HFOV 比其他辅助通气方式使用更低的跨肺压和更小的潮气量,可减少气压伤和容量伤,可能对 ALS 患者有益。

3. 对 ALS 患者在病情允许的情况下应降低 MAP,然后将压力维持在足以扩张小气道的水平,以避免 ALS 进展,但不能以牺牲高氧浓度暴露来追求 MAP 的下降。

【经验分享】

与常频机械通气相比,高频模式更容易获得低潮气量、高呼吸频率和极短的绝对吸气时间,在保证通气的情况下,可能更有助于气漏的恢复。因此,气漏患儿需呼吸机治疗时多选择 HFOV。

(赵奇思　卢江溢)

参考文献

1. Klinger G, Ish-Hurwitz S, Osovsky M, et al. Risk factors for pneumothorax in very low birth weight infants [J]. Pediatr Crit Care Med, 2008, 9 (4): 398-402

2. Greenough A, Murthy V, Milner AD, et al. Synchronized mechanical ventilation for respiratory support in newborn infants [J]. Cochrane Database Syst Rev, 2016,(8): CD000456

3. Cools F, Offringa M, Askie LM. Elective high frequency oscillatory ventilation versus conventional ventilation

for acute pulmonary dysfunction in preterm infants [J]. Cochrane Database Syst Rev, 2015,(3): CD000104

4. Klingenberg C, Wheeler KI, McCallion N, et al. Volume-targeted versus pressure-limited ventilation in neonates [J]. Cochrane Database Syst Rev, 2017, 10 (10): CD003666

5. Walker MW, Shoemaker M, Riddle K, et al. Clinical process improvement: reduction of pneumothorax and mortality in high-risk preterm infants [J]. J Perinatol, 2002, 22 (8): 641-645

第十节　新生儿肺动脉高压的通气策略

2013 年在法国尼斯第五届世界肺动脉高压研讨会中,根据新生儿不同肺部疾病在肺动脉高压中所起到的作用将新生儿肺动脉高压分为两类:①因新生儿期特殊解剖和生理特性导致生后肺血管阻力不能有效下降,即新生儿持续性肺动脉高压(PPHN);②因新生儿肺部疾病和 / 或低氧等因素导致肺发育性疾病,如产前、产后导致肺泡、肺血管及结缔组织损伤,异常重塑,常见于 BPD 并发的肺动脉高压。随着我国新生儿学科的发展,对新生儿肺动脉高压的治疗也取得了很大的进步,但因长期吸氧导致肺损伤、肺血管重塑及神经发育障碍,仍然是许多重度肺动脉高压患儿诊治过程中需要关注的问题。随着早产儿的存活率增高,支气管肺发育不良(BPD)相关的肺动脉高压也逐渐受到临床医师重视,常常发生于新生儿后期,严重影响患儿生长发育,甚至造成死亡。在本节中,主要讨论 PPHN 的通气策略。

新生儿持续性肺动脉高压(PPHN)是一种以肺血管阻力(pulmonary vascular resistance, PVR)升高为特征的综合征,是新生儿期因各种原因导致出生以后肺血管阻力持续性增高,肺动脉压超过体循环动脉压,导致肺血流量减少和血液从右向左分流,临床上以不稳定的低氧血症为主要表现。常见于足月儿及近足月儿,其发病率为 0.4‰~6.8‰,死亡率在 4%~33% 之间。

一、病理生理

在胎儿期,胎儿处于低氧(PaO_2 约为 25mmHg)的生理状态,以促进肺血管细胞的正常生长、分化及肺血管分支的正常发育。随着胎儿娩出,呼吸的建立、肺通气扩张、肺液经过毛细血管迅速吸收、肺血管床氧合明显升高,促进肺血管舒张和 PVR 降低;同时胎盘循环终止,体循环压力明显升高,胎儿循环开始向“成人循环”改变。在这一过程中,血管内皮细胞会释放几种血管活性物质如:一氧化氮(NO)、花生四烯酸、心房钠尿肽、B 型钠尿肽和 C 型钠尿肽等,扩张肺血管,降低肺动脉阻力,肺血流量增加 8 倍,左心房压力升高,致卵圆孔关闭。当 PVR 低于体循环血管阻力(SVR)时,动脉导管的血流发生逆转,从主动脉向肺动脉分流,血氧饱和度增加促进动脉导管和静脉导管关闭。正常新生儿循环过渡因窒息、缺氧、肺血管适应不良或胎粪吸入等因素被打断,导致肺液吸收延迟,肺泡扩张受限或肺泡塌陷,肺泡表面活性物质失活,功能残气量减少,使有效参与气体交换的肺泡面积减少,肺内血流右向左分流,同时一些血管内皮细胞分泌缩血管物质如:内皮素 -1(endothelin-1, ET-1)、白三烯(leukotriene, LT)、血栓素(thromboxane, TX)等,导致肺血管收缩,肺血管阻力增加,肺动脉压力升高,肺动脉血流量减少,肺通气灌注(V/Q)不匹配,加重低氧血症。低氧血液经过未闭的卵圆孔和动脉导管右向左分流,导致下肢的血氧饱和度比右上肢低 5%~10%,出现差异性发绀的表现。

二、分类

PPHN 按不同病因,可分为以下四类:

(一)肺血管发育不良

又称特发性 PPHN,因宫内慢性缺氧或动脉导管提前关闭等原因导致肺动脉血管重塑及肺血管发育异常,其病理特征是肺泡内动脉平滑肌增生和扩张。而肺实质多正常,在缺乏实质性肺部病变时,应高度怀疑特发性 PPHN。胸部 X 线片提示肺部病变不重,肺透光度正常,也称为"黑色肺"。常与早产及宫内慢性缺氧、孕母妊娠晚期使用非甾体抗炎药和选择性 5- 羟色胺受体抑制剂等因素有关。

(二)肺血管适应不良

又称继发性 PPHN,常常继发于肺实质疾病,使肺血管阻力在生后不能迅速下降,但肺小动脉的数量及肌层的解剖结构正常。常见于胎粪吸入综合征(MAS)、新生儿呼吸窘迫综合征(NRDS)、重症湿肺(TTN)、肺出血、肺炎或败血症等严重肺部疾病,导致肺通气及换气功能障碍,持续低氧血症伴肺血管收缩,使肺血管不能适应生后的环境,肺动脉压力不能下降,故称为肺血管适应不良。

(三)肺不发育

又称原发性 PPHN,为肺部微结构发育异常,包括肺血管床横截面面积减少、肺小血管肌肉层异常增厚、肺静脉充血及排列异常、先天性肺发育不良。常见于先天性膈疝、肺泡毛细血管发育不良等。

(四)功能性梗阻

因红细胞增多引起血液的高黏状态,而导致血管内梗阻和肺血管阻力升高。

三、临床表现

多见于足月儿、过期产儿或近足月儿,常有窒息、感染、胎粪污染、胎儿生长受限和母亲有服用阿司匹林等病史。因其病因不同,生后早期临床症状有所不同。继发性 PPHN 可能会有肺部原发疾病的症状,早期可能出现呼吸困难,表现为气促、呻吟、发绀,严重病例会出现导管前后血氧饱和度差异。查体胸骨下缘闻及心脏收缩期杂音(三尖瓣反流所致),动脉导管前后血氧饱和度差异>5%~10%。动脉血气分析常提示严重低氧血症或酸中毒,二氧化碳分压相对正常。单纯特发性 PPHN,胸部 X 线表现为肺野清晰,血管影少,可呈"黑肺"表现;由肺实质性病变继发 PPHN 则胸部 X 线表现为相应疾病的肺部特征,如胎粪吸入性肺炎等;部分胸部 X 线提示心影增大。心电图常提示右心室占优势。通过血常规评估血细胞比容水平(红细胞增多和黏性增加导致血管阻塞相对增加)并评估潜在的感染风险。当通过适

当的机械通气,新生儿仍表现出与肺实质疾病或胸部 X 线片不能解释的严重低氧血症时,在排除气胸或先天性心脏病后,需考虑 PPHN 可能。

四、诊断

(一)临床诊断

通过病史及体格检查,结合动脉导管前(右上肢)与动脉导管后(下肢)动脉血氧分压差 10~20mmHg,或经皮血氧饱和度差值>5%~10%(右上肢高于下肢),提示存在动脉导管水平的右向左分流;当仅存在心房卵圆孔水平的右向左分流时,则不出现上述氧分压差,但仍不能排除 PPHN 可能。新生儿出现持续的青紫,与呼吸困难程度不相称,除外气胸及发绀型先天性心脏病,应考虑该病。典型的 PPHN 多在生后早期发病,很少超过 1 周发病,或经过 2 周常规治疗效果不佳或 ECMO 治疗无效时,警惕特发性或原发性 PPHN 可能,如肺泡毛细血管发育不良、先天性肺泡表面活性物质缺乏等。

(二)诊断试验

1. 高氧试验　将婴儿置于 FiO_2 100% 环境中 10~15 分钟,实质性肺病患儿 PaO_2 应升高;如缺氧无改善,或导管前后 PaO_2<50mmHg,则提示存在 PPHN 或发绀型先天性心脏病。

2. 高氧高通气试验　使用 100% FiO_2 对患儿进行过度通气(机械通气或球囊正压供氧)10~15 分钟,频率为 100~150 次 /min,将 $PaCO_2$ 下降至 25~30mmHg,并将 pH 提高到 7.5 左右。PPHN 的患儿血氧分压可>100mmHg,而发绀型先天性心脏病患儿血氧分压变化不明显。值得注意的是,高氧和低碳酸血症对脑血流影响很大,所以目前临床上已经很少使用这两种方法。

3. 心脏彩超　能准确地评估及检测肺动脉高压的变化,在 PPHN 的诊断及治疗中,非常重要。超声检查既可以排除先天性心脏病和评估心功能,同时能直接或间接地评估肺动脉压力(pulmonary arterial pressure,PAP),是确认诊断和监测治疗 PPHN 干预效果的金标准。对疑似 PPHN 的患儿,需有经验的儿科超声科医生评估肺动脉压力。

(1)评估肺动脉压力:三尖瓣反流(tricuspid regurgitation,TR)是目前超声评估肺动脉压力最

准确的方法。通过超声多普勒测定经过 TR 血流的峰值速度,该血流速度与右心室压力(right ventricular pressure,RVP)直接相关;当肺动脉瓣正常时,右心室收缩压与肺动脉收缩压(sPAP)相等;利用简化伯努利方程,直接计算肺动脉压力(式 12-10-1)。超声诊断新生儿肺动脉高压的标准为:sPAP>35mmHg 或 >2/3 体循环收缩压;室间隔平坦或左移。

$$右心室收缩压 = 右房压 + 4 \times TR 速度^2$$

式 12-10-1　右心室收缩压计算公式

(2)动脉导管水平分流方向和流速:通过动脉导管水平的血流方向和血流速度对肺动脉压力进行判断:单纯的右向左分流提示整个心动周期肺动脉压力高于体循环压力;双向分流提示肺动脉压力与体循环压力大致相等。

(3)评估肺外分流:PPHN 的患儿在卵圆孔水平出现不同程度的右向左分流,但需与全肺静脉异位引流(total abnormal pulmonary venous drainage,TAPVD)相鉴别。

(4)评估心功能及心排血量:肺动脉高压常常伴有肺血量下降及肺血管阻力增高;右心房及右心室扩大;室间隔平坦或凸向左心室,提示右心室压力高于左心室;此时左心排血量常降低,严重时可下降到 <100ml/(kg·min);在评估左室心排血量时,需考虑到正性肌力药物、吸入 NO(iNO)和其他药物对心排血量的影响。当左心房及左心室均充盈不足时,需警惕是否存在 TAPVD 可能。

4. 氧合指数　PPHN 的严重程度可采用氧合指数(OI)和肺泡动脉氧分压差(AaDO₂)来评价。OI 更加常用,它将呼吸机支持纳入考虑范围,其计算公式见式 12-10-2。最近,氧饱和度指数(式 12-10-3)被用于无动脉通路的患者,可以用于判断 PPHN 严重程度。AaDO₂ 是肺泡氧分压和动脉氧分压之间的差值(式 12-10-4),AaDO₂ 的缺点是没有考虑呼吸机压力。临床上采用 OI ≥ 16 作为 iNO 治疗的指征,OI>40 或 AaDO₂>600 作为 ECMO 治疗的指征。

$$OI = \frac{MAP \times FiO_2 \times 100}{PaO_2}$$

式 12-10-2　氧合指数计算公式

注:OI:氧合指数;MAP:平均气道压;FiO₂:吸入氧浓度;PaO₂:动脉氧分压。

$$OSI = \frac{MAP \times FiO_2 \times 100}{导管前 SpO_2}$$

式 12-10-3　氧饱和度指数计算公式

注:OSI:氧饱和度指数;MAP:平均气道压;FiO₂:吸入氧浓度;SpO₂:经皮血氧饱和度。

$$AaDO_2 = (P_{atm} - P_{H_2O}) \times FiO_2 - (PaCO_2/RQ) - PaO_2$$

式 12-10-4　肺泡动脉氧分压计算公式

注:AaDO₂:肺泡动脉氧分压差;P_{atm}:大气压力,在海平面为 760mmHg,需要注意海拔的影响;P_{H₂O}:一个大气压下肺泡中水蒸气压力为 47mmHg;FiO₂:吸入氧浓度;PaCO₂:二氧化碳分压;RQ:呼吸商。

5. 其他　脑钠肽或氨基末端脑钠肽前体(NT-proBNP)由心室分泌,在心室充盈压力增高时分泌增加,PPHN 急性期血浆脑钠肽水平显著增高,而非 PPHN 的呼吸系统疾病或正常新生儿脑钠肽一般不增高,但属于非特异性检测;脑钠肽一般 <100ng/L,但肺高压时可以上升至数百甚至 >1 000ng/L,且其与氧合指数有较好的相关性,可作为 PPHN 的鉴别诊断、判断是否需要 iNO 治疗以及疗效评价的快速监测指标。

五、一般治疗

PPHN 的治疗目的是减低肺血管阻力、维持体循环血压、纠正右向左分流和改善氧合。减少氧化应激,避免氧自由基生成过多造成的损伤。

(一)基础治疗

包括减少刺激,及时复苏、保持体温、避免酸中毒、缺氧及高碳酸血症,维持血糖稳定,保持电解质、血红蛋白、血容量在正常范围内,早期行胸部 X 线及心脏超声检查,监测动脉导管前后血氧饱和度,建立安全的动静脉通路等。

(二)药物治疗

目前临床尚缺乏特异性降低肺血管压力的药物。在血管活性药物降低肺血管压力同时,体循环血压常常会降低;通过给药途径的调整,如气管内给药,可增加肺血管作用的选择性。目前较常用的血管活性药物作用靶点包括:iNO 途径、ET 拮抗剂途径和前列腺素及其衍生物途径。

1. 吸入一氧化氮(iNO)　NO 是一种有效的、选择性肺血管扩张剂,作用于肺血管内皮,通过环磷酸鸟苷(cGMP)介导,减少细胞内钙离子的内流,从而使得肺血管舒张,改善 V/Q 比值。NO 还是肺血管内皮生长和重塑的调节因子,可以改善肺部炎症和水肿,减少 ECMO 的需求。目前 iNO 是美国食品药品监督管理局(FDA)批准的唯一一种用于新生儿 PPHN 的肺血管扩张药物,是 PPHN 的基础治疗方法,推荐一线使用。

(1)适应证:胎龄 ≥ 34 周,$FiO_2 > 60\%$,$PaO_2 < 50mmHg$,$SpO_2 < 85\%$,常规通气 > 2 小时,氧合指数 > 20,心脏彩超提示心排血量正常,存在右向左分流。有文献报道,选择在 OI 达到 15~25 时开始 iNO,相较 OI > 25 者,可降低进展为严重低氧性呼吸衰竭的风险。故建议在 OI 到 15~25 时,开始使用 iNO。目前也有 < 34 周早产儿应用 iNO 治疗有效的报道。

(2)禁忌证:①严重的左心发育不良,或动脉导管依赖的先天性心脏病;②致命性的先天性缺陷和充血性心力衰竭;③先天性高铁血红蛋白血症;④严重出血,如颅内出血、脑室内出血、肺出血。

(3)起始浓度及维持治疗:从 20ppm 开始,等到 PaO_2 稳定且吸入氧浓度低于 60%,开始逐步减少 iNO,不能降低过快以防由于血管收缩反应和突然中断引起的肺动脉高压;iNO 的降低速率为每 4 小时降低 5ppm,达到 5ppm 后,开始每小时降低 1ppm,最后逐渐降低到 1ppm。在撤离期间,一旦氧合下降,应恢复至之前的 iNO 剂量,待氧合稳定后,再继续撤离。

(4)疗效判断:当开始治疗时,应保证肺充分通气以及呼气末时足够的气道压力,OI 改善 ≥ 5% 或 PaO_2 改善 ≥ 20mmHg 可以认为是对于 iNO 完全反应,对于临床完全无反应的患者,应及时停止 iNO 的治疗,以避免肺血管内 NO 受体的下调。

(5)毒副作用:iNO 可能会引起高铁血红蛋白血症,需要持续监测高铁血红蛋白水平。开始 iNO 后 2 小时和 8 小时各监测 1 次,然后每天 1 次,使其水平不超过 7%。一些中心在最初几天,如果高铁血红蛋白水平持续低于 2%,并且 iNO 剂量仍然 < 20ppm,则停止监测高铁血红蛋白。

2. 内皮素受体阻滞剂　内皮素受体阻滞剂(endothelin receptor antagonist,ETRAs)是由机体的血管内皮细胞合成的一种有效的血管收缩剂,分为内皮素 A(endothelin A,ETA)和内皮素 B(endothelin B,ETB)两种,通过促进 NO 及前列腺素 I_2(prostaglandin I_2,PG)的释放,起到扩张血管的作用。最常用的为波生坦,非选择性地作用于 ETAR 和 ETBR,使得肺血管扩张,作为 iNO 和口服西地那非的辅助治疗,治疗儿童的 PPHN 及继发性 PPHN。目前仅有口服制剂,目前用量 2mg/(kg·次),每天使用 2 次。

3. 前列腺素及其衍生物　前列腺素及其衍生物通过前列腺素受体 - 耦联机制刺激腺苷环化酶将三磷酸腺苷转化为环腺苷磷酸(cAMP),cAMP 通过减少钙离子内流,可以刺激肺血管内皮释放 NO,从而使得血管舒张,降低肺动脉压力。前列环素与 5- 磷酸二酯酶(PDE-5)抑制剂联合应用有协同作用。依前列醇、曲前列环素和伊洛前列素是前列腺素的衍生物,成人的肺动脉高压治疗已获得 FDA 的批准。其中伊洛前列素为吸入性给药,对体循环影响较小,并对 iNO 治疗无反应的难治性 PPHN 的患儿可能有效。然而具体应用剂量仍需要更多的临床数据支持。

4. 磷酸二酯酶抑制剂

(1)米力农是一种选择性的 PDE-3 抑制剂,具有正性肌力和降低后负荷的作用,最初应用于治疗充血性心力衰竭,改善心脏功能,现逐渐应用于治疗 PPHN,米力农除了单独使用,还可与 iNO 联合使用促进肺血管舒张。通常米力农的负荷剂量为 50μg/kg 使用 30 分钟后,再以 0.33μg/(kg·min) 连续输注,滴定剂量可以至 1μg/(kg·min),但是过程中要严密监测全身血压,防止低血压的发生。

(2)西地那非是 PDE-5 的抑制剂,通过抑制 cGMP 特异性 5- 磷酸二酯酶(PDE-5),增加 cGMP 浓度,使得肺血管舒张和 / 或 iNO 功效增加。多为口服制剂,口服西地那非 1~2mg/(kg·次),6 小时使用 1 次,在 iNO 和 ECMO 不可用的中心使用,可改善氧合作用并降低死亡率。根据 PPHN 新生儿的药代动力学数据,在 3 小时内 0.14mg/(kg·h),即以 0.42mg/kg 的负荷静脉注射西地那非,然后连续维持 1.6mg/(kg·d),即维持输注 0.07mg/(kg·h),可有效改善 PPHN 患者的氧合作用。目前常用于辅助 iNO 或在其他常规治疗方法无效时使用。

5. 其他　硫酸镁、酚妥拉明等对肺血管亦有扩张作用,但特异性均差,易对体循环血压造成影响,临床已很少应用。

(三) 新生儿持续性肺动脉高压与系统性低血压

PPHN 的分流程度取决于体循环和肺循环的压力差,全身血压降低会加剧从右向左分流,并使 PPHN 中的低氧血症恶化。将动脉收缩压维持在 50~75mmHg,平均压维持在 45~55mmHg。当有血容量不足时,需给予静脉扩容、输注血浆、输注红细胞悬液等处理;过度充气时适当降低 MAP 和合并重症感染时积极给予抗生素治疗,维持血压稳定。还可以使用正性肌力药物来增加全身血压以减少从右向左分流。但是,不建议将全身血压增加到超生理水平。

(四) 新生儿持续性肺动脉高压与亚低温

窒息与低氧血症和酸中毒有关。有文献报道,使用中度低温 33.5℃(72 小时)不会导致 PPHN 发病率显著增加。而全身冷却至 32℃会导致 PPHN 发病率升高,iNO 及 ECMO 的需求增加。而在开始亚低温治疗之前,就已经出现低氧性呼吸系统疾病(特别是那些需要 $FiO_2>50\%$ 和/或 iNO 的呼吸系统疾病)的患儿,可能会因体温过低和/或复温而加重 PPHN。所以对使用亚低温治疗的患儿需要更加密切监测核心温度,全身及肺血流动力学和低温期间的氧合和复温过程。

(五) 纠正酸中毒,维持内环境稳定

酸中毒时肺血管阻力增加,既往常常通过过度通气和输注碱性液体来提高 pH,降低肺血管阻力。但越来越多的证据显示,过度通气导致脑组织灌注减少,同时增加感音神经性聋风险。碱输注可能增加 ECMO 使用概率,同时可能增加需氧时间。传统的方法是将 pH 提高到 7.45~7.55,现推荐在 PPHN 急性期保持 pH>7.25,最好是 7.30~7.40。

(六) 镇静及镇痛

应激状态下,儿茶酚胺分泌增加,激活 α-肾上腺受体,使肺血管收缩,血管阻力增加,故临床上对 PPHN 患儿使用镇静剂减少应激反应。常用药物:吗啡 0.05~0.1mg/(kg·次),或以 0.01~0.03mg/(kg·h)维持;芬太尼 0.5~1μg/(kg·h)维持。必要时用肌松剂如维库溴铵 0.1mg/(kg·次),警惕对体循环压力的影响。

(七) 体外膜氧合

ECMO 是新生儿严重低氧性呼吸衰竭和 PPHN 的最后治疗手段。开始 ECMO 的普遍接受标准是持续性低氧血症(已给予积极的呼吸支持及 iNO 治疗后,OI>40 或 $AaDO_2>600$),并且存在血流动力学不稳定。随着围产期护理的改善以及包括高频呼吸机、表面活性剂和 iNO 的使用,ECMO 的使用已明显减少。

【关键点】

1. PPHN 是由于出生前后血管功能、血管损伤和异常重塑导致的严重低氧血症,由于其病死率较高,及时诊断、积极治疗尤为关键。窒息(伴或不伴有 MAS)仍然是在世界范围内 PPHN 的重要原因。

2. PPHN 的治疗目的是减低肺血管阻力、维持体循环血压、纠正右向左分流和改善氧合。

六、机械通气

(一) 机械通气的治疗原则

机械通气仍是治疗 PPHN 的主要手段之一。既往常常采用高氧-过度通气-碱化血液的治疗策略,将 PaO_2 提高至 80mmHg 左右,维持 $PaCO_2$ 在 30~35mmHg 水平,pH 上升至 7.5 左右,造成一个呼吸性碱中毒的条件,以达到肺血管扩张,肺血管阻力下降,改善氧合的目的。但越来越多的研究发现,合并呼吸性碱中毒($PaCO_2<30mmHg$),会增加脑灌注受损和神经性耳聋风险。即使短时间暴露在高氧中,也会导致过氧化物产生增加,降低反应血管对 iNO 的反应性,诱导表面活性物质失活,加重肺损伤和肺血管收缩。在 PPHN 的动物模型中,维持 90%~97% 的氧饱和度可维持较低 PVR。所以现多建议采用"温和"的通气策略,包括最佳的 PEEP、相对较低的 PIP 或潮气量维持一定程度的允许性高碳酸血症,以确保充分的肺扩张,同时限制气压创伤和容量损伤。在患有严重肺病的新生儿中,高频通气可以更好地进行肺复张,同时减少肺损伤。现有的护理标准建议维持氧分压在 55~80mmHg 之间,二氧化碳分压在 40~60mmHg 之间,维持经皮血氧饱和

度在 90%~98% 之间,从而有效避免酸中毒、呼吸麻痹及肺的过度扩张。

(二)机械通气呼吸支持的方案

1. 适应证　对于持续低氧血症合并 PPHN 的,一般均需采用气管插管、呼吸机辅助通气,改善氧合,降低肺动脉压力。

2. 通气模式的选择　可采用常频机械通气或高频通气。常频机械通气模式包括压力限制 - 时间切换通气模式及联合容量保证通气。一般选用 IPPV、IMV/SIMV、A/C 模式,并联合目标容量通气。高频通气模式一般包括:高频喷射通气(HFJV)和高频振荡通气(HFOV)。

(三)通气参数的调节和监测

1. 常频通气模式　如患儿无明显的肺实质疾病,患儿可选择常频通气模式,通过采用低 PIP,短吸气时间来减少 MAP。可预设 RR 50~70 次 /min;PIP 20~25cmH$_2$O;PEEP 4~5cmH$_2$O;Ti 0.3~0.4 秒;V$_T$ 5~8ml/kg。当患儿有肺实质病变时,参数应根据肺部原发疾病做相应的调整,可以通过胸部 X 线片显示吸气相的肺下界在 8~9 后肋间隙;为避免气压伤和容量损伤,选择相对低的气道峰压和潮气量,目标 PaCO$_2$ 一般维持在 40~50mmHg。参数调节:一般每次调整 1 个参数,最多 2 个参数,如 PIP 调整幅度为 1~2cmH$_2$O,PEEP 每次调1~2cmH$_2$O,Ti 每次调整 0.05~0.1 秒,通气频率每次调 5 次 /min,吸入氧浓度每次调 5%,调整后观察 15~30 分钟,待氧合稳定才能继续下调呼吸机参数。参数降低太快,容易引起肺血管再次痉挛,给撤机带来困难。

2. 高频通气　在常规通气模式治疗后,氧合改善不理想或合并肺部疾病时,选择高频通气模式治疗,效果更佳。小潮气量的高频振荡通气(HFOV),操作简单,副作用小,近年来已成为儿科重症治疗的首选治疗方案之一。HFOV 能够募集更多肺泡,增加气血交换总表面积,改善通气 / 血流比值,促进二氧化碳排出,改善肺部氧合,降低肺动脉阻力,更能及时改善心、脑、肾等重要脏器的氧合,防止多脏器功能损伤。目前有条件进行 HFOV 治疗的医院,多联合 iNO 治疗 PPHN,能够取得理想效果。对于合并严重肺部实质性疾病或在常规机械通气条件下,参数需要 PIP>25cmH$_2$O 或潮气量>6ml/kg 才能维持 PaCO$_2$<60mmHg,建议切换到高频(喷射或振荡)模式通气。其通气方式及参数调节:脱离常频呼吸机,HFOV 的频率(f)范围调节在 10~15Hz,MAP 较原有的常规机械通气平均气道压高 2~5cmH$_2$O,然后逐渐增加 MAP,每次增加 1~2cmH$_2$O,直至氧饱和度升至 90%。快速调节 MAP 可能影响心血管功能,造成心排血量突然降低,故需要密切观察患儿血压的变化。振幅(ΔP)的调整范围在 25~40cmH$_2$O 之间,初设值能触及良好的胸壁震动为准。同时可以行胸部 X 线检查,吸气相的肺下界在 8、9 后肋间隙为佳。若振幅调整至最高,仍不能保证有足够通气量,需考虑使用 PS,或适当下降振荡频率,延长吸气时间。若 PaCO$_2$ 持续增高,适当降低频率。吸气时间百分比(%IT):常用 33% 和 50% 两个设置,大多数情况下固定在 33%,这个参数不需要改动。主要监测血气和胸部 X 线片,调整呼吸机参数。

(四)肺泡表面活性物质

肺泡表面活性物质(PS)是由肺泡 II 型上皮细胞分泌,分布于肺泡液体分子层表面的一种脂蛋白,具有降低肺泡表面张力的作用,能维持大小肺泡容量的相对稳定,阻止肺泡毛细血管中液体向肺泡内滤出,它可以改善通气 / 血流(V/Q)比值和减少肺内分流,从而改善肺泡的氧合作用。在 MAS、RDS、肺炎的患儿中,发现 PS 缺乏或失活,导致肺泡塌陷,功能残气量减少,参与气体交换的肺泡面积减少,通气 / 血流(V/Q)比值失衡,肺内有右向左分流,加重低氧血症。越来越多的研究发现,对患有实质性肺病且需要辅助通气的新生儿,早期使用外源性 PS 可有效地降低呼吸机参数,促进肺扩张,改善预后并减少对 ECMO 的需求,加强 iNO 的效果。目前对患有肺实质性肺部疾病的新生儿,推荐在其 OI 为 15~25 时使用,可以达到较理想的效果,而非肺实质性疾病者,PS 一般无效。

(五)一氧化氮联合高频通气治疗

高频振荡通气(HFOV)可以使肺泡充分、均一地复张,达到有效通气的作用,同时保持稳定的肺容量,有利于将 NO 输送到其靶点肺血管。吸入的 NO 优先分布在肺的通气段,使得肺血管舒张,增加了通气段的灌注,优化了肺内通气 / 血流(V/Q)匹配。有大量文献报道,HFOV 联合 iNO 效果更加显著,尤其是合并严重肺实质病变的

PPHN。而即使在无严重肺部实质性疾病的原发性 PPHN 患儿，使用 HFOV 和 NO 联合应用，往往也能取得较好的结果。

（六）呼吸机的撤离

当 PPHN 患儿病因得到控制，病情好转后，应及时下调呼吸参数尽早拔管或改用无创呼吸辅助通气模式，以期最大限度减少肺损伤。撤离可参考一般的撤机指征和方法。

【关键点】

PPHN 患儿的机械通气治疗由既往常常采用的高氧 - 过度通气 - 碱化血液治疗策略，转为更加"温和"的通气策略，通过改善通气策略，优化肺复张，及表面活性剂和 iNO 的治疗应用等策略，将氧毒性降至最低，减少肺部压力伤和容量伤。

【经验分享】

1. 吸氧及 iNO 治疗目前已成为 PPHN 的标准治疗，且高频通气联合 iNO 治疗，可使得继发于实质性肺病的 PPHN 新生儿氧合作用得到较大的改善。

2. 波生坦、前列腺素衍生物、PDE 抑制剂等血管活性药物，不仅可以作为 iNO 治疗的辅助药物，在治疗对于 iNO 无反应的患儿，也具有显著的作用，但这些药物的剂量和安全性仍

需要更多的临床数据来支持，ECMO 是新生儿严重 PPHN 最后的生命支持手段。

3. PPHN 领域仍然存在两个挑战，包括 CDH 中肺发育不全相关肺动脉高压的治疗，以及早产儿中 BPD 相关肺动脉高压的治疗。仍需进一步研究评估和制定适当的策略来改善肺血管疾病。

（张 佳 叶正蔚）

参考文献

1. Ivy DD, Abman SH, Barst RJ, et al. Pediatric pulmonary hypertension [J]. J Am Coll Cardiol, 2013, 62 (25 Suppl): D117-126

2. 中华医学会儿科学分会新生儿学组, 中华儿科杂志编委会. 新生儿肺动脉高压诊疗专家共识 [J]. 中华儿科杂志, 2017, 55 (3): 163-168

3. Rawat M, Chandrasekharan PK, Williams A, et al. Oxygen Saturation Index and Severity of Hypoxic Respiratory Failure [J]. Neonatology, 2015, 107: 161-166

4. Diblasi RM, Myers TR, Hess DR. Evidence-based clinical practice guideline: inhaled nitric oxide for neonates with acute hypoxic respiratory failure [J]. Respir Care, 2010, 55 (12): 1717-1745

5. Tanriverdi S, Koroglu OA, Uygur O, et al. The effect of inhaled nitric oxide therapy on thromboelastogram in newborns with persistent pulmonary hypertension [J]. Eur J Pediatr, 2014, 173 (10): 1381-1385

第十一节 支气管肺发育不良的通气策略

支气管肺发育不良（BPD）是早产儿最常见和最严重的呼吸系统慢性疾病，它与早产儿的病死率和并发症发生率密切相关，严重影响着早产儿的生存质量和预后。

一、支气管肺发育不良概述

BPD 存在多种诊断标准，既往广泛使用的是美国国家卫生研究院（National Institutes of Health,

NIH）在 2000 年提出的诊断标准：对于胎龄<32 周的婴儿，在纠正胎龄 36 周（postmenstrual age，PMA）前累计用氧至少 28 日，然后根据纠正胎龄 36 周（PMA）时的呼吸支持需要，BPD 被分为 3 个级别（轻度、中度或严重）（表 12-11-1）。2018 年美国国家儿童健康与人类发育研究所（National Institute of Child Health and Human Development，NICHD）工作组对 BPD 诊断标准进行了修订（表 12-11-2）。与轻

表 12-11-1　2001 年 NIH 制定的 BPD 诊断及分度标准

胎龄	<32 周	≥32 周
评估时间	矫正胎龄 36 周或出院（先到者为准）	产后 28~56 天或出院（先到者为准）
标准	>21% 浓度的氧疗至少 28 天	
轻度	在评估时呼吸空气	
中度	在评估时需要 <30% 浓度氧疗	
重度	在评估时需要 ≥30% 浓度氧疗或正压通气（PPV 或 CPAP）	

注：PPV: positive pressure ventilation，正压通气；CPAP: continuous positive airway pressure，持续气道正压。

表 12-11-2　2018 年 NICHD 制定的 BPD 诊断及分度标准

早产儿（胎龄<32 周）有持续的肺实质疾病表现，影像学证实有肺实质疾病，在纠正胎龄 36 周时连续 3 天需要以下 1 个 FiO_2 范围 / 氧水平 / 氧浓度来维持动脉氧饱和度在 90%~95% 范围

分级	有创 IPPV*	NCPAP、NIPPV 或鼻导管（≥3L/min）	鼻导管（1<流量<3L/min）	头罩供氧	鼻导管（<1L/min）
I	—	21	22~29	22~29	22~70
II	21	22~29	≥30	≥30	>70
III	>21	≥30			
III（A）	因持续性肺实质疾病和呼吸衰竭早期死亡（出生后 14 天至纠正胎龄 36 周之间），而这些疾病不能归因于其他新生儿发病率（如坏死性小肠结肠炎、脑室出血、护理改变、脓毒症发作等）				

注：* 不包括因原发性气道疾病或中枢呼吸控制状况而进行通气的婴儿。表中数值为百分数。IPPV: 间歇正压通气；N-CPAP: 经鼻持续气道正压通气；NIPPV: 经鼻无创正压通气。

度 BPD 的婴儿相比，重度 BPD 的婴儿尤其脆弱，其住院率、死亡率和致残率更高。

大多数现有数据表明，BPD 的患病率并没有随着时间的推移而下降，这可能是由于更多的超未成熟儿和超低出生体重儿存活率增高所致。在不同的国家、中心和地区之间，BPD 的发生率有很大的差异。在美国每年有近 1 万名新生儿罹患 BPD，BPD 影响着至少 1/4 出生体重<1 500g 的婴儿，在佛蒙特州牛津网络中，2000—2009 年间，极低出生体重（VLBW）婴儿的 BPD 年发生率在 26.2%~30.4% 之间。在加拿大和日本的新生儿网络中，2006—2008 年间存活的 VLBW 婴儿的 BPD 率分别为 12.3% 和 14.6%。而我国几项多中心调查报道的超低出生体重儿或超未成熟儿 BPD 发生率差异较大，2006—2008 年为 19.3%，2011 年为 48.1%，2019 年则高达 72.2%。BPD 的发生率随着胎龄和出生体重的降低而增加，在妊娠 28 周之前出生的婴儿中有 40% 被诊断为 BPD，在妊娠 24 周之前出生的婴儿中有 80% 被诊断为 BPD。BPD 主要的危险因素包括超低出生体重儿或超未成熟儿、胎儿生长受限、败血症和长期暴露于机械通气和氧疗等。

二、支气管肺发育不良的病理生理

BPD 是一种随时间发展的慢性疾病，其病理生理受出生后数周至数月内肺部发育、肺损伤和修复的影响。胎儿过早地娩出后，处于囊泡期和肺泡期的肺组织过早地暴露于宫外环境，使肺的晚期发育被中断，肺泡和肺血管的数量减少，肺气血交换的面积减少，以及肺泡 - 毛细血管屏障的增厚，导致肺组织通气及换气功能的降低，往往需要以正压通气和补充氧治疗的形式进行呼吸支持，这又进一步导致肺损伤的发生，引起 BPD 的形成。随着早产儿围产期和新生儿护理的进展，如产前糖皮质激素的应用、产后表面活性物质和肺保护通气策略的使用，BPD 的病理生理发生了改变。典型的（旧的）BPD 以气道上皮异质性病变为特征，如鳞状上皮化生、气道平滑肌增生、广

泛的肺泡间隔纤维化和肺动脉重塑等。而新型的 BPD 以肺泡和肺血管的简单化为主要特征,气体交换、气道功能、呼吸系统力学和肺容积持续异常。BPD 是一种异质性疾病,患者的临床表现或表型多种多样,包括肺实质疾病、肺血管疾病、气道疾病等,大多数 BPD 患者存在这三种表型的重叠(图 12-11-1)。

1. 肺实质疾病　肺泡简单化和肺血管床减少导致肺泡 - 毛细血管气体交换面积减少和效率低下,导致肺气体交换不理想。部分患者存在异质性肺实质疾病,如肺不张、肺囊泡化和肺纤维化等,这些病理改变导致肺无效腔的增加,肺阻力和顺应性异常,通气血流(V/Q)比例失调,肺内分流

增加等,进一步影响患者的通气和换气功能。

2. 肺血管疾病　肺血管内皮细胞生长减慢、血管活性物质和细胞外基质的改变以及内皮细胞功能异常介导的炎症是 BPD 患者的主要肺血管异常。这些异常影响肺气体的交换,同时也导致肺血管疾病,肺动脉高压是这种表型中最严重的一种。

3. 气道疾病　气道重塑、气道和肺泡生长减少、机械通气相关并发症如气管软化、支气管软化、声门下和气管狭窄等导致 BPD 患者气道持续异常,气流阻塞导致气体潴留和肺容量异常,同时也引起呼吸系统力学的改变,导致肺顺应性降低和通气阻力的增加。

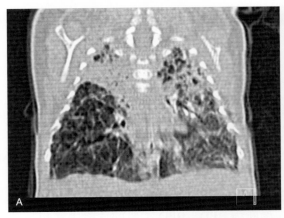
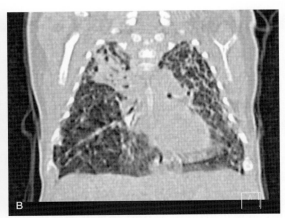
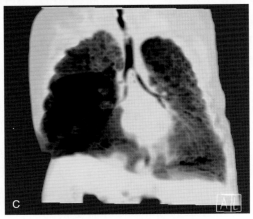

图 12-11-1　1 例重症 BPD 患者的胸部 CT 图像

注:图 A、B 见部分肺实质实变、部分肺组织呈囊腔样改变,图 C 见气道上段及左右支气管狭窄表现。

三、支气管肺发育不良的通气策略

基于 BPD 的病理生理特点,用于支气管肺发育不良的通气策略与用于治疗呼吸窘迫综合征的策略明显不同。临床医生在选择机械通气模式及参数设置时应充分考虑患者的病理生理特点,没

有一种通气方式是普遍适用的,应该根据患者的病情进行个体化的选择和调节。BPD 患者的呼吸支持目的是优化气体交换,减少无效腔通气,减少呼吸做功,避免间歇性低氧血症,减少镇静的需求,防止 PH 的形成或进展,促进肺的生长和修复,而不再是以快速脱离机械通气为目的。

1. 无创呼吸支持 部分BPD的婴儿需要长时间的正压通气或氧疗支持，以保持充分的氧合和通气，通常可以通过无创呼吸支持来实现，如NIPPV、CPAP、高流量鼻导管或低流量鼻导管等。然而，临床医生需要明确的是，在BPD人群中，无创呼吸支持的主要目标是为生长和发育提供足够的支持。有创性机械通气不应该是首要目标，仅仅为了避免气管插管而使婴儿处于高水平的非侵入性支持中，可能比使用较低的有创支持造成更大的容量伤、不张伤和/或氧毒性损伤。在严重肺发育不良、肺动脉高压逐渐恶化、无法承受适当的身体活动或反复缺氧的情况下，保持无创呼吸支持可导致疾病逐渐恶化。与之相反，如果患者发育良好，生长正常，呼吸工作轻度增加，则采用无创方法给予充分支持，可使呼吸情况随着时间的推移逐渐好转。

2. 有创呼吸支持 部分重症的BPD患儿往往需要有创呼吸支持，一项对在BPD协作中心接受治疗的婴儿的研究发现，40%患有严重BPD的婴儿在诊断时接受有创通气治疗，各中心之间存在很大的差异。由于BPD患儿的肺异质性，在不同肺区域气道阻力和肺顺应性可能存在差异，导致不同区域的时间常数不同，部分肺组织无效腔间隙增加。因此，对于肺实质不均匀的BPD患者，呼吸机设置应采用适当的PEEP来避免呼气末肺和气道的过度塌陷，采用较高的潮气量、较长的吸气时间和较低的呼吸频率来处理无效腔，以将潮气量完全传送到肺泡，并保留足够的呼气时间来呼气，防止气体潴留的发生。

（1）通气模式选择：与患者自主呼吸同步的通气模式（如同步间歇指令通气，SIMV）是常用的选择。各种模式的SIMV都是可用的，随着呼吸机技术的进步，已经可以实现通过实时的通气曲线图形来帮助设置呼吸机参数，以匹配不同患者的肺力学差异。容量保证通气已被证明在预防BPD的发生方面优于压力限制通气，虽然目前还没有足够数据支持其在重症BPD患儿中的应用，但也已经被临床广泛采用。

（2）设置潮气量或吸气峰压：由于重症BPD婴儿无效腔的增加，需要较大的潮气量来进行通气，通常需要将潮气量设置在8~12ml/kg范围内。对于肺实质顺应性低且气道阻力高的患者，输送

目标潮气量的PIP通常需要达到30~40cmH_2O。在BPD最严重的情况下，呼吸机的最大压力限制可能需要调整，甚至更高。

（3）设置频率、吸气时间和压力支持：患有严重BPD的婴儿将受益于较慢的呼吸速度（<20次/min）和较长的吸气时间（>0.5秒），以及足够的压力支持使机械辅助呼吸接近于自然呼吸。较慢的呼吸频率与较长的吸气时间允许有足够的时间来填充和排空时间常数较长的肺区域。而压力支持与自发呼吸相关的较短吸气时间可以解决时间常数较短的肺区域。这种组合避免了低潮气量、高呼吸频率和短吸气时间可能发生的通气分布不均。呼吸机波形可以说明自发呼吸所达到的吸气压力和容积，并可指导患者的压力支持设置。

（4）设置呼气末正压：设置合适的PEEP对于改善肺不张、维持功能残气量以及防止气道在呼气时塌陷至关重要。不同的患者需要的PEEP是不同的，PEEP设置必须个性化，目前可以通过多种测量技术来进行指导。呼吸机压力容积曲线可以帮助确定气道的开放压力。在支气管镜检查期间，也可以调整PEEP水平，以确定避免大气道塌陷所需的压力。但值得注意的是，在这种侵入性操作中使用镇静剂可能会导致对婴儿清醒、烦躁或活动增加时维持气道通畅所需PEEP的低估。目前没有一种统一的方法来确定重症BPD患儿有创通气时的最佳PEEP，也没有大型的研究来指导，大多数患儿至少需要6~8cmH_2O。而一些患有严重的大气道和/或小气道疾病的患者有时甚至需要接近或超过20cmH_2O的PEEP来优化其肺功能。但过高的PEEP可能导致胸内压升高，影响心脏功能，并影响静脉和淋巴回流。因此，在设置PEEP时仍需非常谨慎。

（5）高频通气：高频通气通常用于早产儿严重的肺部疾病，可能影响BPD的发展，但其在重症BPD婴儿中的应用尚未得到广泛研究，还需要更多的研究来支持其应用。

3. 氧合目标 目前尚无研究来指导BPD患儿动脉血氧饱和度目标范围的选择。美国BPD协作组建议血氧饱和度目标定为92%~95%，这与肺高压婴儿的氧合目标推荐值一致。最佳的目标值范围仍不清楚，不同病情的患者需要的范围可能不同，对于患有严重BPD伴肺动脉高压的

婴儿,较高的动脉血氧饱和度目标可能有助于防止肺血管阻力的升高,而对于患有严重 BPD 和固定肺内分流的婴儿,较高的动脉血氧饱和度目标可能带来氧毒性损伤,因此应根据患儿病情进行调节。

4. PaCO₂ 目标 重症 BPD 患儿在疾病慢性期经过长时间代偿,动脉血二氧化碳分压水平较高也可维持正常血液 pH,因此 pH ≥ 7.3 的前提下,PaCO₂ 在 55~65mmHg 是可以接受的。但仅为避免气管插管而使用允许性高碳酸血症,对于呼吸做功增加且宫外生长落后的婴儿并不适用。在过去的 10 年里,一些随机对照试验和观察性研究的数据不仅不能证明允许性高碳酸血症预防 BPD 的有效性,反而引起人们对其在早产儿中应用安全性的更多关注。没有大规模的研究评估允许性高碳酸血症对重症 BPD 婴儿预后的影响,需要更多的研究来证明其有效性及安全性。

5. **气管切开及家庭机械通气** 如果婴儿在接近或超过相当于足月的矫正胎龄时仍无法撤离呼吸机,则需要考虑气管切开造口术的风险和益处。重症 BPD 患儿长期气管插管可并发声带麻痹、声门下狭窄、气管软化等气道问题,不利于进行吸吮、吞咽、语言等功能训练,也不利于神经发育,因此长期气管插管的患儿应考虑气管切开。气管切开有助于建立稳定的气道,减少呼吸做功,减少镇静剂应用,更利于神经发育。但目前对于气管切开的时机仍有较多的争议,一项回顾性研究比较了早期(矫正胎龄<45 周)和晚期(矫正胎龄>45 周)气管切开,发现在校正胎龄和呼吸支持后,气管切开时机对结局没有影响,目前还没有前瞻性的临床试验来证实,也没有对重症 BPD 患儿气管切开时机的普遍共识。由于气管切开为有创性操作,手术应激可能造成病情恶化,特别是肺动脉高压加重,因此气管切开应在患儿病情稳定、肺动脉高压得到控制以后进行。家庭机械通气已被证明可以降低医疗成本,提高生活质量,促进患者的发育。2016 年,美国胸科学会儿科大会为需要在家进行有创机械通气的儿童制定了循证临床实践管理建议。该指南涉及护理的协调、家庭护理的准备、护理人员的培训和必要的设备等。虽然家庭化护理有很多好处,但决定和执行从重症监护病房到家庭环境的护理是很有挑战性的,而且

存在风险,其在国内的应用还有很大的距离。

【关键点】

1. BPD 患者的肺部病变往往是异质性的,对不均匀的肺进行通气面临很多挑战,在临床设置呼吸机参数时应充分考虑患者的病理生理及肺部力学特点。

2. 对患有重症 BPD 婴儿的呼吸支持往往是一个长期的过程,支持的目的是促进肺的生长、肺损伤修复以及整个躯体生长和神经系统的发育。

3. 现有的 BPD 的呼吸支持策略缺乏大规模的前瞻性研究来证实其有效性及安全性,还存在许多的问题有待解答。

【经验分享】

1. 在对 BPD 患儿进行机械通气时,通常选用与患者自主呼吸同步的通气模式。

2. 重症 BPD 婴儿往往需要较大的潮气量或吸气压力来解决无效腔的增加。

3. 重症 BPD 患儿可能需要较高的 PEEP 来改善肺不张、维持功能残气量以及防止呼气时气道塌陷,可采用个体化设置方案。

4. 无创呼吸支持的使用应结合患儿自身情况,盲目地坚持无创呼吸支持,可能带来生长发育的失败,甚至造成更大的容量伤、不张伤和 / 或氧毒性损伤。

5. 允许性高碳酸血症对重症 BPD 婴儿预后的影响,还需要更多的研究来证明其有效性及安全性。

(张小龙　高淑强)

参考文献

1. Lin HJ, Du LZ, Ma XL, et al. Mortality and Morbidity of Extremely Low Birth Weight Infants in the Mainland of China: A Multi-center Study [J]. Chinese Medical Journal, 2015, 128 (020): 2743-2750

2. Kalikkot Thekkeveedu R, Guaman MC, Shivanna B. Bronchopulmonary dysplasia: A review of pathogenesis and pathophysiology [J]. Respir Med, 2017: 170-177

3. Gibbs K, Jensen EA, Alexiou S, et al. Ventilation Strategies in Severe Bronchopulmonary Dysplasia [J]. Neoreviews. 2020, 21 (4): e226-e237

4. Abman SH, Collaco JM, Shepherd EG, et al. Interdisciplinary Care of Children with Severe Bronchopulmonary Dysplasia [J]. Journal of Pediatrics, 2017, 181: 12-28. e1

5. Sterni LM, Collaco JM, Baker CD, et al. An Official American Thoracic Society Clinical Practice Guideline: Pediatric Chronic Home Invasive Ventilation [J]. American Journal of Respiratory & Critical Care Medicine, 2016, 193 (8): e16

第十二节　中枢性呼吸衰竭的通气策略

由呼吸中枢(延髓、脑桥和丘脑)的直接损伤或继发损害所致的呼吸衰竭,称为"中枢性呼吸衰竭",在新生儿尤其是早产儿,中枢性呼吸衰竭也可能源于呼吸中枢发育的不成熟。中枢性呼吸衰竭时引发的自主呼吸功能减弱或消失,使通气量明显降低,导致动脉血氧分压(PaO_2)降低,伴或不伴有动脉血二氧化碳分压($PaCO_2$)增高,继而造成相应的生理功能紊乱综合征、代谢紊乱综合征。

一、病因和发病机制

新生儿中枢性呼吸衰竭根据其致病原因可分为原发性和继发性,原发性中枢性呼吸衰竭主要发生在呼吸中枢发育不成熟的极早和超早产儿,继发性中枢性呼吸衰竭的原因为各种外伤或疾病所致的颅脑损伤。

早产儿呼吸中枢发育不完全,呼吸中枢神经元树突发育不完善,神经冲动传出较弱;同时早产儿呼吸反射性调节不成熟,影响中枢和外周化学感受器的呼吸反射,抑制肺牵张反射,使其对低氧血症及高碳酸血症的通气反应发生障碍,引发中枢性呼吸衰竭。

新生儿的各种心肺疾病或循环障碍可使机体处于缺氧状态,当患儿 $PaO_2<30mmHg$ 时,低氧会对呼吸中枢产生直接影响,使呼吸受到抑制,表现为呼吸频率逐渐减弱,进而造成中枢性呼吸衰竭。

新生儿重度的缺氧缺血性脑损伤、颅内出血、颅内感染、硬膜下血肿等病直接损害或引发脑水肿压迫脑桥及网状结构两侧神经元群,累及呼吸中枢时,则可能引发中枢性呼吸衰竭,这类患儿的心肺解剖组织结构通常正常。

近年来,新生儿低通气综合征引发的中枢性呼吸衰竭也时有报道。此外,产时或手术麻醉、新生儿惊厥、遗传代谢性疾病等也是引发新生儿中枢性呼吸衰竭的病因。

二、临床表现

中枢性呼吸衰竭的症状和体征包括原发病的表现,呼吸衰竭所致低氧血症和高碳酸血症对全身多系统的影响等。

(一)原发病表现

根据原发病不同而异。

极早、超早产患儿胎龄小,出生体重轻,器官功能发育不成熟,并发中重度颅内出血会增加中枢性呼吸衰竭的发病概率。

有心肺疾病或循环障碍的患儿,在低氧、低通气诱发中枢性呼吸衰竭发生前,常有发绀、呼吸增快、皮肤花纹、休克等临床表现。重度的缺氧缺血性脑损伤、早期颅内出血、硬膜下血肿通常合并有围产期缺氧、生产困难等病史;颅内感染患儿常常伴有发热、脓毒血症等感染征象;原发性惊厥、遗传代谢性疾病患儿可突然起病,出现意识障碍和中枢性呼吸抑制表现。

(二)呼吸衰竭表现

中枢性呼吸衰竭患儿主要表现为呼吸节律的改变,可呈呼吸浅慢、潮式呼吸或抽泣样呼吸。周期性呼吸和呼吸暂停可以是新生儿、早产儿中枢性呼吸衰竭的早期和常见表现。

(三)并发症表现

中枢性呼吸衰竭患儿可能合并有颅内高压、

意识障碍、心率增快、血压升高、消化道黏膜损伤等多器官功能损害表现。

三、治疗

（一）病因治疗

对于呼吸中枢发育不成熟的早产儿，枸橼酸咖啡因可以通过刺激患儿的中枢神经系统，增强呼吸肌张力，调节呼吸通气量，降低机体的气道阻力，从而改善呼吸功能。

对于有心肺疾病并发生循环障碍的新生儿，积极改善循环状态，纠正低氧，可阻止或改善中枢性呼吸衰竭的发生或进展。中重度缺氧缺血性脑损伤的患儿，早期给予亚低温、降颅内压及止惊治疗可以降低脑组织的代谢和进一步损伤的发生。颅内感染患儿，积极有效的抗感染治疗是降低早期脑损伤和远期中枢神经系统损伤后遗症的关键。颅内出血的新生儿应注意头部制动，通常需要给予止血治疗，中重度颅内出血患儿必要时需要通过外科手术治疗，避免颅内高压及出血所致梗阻导致的进一步损伤。

（二）呼吸支持治疗

中枢性呼吸衰竭的抢救关键在于早期发现和及时的呼吸支持治疗。出现轻度中枢性呼吸衰竭的患儿，可考虑使用无创呼吸机进行治疗。无创呼吸机操作方便，无需构建人工气道，且不良反应发生率低。对中枢性呼吸衰竭较为严重的患儿一般采用气管插管、有创机械通气的方式治疗。

1. 氧疗与无创呼吸支持 对于由低氧、低通气或肺牵张反射抑制所致的中枢性呼吸衰竭，早期可通过增加吸入氧浓度、流量和持续气道正压通气等模式来提高肺通气功能、纠正低氧血症、维持肺组织扩张，阻止和改善中枢性呼吸衰竭的发生与发展。临床根据患儿当时状况，可采用不同的无创通气模式。

（1）加温湿化高流量鼻导管氧疗：HHHFNC是当前较为新型的无创呼吸支持模式。可精确调控给氧流速和浓度，且采取加温和湿化模式，可提高气道传导性和肺泡顺应性、提高肺泡有效通气、降低上呼吸道阻力及呼吸做功、代谢消耗等。通常将初始加温湿化吸入气体温度设置为 37℃，氧流量为 2~8L/min，吸入氧浓度

（FiO_2）为 0.3~0.4，若患儿治疗后呼吸平稳且血气分析相关指标良好，可逐渐下调氧浓度和氧流量，当氧流量为<2L/min，FiO_2<0.3 时可考虑撤机。

（2）持续气道正压通气或双水平正压通气：CPAP 在吸气或呼气状态下都保持一定压力水平，维持肺泡扩张，进而能够改善患儿的 PaO_2 及 $PaCO_2$。BiPAP 较 CPAP 可显著提高呼吸支持后的 PaO_2，并显著降低 $PaCO_2$ 和无创通气的失败率。通常参数设置为低压水平 4~6cmH$_2$O，高压水平 8~10cmH$_2$O，高压水平维持时间为 0.5~1.0 秒，压力转换频率为 10~30 次/min，高、低压差距 ≤4cmH$_2$O，FiO_2 根据维持经皮血氧饱和度（$TcSO_2$）或血气分析进行调节，范围为 0.21~0.40。患儿病情趋于稳定后，可逐渐降低各参数，当参数降至高压 6cmH$_2$O、低压 4cmH$_2$O、压力转换频率 15 次/min、FiO_2<0.30 时，患儿无呼吸暂停及心动过缓，无 $TcSO_2$ 下降时可考虑撤离 BiPAP。

2. 机械通气

（1）机械通气的原则：对较为严重的中枢性呼吸衰竭或无创呼吸支持治疗失败的患儿需采用气管插管有创机械通气的方式治疗。尽快改善患儿的通气、换气功能，纠正低氧血症并改善二氧化碳潴留。通常采用常频机械通气和压力限制模式，早产儿也可以采用压力调节容量控制模式。由于中枢性呼吸衰竭患儿通常不伴有严重的肺部疾病，若患儿自主呼吸好转，应尽早撤离呼吸机，减少有创机械通气时间，降低机械通气可能带来的肺损伤或感染。

（2）应用指征：目前尚无中枢性呼吸衰竭机械通气的统一指征。临床出现以下情况通常需要积极给予气管插管并行机械通气治疗：①严重的中枢性呼吸抑制，如自主呼吸停止、频繁的呼吸暂停、抽泣样呼吸等；②无创呼吸支持治疗无效：无创呼吸支持治疗下仍有频繁的呼吸暂停或呼吸节律异常，或 $PaCO_2$>60mmHg；FiO_2 达 0.6 以上而 PaO_2<50mmHg；③$PaCO_2$>60~65mmHg，伴有持续性酸中毒（pH<7.20）；④伴有严重并发症，如气漏、肺出血、多器官功能损害等。

（3）模式选择：严重颅脑损伤、手术麻醉、中枢性呼吸抑制的患儿可采用常频机械通气（CMV）；

疾病早期或恢复期,患儿通常有部分自主呼吸,同步间歇指令通气(SIMV)依然是新生儿科使用频率最高的模式;超早、极早产儿呼吸衰竭采用容量保证通气不仅能满足设定的潮气量,维持肺扩张,还可以在一定范围内自动调节压力,从而避免容量和压力损伤。

(4)参数的调节:无严重心肺疾病的患儿,呼吸机辅助通气参数要求通常不高。初调参数推荐为:呼吸频率(RR)25~40 次/min;吸气峰压(PIP)10~18mmHg;呼气末正压(PEEP)4~5mmHg;吸气时间(Ti)0.4~0.6 秒,FiO_2 0.3~0.4;潮气量(V_T)4~6ml/kg。根据病情变化和血气分析及时调整呼吸机参数。

(5)机械通气的撤离:随着病因解除,中枢性呼吸抑制逐渐减弱,自主呼吸节律及频率逐渐好转,可逐渐下调支持呼吸频率,并根据心肺合并症的有无和程度逐渐下调压力、容量等支持参数。当 $FiO_2 \leqslant 0.4$,$PIP \leqslant 18mmHg$,PEEP:2~4mmHg,RR≤15 次/min,且维持动脉血气结果在正常范围,可考虑拔出气管导管,撤离机械通气。

对于呼吸抑制尚未完全解除,自主呼吸尚未完全有效恢复或合并轻度心肺疾病,出现撤机困难的患儿,可采用有创到无创序贯机械通气治疗方法,先切换为无创呼吸支持后逐步撤机。

(三)并发症的治疗

合并颅内高压者通常需给予脱水剂治疗;合并消化道应激性损伤出血者需给予止血、黏膜保护治疗;合并器官功能障碍者需给予保护营养脏器治疗,必要时给予康复治疗。

【经验分享】

1. 早期发现和及时的呼吸支持是中枢性呼吸衰竭的治疗关键。

2. 轻度中枢性呼吸衰竭的患儿,可考虑使用无创呼吸支持;严重的中枢性呼吸衰竭或无创呼吸支持治疗失败的患儿需采用气管插管、有创机械通气治疗。

3. 无严重心肺疾病的患儿,呼吸机辅助通气参数要求通常不高。应根据病情变化和血气分析及时调整呼吸机参数,避免呼吸机相关性肺损伤。

(杜维纳　叶正蔚)

参考文献 ......

1. 张漪,彭斯聪,付佳敏,等. 先天性中枢性低通气综合征五例 [J]. 中华新生儿科杂志, 2020, 35 (03): 207-210
2. 宁俊杰. 枸橼酸咖啡因治疗早产儿脑损伤的价值分析 [J]. 中国妇幼保健, 2019, 34 (1): 88-90
3. 中华医学会儿科学分会新生儿学组. 早产儿无创呼吸支持临床应用建议 [J]. 中华儿科杂志, 2018, 56 (9): 643-647
4. Mukhaini KS, Rahbi NM. Noninvasive ventilation and high-flow nasal cannulae therapy for children with acute respiratory failure [J]. Sultan Qaboos Univ Med J, 2018, 8 (3): 278-285
5. Capasso L, Borrelli AC, Cerullo J, et al. Reducing post-extubation failure rates in very preterm infants: is BiPAP better than CPAP? [J]. J Matern Fetal Neonatal Med, 2022 Apr; 35 (7): 1272-1277

第十三节　新生儿休克的通气策略

新生儿休克(shock)是指由各种病因引起的全身器官微循环障碍,导致组织细胞缺氧缺血、代谢紊乱和脏器功能损害为特征的危重临床综合征,是新生儿常见的急症。

休克导致组织缺氧,影响组织氧气输送量的因素如图 12-13-1 所示,影响到图 12-13-1 中不同环节的病因都能导致氧气输送量下降,有针对性的治疗才能恢复氧气输送量,纠正休克。

氧气输送量(DO_2),简称氧供,是动脉血液中的氧含量(O_2 content)乘以心排血量(cardiac output,CO)。氧含量是血液中的氧气量,与血红蛋白结合的氧气加上血浆中物理溶解的氧气量,

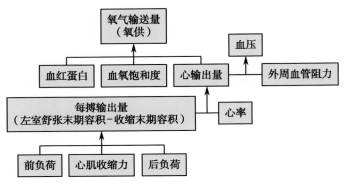

图 12-13-1　影响组织氧气输送量(氧供)的因素

在临床实践中,物理溶解的氧气占氧含量的 1% 以下,因此经常忽略不计,氧含量计算公式如式 12-13-1。

$$氧含量(cc/dl) = Hb(gm/dl) \times SO_2 \times 1.34(cc/gm) + PO_2(mmHg) \times 0.003(cc/dl/mmHg)$$

式 12-13-1　氧含量计算公式

注:Hb 为血红蛋白,SO$_2$ 为氧饱和度,PO$_2$ 为氧分压。

一、新生儿休克的分类

(一) 根据病因分类

根据病因可分为低血容量性休克、分布异常性休克(感染性休克、过敏性休克、神经源性休克)、心源性休克、阻塞性休克。新生儿感染性休克最常见,且容易伴随心源性休克,下面按常见病因顺序进行分析:

1. **感染性休克**　是血液分布异常性休克的一类,是感染引起内毒素、炎症因子释放,导致毛细血管扩张(外周血管容量增加)、毛细血管通透性增加(毛细血管渗漏)、出现血液分布异常,从而引起有效血容量相对不足、影响微循环血流灌注;激活凝血系统(凝血功能障碍);毒素还可直接损伤细胞,最终导致细胞代谢和功能障碍,常常伴微血栓形成或弥散性血管内凝血。

2. **心源性休克**　主要是多种病因导致心肌收缩力降低,或先天性心脏畸形、心律失常、心肌炎引起心力衰竭导致心排血量降低,使组织灌流不足而发生缺氧,常表现为冷休克。

3. **低血容量性休克**　主要是患者液体不足或丢失过多导致血容量减少,例如腹泻、胃肠引流、失血等因素,影响心脏前负荷而导致心排血量降低,引起组织灌流不足而发生缺氧、酸中毒,常表现为冷休克。

4. **阻塞性休克**　由于血流梗阻造成心排血量降低,引起心脏功能不全,如张力性气胸、心脏压塞等。

(二) 根据血流动力学改变分类

根据血流动力学改变可分为高动力型休克(暖休克)和低动力型休克(冷休克)。

1. 暖休克特点为外周血管阻力降低,心排血量增加,临床表现肤色红、四肢暖、毛细血管瞬时再充盈,血压下降,乳酸酸中毒。

2. 冷休克特点为外周血管阻力升高,心排血量减少,血压下降,临床表现皮肤苍白、四肢冷、少尿、毛细血管再充盈时间延长及乳酸酸中毒。新生儿休克多为冷休克,很少出现暖休克。

二、新生儿休克的病理生理

1. **微循环障碍**　是各型休克发生发展的最后共同通路(图 12-13-2)。当休克发生以后,体内释放出大量的儿茶酚胺和细胞因子,引起外周和内脏小血管及微血管平滑肌强烈收缩,促使小动脉痉挛,微循环血量减少,组织因灌流量不足而发生缺氧,大量组胺产生,同时产生酸性物质导致微血管平滑肌对儿茶酚胺反应性下降,微循环血液淤滞,使回心血量减少。同时毛细血管壁受损,微循环内形成大量微血栓,导致弥散性血管内凝血(disseminated intravascular coagulation, DIC)发生。微循环障碍时组织氧供不足,组织缺氧出现无氧代谢,导致乳酸生成增加;另外,肝脏缺血缺氧不能利用乳酸,肾脏缺血缺氧排酸保碱功能降低,引起代谢性酸中毒。

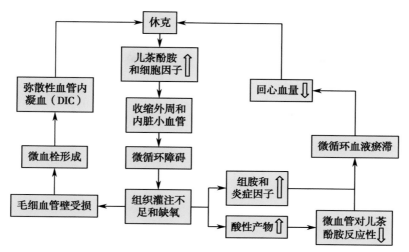

图 12-13-2　微循环障碍示意图

2. 细胞代谢障碍　毒素、缺氧、严重酸中毒，可直接损伤细胞，损害线粒体功能。线粒体功能损害，有氧代谢减少，对细胞代谢及功能都有严重影响。研究显示线粒体功能障碍导致氧利用减少是导致器官功能衰竭的重要机制，而不仅仅是组织供氧减少。

3. 全身脏器功能受损　心肌收缩力减弱，泵血功能降低，各脏器微循环灌注不足，组织缺血缺氧，导致细胞有氧代谢障碍甚至功能衰竭。肺是最易受损的脏器之一，新生儿随着休克进展，代谢性酸中毒加重，心功能下降或呼吸肌供血不足，肺泡毛细血管通透性增加，Ⅱ型肺泡上皮细胞受损，致肺水肿、肺循环淤血、呼吸衰竭、急性呼吸窘迫综合征等。如有 2 个以上器官功能障碍，称为多脏器功能衰竭，这是造成死亡的常见原因。

三、新生儿休克的临床表现和休克评分

诊治过程中需密切观察临床表现和生命体征，运用休克评分方法随时评估。

1. 常见的临床表现　发热、心动过速或过缓、外周脉搏细弱、皮肤花斑或四肢发凉、毛细血管充盈时间>3 秒、尿量减少［<1ml/(kg·h)，持续8 小时以上］、呼吸急促或呼吸暂停、低血压或脉压减少、精神状态异常（烦躁、嗜睡等）、低体温等。

低血压的定义为血压低于同年龄正常值的 2个标准差，临床上常将平均动脉压低于胎龄值定义为新生儿低血压，适合胎龄<30 周，生后 3 天以内的早产儿。24~26 周早产儿 3 天以后正常

平均动脉压应超过 30mmHg。34 周以上的早产儿和足月儿正常平均动脉压应在 40mmHg 以上。目前大部分文献的低血压参考值：足月儿收缩压<50mmHg，或平均动脉压<30mmHg；早产儿收缩压<40mmHg。

2. 监测相关临床及实验室指标　心率、血压（收缩压、平均动脉压、中心静脉压）、尿量、中心静脉氧饱和度、乳酸、心排血量等。

3. 运用新生儿休克评分方法评估见表 12-13-1。

表 12-13-1　新生儿休克评分方法

评分	肤温*	肤色	循环#	股动脉搏动	血压(mmHg)
0	正常	正常	正常	正常	>60
1	凉	苍白	较慢	弱	45~60
2	冷	花纹	甚慢	触不到	<45

注：5 分为轻度休克，6~8 分为中度休克，9~10 分为重度休克。*肢端凉至膝肘以下或肛指温差>6~8℃为凉，至膝肘或温差≥9℃以上为冷。#指压前臂内侧皮肤毛细血管再充盈时间，<3 秒为正常，3~4 秒为较慢，>4 秒为非常慢。

四、机械通气对休克患儿的影响

机械通气可以提高胸内压力，减少静脉回流和右心的前负荷，也显著影响肺血管阻力和右心室后负荷。前负荷是足够的心肌收缩力和随后的心排血量的重要驱动因素，较高的平均气道压会损害全身静脉回流到右心房，需要较高的中心静脉压来抵消胸内压力的增加，特别是在正压通气的情况下。如果减少的全身静脉回流不能通过增加中心静脉压来平衡，那么右心室的前负荷就会

减少,从而右心室输出就会下降。减少右心室输出会导致肺动脉血流量的减少,除了对氧合的影响外,还会对左心房的前负荷和填充以及随后的全身心排血量产生影响。左心室的心排血量依赖于来自右心室的血流量,因此右心室的输出量降低时左心室输出量也会降低。右心室压力的增加会导致心脏的构象变化,心室间隔的移位会降低左室的前负荷和顺应性。虽然左室收缩力不受正压通气的影响,但左室心肌壁张力的变化(左室收缩压与平均胸内压的差异)可以显著影响左室输出。机械通气不会直接影响心肌收缩力,然而,通过减少左心室后负荷,可以提高左室收缩能力。因此平均胸内压的增加可以减少左心室后负荷(图 12-13-3),并可能改善整个左心室功能。左心室从胸腔内接受静脉回流,因此它受胸内压力变化的影响较小。

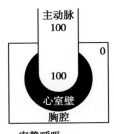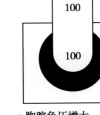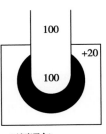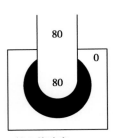

- 安静呼吸
- $P_{TM}=100-0=100$

- 胸腔负压增大
- $P_{TM}=100-(-25)=125$

- 正压通气
- $P_{TM}=100-20=80$

- 扩血管治疗
- $P_{TM}=80-0=80$

图 12-13-3　胸内压对左心室后负荷影响示意图

注:P_{TM} 为收缩期左心室跨壁压。

机械通气对心排血量的影响最终取决于平均气道压,高频通气与常频通气相比,可能对全身静脉回流和心排血量影响更明显。

肺血管阻力(PVR)由肺泡血管阻力和肺泡外血管阻力共同构成,随着机械通气的运行,肺容积从吸气开始时的残气量(RV)增加到吸气末的肺总容量(TLC),肺泡扩张会挤压肺泡血管,导致肺泡血管阻力增加;肺容积增加时肺泡外血管由弯变直、管腔增大,导致肺泡外血管阻力降低。总的肺血管阻力随肺容积增加呈"U 形"曲线(图 12-13-4),其最低点是肺容积为功能残气量(FRC)时最低的肺血管阻力。

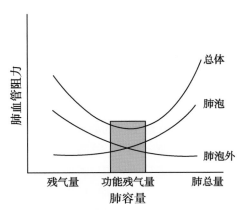

图 12-13-4　肺血管阻力(PVR)与肺容积关系的示意图

五、新生儿休克时机械通气的治疗原则

在治疗原发疾病和积极液体复苏的基础上,早期应用氧疗或支持通气,减少新生儿呼吸做功、改善组织氧供。

新生儿休克常伴肺损伤,可在短时间内发生呼吸衰竭或肺出血而死亡。在选择呼吸支持时应放宽指征,呼吸支持可改善氧合和二氧化碳潴留,改善肺顺应性,减少新生儿呼吸做功;维持接近正常的 pH 和血氧饱和度,降低新生儿持续性肺动脉高压的风险,一定程度改善心肌供氧、心功能以及组织氧供。部分患儿因新生儿持续性肺动脉高压需要一氧化氮吸入治疗,甚至需要 ECMO 支持。

(一) 适应证

1. 无创呼吸支持

(1)休克程度轻,患者自主呼吸好,$FiO_2<50\%$ 时,血氧饱和度可维持正常,血气分析提示 $PaCO_2<60mmHg$。

(2)有创呼吸机撤机后过渡。

2. 有创呼吸支持

(1)呼吸困难表现:气促、发绀、吸气性三凹征、肺部湿啰音等。

（2）中枢性呼吸衰竭。

（3）频繁呼吸暂停。

（4）肺出血。

（5）FiO_2 为 50% 时，$PaCO_2>60mmHg$，$PaO_2<50mmHg$。

（二）通气模式的选择

具体模式根据患儿休克伴随呼吸困难的程度以及休克的原因进行选择。

1. 无创通气模式　经鼻持续气道正压（NCPAP），双水平气道正压通气（BiPAP）。FiO_2 由低到高逐渐调节，在保证氧合的情况下，尽量使用较低的氧浓度。

（1）经鼻持续气道正压参数设定及调节：在患儿自主呼吸好，病情相对不是太危重的情况下使用，初始压力 $4\sim6cmH_2O$，可逐渐升高，一般不超过 $10cmH_2O$，气流量一般是 $6\sim10L/min$。

（2）双水平气道正压参数设定及调节：该模式让患儿的自主呼吸在双压力水平基础上进行，气道压力周期性的在高压力和低压力两个水平之间转换。初始参数为低压水平 $4cmH_2O$，高压水平 $8\sim10cmH_2O$，呼吸频率为 20 次 /min，在 $5\sim10$ 分钟内逐步增加至合适水平。

2. 有创机械通气　如果患儿氧合情况差，呼吸困难明显，生命体征不稳定，积极予以气管插管，根据患儿病情选择同步间隙指令通气（SIMV）、辅助 - 控制通气（A/C）、高频通气（HFV）等模式，常频机械通气一般联合容量保证通气（VG）。

（1）同步间歇正压通气：主要用于病情危重，需要气管插管呼吸支持的自主呼吸较强的患儿。初始参数设置为 PIP $20\sim30cmH_2O$；PEEP $5\sim8cmH_2O$；RR $25\sim40$ 次 /min；Ti $0.4\sim0.6$ 秒；建议联合 VG 使用，设置 Pmax $30cmH_2O$；V_T $4\sim6ml/kg$。根据患儿病情、血氧饱和度及血气分析结果进行调节。

（2）辅助 / 控制通气：也称为同步间歇正压通气（SIPPV）。患儿无自主呼吸时，完全依赖控制通气，有自主呼吸时辅助通气，但自主呼吸过快时可发生过度通气，应根据病情及时调低参数或更改通气模式。初始参数调节 PIP $20\sim30cmH_2O$；PEEP $5\sim8cmH_2O$；RR $25\sim40$ 次 /min；Ti $0.4\sim0.6$ 秒；FiO_2 0.4；建议联合 VG 使用，设置 Pmax $30cmH_2O$；

V_T $4\sim6ml/kg$。

（3）高频振荡通气：对于休克合并 ARDS、肺出血、PPHN、气漏及常频呼吸机使用疗效不理想时考虑使用。主要参数调节：MAP 一般设置为 $10\sim15cmH_2O$，然后调整到使 SaO_2 达理想程度；振幅一般设置为 MAP 的 2 倍左右，调整由低到高至患儿环状软骨下、胸廓出现振荡运动，胸部 X 线片提示肺底于第 9 肋间；频率（f）：$5\sim15Hz$，可以根据体重参考初始频率（>2.5kg $8\sim12Hz$；$1\sim2.5kg$ $12\sim15Hz$；<1kg $15Hz$）。

（三）机械通气的撤离

在患儿原发疾病缓解，休克纠正，血压稳定，患儿反应好转，呼吸机参数较低，监测动脉血气结果正常时可考虑撤机。在逐步降低呼吸机参数过程中，减停镇静镇痛剂，锻炼和增强自主呼吸，尽早撤机。

1. 无创呼吸支持治疗　可降低氧浓度，直接撤机。

2. 常频通气　一般是先降低 FiO_2 和 PIP 或 V_T，然后再降低呼吸频率，同时观察胸廓起伏，监测血氧饱和度和动脉血气分析结果，当 PIP $\leqslant18cmH_2O$，PEEP=$5\sim8cmH_2O$，RR $\leqslant20$ 次 /min，$FiO_2\leqslant40\%$，动脉血气分析正常可考虑撤机或转为无创呼吸支持治疗。

3. 高频通气　患儿呼吸规则有力，血气分析正常持续 12 小时以上，$FiO_2\leqslant40\%$，MAP 下降至 $8\sim10cmH_2O$ 时可直接撤离，或过渡至常频通气后撤机。

六、新生儿休克的其他治疗

1. 一般治疗　注意保暖、供氧，保持呼吸道通畅，监测各项生命体征，有条件者可进行有创血压监测、无创心排血量监测及中心静脉血氧饱和度（$ScvO_2$）监测。

（1）休克时动脉痉挛，袖带法测定血压不够准确，动脉内留置导管可连续测定动脉血压，常用桡动脉，同时也方便采血监测动脉血气分析情况。

（2）无创心排血量监测可以连续观察心排血量和体循环阻力有助于判断疗效，并指导对血管活性药物的选择和调整。

（3）监测 $ScvO_2$，目标值>70%。$ScvO_2$ 可反映氧输送与消耗的情况。但注意在感染性休克进展到发生组织氧利用障碍时,$ScvO_2$可正常甚至升高,此外,在新生儿存在心房水平出现左向右分流时所测$ScvO_2$不准确。因此$ScvO_2$值应与其他血流动力学指标联合应用评估。

2. 补充血容量　首选晶体液,生理盐水10~20ml/kg,0.5~1小时静脉输注。有条件的予以中心静脉压(central venous pressure,CVP)测定指导液体治疗,多数新生儿CVP维持在5~8mmHg提示心排血量良好。对于失血性休克,应根据血细胞比容及Hb情况予以红细胞悬液输注纠正贫血,维持有效血容量。避免输液过多或过快,导致肺水肿,使病情恶化。

3. 病因治疗

(1)感染性休克:积极抗感染治疗。

(2)低血容量性休克:积极纠正血容量。

(3)心源性休克:治疗原发病,增强心肌收缩力,减少心脏前后负荷。

(4)阻塞性休克:及时手术或穿刺解除梗阻。

4. 纠正酸中毒　休克的酸中毒主要是乳酸酸中毒、酮症酸中毒、肾性酸中毒。一般补充血容量和液体量即可改善酸中毒情况,应避免过量使用碳酸氢钠。根据血气分析结果进行适量纠酸治疗。

5. 血管活性物质的应用　在补充血容量、纠正酸中毒的基础上应用。临床常用药物有多巴胺、多巴酚丁胺、肾上腺素、去甲肾上腺素等。

(1)多巴胺:目前最常用,剂量依赖的作用于α、β-肾上腺素受体和多巴胺受体。但对未成熟新生儿的作用效果不可预知。

1)小剂量多巴胺:2~4μg/(kg·min)作用于多巴胺受体扩张肾脏和内脏血管。

2)中剂量多巴胺:5~10μg/(kg·min)作用于心脏$β_1$、$β_2$、$α_1$、$α_2$-肾上腺素受体和多巴胺受体,增加心脏收缩力、心率和一些收缩外周血管作用,是新生儿常用剂量。

3)大剂量多巴胺:>10~20μg/(kg·min)作用于血管$α_1$-受体增加外周血管阻力。

(2)多巴酚丁胺:人工合成的选择性正性肌力药,主要通过作用于$β_1$-受体增加心肌收缩力,剂量依赖性地增加每搏输出量,从而增加心排血量;对血压和后负荷影响非常小。剂量:5~15μg/(kg·min)。多巴酚丁胺的血管活性作用与多巴胺不同,不依赖内源性去甲肾上腺素的释放。

(3)肾上腺素:内源性儿茶酚胺,由肾上腺释放,很强的非选择性的激动α-受体和$β_1$、$β_2$-肾上腺素受体。它通过增加心脏输出量和外周血管阻力来增加血压和循环血流。剂量:0.05~0.3μg/(kg·min)。在低剂量≤0.3μg/(kg·min)时,肾上腺素对外周血管的$β_2$-受体作用大于α-受体作用,导致心肌收缩力增加和外周血管扩张;>0.3μg/(kg·min)时,心肌收缩力增加和收缩外周血管。注意这种剂量关系在新生儿可能存在个体差异,其他研究报道小剂量肾上腺素0.01~0.1μg/(kg·min)兴奋β-受体,导致心肌收缩力增强和扩张外周血管;大剂量肾上腺素>0.1μg/(kg·min)额外兴奋α-受体导致外周血管收缩而增加外周血管阻力。有增加高血糖和血乳酸的危险,会干扰通过乳酸来判断循环的改善情况。大多数在多巴胺无效时使用肾上腺素。

(4)去甲肾上腺素:另一个内源性儿茶酚胺,由交感神经末端释放,很强的非选择性的α-受体激动剂和较小的$β_1$-受体效果,是成人和儿童血管扩张性休克的一线药物。但新生儿的临床应用很少,研究有限。剂量0.05~1μg/(kg·min)。

6. 纠正心功能不全及改善心肌代谢　增加心肌收缩力,可用多巴酚丁胺、多巴胺、肾上腺素、米力农等治疗。磷酸肌酸、大剂量维生素C可改善心肌细胞代谢。常用药物:米力农,磷酸二酯酶抑制剂,负荷量50μg/kg,>30分钟,维持量0.3~0.75μg/(kg·min)。磷酸肌酸钠0.5g/次,1~2次/d。大剂量维生素C 0.2g/(kg·次),1~2次/d。

7. 防治弥散性血管内凝血　根据休克评分中度以上的休克,血小板<100×10⁹/L可考虑早期使用小剂量肝素10~20U/(kg·次),每12小时1次,皮下注射或1U/(kg·h)静脉维持。根据凝血功能情况应用新鲜冷冻血浆、凝血酶原复合物、冷沉淀、血小板等。

8. 糖皮质激素的应用　近年来从分子水平对糖皮质激素受体(glucocorticoid receptor,GCR)的研究解释了糖皮质激素的疗效机制。在液体复苏和血管活性药物无效的难治性低血压,可早期使用激素。常用药物有氢化可的松,静脉剂量:1~2mg/(kg·次),每6~12小时1次(胎龄≥35周,6~8小时1次;胎龄<35周,8~12小时1次)。

9. 前列腺素的应用　对于需要保持动脉导管开放,维持有效肺循环或体循环的发绀型先天性心脏病的患儿需要使用,同时应注意监测其副作用(呼吸暂停、低通气等)。前列腺素的起始使用剂量为 0.05~0.1μg/(kg·min),达到有效剂量后,可将剂量渐减至 0.01μg/(kg·min)。

4. 需要注意呼吸机的使用对循环的影响,避免出现静脉回心血流减少和肺血管阻力增加。

（刘　阳　巨　容）

【经验分享】

1. 根据休克发生的不同病因及时给予相应的处理,再根据血流动力学监测结果选择合适的血管活性物质治疗,维持内环境的稳定,保护重要脏器功能。

2. 有呼吸衰竭(即缺氧和 / 或高碳酸血症)或通气不足,呼吸支持是必需的,积极的呼吸支持可以改善氧合和二氧化碳潴留,减少新生儿呼吸做功,避免出现持续胎儿循环。

3. 新生儿休克不能以血压是否降低来衡量是否出现休克,关注微循环更重要。

参考文献

1. 曹云. 新生儿感染性休克的诊治进展 [J]. 中国当代儿科杂志, 2017, 19 (2): 129-136
2. 邵肖梅, 叶鸿瑁, 丘小汕. 实用新生儿学 [M]. 5 版. 北京: 人民卫生出版社, 2019: 727-732
3. Bancalari E, Keszler M, Davis PG. The Newborn Lung: Neonatology Questions and Controversies [M]. 3rd ed. Philadelphia: Elsevier, 2018: 289-305
4. Weisz DE, McNamara PJ. Cardiovascular Assessment// Goldsmith JP, Karotkin EH, eds. Assisted ventilation of the neonate [M]. 6th ed. Philadelphia, PA: Elsevier, 2017: 124-140

第十四节　发绀型先天性心脏病的通气策略

发绀型先天性心脏病是指在新生儿期即出现发绀症状的先天性心脏病,表现为中央性发绀,吸氧不能缓解,可为全身持续发绀或上下肢差异性发绀,是危重型的先天性心脏病。常常因为出现低氧血症、心力衰竭及心源性休克而危及生命。常见的疾病有:完全型大动脉转位,极重型法洛四联症,全肺静脉异位引流,三尖瓣闭锁,肺动脉闭锁,永存动脉干,主动脉弓离断,左心发育不良综合征等。

一、发绀型先天性心脏病的病理生理

1. 肺循环和体循环发生异常　在正常心脏,非氧合血被泵入肺(肺循环),在肺循环氧合后被泵入主动脉(体循环),两个循环紧密相接(图 12-14-1)。但是当患者出现心脏发育异常时,未氧合的血液不能通过肺循环氧合而直接进入体循环,或经过肺循环氧合但不能进入体循环而出现发绀,同时体循环的器官不能接受到足够的氧气而产生无氧代谢及酸中毒。

2. 心肌功能不全　发绀型先天性心脏病患儿存在低氧血症,心脏收缩泵的功能在很大程度上依赖心肌细胞有氧代谢通路。严重的低氧血症可导致心肌内高能磷酸盐迅速耗竭,心肌糖原消失以及乳酸堆积。心室肌内自由脂肪酸代谢异常,心房、心室肌内需氧酶活力降低均可导致心肌收缩力下降。同时,长期低氧可造成乳头肌与心内膜下心肌梗死与纤维化。

3. 血液系统改变　发绀型先天性心脏病患儿常有出血倾向,如血肿、皮肤和皮下黏膜紫癜、鼻出血等。造成凝血障碍的机制并不十分清楚,最常见的是血小板减少,正常人血小板的形成是由巨核细胞在流经肺循环时胞质碎片化形成。发绀型先天性心脏病患者常常存在右向左分流,使得肺循环血液减少,流经肺循环的巨核细胞减少

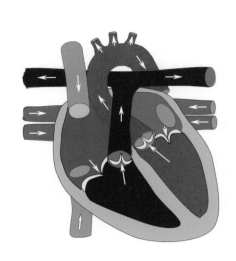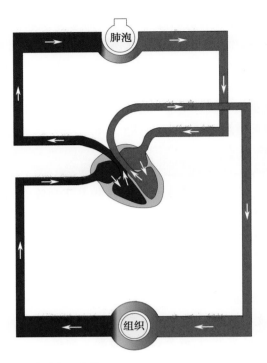

图 12-14-1 正常心脏结构及血液循环示意图

导致血小板减少。长期青紫可造成组织缺氧,通过肾脏释放促红细胞生成素,刺激骨髓生成红细胞增多,血细胞比容升高。

4. **呼吸系统改变** 发绀型先天性心脏病患儿有发育异常的心血管系统,特别是心脏扩大或血管异常导致气管、支气管受压或肺发育不良导致生后出现呼吸困难和呼吸衰竭。心内分流或反流导致肺充血或肺淤血,容易并发肺内感染和肺不张。同时新生儿肺泡间无侧支通道,当小支气管不全梗阻时易发生过度充气,完全梗阻时发生肺泡萎陷,加重肺内分流。肺血多易出现肺水肿,可误诊为肺炎。肺血少可使动脉血氧很低,青紫严重。

二、发绀型先天性心脏病分类

常根据血液循环情况及心室情况进行分类。

1. 根据肺血流量情况可分为肺血流增加和肺血流减少。

(1)肺血流增加:永存动脉干,大动脉转位(transposition of the great arteries,TGA),全肺静脉异位引流(TAPVC),左心发育不良综合征(hypoplastic left heart syndrome,HLHS),单心室,大动脉转位+室间隔缺损(transposition of the great arteries + ventricular septal defect,TGA+VSD)等。

(2)肺血流减少:大动脉转位+肺动脉瓣狭窄(transposition of the great arteries + pulmonary stenosis,TGA+PS),永存动脉干伴肺动脉发育不良,三尖瓣闭锁,肺动脉瓣闭锁(pulmonary atresia,PA)伴右心发育不良,法洛四联症(tetralogy of Fallot,TOF),继发于左向右分流型先天性心血管病,二尖瓣狭窄(mitral stenosis,MS),单心室伴PS,Ebstein 畸形(三尖瓣下移畸形)等。

2. 根据是否依赖动脉导管进行分类

(1)依赖动脉导管供应肺循环:PA 伴室间隔完整(PA/IVS),PA 伴 VSD,PS,三尖瓣闭锁,Ebstein 畸形(三尖瓣下移畸形)。

(2)依赖动脉导管灌注体循环:HLHS,主动脉弓离断,危重型主动脉瓣狭窄。

(3)其他:完全性 TGA,极重型 TOF,TAPVC,永存动脉干。

3. 根据心室情况分类

(1)发生左心室肥厚或增大:永存动脉干,TGA+PS,永存动脉干伴肺动脉发育不良等。

(2)发生右心室肥厚或增大:TGA、TAPVC、HLHS、TOF、MS、PA/IVS、继发于左向右分流型先天性心血管病、肺静脉狭窄等。

三、临床评估方法

1. 发绀型先天性心脏病易合并心力衰竭。

1992 年 ROSS 等提出婴儿心力衰竭严重程度分级计分系统,按分计,0~2 分为无心力衰竭,3~6 分为轻度心力衰竭,7~9 分为中度,10~12 分为重度(表 12-14-1)。

表 12-14-1　婴儿心力衰竭的评分表

评估项目		0	1	2
喂养情况	每次喂奶量	>100ml	70~100ml	<60ml
	每次喂奶时间	<40min	50~60min	—
体检	呼吸	<50 次 /min	50~60 次 /min	>60 次 /min
	心率	<160 次 /min	160~170 次 /min	>170 次 /min
	呼吸形式	正常	异常	—
	末梢充盈	正常	减慢	—
	第 3 心音(S_3)	无	有	—
	肝脏肋下	<2cm	2~3cm	>3cm

2. 高氧实验　引起发绀的低氧血症可能由于通气不足或其他肺部疾病所致。在这些情况下,吸入氧气将会改善动脉血氧分压(PaO_2),这就是高氧试验,能够帮助区别心内固定右向左分流的先天性心脏病和肺部疾病。但需要注意,PDA 依赖的先天性心脏病,吸氧有增加 PDA 关闭的风险。

发绀型先天性心脏病患儿大都在生后数小时至数天出现症状,如果是右心结构畸形,导致含氧量较低的血液直接进入体循环,给予这部分患儿吸氧对于改善低氧血症的作用轻微,甚至完全没有用,如三尖瓣闭锁、肺动脉瓣闭锁、大动脉转位、Ebstein 畸形(三尖瓣下移畸形)等。引起右向左固定分流的其他原因包括导致心内混合或肺动脉血管阻力上升的病变,这类患儿吸入氧气可以在一定程度上改善低氧血症,但通常不会使血氧饱和度和血液氧含量达到最大值。在这些新生儿中测得的 PaO_2 代表心内混合后的血液氧合情况,该 PaO_2 水平取决于流经肺部的血流量,如永存动脉干、TAPVC。

四、发绀型先天性心脏病的治疗原则

1. 纠正酸中毒,特别是乳酸酸中毒。监测血气分析情况,注意乳酸值,了解患者循环状况,维持接近正常的 pH。强调监测动脉血氧饱和度(SaO_2),SaO_2 是反映患儿血流动力学状态和体循环组织供氧是否足够的最佳监测指标,较低的

SaO_2(75%~80%)而 pH 和 $PaCO_2$ 正常提示体 - 肺循环血量基本平衡,可以提供足够的外周组织氧供,而较高的 SaO_2(高于 90%)伴酸中毒提示肺血流量过量和体循环灌注不足。

2. 尽量维持体肺循环的平衡,治疗低心排血量和休克。有明显低氧血症、高碳酸血症、严重心功能不全及休克患儿考虑机械通气。选择合适的机械通气方式,减少新生儿呼吸做功,减少全身氧耗,从而减少心脏负担。呼吸做功被机械通气所替代,可使氧消耗量下降 20%~30%。呼吸支持可改善氧合和二氧化碳潴留,改善肺顺应性,降低肺血管阻力,避免发生持续胎儿血液循环。维持适当的通气量,减少肺不张。但需避免过度通气,可采用允许性高碳酸血症策略。

3. 注意用氧的管理,对依赖动脉导管开放的先天性心脏病(比如主动脉弓离断、左心发育不良综合征、完全型大动脉转位等)在机械通气时尽量避免用氧,避免动脉导管突然闭合导致心源性休克发生,危及患儿生命。

有严重心力衰竭的患儿多有肺水肿,往往动脉血氧分压降低,用氧可增加血液供氧的效能。但对于大量左向右分流先天性心脏病合并心力衰竭的患儿,有时供氧反而使症状加重,氧气可使肺循环阻力下降,增加左向右分流,加重肺水肿。如患儿动脉血氧不低,不必给氧或降低用氧浓度。

4. 予以适当的镇静、镇痛减少耗氧量与循环不稳定性。

5. 及时完善心脏相关检查,请心外科医师会诊评估手术指征。

五、机械通气对心排血量的影响

正压通气对心排血量的影响是相当复杂和难以预判的。正压通气后,胸腔压力增加,静脉回心血量减少,右心前负荷下降,可导致右心排血量下降;总的肺血管阻力随肺容积增加呈"U形"曲线(图12-14-2),如果肺泡过度扩张将引起呼吸机相关性肺损伤,右心后负荷因肺血管阻力升高进一步减少右心排血量。吸气时胸腔正压对心脏也有一定的压迫作用,影响心脏充盈;左心前负荷因直接受右心排血量影响,在正压通气时左心前负荷降低;同时因心室间相互作用,舒张期右室扩张导致室间隔相对左移将减少左室顺应性,进一步减少左室充盈;正压通气可减轻左心后负荷。呼吸支持时需要尽量平衡机械通气参数和血流量(图12-14-3),才有助于更好地治疗患儿。

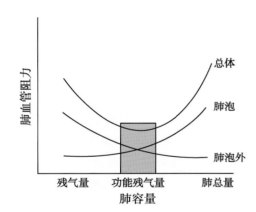

图 12-14-2　肺血管阻力(PVR)与
肺容积关系的示意图

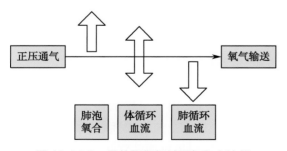

图 12-14-3　最佳平衡机械通气和血流量

氧气输送到组织取决于肺泡通气和氧合(呼吸),以及供给组织的血流。在使用正压通气改善肺泡通气和对全身血流(特别是肺循环血流)的影响之间有一个最佳的平衡,了解正压通气对呼吸、循环系统的影响,有利于更好地管理机械通气的新生儿。

六、发绀型先天性心脏病的机械通气

(一)适应证

1. 无创呼吸支持

(1)患者自主呼吸好,但有轻度心肺功能不全表现时。

(2)有创呼吸机撤离过程中使用。

2. 有创呼吸支持

(1)有严重心肺功能不全的表现,有明显呼吸困难,如气促、发绀、吸气性三凹征、肺部湿啰音等。

(2)心源性休克。

(3)高碳酸血症:$PaCO_2 > 70mmHg$。

(4)严重的低氧血症,血氧饱和度低于75%,同时乳酸值进行性升高者。

(5)频繁呼吸暂停。

(6)肺出血。

(7)无创呼吸支持失败。

(二)通气模式的选择

具体模式选择根据患儿心肺功能的程度和组织器官缺氧的状况进行选择。

1. 新生儿常用的无创通气模式　高流量鼻导管氧疗(HFNC),持续气道正压(NCPAP),双水平气道正压通气(BiPAP)。

当发绀型先天性心脏病患者出现心肺功能的下降时可致肺内渗出增加,气体交换障碍。适量应用PEEP可有效增加呼气末肺容积,促进肺泡复张及肺水重新分布而改善氧合。但PEEP超过$6cmH_2O$可能会引起心排血量的下降,并可导致肺血流由通气较好肺泡向通气不良肺泡的分流,加重通气-血流比例的失调。

若为增加功能残气量、保持呼吸道通畅、减轻肺水肿情况,可选用NCPAP,如肺多血发绀型先天性心脏病患儿。需要增加潮气量,改善肺通气,可选用BiPAP,如合并肺炎、心力衰竭的患儿。

2. 如果患儿氧合情况差,乳酸值有进行性上升趋势,严重的心肺功能不全,或休克发生时,予以气管插管及有创呼吸支持治疗,根据患儿对呼吸机参数的要求选择合适的模式。

（三）呼吸机参数的调节

1. 无创通气模式 高流量鼻导管氧疗（HFNC），经鼻持续气道正压（NCPAP），双水平气道正压通气（BiPAP）。尽量使用较低的氧浓度，依赖动脉导管的发绀型先天性心脏病患儿避免使用氧气。

（1）高流量鼻导管参数设定及调节：高流量鼻导管氧疗是一种经过充分湿化、加温，流量>2L/min，通过鼻塞外联吸氧管道输送高流量混合氧气的无创性呼吸支持模式。HFNC产生的扩张压与氧流量正相关，可以减少吸气阻力和呼吸做功、降低气道压力，减少无效腔通气、改善通气功能。此通气方式舒适度高，耐受性好，护理方便，可降低插管率。可作为在患儿自主呼吸好，心功能情况相对较好，又同时需要一定浓度的供氧并加温、湿化时的治疗方式。流量调节为2~8L/min，湿化温度为37℃。

（2）经鼻持续气道正压参数设定及调节：在患儿自主呼吸好，病情相对不是太危重的情况下使用，初始压力4~6cmH$_2$O，可逐渐升高，一般不超过8cmH$_2$O，气流量一般是6~10L/min。

（3）双水平气道正压参数设定及调节：该模式让患儿的自主呼吸在双压力水平基础上进行，气道压力周期性地在高压力和低压力两个水平之间转换。初始参数为低压水平4cmH$_2$O，高压水平8~10cmH$_2$O，呼吸频率为20次/min，在5~10分钟内逐步增加至合适水平。

2. 有创机械通气 如果患儿氧合情况差，呼吸困难明显，心肺功能差，应积极予以气管插管呼吸支持，根据患儿病情选择同步间隙指令通气（SIMV）、辅助-控制通气（A/C）、高频振荡通气（HFOV）等模式，常频机械通气一般联合容量保证通气（VG）。

（1）同步间歇指令通气：主要用于自主呼吸较好的患儿。初始参数设置为PIP 20~25cmH$_2$O；PEEP 4~6cmH$_2$O，如果合并肺出血时，PEEP可提升至6~8cmH$_2$O；RR 25~40次/min；Ti 0.4~0.6秒，建议联合VG使用，设置Pmax 30cmH$_2$O；V$_T$ 4~6ml/kg。根据患儿病情及血氧饱和度情况，血气分析结果进行调节。

（2）辅助/控制通气：也称为同步间歇正压通气（SIPPV）。患儿无自主呼吸时，完全依赖控制通气，有自主呼吸时辅助通气，但自主呼吸过快时可

发生过度通气，应及时调低参数或更改通气模式。初始参数调节PIP 20~25cmH$_2$O；PEEP 4~6cmH$_2$O；RR 25~40次/min；Ti 0.4~0.6秒；FiO$_2$ 0.4。建议联合VG使用，设置Pmax 30cmH$_2$O；V$_T$ 4~6ml/kg。

（3）高频振荡通气：对于发绀型先天性心脏病合并ARDS、肺出血、PPHN、气漏及常频呼吸机使用疗效不理想的时候可考虑使用。主要调节参数：MAP一般设置为10~15cmH$_2$O，然后调整到使SaO$_2$达理想程度；振幅一般设置为MAP的2倍左右，调整由低到高至患儿环状软骨下、胸廓出现振荡运动，胸部X线片提示肺底于第9肋间；频率（f）5~15Hz，可以根据体重参考初始频率（>2.5kg，8~12Hz；1~2.5kg，12~15Hz；<1kg，15Hz）。

3. 监测 医务人员在床边观察至患儿病情相对稳定。观察有无漏气，人机同步性，观察患儿的呼吸及循环状况；监测血氧饱和度和血气分析是否改善，心脏彩超监测PDA大小等。

（四）机械通气的撤离

原则：在患儿心肺功能改善，呼吸困难相对缓解，肺渗出明显减少，乳酸值监测正常，动脉血气分析相对正常，可逐步降低呼吸机参数，减停镇静镇痛剂，考虑撤离有创呼吸支持或转为无创呼吸支持。若撤机困难，或乳酸值下降困难，氧合极差，心肺功能难以纠正患儿需尽早安排体外循环支持或手术治疗。

七、发绀型先天性心脏病患儿的一般治疗

1. 保暖及体温调节 置于辐射台或暖箱内，方便观察病情和监护治疗，同时适当保暖可降低体循环阻力。对于心力衰竭患儿及肺多血患儿抬高头部体位以减少静脉回流，减轻呼吸时充血增大的肝脏对膈肌收缩的影响。

2. 对于供氧的建议 氧气吸入可以改善血液低氧，扩张肺血管，改善心肌缺血缺氧状况。但是对于动脉导管依赖型的先天性心脏病患儿用氧需谨慎。对于体循环动脉导管依赖型患儿，需避免氧合过高导致肺充血和体循环灌注不足，动脉血氧饱和度维持在75%~85%之间即可，若>85%应降低吸入氧浓度，患儿需要呼吸机辅助通气时，需要调节参数使动脉pH在正常低限，若有肺血过多而体循环灌注不足表现，需进一步镇静、肌松

和控制性低通气以降低动脉 pH。对于肺循环动脉导管依赖型先天性心脏病患儿,若已应用前列腺素 E_1,一旦出现动脉血氧饱和度<75% 或呼吸暂停,应予呼吸机辅助通气;若出现呼吸暂停,但动脉血氧饱和度≥75%,应先降低前列腺素 E_1 剂量[最低至 5ng/(kg·min)]。

3. 适当镇静　对于发绀型先天性心脏病患儿合并有心力衰竭或心源性休克情况时,应让患儿保持安静,减少耗氧量。可以予以苯巴比妥 5mg/(kg·d),分 2 次使用维持镇静。患儿在机械通气出现烦躁时可以考虑予以咪达唑仑 50~100μg/(kg·h)维持。严重者可用吗啡 0.1~0.2mg/(kg·次)静脉或肌内注射。

4. 保证能量供给,同时注意限制患儿液体入量。

呼吸困难、经口喂养不能耐受、严重胃食管反流或进行机械通气的患儿,可以予以胃管鼻饲喂养或空肠喂养,予以高能量肠内营养;肠内营养不能耐受患儿可以予以肠外静脉营养支持。监测患儿每日的出入量情况,限制液体入量(包括口服量)≤120ml/(kg·d),并根据患儿病情适当调整。

5. 维持内环境稳定　监测患儿的血糖、电解质、血气分析情况,维持内环境正常稳定。

6. 维持动脉导管开放　依赖动脉导管开放的发绀型先天性心脏病患儿需要保持动脉导管开放以维持体循环或肺循环血供。避免吸氧,使用前列腺素 E_1。前列腺素 E_1 在生后 2 周内效果最佳,若动脉导管关闭则应用无效。初始剂量 0.05~0.1μg/(kg·min),血氧饱和度>75% 以上且监测乳酸正常,可以将剂量逐渐降至 0.01μg/(kg·min)。严重并发症是呼吸暂停,必要时气管插管机械通气。

7. 降低肺动脉压力

(1)选择性磷酸二酯酶-5 抑制剂引起平滑肌舒张,可降低肺动脉压力,常用药物西地那非,0.5~2mg/(kg·次),6~12h/ 次口服。

(2)阻断内皮素受体降低肺动脉压力,常用药物波生坦,1.5mg/(kg·d),每天 1 次口服,4 周后剂量可加至 3mg/(kg·d),每天 1 次口服。

8. 磷酸二酯酶-3 抑制剂　增加心肌收缩力,同时扩张肺血管。常用药物米力农,负荷量 50~75μg/kg 1 小时内输完,随后予以 0.5~0.75μg/(kg·min)维持,但严重肺动脉或主动脉梗阻性疾病禁用。

9. 利尿剂　减轻心脏前负荷。常用药物:呋塞米 1mg/kg 静脉推注;氢氯噻嗪 1~2mg/(kg·d)和螺内酯 1~3mg/(kg·d)口服,分 2~3 次 /d。

10. 洋地黄制剂　在除外流出道梗阻的情况下,可以予以洋地黄制剂治疗,常用地高辛口服液(50μg:1ml),0.05~0.1ml/(kg·次),每 12 小时使用 1 次,定期监测洋地黄血药浓度,避免洋地黄中毒。

11. β- 肾上腺素受体激动剂　使心肌收缩力增强,心排血量增加。常用药物:多巴胺[4~10μg/(kg·min)],多巴酚丁胺[2~10μg/(kg·min)],肾上腺素[0.05~1.0μg/(kg·min)],异丙肾上腺素[0.05~1.0μg/(kg·min)]。

12. 扩血管药物　降低心脏前后负荷。常用药物:卡托普利[0.1~0.5mg/(kg·次)],每 8~12 小时口服 1 次;硝普钠[0.25~5μg/(kg·min)],静脉维持,新生儿连续使用不超过 48 小时,但左室流出道梗阻的患儿禁用。

13. 一氧化氮吸入(iNO)治疗　iNO 可以降低肺循环阻力,增加前向肺血流。使用前需除外动脉导管依赖的先天性心脏病或严重的左心功能衰竭。

14. 心导管介入治疗　缓解心功能不全,为手术赢得时机。如左心发育不良予以球囊房间隔造口术;重度肺动脉瓣狭窄予以球囊瓣膜成形术;主动脉弓缩窄作为急诊姑息疗法的球囊主动脉成形术。

【经验分享】

1. 对于没有临床表现的发绀型先天性心脏病患儿,可以耐受一定程度的低氧血症,无需机械通气,但应密切监测血气分析,特别注意乳酸水平;动态随访心脏影像学检查,尽早评估有无手术指征和手术时机。

2. 发绀型先天性心脏病患儿有明显心肺功能障碍时,及时予以机械通气,可以保证潮气量、分钟通气量,改善肺内气体交换及减少呼吸做功和氧消耗。

3. 对依赖动脉导管开放的先天性心脏病在机械通气时尽量避免用氧,尽早使用前列地尔维持动脉导管开放,避免动脉导管突然闭合导致心源性休克发生。

4. 机械通气过程中气道正压对呼吸、循环都会产生影响，减少回心血流量，可能增加肺血管阻力，减少右心排血量，导致左心前负荷降低，甚至引起低血压。其中高频通气与间歇正压通气（IPPV）相比，可能对全身静脉回流和心排血量影响更显著，注意调整 MAP 以优化肺泡充气和全身静脉回流。

5. 体外膜氧合（ECMO）作为重要的呼吸、循环支持方法，对治疗无效的心力衰竭、急性心功能失代偿和低心排血量婴儿，可作为手术矫治前后或心脏移植前的过渡。

（刘阳　巨容）

参考文献

1. 邵肖梅, 叶鸿瑁, 丘小汕. 实用新生儿学 [M]. 5 版. 北京: 人民卫生出版社, 2019: 727-732
2. 中华医学会儿科学分会. 新生儿疾病诊疗规范 [M]. 北京: 人民卫生出版社, 2016: 138-143
3. Eduardo Bancalari, Martin Keszler, Peter GDavis. The Newborn Lung [M]. 3rd Edition. 2018: 124-141, 302
4. 韦秋芬, 许靖, 潘新年. 高流量鼻导管氧疗与早产儿呼吸支持 [J]. 国际儿科学杂志, 2016, 43 (3): 230-233, 238
5. Goldsmith, Karotkin, Keszler. Assisted Ventilation of the Neonate [M]. 6th ed. Philadelphia, PA: Elsevier, 2017: 124-140

第十五节　先天性膈疝的通气策略

先天性膈疝（congenital diaphragmatic hernia, CDH）是先天性的膈肌发育不良或缺陷导致腹腔内脏器从膈肌的缺损处进入胸腔，从而致使不同程度的肺发育不良和肺动脉高压的一种严重的先天性疾病。有文献报道，其发病率为 1/5 000~1/2 500，84% 发生在左侧，14% 发生在右侧，双侧罕见，占 2%。后外侧疝最为常见，约占 70%~75%，前部疝约占 23%~28%，中央疝占 2%~7%。CDH 合并其他系统畸形的发生率约为 50%，包括心血管系统畸形（27.5%）、泌尿生殖系统畸形（17.7%）、骨骼肌肉畸形（15.7%）及中枢神经系统畸形（9.8%）。尽管近年来在 CDH 的治疗上取得了一些进展，但 CDH 的死亡率仍然很高，存活者发生长期并发症也很常见。

一、临床特征

（一）病因及发病机制

CDH 的病因尚不清楚，可能是多因素的。50%~70% 的 CDH 为孤立性缺损，其余 30%~50% 的 CDH 为复杂、非孤立的缺损，常与其他系统结构异常、染色体缺陷和 / 或单基因疾病相关。结构异常通常涉及心血管、中枢神经和肌肉骨骼系统。心血管畸形包括室间隔缺损、房间隔缺损、法洛四联症等；中枢神经系统异常包括神经管缺陷、脑积水等；肌肉骨骼系统异常包括多指、并指和肢体缺损等。约 10%~35% 的非孤立性 CDH 与染色体、基因异常有关，包括非整倍体（如 13、18、21-三倍体）、染色体缺失 / 重复、染色体重组、基因缺陷（如 Fryns 综合征）等。此外，环境因素、营养不良、维生素 A 缺乏也被证实和 CDH 相关。

膈疝发生于胎儿肺发育的关键时期，故其临床表现与进入胸腔内的脏器对肺组织发育所造成的病理改变相关。受精后第 3~16 周是肺组织发育的关键时期，此阶段支气管及肺动脉正在形成分支。在受精后第 4~10 周，若胸腹膜皱襞不能正常闭合，导致膈开口，腹腔脏器进入胸腔，形成膈疝，影响肺的发育，可能导致一系列不良后果，包括：①细支气管分支形成减少；②肺动脉树的截断和过度肌化，致使肺血管横截面面积减小，血管结构性重塑及反应性收缩；③肺总量减少，肺发育不全；④肺表面活性物质相关的系统功能发生异常；⑤患侧心脏结构可能发育不全。胸腹膜皱襞不能正常闭合的原因及分子生物学机制尚不明了。

CDH 的解剖学严重程度和病理生理后果取

决于腹腔脏器疝入胸腔的程度和持续时间。胎儿肺受累的严重程度及范围与内脏疝入时的胎龄相关，内脏疝入时的胎龄越小，肺组织受累程度越严重。进入胸腔内的腹腔脏器影响肺发育或持续压迫肺，它的结局取决于最终肺发育的程度和肺通气功能的好坏。在肺发育过程中，进入胸腔内的脏器对肺造成压迫，引起支气管以及肺动脉的分支形成减少，从而导致肺发育不全和肺动脉高压。膈疝侧肺组织发育不全最为严重，但是如果发生纵隔偏移，造成对侧肺组织受压，对侧肺亦会发育不全。肺动脉分支减少，肺动脉肌层增生，肺泡壁增厚，间质组织增生，增加了新生儿持续肺动脉高压（PPHN）发生的风险。

（二）临床表现

CDH 主要表现为腹腔脏器疝入胸腔，压迫肺、心脏，导致出生后不同程度的发绀、呼吸窘迫、呕吐等表现。CDH 常于出生后数小时内出现急性呼吸窘迫表现，呼吸窘迫的严重程度取决于肺发育不全的严重程度以及是否合并新生儿持续性肺动脉高压（PPHN）。出生后的低氧血症和酸中毒，在已经存在的肺动脉肌层增生基础上，诱发反应性血管收缩，使 PPHN 发生的风险增加。若肺发育不全非常严重，可能导致患儿生后不能存活。CDH 患儿体格检查表现为发绀、桶状胸、吸气性三凹征、舟状腹，膈疝侧呼吸音消失和闻及肠鸣音。左侧发生 CDH 的患者心音右移。

（三）辅助检查

1. **胸部 X 线片**　特征性表现为腹部脏器（以含气或液的肠道最常见）进入单侧胸腔，并且肺组织几乎没有充气，有时可见心影移向对侧、对侧肺受压，腹部体积减小（因腹腔内含气肠道减少或消失）。当右侧发生 CDH 时，肝脏可能是唯一的疝入器官，胸部 X 线片上显示为大的胸部软组织包块，腹腔内未见肝脏影。

2. **胎儿胸部超声**　直接征象包括胸腔内有腹腔脏器，间接征象包括羊水过多、心轴异常或纵隔移位。左侧 CDH 的超声特征是在胸腔内见到充满液体的胃和小肠，合并肝疝时，可见心脏水平的均匀肿块，与腹腔内肝脏连续。右侧 CDH 仅有肝脏疝入时超声诊断较难，因为肝和肺的回声相似，若在胸部发现胆囊可诊断右侧 CDH。

3. **胎儿磁共振成像**　可以更好地发现解剖异常，识别肝脏位置和评估胎儿肺容量。

4. **超声心动图**　可以排除合并的心脏结构异常和评估左心室发育程度。

5. 胎儿染色体核型分析和微阵列分析有助于排除染色体异常。

（四）诊断

1. **产前诊断**　在妊娠第 18~22 周，孕妇需接受胎儿解剖结构的常规超声检查，超过 60% 的病例可在检查中初次被诊断，其余病例可能是在以后的检查中偶然被发现。在胎儿胸腔内见到腹部器官即可确诊。

2. **产后诊断**　出生后有呼吸窘迫的足月儿均应考虑 CDH，完善胸部 X 线片检查，结合查体及胸部 X 线片的特征性表现即可诊断。

二、一般治疗

1. **产前治疗**　严重 CDH 的胎儿产前干预的目的是防止肺发育不全和恢复足够的肺生长以提高存活率。胎儿镜气管封堵术是最常采用的治疗方式，通过胎儿镜堵塞胎儿的气管，使胎儿气道分泌物不能排出，分泌物不断积累，促使胎肺膨胀，促进肺发育。此法虽创伤较小，但存在发生胎膜早破、流产及早产、胎盘与胎儿损伤、羊水渗漏及羊膜腔感染、母亲肺水肿和脏器损伤等可能。

2. **术前初始管理**　包括减少心肺压迫，进行心血管及循环支持（补液和正性肌力药），以及常规或高频辅助通气治疗。对支持性医疗干预无效的严重病例可考虑体外膜氧合（ECMO）。确诊病例或疑似病例，应在产房或手术室即开始如下干预：①产房或手术室气管插管通气，避免使用球囊 - 面罩（会导致胃肠道充气和肺压迫）；应予低的吸气峰压（PIP）通气（PIP<25cmH$_2$O），尽量减少插管通气带来的肺损伤；延迟气道充分通气，可能增加缺氧和酸中毒的发生，增加肺动脉高压发生的风险。②插入胃管，持续抽吸，可减轻肺压迫。③脐动静脉置管，用于监测血气、血压、补液和给药。④使用等张液、正性肌力药以及氢化可的松，使平均动脉压维持在 50mmHg 以上。⑤可应用肺表面活性剂，但效果尚不明确。⑥有肺高压者，可在 ECMO 治疗前使用 iNO 及其他血管扩张剂。⑦注意镇静镇痛，可能有利于降低呼吸机设置。

3. **体外膜氧合**　有文献于1977年报道了首例接受ECMO治疗的CDH存活者，但目前还没有随机对照研究证实ECMO在CDH中的效果。如果医院有实施ECMO的条件，可考虑用于常规治疗无效的新生儿（这些新生儿若不行ECMO治疗就无法存活），以改善心肺功能，为手术创造条件，提高手术存活率。

欧洲相关文献推荐ECMO标准：①无法维持导管前$SpO_2 > 85\%$或导管后$SpO_2 > 70\%$；②已经优化呼吸机管理，但呼吸性酸中毒明显（$PaCO_2$增加及pH<7.15）；③需要最大吸气峰压>28cmH$_2$O或平均气道压>17cmH$_2$O才能达到$SpO_2 > 85\%$；④乳酸$\geqslant$5mmol/L和pH<7.15，反映氧气输送不足导致的代谢性酸中毒；⑤全身性低血压，对液体和正性肌力药物治疗反应差，致使尿量<0.5ml/(kg·h)至少持续12~24小时；⑥氧合指数$\geqslant$40持续至少3小时。

4. **手术治疗**　CDH主要的治疗方法是通过手术修补缺损，包括修补膈肌缺损和还纳腹腔脏器。文献报道，新生儿CDH的手术时机分为以下3种：①急诊手术：合并疝嵌顿的新生儿；②亚急诊手术：需尽早手术解除疝内容物对心肺压迫的新生儿；③延期手术：先改善肺功能及降低肺动脉压力，患儿基本情况稳定后再行手术治疗。

三、机械通气

一旦诊断或高度怀疑CDH，应在产房或手术室即进行插管和机械通气，预防胃肠充气膨胀及压迫肺，以促进肺复张，尽量减少已经发育不全的肺继续受损，可以降低并发症发生率和提高存活率。

有报道显示，允许性高碳酸血症和"温和通气"可以增加CDH患儿的存活率。目前广泛接受的通气策略是：维持导管前SpO_2在80%~95%之间，导管后SpO_2在70%以上，并且$PaCO_2$水平在50~70mmHg（允许性高碳酸血症）之间。新生儿出生后的前2小时内，导管前SpO_2低至70%水平是可以接受的，但前提是它们逐渐改善，有令人满意的器官灌注（pH>7.2），且通气良好（$PaCO_2 < 65$mmHg）。之后，导管前SpO_2应维持在85%~95%之间。但在特殊情况下，只要pH>7.2，乳酸<5mmol/L和尿量>1ml/(kg·h)，表示器官被

充分灌注，就可以接受低至80%的SpO_2水平，导管后SpO_2应维持在70%以上，以上述SpO_2为指导，降低FiO_2可以避免氧中毒。

国外随机对照研究发现：相对于高频通气，生后即通过常规机械通气（CMV）进行通气的CDH患儿，机械通气时间明显缩短，对iNO或西地那非的需求较少，需要血管活性药物持续治疗的时间较短，对ECMO的需求也较少，因此建议：①CMV是最佳的初始通气策略。②压力控制通气：初始设置为PIP<25cmH$_2$O和PEEP为3~5cmH$_2$O；呼吸频率为40~60次/min。③$PaCO_2$的目标值应在50~70mmHg之间。④调整呼吸机参数，达到导管前SpO_2在80%~95%之间，导管后SpO_2在70%以上。⑤稳定后，如果导管前SpO_2高于95%，则减少FiO_2，只要$PaCO_2 < 50$mmHg，就可以降低呼吸频率或PIP/PEEP。⑥如果常规机械通气失败，PIP>28cmH$_2$O才能使$PaCO_2$和PaO_2在目标范围内，应考虑其他方式（如高频振荡通气或ECMO）抢救治疗。

【经验分享】

诊断或高度怀疑CDH的患儿，生后应避免使用球囊-面罩进行通气，以减少胃肠道充气对肺的压迫。应在产房或手术室即进行插管和机械通气，以促进肺复张；留置胃管并进行胃管减压，预防胃肠充气膨胀及压迫肺。

（李　彪　叶正蔚）

参考文献 ·······························

1. 孙滨，马丽霜. 先天性膈疝的诊治进展[J]. 中华小儿外科杂志，2019, 40 (2): 184-188

2. Canadian Congenital Diaphragmatic Hernia Collaborative, Puligandla PS, Skarsgard ED, et al. Diagnosis and management of congenital diaphragmatic hernia: a clinical practice guideline [J]. CMAJ, 2018, 190: E103

3. Snoek KG, Reiss IK, Greenough A, et al. Standardized Postnatal Management of Infants with Congenital Diaphragmatic Hernia in Europe: The CDH EURO Consortium Consensus-2015 Update [J]. Neonatology, 2016, 110 (1): 66-74

4. Snoek KG, Capolupo I, van Rosmalen J, et al. CDH EURO Consortium: Conventional mechanical ventilation

versus high-frequency oscillatory ventilation for congenital diaphragmatic hernia: a randomized clinical trial (the VICI-trial)[J]. Ann Surg, 2015, Epub ahead of print
5. Guner Y, Jancelewicz T, Di Nardo M, et al. Management

of Congenital Diaphragmatic Hernia Treated With Extracorporeal Life Support: Interim Guidelines Consensus Statement From the Extracorporeal Life Support Organization [J]. ASAIO J, 2021, 67 (2): 113-120

第十六节　体外膜氧合期间的通气策略

体外膜氧合(extracorporeal membrane oxygenation, ECMO)是一种对严重可逆性心肺功能衰竭的患者在常规治疗无效情况下进行的挽救性治疗措施,其原理(图 12-16-1)是通过动静脉插管,将血液从体内引流到体外,经人工膜肺氧合后,再经泵将氧合血灌注入体内,维持机体各器官的供血和供氧,使患者心肺得以充分的休息,为心肺功能的恢复和治疗赢得宝贵的时间。根据支持方式的不同分为静脉 - 静脉 ECMO(venovenous ECMO, VV-ECMO)和静脉 - 动脉 ECMO(venoarterial ECMO, VA-ECMO)。

一、新生儿体外膜氧合的应用

尽管 ECMO 最初用于成人,但它在治疗危重新生儿呼吸衰竭方面最为成功。从 1975 年胸外科医生罗伯特·巴特利特(Robert Bartlett)成功运用 ECMO 治愈一名胎粪吸入综合征(MAS)患儿开始,ECMO 在新生儿呼吸衰竭中的应用价值逐渐得到人们的认识,截至 2020 年 1 月,国际体外生命支持组织(extracorporeal life support organization, ELSO)登记的新生儿 ECMO 患者已有 43 250 名,其中因呼吸原因进行 ECMO 治疗

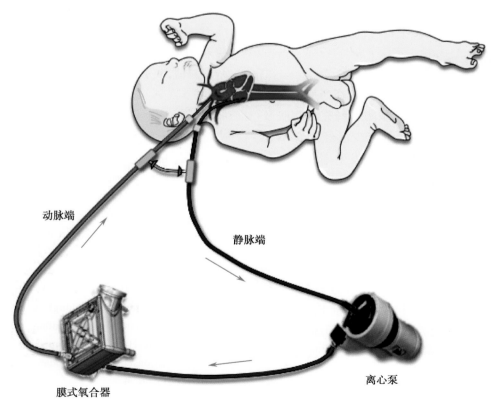

动脉端

静脉端

膜式氧合器

离心泵

图 12-16-1　新生儿 VA-ECMO 示意图

的患者有 32 385 名,治愈率为 73%,ECMO 已经成为常规治疗失败的呼吸衰竭或休克新生儿的有效救治手段。虽然近年来随着吸入一氧化氮、肺泡表面活性物质、高频辅助通气等技术的应用,新生儿 ECMO 患者相对有所减少,但是每年仍约有 800 名新生儿进行 ECMO 治疗。

新生儿进行 ECMO 治疗的常见疾病包括先天性膈疝(CDH)、MAS 和新生儿持续性肺动脉高压(PPHN),约占新生儿呼吸性 ECMO 病例的 75%,其他还包括败血症(10%)、呼吸窘迫综合征(5%)和"其他疾病"(9%)。新生儿呼吸衰竭 ECMO 指征:①氧合指数(oxygenation index,OI)>40 大于 4 小时(式 12-16-1);② OI>20 大于 24 小时或呼吸困难持续恶化;③急剧恶化的严重低氧性呼吸衰竭(PaO$_2$<40mmHg);④进行性肺动脉高压伴有右心衰竭的表现或持续大剂量的正性肌力药。

$$OI = \frac{MAP \times FiO_2 \times 100}{PaO_2}$$

式 12-16-1　OI 计算公式

注:MAP:平均气道压;FiO$_2$:吸入氧浓度;PaO$_2$:导管后动脉氧分压。

新生儿呼吸系统 ECMO 绝对禁忌证包括致命的染色体异常、不可控制的凝血功能障碍、Ⅲ~Ⅳ级的颅内出血、不可逆的器官损害(除非考虑器官移植)。相对禁忌证包括出生体重<2kg、孕周<34 周、机械通气>10~14 日。

ECMO 治疗期间,虽然膜式氧合器可进行有效的血液氧合和二氧化碳清除,呼吸机的气体交换作用很少或可以忽略不计,但是大多数的 ECMO 中心在 ECMO 治疗期间仍给予患者机械通气支持,原因包括:防止肺泡过度塌陷,维持肺组织呼吸功能,促进损伤肺组织的愈合,以及一定程度的气体交换作用。

二、新生儿 ECMO 治疗期间的呼吸管理

由于 ECMO 治疗期间血液的氧合和二氧化碳的清除主要由膜肺完成,此时机械通气的主要任务由呼吸支持向保护肺组织转变,因此机械通气参数设置原则是使肺部在疾病的急性炎症阶段得到休息,避免呼吸机相关性肺损伤的发生。ECMO 期间的机械通气设置因不同模式、不同阶段、不同疾病状态也不尽相同。

1. **ECMO 上机后**　当患者依靠 ECMO 稳定下来,无论是 VV 模式还是 VA 模式,呼吸机的参数都可以迅速下调来达到"肺休息"的目的,可以通过下调潮气量、呼吸频率、吸入氧浓度等来实现,此时的呼吸机参数通常称为"休息设置"。ECMO 治疗期间呼吸机参数的设置与常规机械通气时的设置有很大区别,为非 ECMO 支持的呼吸衰竭患者建立的"肺保护通气策略"可能不适用于需要 ECMO 支持的更严重的呼吸衰竭患者,因此有学者提出"超肺保护通气"治疗策略,即以较低的潮气量、平台压、呼吸频率以及较高的 PEEP 为主要特征的通气策略,已有多项研究显示"超肺保护通气"策略可以减少 ECMO 治疗期间的呼吸机相关性肺损伤。

(1)潮气量、平台压设置:Frank 等通过动物实验发现在 PEEP 水平相同的情况下,潮气量从 12ml/kg 降至 6ml/kg 再降至 3ml/kg,减少了肺水肿和肺损伤,增加了对肺泡上皮的保护。Pham 等人的研究表明,ECMO 治疗第一天平台压的减少与死亡率的降低是独立相关的;同样,在一项国际多中心研究发现接受 ECMO 治疗的患者的死亡率预测因素之一是进行 ECMO 治疗之前的平台压>30cmH$_2$O。虽然没有大型临床随机对照研究来证实,目前仍建议接受 ECMO 治疗的患者采用超肺保护通气策略,即小潮气量(<4ml/kg)和低平台压(≤25cmH$_2$O)通气治疗。

(2)PEEP 设置:当潮气量及平台压降低时,可能会增加肺不张的发生,导致肺部的通气血流比例失调,这时就需要较高的 PEEP 来保持气道的开放,防止肺泡塌陷,但过高的 PEEP 可以抑制静脉回流,影响 ECMO 的静脉引流量,同时也会增加右心室的后负荷,加重右心室功能障碍,延缓心脏功能的恢复。

(3)吸入氧浓度:为了限制对肺组织的氧毒性损伤,吸入氧浓度也应降低到能维持动脉血氧饱和度>85% 的最小值。VA-ECMO 心脏支持的患者,根据临床情况适当调节 FiO$_2$,有利于改善冠状动脉中血液的氧含量,从而改善心肌的氧供。

(4)呼吸频率:快速的呼吸频率可能会增加肺部的机械应力,因此 ECMO 治疗期间呼吸机的呼吸频率也应尽量减少,一般设置在 4~30 次/min。

ELSO 建议新生儿 ECMO 治疗期间 VV 模式的休息设置通常高于 VA 模式的休息设置。经典的 VA 模式休息设置是：PIP 15~20cmH$_2$O；PEEP 5cmH$_2$O；RR 15~20 次 /min；FiO$_2$ 0.21。经典的 VV 模式休息设置是：PIP 15~25cmH$_2$O；PEEP 5~10cmH$_2$O；RR 20~30 次 /min；FiO$_2$ 0.30~0.50。目前 ELSO 指南建议新生儿 ECMO 支持下肺休息设置是：PIP 15~22cmH$_2$O；PEEP 5~8cmH$_2$O；RR 12~20 次 /min；Ti 0.5 秒；FiO$_2$ 0.21~0.30。通气模式一般使用常频模式，可采用控制通气（CMV）、同步间歇指令通气（SIMV）、气道压力释放通气（APRV）等，病情好转后可采用压力支持通气（PSV）。

2. **ECMO 治疗中** ECMO 治疗期间应每 6~12 小时监测患者动脉血气及氧合器前、后血气，根据血气分析调节呼吸机参数设置。当 ECMO 的流量不能满足患者气体交换需求时，要检查原因，必要时可以通过调节呼吸机参数来进行补充。ECMO 治疗期间在需要更换系统、更换部件、需要暂时切断 ECMO 血流或发生紧急情况时，也需要提高呼吸机参数设置。

ECMO 治疗期间应注意监测患者呼吸音和呼吸运动的变化，每天拍 X 线片了解肺部病变恢复情况，及时发现不张、塌陷、气胸等情况。当发生气胸时，需要下调呼吸机参数（PIP 及频率），直到没有明显的气漏，根据气漏的严重程度和恢复情况（通常是 24~48 小时后）决定是否进行肺复张，发现气胸时避免常规胸腔穿刺抽气和胸腔闭式引流。ECMO 期间的气道管理与 NICU 患者基本相同，包括气道或气管内吸引、改变体位、雾化治疗、支气管灌洗等，但应注意避免深部吸引、经鼻负压吸引等，以免引起气道或肺出血的发生。建议每 4~6 小时进行气管内吸引，注意吸引物颜色的变化，当遇到肺出血时，需要提高呼吸机参数（PEEP 及 PIP），同时限制吸引频率，下调抗凝药物剂量，提高血小板水平及滴注稀释的肾上腺素等处理。

俯卧位通气可以在需要长时间 ECMO 治疗的患者中应用，俯卧位通气可以减少压疮的发生，改善后肺的通气，改善肺顺应性，提高通气血流比例，但俯卧位通气时应注意避免管路脱出或扭曲。

ECMO 治疗期间撤离有创呼吸机适用于部分长期 ECMO 依赖的慢性呼吸衰竭患者、心脏 ECMO 患者及心肺移植等待阶段的 ECMO 患者，

撤离呼吸机可以减少呼吸机相关性肺炎的发生，减少镇静剂的使用，减少患者的不适，在成人及儿童中有应用，但在新生儿中应用很少，肺部分泌物清除障碍、肺不张的发生以及预防紧急情况可能是主要的原因，其在新生儿中应用的安全性及有效性仍待研究。

3. **ECMO 撤离时** 根据血气、心肺体征、胸部 X 线片及心脏超声等相关辅助检查全面评估患者的心肺功能，当心肺功能明显好转，提示撤离 ECMO 的可能时，可逐渐减少 ECMO 的支持作用，在撤离过程中或停机后需要上调呼吸机参数，以能维持患者的正常血气的最低有效设置进行设置。

【注意事项】

1. ECMO 治疗期间机械通气的原则是使肺部在疾病的急性炎症阶段得到休息，避免呼吸机相关性肺损伤的发生。

2. 建议接受 ECMO 治疗的患者采用超肺保护通气策略，即小潮气量（<4ml/kg）和低平台压（≤25cmH$_2$O）通气治疗。

3. 在 ECMO 治疗期间通常需要较高的 PEEP 来保持气道的开放，防止肺泡塌陷，但应注意高 PEEP 对静脉引流和心功能的影响。

4. ECMO 治疗期间应注意监测患者肺部病变和肺力学变化。

5. 俯卧位通气可以改善 ECMO 患者后肺的通气，改善肺顺应性，提高通气血流比例。

6. ECMO 治疗期间应避免深部吸引、经鼻负压吸引等，以免引起气道或肺出血的发生。

【经验分享】

1. 虽然有许多关于 ECMO 支持期间机械通气策略的研究，但目前关于 ECMO 治疗期间呼吸机参数的设置，不同 ECMO 中心有不同的标准和习惯，对于 ECMO 期间最佳的机械通气设置仍缺乏共识及指南建议。

2. 随着 ECMO 技术应用的增加，迫切需要更多的研究来确定在 ECMO 期间机械通气的最佳策略及其对患者预后的影响。

（张小龙 巨 容）

参考文献 ·······························

1. 中国医师协会新生儿科医师分会,《中华儿科杂志》编辑委员会. 新生儿呼吸衰竭体外膜肺氧合支持专家共识 [J]. 中华儿科杂志, 2018, 56 (5): 327-331

2. Wild KT, Rintoul N, Kattan J, et al. Extracorporeal Life Support Organization (ELSO): Guidelines for Neonatal Respiratory Failure [J]. ASAIO J, 2020, 66 (5): 463-470

3. 傅益永, 悦光, 巨容, 等. 体外生命支持组织: 新生儿呼吸衰竭指南 [J]. 发育医学电子杂志, 2021, 9 (3): 161-168

4. López Sanchez M. Mechanical ventilation in patients subjected to extracorporeal membrane oxygenation (ECMO)[J]. Med Intensiva, 2017, 41 (8): 491-496

第十三章

新生儿转运中的呼吸支持

新生儿转运（neonatal transport，NT）的目的是将在不具备救治能力医疗单位的危重新生儿安全及时地转运至有救治条件的 NICU 进行治疗。危重新生儿因病情需要往往需呼吸支持，如何在转运过程中做好呼吸支持工作，保障转运安全是我们需要面对的问题。国外的新生儿急救转运系统（newborn emergency transport service，NTS）起步早，已经有相对完善的体系。在 2012 年日本全国二级、三级围产医学中心的调查中，共转运新生儿 11 318 人次，约占新生儿住院患者的 20%。在 2014 年意大利全国的调查中，转运新生儿 6 387 人次，其中有 522 个胎龄 <28 周的患儿。近年来随着我国分级 NICU 的建立、各级新生儿协作网的建立，新生儿转运正在逐步规范和成熟。中国医师协会新生儿专业委员会于 2013 年提出《中国新生儿转运指南》，并于 2017 年对该指南进行更新及完善，制定了《新生儿转运工作指南（2017版）》。虽然我们强调宫内转运，但是新生儿院际转运仍然是 Ⅲ 级 NICU 的一项重要工作。一个完整的新生儿转运团队需要有完善的转运流程、优秀的医护人员、先进的转运设备，国内部分单位已经具备 ECMO 转运条件。

新生儿转运包含了院内转运和院际转运。院内转运多指新生儿从产房、手术室转运至 NICU，NICU 患儿因病情需要外出行 CT、MRI 等检查，或者需院内转科治疗例如转手术室等。虽然院内转运路程短，风险相对低，但转运前也应作好各种准备，全面评估病情，相关科室间进行充分沟通并建立绿色通道。院际转运尽量采用主动转运模式，按《新生儿转运工作指南（2017 版）》制定转运流程，提高转运成功率，下面重点介绍院际转运。

一、转运前准备

（一）转运团队

由新生儿专科医师、注册护士、呼吸治疗师等组成 2~3 人的转运团队，要求掌握如下技术：①识别潜在的呼吸衰竭，掌握气管插管、气囊加压通气、CPAP 及机械通气技术；②建立周围静脉通道，如穿刺和置入导管、脐血管插管；③胸腔穿刺排气和引流；④识别早期休克，正确进行输液及纠正代谢异常如酸中毒、低血糖等；⑤特殊治疗：如窒息复苏、脓毒症休克、惊厥及外科有关问题的处理；⑥熟悉急救用药的剂量和方法、掌握肺泡表面活性物质（PS）替代治疗的技术；⑦掌握转运所需监护、治疗仪器的应用和数据评估，若进行空中转运还要求接受航空医学的训练。

（二）常用转运用品及急救药品

见表 13-0-1，值班转运团队应每天做好交班和保养记录，确保各种转运设备功能完整和转运药品齐备、有效，保证转运途中救治工作的需求。每一位参与转运的医生都必须掌握转运呼吸机的使用和可能的治疗方式。在接收到新生儿转运电话后，需要快速了解患儿病情，评估患儿可能需要的呼吸支持强度，根据评估结果准备可能需要的额外物品或机器，例如准备一氧化氮治疗仪、亚低温治疗仪甚至增加隔离防护用品数量（隔离服、医用防护口罩、护目镜、一次性手套、帽子、鞋套等）等，并增加转运团队人员或者调整能力合适的人员，有条件的单位甚至需要启动 ECMO 转运团队。

（三）转运前患儿的评估及处理

1. **全身评估及初步稳定** 对于危重新生儿在转运前要仔细评估，并进行相应治疗使患儿尽可能达到初步稳定，与法定监护人沟通病情并告知转运风险，征得同意后才能转运。可采用 STABLE 或者 TOPS 的模式在转运前对患儿进行处理（表 13-0-2）。

表 13-0-1 危重新生儿转运推荐的转运设备和药物基本配置

转运设备		药物配置
基本设备	**便携设备**	
转运暖箱	喉镜及各型号镜片	5%、10%、50% 葡萄糖注射液
转运呼吸机	气管导管	生理盐水
心电监护仪	吸痰管和胃管	盐酸肾上腺素
脉搏氧监护仪	吸氧管	5% 碳酸氢钠
微量血糖仪	复苏囊及各型号面罩	硫酸阿托品
氧气筒（大）	输液器	多巴胺
负压吸引器	静脉注射针	利多卡因
便携氧气瓶	胸腔闭式引流材料	呋塞米
输液泵	备用电池	甘露醇
T 组合复苏器	听诊器	苯巴比妥钠注射液
急救箱	固定胶带	肝素钠
空氧混合仪	体温计	灭菌注射用水
	无菌手套、快速手消毒液	皮肤消毒制剂
	吸氧头罩或面罩	前列地尔
	喉罩	米力农
	避光输液全套管路	枸橼酸咖啡因

表 13-0-2 STABLE 模式和 TOPS 模式

转运前处理模式	具体内容
STABLE 模式	① S（Sugar and Safe care，血糖和安全护理）：维持患儿血糖稳定在正常范围，根据血糖监测结果调节糖速，及时纠正低血糖；如果需要脐静脉置管，还包括安全置入和使用脐静脉插管 ② T（Temperature，体温）：保持患儿体温稳定，必要时持续肤温或肛温监测。达到亚低温治疗指征的患儿，可以进行主动或被动亚低温治疗 ③ A（Airway，气道）：包括查体、呼吸窘迫病因分析、胸部 X 线片、血气分析和处理，以及气胸的处理，呼吸机初始参数设置与调节；确保气道通畅，维持有效通气 ④ B（Blood pressure，血压）：重点是休克的早期发现、分类和处理。观察休克的临床表现，熟悉基础心脏生理学（心肌收缩力、前负荷、后负荷）知识，及时给予液体复苏和血管活性药物（多巴胺、多巴酚丁胺）维持血压稳定，积极治疗原发病 ⑤ L（Laboratory studies，实验室检查）：完善血培养、血常规、CRP 检查，监测血气分析、血糖，维持患儿水、电解质及酸碱平衡 ⑥ E（Emotional support，情感支持）：向患儿法定监护人讲明目前患儿病情及转运途中可能会发生的各种意外情况，征得其同意并签字后及时转运

转运前处理模式	具体内容
TOPS 模式	① T（Temperature，体温）：在转运前纠正低体温（例如：辐射台、棉被或衣物保暖） ② O［Oxygenation（airway and breathing），氧合］： 气道：是否通畅，分泌物多不多，必要时吸痰，固定好气管导管，并做好标记 呼吸：评估呼吸困难情况，评估患儿是否需要呼吸支持或机械通气；查看最近的血气分析和胸部 X 线片；如果已插管或胸腔闭式引流，检查气管导管或胸腔闭式引流管位置；适当调节呼吸机参数；决定是否需要使用 PS（注意使用 PS 后肺顺应性明显好转，及时下调呼吸机参数，避免通气过度） ③ P（Perfusion/circulation，灌注 / 循环）：评估心率、血压、尿量；检查静脉通道和输注的所有液体和药物，并根据需要适当调整；固定好所有管路 ④ S（Sugar，血糖）：监测血糖，血糖 <2.6mmol/L，静脉维持糖速 6mg/（kg·min）及以上；血糖 < 2.2mmol/L，静脉立即缓推 10% 葡萄糖注射液 2ml/kg；根据动态监测血糖结果适当调整糖速

2. 呼吸支持方式的选择　转运团队到达当地医院后，根据病情选择呼吸支持方式。由于转运途中救治监护条件的限制，应该适当放宽机械通气指征，新生儿转运中使用的呼吸支持模式见表 13-0-3，各模式的适应证、禁忌证及参数设置详见相关章节。

表 13-0-3　新生儿转运中使用的呼吸支持模式

无创呼吸支持	①头罩或箱内供氧 ②低流量鼻导管供氧，气体流速 <2L/min ③加热湿化高流量鼻导管供氧（HHFNC），气体流速 ≥ 2L/min ④持续气道正压（CPAP） ⑤无创间歇正压通气（NIPPV） ⑥无创高频通气（NHFV）
有创呼吸支持	①常频机械通气（CMV），参数包括：吸气峰压（PIP）、呼气末正压（PEEP）、呼吸频率（RR）、吸呼比（I：E ratio）、吸入氧浓度（FiO_2） ②高频机械通气（HFV），参数包括：平均气道压（MAP）、振幅、频率、吸入氧浓度（FiO_2）

（四）转运中的处理

前述一切准备就绪后启动转运。转运中最好有家属陪同，便于随时医患沟通。转运中的治疗和呼吸机参数调节要实时记录。保持与接诊科室的通信畅通，告知途中情况及预计到达时间，建立好入院时绿色通道。

二、新生儿常见疾病的转运

1. 新生儿重度窒息　转运前重点评估是否合并脑损伤，呼吸循环是否稳定，酸中毒及血糖情况。合并惊厥的患儿先止惊治疗，注意大部分止惊药物都有呼吸抑制作用，应注意用药量和推注速度，避免呼吸抑制发生；评估呼吸情况，适当放宽指征予以气管插管机械通气，由于重度窒息患儿可能存在中枢性呼吸抑制，肺部病变可能并不严重，呼吸机参数应偏低以避免过度通气。如果被转运患儿达到亚低温使用指征，且可能错过最

佳亚低温治疗时机时，配合使用亚低温治疗仪主动降温是首选。如果医疗条件有限，部分患儿尚需进一步观察病情以确定是否开始亚低温治疗时，可以选择被动降温。对循环不稳定患儿监测血压，予以适当扩容，酌情使用血管活性药物。酸中毒患儿谨慎使用碳酸氢钠，转运途中注意维持血糖稳定。

2. 呼吸系统疾病

（1）新生儿呼吸窘迫综合征：根据胎龄及临床表现，高度考虑 NRDS 的患儿在转运前尽早使用 PS，可以选择 INSURE 技术，使用 PS 后肺顺应性明显改善，注意有无堵管、气管导管移位，通气时注意避免肺过度膨胀，警惕容量伤、气漏综合征和肺出血。根据病情可选择在无创或有创呼吸机支持下转运，严格控制吸入氧浓度。如果选择无创呼吸支持转运，极早产儿在转运前可以使用枸橼酸咖啡因兴奋呼吸中枢；如果无创呼吸支持设置

参数较高,如 PEEP>6cmH$_2$O 且 FiO$_2$>0.3,或频繁呼吸暂停时需要改有创机械通气。转运过程中注意保暖,控制输液速度,维持血糖稳定,注意避免大幅度颠簸,特别是超早产儿,注意预防颅内出血的发生。

(2)急性呼吸窘迫综合征:采用呼吸机辅助通气转运,转运前对原发疾病适当处理,例如抗感染、纠正休克、控制心力衰竭等。必要时在转运前使用 PS,可能对病情稳定有一定帮助。

(3)胎粪吸入综合征:转运前再次清理气道并评估有无气漏综合征,是否使用 PS 或生理盐水进行气道灌洗尚有争议。在转运途中患儿发生氧饱和度不能维持要警惕合并气胸,必要时进行诊断性胸腔穿刺,甚至胸腔闭式引流。呼吸机参数要求高,上下肢血氧饱和度差异,需警惕合并 PPHN,可酌情给予 NO 吸入治疗。

(4)肺出血:大量肺出血是极其危重的情况,转运风险也比较大。考虑肺出血可能时,尽早进行气管插管呼吸机治疗;气道血性分泌物太多影响气体交换,需适当吸引保持气道通畅;PEEP 和 MAP 倾向于偏高值,起到压迫止血的作用;可以用 1∶10 000 肾上腺素 0.1~0.5ml/kg 气管内注入,收缩局部血管减少出血;转运前需稳定循环,可予生理盐水扩容,必要时输注红细胞悬液纠正贫血和补充血容量以及输注新鲜冷冻血浆补充凝血因子。需要注意肺出血常常伴随 ARDS、PPHN,让治疗变得更加困难,必要时可谨慎使用 PS 和 iNO。途中应注意是否有新鲜出血堵塞气道或者血痂形成造成堵管,还应根据患儿情况实时调整呼吸机参数,严重患儿吸入氧浓度常常>60%。

(5)呼吸暂停:转运前评估呼吸暂停程度,可以使用枸橼酸咖啡因(20mg/kg),频繁呼吸暂停可以给予机械通气,此类患儿肺部病变可能并不严重,呼吸机参数应偏低以避免过度通气,转运途中密切监测和观察病情。

(6)先天性膈疝:产前诊断者最好宫内转运,转入有三级 NICU 和儿外科的医院分娩;产后确诊者,有呼吸困难表现需在气管插管机械通气下转运,并留置胃管胃肠减压,合并肺发育受限的患儿呼吸机参数常较高,甚至需 iNO 或 ECMO 转运。

(7)气胸:新生儿气胸常伴随其他肺部疾病,特别是胎粪吸入综合征。早期症状不明显,可能出现病情突然恶化。临床常表现为对 FiO$_2$ 需求增加、呼吸音不对称、胸廓饱满且不对称、心音低钝等,胸部 X 线片、床旁 B 超有利于确诊,必要时行胸腔诊断性穿刺。转诊医师必须掌握判断气胸加重和胸腔穿刺抽气的方法。转运前需评估气胸严重程度,是否为张力性气胸。张力性气胸或中至大量气胸需在转运前行胸腔闭式引流,避免途中出现气胸加重、呼吸困难、循环不稳定等危急情况,转运途中注意保持胸腔闭式引流管引流通畅,观察引流管有无气泡冒出或水柱波动;如果为少量气胸,患儿在鼻导管、头罩或箱内供氧下呼吸困难不明显,可以在密切监护下转运,转运途中配备胸腔闭式引流装置备用。空中转运(特别是直升机转运时)需要注意,少量气胸随着海拔升高可能会加重,理论上海拔每升高约 305m 气体会扩张 3%。

3. 心血管系统急症

(1)新生儿持续肺动脉高压:围产期的窒息、MAS、NRDS、败血症等多种疾病均可诱发急性缺氧导致 PPHN 的发生,在新生儿救治过程中,需要最佳的机械通气(常频或高频通气)、PS、iNO 等治疗,个别患儿甚至需要 ECMO。如果当地医院条件不够,就需要由经验丰富的团队转运患儿到三级 NICU,转运途中可以使用 NO 治疗仪联合呼吸机治疗,使用指征详见第十二章第十节。危重新生儿肺循环阻力和体循环阻力之间的平衡很微妙,小的刺激(比如动脉穿刺、吸痰操作等)可能诱发 PPHN,表现为血氧饱和度不稳定或突发严重的低氧血症。转运途中有 PPHN 风险或诊断 PPHN 的患儿,需要同时监测导管前后血氧饱和度。

(2)休克:转运前予扩容纠酸,合理选择血管活性药物,稳定循环和血压。可以适当放宽机械通气指征,转运过程中要注意循环变化、注意保暖,警惕合并肺出血。

(3)先天性心脏病:呼吸困难明显者选择在呼吸机支持下转运,尽量在转运前完善心脏彩超,明确是否为导管依赖性先天性心脏病,无法明确者需限制吸入氧浓度;若为导管依赖性先天性心脏病,避免吸氧,使用前列地尔[0.05~0.1μg/(kg·min)]维持动脉导管开放,注意其副作用有低通气、呼吸暂停等。

4. 新生儿坏死性小肠结肠炎 转运前需详细了解患儿病情，评估发生休克、呼吸暂停、呼吸衰竭等病情变化的可能性。如若患儿病情进展迅速，可适当放宽机械通气指征，在机械通气下进行转运。转运中呼吸机参数设置不宜过高，注意留置胃管胃肠减压，引流胃内的气体和液体。

三、转运方式

应该根据转诊医院和地区的条件、紧急程度、距离和天气等情况决定转运方式，包括救护车转运、高铁转运、空中转运，每种转运工具都有各自的优缺点。

1. 救护车转运 转运半径一般以200~400km为宜。优点包括：受天气影响小；空间相对更宽敞；在转运过程中患儿病情恶化，可以紧急在安全区域停车抢救或将患儿转运到就近医院。缺点包括：交通拥挤时可能延长转运时间，自然灾害道路损毁、交通中断时不适于救护车转运。

2. 高铁转运 中国高铁网络全球领先，是一种新兴的转运方式，还需进一步规范。适合中远距离转运，减少转运途中消耗的时间。优点包括：高铁较救护车和空中转运平稳；空间相对宽敞便于操作和护理；速度快。缺点包括：高铁站距离转、接医院的路程需要救护车转运且需要提前安排好行程，增加搬运风险；自然灾害道路损毁，也可能影响高铁转运。

3. 空中转运

(1) 固定翼飞机转运：转运距离远。优点包括：一般固定翼飞机具有对机舱加压的能力，减轻海拔对呼吸的影响。缺点包括：需要配置相应的医疗团队、设备，妥善固定医疗设备，解决电源及医用气体存放和使用安全；另外还有费用高、需要多部门协调管理、机场距离两边医院的距离需要救护车转运且需要提前安排好行程。

(2) 直升机转运：转运半径为250~330km，甚至更远。优点包括：转运时间可以缩短到救护车所需时间的1/4~1/3；不受地面交通障碍限制。缺点包括：费用高、需要停机坪、受恶劣天气影响、受人员和设备总重量限制、噪声和震动很大不利于评估病情和处理、受海拔变化对呼吸的影响等。

四、转运过程中转运呼吸机联合其他的治疗

1. 吸入一氧化氮（iNO）治疗 20世纪90年代多个随机对照研究证实了iNO用于近足月和足月新生儿低氧性呼吸衰竭和肺动脉高压的安全性和有效性，证实其可以改善氧合和降低ECMO使用需求。PPHN患儿转运途中持续使用iNO很重要，如果当地医院没有NO治疗仪，转运团队需携带NO治疗仪联合呼吸机使用；约30%~40%的患儿对iNO无反应需要转运到ECMO中心，在不具备ECMO转运条件时，需要在iNO联合呼吸机下转运患儿至ECMO中心，突然停用iNO可能导致病情恶化。Lowe等报道在转运严重低氧性呼吸衰竭和/或PPHN的危重新生儿时，转运前就开始使用iNO相比转运后在接收医院再用，能减少ECMO需求，减少住院时间和提高存活率。由于救护车空间狭小，转运途中需要注意将使用后产生的废气排出车外，避免对人员产生危害。Gien等新生儿转运使用iNO的指征主要是诊断PPHN，并除外动脉导管依赖的先天性心脏病或严重的左心衰竭（表13-0-4）。

表13-0-4 新生儿转运期间iNO使用方法建议

转运前
决定呼吸支持模式
根据临床情况决定转运方式
与接收医院联系和沟通
在转运暖箱上增加配件，确保NO瓶竖直固定
监测导管前和导管后血氧饱和度
调节呼吸机参数让肺容量足够，转运前可以行胸部X线检查
维持最佳的循环状态
转运时iNO的起始剂量，足月儿20ppm；早产儿5ppm，根据临床反应可每次上调5ppm，最大剂量到20ppm
如果条件允许监测吸入NO和NO₂量
转运中
如果转运前已经开始使用iNO，一般转运途中继续使用相同剂量
监测患儿生命体征
给接收医院沟通患儿病情，预期是否需要ECMO支持

注：NO：一氧化氮；iNO：吸入一氧化氮；NO_2：二氧化氮；ECMO：体外膜氧合。

2. 亚低温治疗 亚低温治疗使患儿直肠温度维持在 33.5~34℃（目标温度），可接受温度为 33~34.5℃。亚低温治疗对中重度新生儿缺氧缺血性脑病具有神经保护作用，如果患儿达到亚低温指征且没有禁忌证，应该转运至有亚低温治疗条件的新生儿救治中心。亚低温治疗最适宜在生后 6 小时内进行，越早越好，因此部分患者需要在亚低温治疗下转运。转院途中亚低温的方式主要分为被动亚低温和主动亚低温治疗。被动亚低温指去除新生儿的保暖装备，让患儿自然降温，这是在既往转运过程中用得最多的亚低温方式；主动亚低温指使用亚低温仪器伺服控制体温在目标温度。随着各新生儿救治中心装备及技术成熟，目前在转运过程中主动亚低温的使用有上升趋势。有很多临床研究证实了主动亚低温的优势，如能更快地达到目标体温，转运结束时能达到目标体温的人数比例更高，而被动亚低温经常达不到目标体温，监测的体温波动范围更大，且容易出现温度过低的情况。亚低温治疗转运过程中，还应该注意亚低温对患儿的影响，目前观察到亚低温对患儿脏器最主要的影响是暂时性血小板减少和窦性心动过缓，在转运前需要建立好静脉通道、有创持续血压监测、留置尿管等。

3. ECMO 转运 截至 2018 年 5 月，我国内地开展儿科 ECMO 院间转运的医院有 4 家，新生儿 ECMO 转运的例数较少。患儿病情危重，达到 ECMO 使用指征，需要有条件进行 ECMO 转运的团队进行转运，此时转运途中呼吸机的使用起到辅助作用，呼吸机参数调节详见第十二章第十六节体外膜氧合期间的通气策略。

五、转运过程对呼吸的影响

转运一个非常不稳定的新生儿风险会大大增加，因此转运前需详细评估并积极处理，使患儿病情相对稳定后再转运。在转运过程中，患儿可能会出现血气异常情况，因此转运途中可监测呼气末二氧化碳分压、经皮氧分压和二氧化碳分压监测或血气分析，指导呼吸机参数调节。

1. 气体膨胀 无创呼吸支持或气管导管漏气的患儿，容易出现腹胀、呕吐，甚至有吸入胃内容物的风险，需常规安置胃管引流；转运气胸的患儿也需要密切评估，当气胸加重时可能需要胸腔穿刺抽气；如果是空中直升机转运，可以让飞行员适当降低飞行高度，来减少气漏。

2. 震动 各种转运方式都存在震动情况，特别是直升机转运时，会对患儿造成明显的刺激、不舒适和烦躁，可能会加重呼吸窘迫。为了稳定患儿病情，常常在转运前需要适当镇静、镇痛，需要注意这些药物的呼吸抑制作用。严重的震动还可能增加极不成熟早产儿颅内出血的风险，需要适当的固定和放置柔软包被缓冲震动。

3. 体温调节 转运过程中体温受到环境温度的影响，而外界环境温度与季节变化、地理位置、海拔改变等有关。体温改变对婴儿代谢率、呼吸状态、氧气需求、循环状态都有影响，可能加重患儿缺氧，或导致患儿休克难以纠正。因此，除特殊情况如亚低温治疗要求以外，转运途中需要特别注意保暖，使用转运暖箱、温暖的床单和衣物，同时注意保持衣物干燥。

4. 空中转运的影响 空中转运受到波义耳定律（气体随着海拔升高而膨胀）、道尔顿定律（气体随着海拔升高而分压降低）和亨利定律（海拔变化气体的溶解度改变）的影响。固定翼飞机由于客舱增压基本抵消掉了海拔变化的这些影响，但是直升机没有增压，常常飞行高度在 300~1 000m。有研究报道在气胸的模型上，海拔升高到约 300m 时气胸量开始扩张，当达到约 1 500m 时气胸增加 13.8%。Lollgen 等发现年龄越小的婴儿空中转运时越容易出现血氧饱和度降低（<94%），6 月龄婴儿 1/3 血氧饱和度会下降，其中 6 周以内的婴儿血氧饱和度下降发生率达 44.4%。因此，在直升机转运前我们要预先估计潜在的风险，提前制订处理方案。

六、转运过程中的呼吸困难突然加重的处理

虽然规范的转运制度、充分的准备、不断的质量改进已明显改善转运患儿的预后，但是对于那些病情危重的新生儿，转运仍然是有风险的。在转运中主要以维持患儿呼吸、循环、体温、内环境的稳定为目标，根据患者的胎龄、体重和疾病状况实时调整治疗方案，并填写完整的转运记录单，内容包括转运途中患儿的一般情况、生命体征、监测指标、治疗情况、突发事件及处理措施。

即使在转运前患儿病情已初步稳定,转运途中也可能出现呼吸困难突然加重的紧急情况,尽快查明原因,及时给予处理可以降低并发症发生率和死亡率。常见的原因包括:

1. 意外滑管

(1)临床表现:血氧饱和度下降、呼吸困难加重且上调呼吸机参数及吸痰后无反应、心动过缓、双肺呼吸音降低、呼气末 CO_2 检测试纸不变色等。

(2)处理:①拔出气管导管给予复苏气囊或 T 组合正压通气;②清理呼吸道分泌物;③重新气管插管,如果抖动明显不能完成操作,继续复苏气囊或 T 组合正压通气直到救护车或飞机平稳后再重新气管插管;④也可以考虑使用喉罩气道,主要用于体重>2 000g 的患儿。

2. 气胸

(1)临床表现:血氧饱和度下降、心动过缓、低血压、呼吸困难加重且上调呼吸机参数及吸痰后无反应,患侧呼吸音降低且双侧呼吸音不对称,患侧胸廓饱满且双侧胸廓不对称。

(2)处理:①考虑张力性气胸,可以给予胸腔穿刺抽气,穿刺点为锁骨中线第二肋间下一肋的上缘或腋中线到腋前线第四肋间下一肋的上缘。②如果有持续气体抽出,可以连接水封瓶持续引流;如果引流的速度不够,患儿气胸加重、缺氧不能缓解,应该行负压吸引的胸腔闭式引流。

3. 肺出血

(1)临床表现:全身情况变差,呼吸困难突然加重,淡红色分泌物或鲜血从口鼻或气管导管内涌出,肺部出现较多湿啰音。

(2)处理:①清理气道;②气管插管正压通气,已进行呼吸机支持者增加 PEEP;③1∶10 000 肾上腺素 0.1~0.5ml/kg 气管内注入,必要时生理盐水扩容,维持循环稳定;④如果有条件,可以考虑输血治疗纠正贫血、纠正凝血功能、补充血容量。

七、转运结束

转运团队与接诊医院之间要做好交接工作,详细介绍患儿转运前、转运过程中的病情,转运记录单存入病历。转运团队总结经验,改进质量,仔细核查,及时反馈。

八、转运过程中的注意事项

1. 在接收到新生儿转运电话后,需要快速了解患儿病情,初步评估患儿可能需要的呼吸支持强度,以及准备额外的物品或机器,并决定转运方式。途中与当地医院保持联系,指导其救治患儿、稳定病情。

2. 转诊前仔细评估患儿病情,并进行相应治疗使患儿尽可能达到初步稳定,与法定监护人沟通转运风险及征求家长同意后才能转运;转运前必须保证 2 个以上静脉通道,根据病情需要提前留置有创血压监测、持续肛温监测、尿管、胃管等。

3. 转运途中注意适当固定患儿、转运暖箱、呼吸机和其他设备仪器,正确使用转运呼吸机、亚低温治疗仪、iNO 仪器,注意病情观察和监测,除亚低温治疗的患儿外所有危重患儿都需要注意保暖,熟练掌握突发情况的处理,记录好转运记录单。

4. 转运结束,做好交接工作,清理消毒转运设备及物品,补充药品及一次性耗材等,设备充电,检查氧气剩余量,为下一次转运作好准备。

5. 团队培训,制定单位的转运规范和流程,危重患儿转运要求医生在 NICU 中工作至少 5 年以上,具备危重新生儿的生命支持抢救相关知识经验,护士要求 3 年专科工作经验,熟练配合抢救复苏,定期分析数据、质量控制,提高转运安全。

【经验分享】

新生儿院内及院际转运是新生儿科的重要工作,建立规范的转运流程,训练专业的转运团队,配备完善的转运设备,是保障转运工作顺利完成的基础。转运前应作好准备工作,准确进行病情评估和沟通,转运过程中应做好病情观察、处理和记录。

(傅益永 蒋燕)

参考文献 ························

1. 中国医师协会新生儿科医师分会. 新生儿转运工作指南 (2017 版)[J]. 中华实用儿科临床杂志, 2017, 32 (20):

1543-1546

2. Brennan G, Colontuono J, Carlos C. Neonatal Respiratory Support on Transport [J]. NeoReviews, 2019, 20 (4): e202-e212

3. Null D, Crezee K, Bleak T. Noninvasive Respiratory Support During Transportation [J]. Clinics in Perinatology, 2016, 43 (4): 741-754

4. Gien J, Nuxoll C, Kinsella JP. Inhaled Nitric Oxide in Emergency Medical Transport of the Newborn [J]. NeoReviews, 2020, 21 (3): e157-e164

5. Stafford TD, Hagan JL, Sitler CG, et al. Therapeutic Hypothermia During Neonatal Transport: Active Cooling Helps Reach the Target [J]. Ther Hypothermia Temp Manag, 2017, 7 (2): 88-94

第十四章

新生儿呼吸支持期间常用药物

随着对呼吸生理及呼吸力学的深入理解,以及呼吸支持设备的科技进步,呼吸支持技术在 NICU 中应用越来越广泛。新生儿呼吸支持期间肺表面活性物质、枸橼酸咖啡因、吸入一氧化氮、糖皮质激素等药物的应用,也明显改善了重症患儿的预后。本章重点介绍新生儿呼吸支持期间的常用药物。

第一节　肺表面活性物质

肺表面活性物质(PS)是肺泡Ⅱ型上皮细胞合成并分泌的一种复杂的磷脂 - 蛋白复合物,磷脂部分占 85%~90%,蛋白质占 5%~10%。PS 主要的磷脂成分为完全饱和的二棕榈酰磷脂酰胆碱(dipalmitoylphosphatidylcholine,DPPC),其次为不饱和的磷脂酰胆碱(phosphatidylcholine,PC)、阴离子磷脂酰甘油(phosphatidyl glycerol,PG)和磷脂酰肌醇(phosphatidylinositol,PI)。PS 蛋白成分为 4 种特异性的肺表面活性物质相关蛋白(surfactant associated protein,SP),即 SP-A、SP-B、SP-C 和 SP-D。SP-A 和 SP-D 为亲水性蛋白,与肺内免疫和炎症反应密切相关,参与呼吸道免疫防御。SP-A 还可降低 PS 磷脂表面张力。SP-B 和 SP-C 为疏水性蛋白,在功能上具有协同作用,增加磷脂的吸附和扩散,可降低肺泡表面张力、增加肺顺应性、促进肺间质液体回流,对于调节 PS 膜形成和稳定性至关重要。SP-C 仅在Ⅱ型肺泡上皮细胞表达,常用于鉴定Ⅱ型肺泡上皮细胞。

PS 在Ⅱ型肺泡上皮细胞内质网中合成,通过高尔基复合体运输,储存于细胞质内的板层小体中。随着板层小体迁移并与质膜融合,PS 释放到肺泡内的空气 - 液体界面,其中的磷脂成分形成磷脂单分子层结构,PS 中的蛋白成分发挥稳定作用。

一、肺表面活性物质的作用机制

生理情况下,在肺泡上皮内表面分布着极薄的液体层,与肺泡气体形成气 - 液界面。由于液体分子密度小,导致液体分子间的吸引力大于液 - 气分子间的吸引力,就像一个拉紧的弹性膜,因而产生肺泡表面张力,使肺泡趋于收缩。根据 Laplace 原理,肺泡的回缩力即肺泡内部的压强(P),与肺泡表面张力(surface tension,ST)成正比,与肺泡的半径(r)成反比(式 14-1-1)。肺泡表面张力越高,肺泡回缩力越强,肺泡保持开放所需的压力就越大。同理,当表面张力相同时,肺泡越小,肺泡内压强越高。两个大小不同的肺泡连通时,由于小肺泡内压强高,气体流向压强较低的大肺泡,导致小肺泡越来越小,甚至完全萎缩,最终只剩一个膨胀过度的大肺泡(图 14-1-1)。但由于 PS 的存在,正常生理情况下并不会发生上述现象。

$$P=2\frac{ST}{r}$$

式 14-1-1　Laplace 公式在肺泡的应用

注:P:维持肺泡开放的压力;ST:肺泡表面张力;r:肺泡半径。维持肺泡开放的压力(P)与肺泡表面张力(ST)成正比,与肺泡半径(r)成反比。随着呼气过程中气液界面半径的减小,表面活性物质降低表面张力的效果增强;随着半径的增大,表面活性物质降低表面张力的效果减弱。

PS 的主要作用包括:①降低肺泡表面张力,防止肺泡塌陷;②调节肺泡表面张力,稳定不同大小的肺泡内压力;③维持肺的顺应性;④保持肺泡组织 - 血管间液体平衡,防止出现肺水肿;⑤参与呼吸道免疫调节及防御机制;⑥促进肺液清除、保护肺泡上皮细胞。

当 PS 缺乏时,肺泡表面张力增加,肺泡发生塌陷,功能残气量不能维持,肺顺应性下降,表现为进行性加重的呼吸困难,出现呼吸衰竭、持续性低氧血症。PS 的缺乏包括原发性及继发性两种,常见疾病为新生儿呼吸窘迫综合征(neonatal

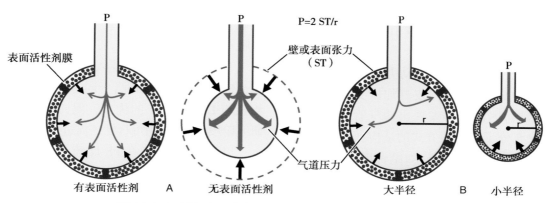

图 14-1-1　肺泡表面张力与表面活性物质和肺泡半径的关系

注:A. 有表面活性物质的肺泡表面张力低,所需维持肺泡开放的气道压力更低;缺乏表面活性物质的肺泡表面张力高,所需维持肺泡开放的气道压力更高。B. 肺泡半径越大的肺泡表面张力低,所需维持肺泡开放的气道压力更低;肺泡半径越小的肺泡表面张力高,所需维持肺泡开放的气道压力更高。

respiratory distress syndrome,NRDS)、胎粪吸入综合征(meconium aspiration syndrome,MAS)、急性呼吸窘迫综合征(acute respiratory distress syndrome,ARDS)、遗传性 PS 蛋白缺陷症等。

二、外源性肺表面活性物质剂型

外源性 PS 常用的是天然型 PS。天然型 PS 从动物肺组织或人的羊水中提取,主要成分为磷脂、SP-B、SP-C(均不含 SP-A),目前主要产品有注射用牛肺表面活性剂和猪肺磷脂注射液两种。合成型 PS 则是根据天然 PS 中各磷脂成分比例进行配置,同时添加乳化剂等成分所得。由于天然型 PS 疗效更为确切、起效更快,推荐为临床应用首选。研究提示,牛肺表面活性剂(40~100mg/kg)与猪肺磷脂注射液(100~200mg/kg)相比,两者在疗效上无明显差异。在临床应用进行选择时,可从药物剂型和用量、社保报销比例、患者的民族及

宗教信仰等因素综合考虑。

三、肺表面活性物质补充治疗的给药时机

PS 补充治疗可分为预防性给药和治疗性给药。预防性给药是针对早产 / 低出生体重儿,在其生后 15~30 分钟内给予第一剂 PS。但何种胎龄、出生体重的早产儿应给予预防性使用 PS,这一问题尚无定论。值得注意的是,预防性使用 PS 可能增加肺损伤风险,甚至与 BPD 发生率、死亡率呈正相关。同时,随着产前激素及产房无创正压通气技术的广泛应用,越来越多的欧美国家已不再提倡预防性使用 PS,对极早产儿生后开始呼吸时即予 CPAP 支持,视病情选择性使用 PS 治疗,这种早期治疗性给予 PS 的方式减少了对机械通气和 PS 的需求,降低了 BPD 死亡率或发病率,近年来受到广泛推崇并被纳入了 NRDS 防治

指南。2019 年欧洲 NRDS 防治指南中提出：早期治疗性使用 PS 制剂是治疗 NRDS 的标准方法，对于需要气管插管的早产儿，应立即给予 PS 治疗；若 NRDS 患儿病情进展，尤其是当 CPAP 压力 >6cmH$_2$O，FiO$_2$ 仍然 >0.3 时，也应尽早给予 PS 治疗。有文献提出当患儿氧合指数（OI）在 4~8 时可考虑使用 PS 治疗。对于重症 NRDS 患儿，可重复使用 PS，间隔时间 >6 小时，一般不超过 4 次，具体视病情而定。

四、肺表面活性物质补充治疗的给药方式

20 世纪 90 年代初 PS 被引入临床治疗时，仅用于气管插管的患儿。由于气管插管可能造成患儿脑电活动抑制、血流动力学不稳定，同时给药过程中需机械通气 / 皮囊加压支持，有肺组织损伤风险，因而近年发展出非气管插管式 PS 给药。在充分了解两种方式的适应证后，临床医师可根据自身所掌握的技术、结合患儿的实际病情选择合适的给药方式。建议给药时间控制在 0.5~5min/ 次。

气管插管式给药可分为两种：①气管插管状态下给予 PS，用药后继续连接有创呼吸机辅助通气；②气管插管状态下给予 PS，然后拔出气管导管连接 CPAP（INSURE）。两种方式相比较，前者依然是目前治疗重症 RDS 的主要方法，但 INSURE 技术在减少呼吸机依赖、降低气漏综合征及颅内出血风险等方面更具优势。气管插管 PS 给药需操作人员熟练掌握插管技术，插管前应给予适当镇静、镇痛以减少患儿不适，减少血压波动，减少对声门、气道的损伤。

非气管插管式 PS 注入法包括微创 PS 给药（LISA 或 MIST）、喉罩气道给药、雾化吸入、纤维支气管镜给药等。

微创 PS 给药主要有 LISA 和 MIST 两种方法，是以细管替代气管导管完成外源性 PS 的补充，主要适用于自主呼吸较好的患儿，该方法不需要气管插管、复苏囊加压通气，可减少肺损伤。2019 版欧洲 RDS 防治指南建议：对于有自主呼吸且使用 CPAP 进行呼吸支持的患儿，LISA 是给予 PS 的最好方法。使用 LISA 法时，患儿保持

CPAP 呼吸支持，多采用胃管类细软管代替气管导管，在喉镜直视下暴露声门，用 Magill 钳将导管送入气道，深度以导管侧孔超过声门 1cm 为宜，然后从导管末端注入 PS，时间一般控制在 2~5 分钟。MIST 方法是用较硬的导管代替软管，这种方法不需要使用 Magill 钳即可快速完成置管。

喉罩气道 PS 给药是在安置喉罩后，将 PS 注入，该方法可避免气管插管、减少气道损伤，但由于 PS 注入在声门上间隙，会造成部分 PS 未进入气道，影响治疗效果。另一方面，因使用了喉罩气道，所以该方法仅适用于体重 >2 000g 的患儿。近年，有研究者将喉罩气道给药与 LISA/MIST 方法联合，创建了 CALMEST 法。该方法可避免使用喉镜，在放置好喉罩后，将细软管经喉罩气道插入气管内，再将 PS 直接注入细软管使药物进入气道而非声门上间隙，相当于同时保留了喉罩气道给药与 LISA/MIST 的优点。但此方法还在实验研究阶段，临床应用可行性还需进一步证实。

以上方法因存在 PS 反流风险，临床进行 LISA、MIST 或 CALMEST 操作时，应加强监护、作好气管插管的准备。

雾化给药是无创 PS 给药方式，但药物浪费较多，且 PS 容易沉积在口鼻腔内，到达肺组织的 PS 量少且分布不均，未作为常规 PS 给药方式。纤维支气管镜给药可将 PS 直接送达指定肺组织，可弥补困难气道难以给药的情况，但对操作者要求较高，会产生较多额外费用，安全性亦需进一步评估，目前也没有普及。

【经验分享】

1. 对于 PS 缺乏的患者，目前临床多选用天然 PS 进行外源性补充治疗，推荐剂量为牛肺表面活性剂（40~100mg/kg）和猪肺磷脂注射液（100~200mg/kg），必要时可重复使用，但一般不超过 4 次，间隔时间一般 >6 小时。

2. 对于重症 NRDS 患者，气管插管下给药依然是目前主要的给药方式。对于自主呼吸尚可的 NRDS 患儿，LISA/MIST 等微创给药方法得到提倡。气管插管式给药及非气管插管式给药各有利弊，临床工作中应根据实际情况灵活选择。

3. 使用 PS 过程中及使用后应密切监测患者反应,包括肤色、血氧饱和度、呼吸情况、循环状态、呼吸力学状态等,应注意避免过度通气、高氧血症、气漏、肺出血等并发症的发生。使用 PS 后,患者可能出现肺顺应性的改变,应及时调节呼吸机参数,以免出现容量伤或压力伤。

(马　骄　胡旭红)

参考文献

1. Ardell S, Pfister RH, Soll R. Animal derived surfactant extract versus protein free synthetic surfactant for the prevention and treatment of respiratory distress syndrome [J]. Cochrane Database Syst Rev, 2015, 8: CD000144

2. Sardesai S, Biniwale M, Wertheimer F, et al. Evolution of surfactant therapy for respiratory distress syndrome: Past, present, and future [J]. Pediatr Res, 2016, 81 (1/2): 240-248

3. Sweet DG, Carnielli V, Greisen G, et al. European Consensus Guidelines on the Management of Respiratory Distress Syndrome-2019 Update [J]. Neonatology, 2019, 115 (4): 432-450

4. Gortner L, Schüller SS, Herting E. Review demonstrates that less invasive surfactant administration in preterm neonates leads to fewer complications [J]. Acta Paediatr, 2018, 107 (5): 736-743

5. Vannozzi I, Ciantelli M, Moscuzza F, et al. Catheter and Laryngeal Mask Endotracheal Surfactant Therapy: the CALMEST approach as a novel MIST technique [J]. J Matern Fetal Neonatal Med, 2017, 30 (19): 2375-2377

第二节　枸橼酸咖啡因

枸橼酸咖啡因是一种新型甲基黄嘌呤类药物,2013 年 10 月引入我国,被批准在应用的同时进行临床安全性多中心评估。枸橼酸咖啡因的治疗剂量与中毒剂量之间差距大,不改变脑部血流,半衰期长,每天只需要给药一次,血药浓度的波动小,药物浓度监测需求少,现广泛应用于新生儿期疾病的治疗中。

随着对咖啡因研究的深入,其在新生儿期多种疾病的治疗效果逐渐显现出来。最近的研究表明,它不仅可以治疗呼吸暂停,减少新生儿对氧和气管插管的需求,降低支气管肺发育不良(BPD)的发生率,降低需要治疗(特别是手术治疗)的动脉导管未闭(patent ductus arteriosus,PDA)的发生率,并能显著减少脑瘫和认知延迟的发生率。

一、枸橼酸咖啡因的作用机制

咖啡因属于三甲基黄嘌呤类药物,通过刺激延髓呼吸中枢,增加其对二氧化碳的敏感性,促进支气管扩张,提高膈肌功能,减轻膈肌疲劳,改善呼吸肌收缩力,从而增加分钟通气量,减少缺氧发作。其他作用机制包括刺激心血管系统,增加儿茶酚胺分泌,促进利尿,拮抗肾上腺素活性。其中枢兴奋作用与其在体内非特异性阻断腺苷受体有关,腺苷受体主要存在于大脑、心脏、血管、肾脏、胃肠道及呼吸系统中,咖啡因通过非特异性阻断腺苷 A1A2 受体,导致去甲状腺素、5- 羟色胺、乙酰胆碱与谷氨酸等神经递质释放。另外,咖啡因还可通过对 γ- 氨基丁酸(GABA)神经元上 A2A 受体的拮抗作用来减少呼吸暂停的次数。

二、枸橼酸咖啡因的体内代谢

咖啡因起效发生在输注或口服开始的几分钟内,血药浓度达峰平均时间为 30 分钟~2 小时,因脂溶性高,给药后能快速进入脑脊液内,早产儿脑脊液中咖啡因浓度接近于血浆中的水平。目前,咖啡因在极低出生体重儿中的药代动力学尚不完全明确,7-N- 脱甲基的过程是体内咖啡因的首要代谢途径。人体代谢咖啡因主要的酶是细胞色素 P4501A2(CYP 1A2),由于早产儿转氨酶系统还不成熟,咖啡因基本不经肝脏清除,大多数活性物质通过肾脏排泄。在足月儿,出生第 1 个月咖啡因仍有 85% 经肾脏排泄,随着肝脏系统不断成熟,

7~9 月龄时咖啡因在体内主要经肝脏代谢,至 9 月龄时,婴儿对咖啡因的代谢接近于成人。在严重肾功能不全的情况下,应考虑到药物可能存在蓄积而需减少咖啡因每日维持量,其剂量应根据血液咖啡因的测定结果进行调整。另外,存在胆汁淤积性肝炎的早产儿咖啡因半衰期延长,血药浓度可能超过正常范围,因此在临床上这些患儿应谨慎选择咖啡因的用药剂量。

三、枸橼酸咖啡因在新生儿疾病中的应用

1. 新生儿呼吸暂停　药物干预是减少早产儿呼吸暂停发作,减少低氧血症和心动过缓等心肺不良事件的主要治疗方法,目前甲基黄嘌呤类药物仍是治疗新生儿呼吸暂停的主要药物。1999—2004 年进行的一项多中心大样本的临床研究(Caffeine for Apnea of Prematurity,CAP)发现,枸橼酸咖啡因作为甲基黄嘌呤药物的代表,能够预防或治疗呼吸暂停相关的症状,改善预后,因此成为目前治疗呼吸暂停的推荐用药。

2. 呼吸窘迫综合征的治疗和肺功能的改善　枸橼酸咖啡因除了刺激呼吸中枢外,还可以促进支气管的扩张,提高膈肌的功能,改善潮气量及肺容量。2019 年欧洲 NRDS 防治指南中提出,治疗新生儿呼吸窘迫除了使用肺泡表面活性物质补充治疗外,还可以联用甲基黄嘌呤类药物等兴奋呼吸中枢治疗。

3. 加速拔管,减少供氧时间,提高撤机的成功率　在临床上,为了最大程度减少机械通气患儿的各种并发症、改善远期预后,如何尽早顺利拔管、减少机械通气时间、避免拔管失败就显得尤为重要。据国外大样本研究报道,枸橼酸咖啡因除了治疗早产儿呼吸暂停之外,早期预防性应用可减少新生儿气管插管率、正压通气时间、供氧时间等。

4. 动脉导管未闭　早产儿 PDA 是导致早产儿心力衰竭的重要原因之一。胎龄越小、体重越低则 PDA 发生率越高。CAP 实验研究结果显示,咖啡因治疗组的 PDA 患儿需要行药物关闭治疗的比例与安慰剂组相比明显降低,而且咖啡因治疗组中需要手术治疗 PDA 的患儿也明显减少。目前推测咖啡因对 PDA 的益处可能依赖于利尿作用及对前列腺素活性的拮抗作用。

5. 支气管肺发育不良　BPD 是机械通气治疗低出生体重儿中最常见的慢性呼吸道后遗症,其发病率与胎龄和出生体重成反比。在 CAP 研究中,咖啡因治疗组较安慰剂组在气管插管后正压通气供氧治疗时间缩短 1 周,糖皮质激素使用也有减少,且咖啡因治疗组新生儿 BPD 发病率与安慰剂对照组相比也明显降低。作用机制可能与咖啡因通过增强呼吸中枢驱动及膈肌的活动、促进利尿、扩张支气管及改善肺功能有关。

6. 早产儿视网膜病变　在 NICU 的存活患儿中,早产儿视网膜病变(retinopathy of prematurity,ROP)以及终生视觉损害是影响其后期生存质量的一个大问题,在 CAP 研究中显示,咖啡因能显著降低严重 ROP(临床Ⅳ、Ⅴ期或至少一只眼睛接受激光或冷冻治疗)发生的风险。其作用原理,可能与咖啡因减少了低氧血症和呼吸暂停的发生有关。

7. 神经系统发育的保护作用　近些年来,越来越多的研究发现枸橼酸咖啡因对于早产儿神经系统的发育具有一定保护作用。CAP 研究显示,咖啡因可以减少神经系统不良预后(如脑瘫和认知延缓等)的发生率,提示咖啡因对大脑具有保护作用,具体作用机制尚不明确,目前研究认为,枸橼酸咖啡因是非选择性腺苷受体抑制剂,在新生儿脑组织中有阻断腺苷受体表达抑制凋亡的作用。

四、枸橼酸咖啡因治疗时机的选择

到目前为止,还没有正式的指南推荐开始枸橼酸咖啡因治疗的确切时间。随着近年来对咖啡因研究的深入,越来越多的研究表明生后早期使用枸橼酸咖啡因能改善早产儿的远期预后。有回顾性研究显示,早期(生后年龄<3 日)使用枸橼酸咖啡因组的婴儿死亡率和 BPD 的发生率均明显降低,PDA 治疗的比例减少,机械通气的平均持续时间缩短。Katheria 等在队列研究中纳入 160 例极低出生体重儿,按枸橼酸咖啡因初始治疗时间分为三组:早期组(生后年龄<2 日)、晚期组(生后年龄>2 日)和临床治疗组(未接受咖啡因治疗),受试者均于 18~22 月龄采用贝利婴儿发展量表(Bayley Scales of Infant Development,BSID)Ⅲ进行评分,结果显示早期组在综合评分、认知评分、语言评分及运动评分均显著高于晚期组和临

床治疗组,提示早期的枸橼酸咖啡因治疗可以改善早产儿的神经系统预后。此外,一项有关早产儿生后 24 小时内接受枸橼酸咖啡因治疗的研究结果显示,咖啡因早期治疗组(生后 2 小时)与常规治疗组(生后 12 小时)相比,早期治疗组改善了早产儿的血压、外周循环,增加了右心排血量。因此,推荐早产儿生后尽早开始使用枸橼酸咖啡因治疗。

五、枸橼酸咖啡因治疗剂量的选择

目前美国食品药品监督管理局(Food and Drug Administration,FDA)、美国儿科学会(American Academy of Pediatrics,AAP)和世界卫生组织(World Health Organization,WHO)规定或推荐的枸橼酸咖啡因的标准治疗为负荷量 20mg/kg,使用输液泵或其他定量输液装置,缓慢静脉输注(30 分钟);间隔 24 小时后给予维持量 5mg/kg,给药方式为每 24 小时进行一次缓慢静脉输注(10 分钟);或通过口服给药、鼻胃管给药。2013 年枸橼酸咖啡因引入国内,大量临床报道均证实其有良好的治疗效果,且使用安全范围较大,负荷剂量为 20~80mg/(kg·d),维持剂量为 5~20mg/(kg·d)。临床常用标准剂量为负荷量 20mg/kg,间隔 24 小时后给予维持量 5~10mg/kg。人体对于咖啡因的代谢能力随时间逐渐增强,目前有医院开始每周增加 1mg/kg 的剂量来保持合理的血药浓度。鉴于治疗剂量的枸橼酸咖啡因具有良好的近、远期安全性,临床无需常规进行血药浓度监测;特殊情况下,如母亲使用大剂量咖啡因,还是建议新生儿用药前测量咖啡因的基线浓度。

六、枸橼酸咖啡因停用时间的选择

甲基黄嘌呤类药物的停药时机的临床实践差异很大,目前尚不存在最佳的开始及结束治疗的时间。不同的患者,其呼吸暂停的持续时间因其出生时的胎龄而不同,在 CAP 试验中,成功的停药时间是纠正胎龄 34 周。一般建议持续 5 日无呼吸暂停可考虑停用咖啡因,28 周以下的早产儿可能用至纠正胎龄到足月以后。

七、枸橼酸咖啡因治疗的安全性

枸橼酸咖啡因作为一种强大的中枢神经系统兴奋剂,在新生儿中应用可能存在一些安全性问

题。甲基黄嘌呤类药物常见的不良反应有心动过速、心律不齐、易激惹、消化道症状(如腹胀、喂养不耐受、呕吐等)。所有的甲基黄嘌呤类药物都有温和的利尿作用,有报道甲基黄嘌呤类药物会引起代谢率和氧耗增加 20%,提示在给予此类药物治疗时应适量增加患儿能量的摄入。

有关枸橼酸咖啡因短期临床安全性的研究显示枸橼酸咖啡因对早产儿无明显不良反应。既往研究显示枸橼酸咖啡因可降低早产儿的死亡率和主要并发症的发生率;枸橼酸咖啡因对早产儿的影响仅仅表现为治疗最初 2 周的体重增长欠佳,而不影响最终生长发育。现有证据表明:新生儿给予治疗剂量咖啡因长期治疗后,不会引发心血管、胃肠道、内分泌系统、发育停滞或神经生长等方面的不良反应,且尚未观察到会加重脑缺氧或加剧继发性脑缺氧损伤的情况。咖啡因或其他甲基黄嘌呤药物和新生儿坏死性小肠结肠炎(necrotizing enterocolitis,NEC)之间的因果关系也并未明确。

但高负荷量的枸橼酸咖啡因(负荷量 80mg/kg,维持量 20mg/kg)会引起大脑和肠系膜动脉的血流速度降低及血管收缩,增加脑室周围白质软化、脑出血和 NEC 的发生风险。尽管高剂量咖啡因在新生儿呼吸暂停的治疗中更有效,但仍需要进一步研究来探索最佳治疗剂量方案。因而推荐在新生儿期持续应用高剂量咖啡因之前必须经过严格的评估。

八、枸橼酸咖啡因对远期预后的影响

咖啡因的使用可降低婴儿死亡率和 BPD 的发生率;显著降低严重 ROP 发生的风险;可能改善神经系统预后,这种改善可能与脑白质微结构发育有关。CAP 试验研究发现,出生体重<1 250g 的早产儿生后 3 日至校正胎龄 34 周预防性使用枸橼酸咖啡因治疗,随访至校正年龄 18~20 月龄,咖啡因组患儿的死亡、残疾、脑瘫、认知功能损害的发生率显著低于安慰剂组。对 5 年随访结果的研究显示,使用咖啡因治疗的早产儿 5 岁时运动协调性更好,视觉感受能力更强,影像学显示脑白质组织更成熟。虽然咖啡因短期治疗所体现出的临床优点,在随访到 5 年时在一定程度上被稀释或削弱,但短期的咖啡因治疗仍对患

儿的脑部发育、运动功能和认知功能有潜在的积极作用。

【经验分享】

1. 咖啡因作为临床上的常用药物之一，副作用小、安全性好，在治疗早产儿呼吸暂停、提高撤机成功率、降低支气管肺发育不良发生率等方面广泛应用，并可能改善新生儿神经系统预后。

2. 目前推荐有使用指征的早产儿生后尽早开始使用枸橼酸咖啡因治疗，标准治疗为负荷量 20mg/kg，间隔 24 小时后给予维持量 5~10mg/kg。

3. 临床不需要常规监测咖啡因血液药物浓度，停药时间一般在纠正胎龄 34 周或持续 5 日无明显呼吸暂停时。

（赵利秋 覃琳 胡旭红）

参考文献

1. 邵肖梅, 叶鸿瑁, 丘小汕. 实用新生儿学 [M]. 5 版. 北京: 人民卫生出版社, 2019: 610-612
2. Smith PB, Anand R, Payne EH. Safety and Efficacy of Caffeine Citrate in Premature Infants [J]. Bethesda (MD): National Institute of Child Health and Human Development (US), 2018, March 14
3. Synnes A, Grunau RE. Neurodevelopmental outcomes after neonatal caffeine therapy [J]. Semin Fetal Neonatal Med, 2020, 25 (6): 101160
4. Lamba V, Winners O, Fort P. Early High-Dose Caffeine Improves Respiratory Outcomes in Preterm Infants [J]. Children (Basel), 2021, 8 (6): 501
5. Aranda JV, Beharry KD. Pharmacokinetics, pharmacodynamics and metabolism of caffeine in newborns [J]. Semin Fetal Neonatal Med, 2020, 25 (6): 101183

第三节 一氧化氮

一氧化氮（NO）是一种细胞信使，由血管内皮细胞产生并释放，其结构简单、半衰期短、化学性质活泼并广泛存在于生物体内各组织器官内，参与体内多种生理及病理过程。

一、一氧化氮的作用机制

精氨酸是人体内的一种必需氨基酸，是 NO 的合成前体，内源性 NO 是在一氧化氮合成酶（nitric oxide synthase, NOS）的催化作用下氧化 L-精氨酸（L-Arg）而产生的。NOS 是合成 NO 的关键酶，分为结构型（cNOS）和诱导型（iNOS）。在生理状态下，cNOS 在血管内皮细胞和平滑肌细胞内的钙调节蛋白作用下催化 L-Arg 生成 NO 参与维持血压稳定。iNOS 正常情况下并不表达，而在细胞因子刺激或应激状态下才会表达，并催化 L-Arg 使 NO 大量持续释放而发挥作用。

（一）一氧化氮对血管的舒张作用

1. 直接作用 在内皮细胞内 L-Arg 在 NOS 催化下产生 NO 和瓜氨酸。NO 具有高度脂溶性，易扩散至细胞膜。NO 通过内皮细胞释放后弥散至血管平滑肌细胞内，激活可溶性鸟苷酸环化酶（soluble Guanylyl cyclase, sGC），sGC 催化三磷酸鸟苷（guanosine triphosphate, GTP）与鸟苷酸（guanosine 5′-phosphate, 5′GMP）合成环磷酸鸟苷（cycle guanosine monophosphate, cGMP），抑制钙离子（Ca^{2+}）内流入肌细胞，降低胞质内 Ca^{2+} 浓度。血管平滑肌细胞收缩与舒张过程依赖于胞质内 Ca^{2+} 浓度的升高和降低，通过上述的级联反应，NO 最终导致血管舒张（图 14-3-1）。

2. 间接作用 除了直接舒张血管平滑肌，NO 还可作用于延髓中枢神经元细胞，降低交感神经的缩血管强度。另外，在交感神经末梢部位，NO 还可以抑制去甲肾上腺素的释放，从而间接起到扩血管的作用。

（二）一氧化氮对其他系统的作用

NO 作为内源性血管舒张因子，广泛存在于循环、呼吸、神经等系统中，根据浓度不同发挥多种作用。主要有支气管扩张、血管扩张、神经传

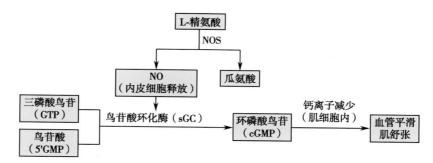

图 14-3-1　NO 对血管的舒张作用

注：NOS：一氧化氮合成酶。

递、免疫增强等作用。

1. 呼吸系统　应激状态下（如哮喘发作）能刺激大量的 iNOS 催化生成 NO，发挥扩张气道、舒张血管、免疫强化等作用。通过气道主动吸入一定浓度 NO，可高选择性作用于肺组织而舒张肺血管及扩张支气管平滑肌，而且吸入的 NO 半衰期短，加上是气道给药，对体循环影响甚微。

2. 心血管系统　NO 有舒张血管平滑肌的作用，对于妊娠期高血压或先兆子痫的内皮细胞功能失调患者，可以外源性补充 NO 前体 L-Arg，来增加 NO 水平，具有一定降低血压的作用。临床常用的硝普钠（sodium nitroprusside，SNP）、硝酸甘油均可作为 NO 供体而具备降压、扩血管作用，硝普钠可在半胱氨酸和谷胱甘肽作用下生成 NO，硝酸甘油可在平滑肌细胞内经谷胱甘肽转移酶的催化下生成 NO。在外周组织中，NO 可使阴茎海绵体血管平滑肌舒张，引起阴茎勃起。

3. 血液系统　NO 可抑制血小板黏附和聚集，减少血栓素 A_2 和生长因子的释放，产生一定抗凝作用。NO 也可抑制中性粒细胞与内皮细胞的黏附，发挥一定抗炎作用。NO 的强氧化性可使血红蛋白中 Fe^{2+} 氧化为 Fe^{3+} 造成高铁血红蛋白血症，这也是作为 NO 供体的有机硝酸盐、亚硝酸盐的过量摄入可导致组织缺氧的原因。

4. 神经系统　NO 作为神经递质发挥作用，可使兴奋性谷氨酸释放，对脑发育和学习记忆有一定增强效应，但高浓度 NO 则可引起神经元退化。

二、吸入性一氧化氮在新生儿疾病的应用

吸入性 NO（inhaled nitric oxide，iNO）作用于气道，可高选择性扩张肺血管，且没有明显短期及长期的副作用，随着 iNO 及其使用设备的普及，越来越多的新生儿医疗救治中心具备 iNO 使用条件。目前临床实践中多建议用于危重的足月儿或近足月儿（胎龄 ≥ 34 周）下列疾病：

1. 新生儿持续性肺动脉高压　在新生儿救治过程中，PPHN 是危重患儿低氧血症中常见的疾病。围产期窒息、胎粪吸入综合征（MAS）、新生儿呼吸窘迫综合征（RDS）、败血症等多种疾病均可导致 PPHN 的发生。对于具备使用 iNO 条件的医院，iNO 已成为足月及近足月儿治疗 PPHN 的常规治疗手段。明确由肺血管痉挛导致的 PPHN 患儿，当使用有创呼吸支持无法维持正常血氧情况下，使用 iNO 常疗效显著。对抢救性治疗的危重患儿，即使不能明确诊断 PPHN，有难以纠正的低氧血症时，也可根据氧合指数（OI）指导应用 iNO。

低氧性呼吸衰竭可根据 OI 分度：轻度 OI ≤ 15；中度 16 ≤ OI ≤ 25；重度 25 ≤ OI ≤ 40；极重度 OI>40。综合 iNO 的安全性及有效性，当 OI ≥ 16 可考虑使用 iNO，当 OI>25 时强烈建议使用。OI 不仅能指导应用 iNO，也可指导 iNO 的撤离，当 OI<10 时可考虑撤离 iNO。另外也有研究显示氧饱和指数（oxygen saturation index，OSI）也可有效评价氧合功能，这个方法可以避免为得到动脉氧分压（PaO_2）而反复进行动脉穿刺采血，且可连续监测氧合情况，但这一指标尚未得到广泛使用。

OI 计算公式如式 14-3-1。

$$OI = \frac{MAP \times FiO_2 \times 100}{PaO_2}$$

式 14-3-1　OI 计算公式

注：MAP：平均气道压；FiO_2：吸入氧浓度；PaO_2：动脉氧分压。

现已有越来越多的研究表明及时使用 iNO 可以纠正 PPHN，改善氧合，降低 ECMO 的使用率。除外技术本身而言，iNO 在节约医疗资源，降低医疗成本方面比 ECMO 更具优势。

2. 先天性肺血管发育异常 特发性 PPHN 由先天性肺血管发育异常所致，这种异常发育的血管对 iNO 效果甚微。先天性膈疝（congenital diaphragmatic hernia，CDH）常在宫内即已导致肺组织发育不良，不仅气道、肺泡和血管都减少，而且肺血管对 iNO 的反应也差。对左向右分流的先天性心脏病（congenital heart disease，CHD）患儿，若有长期肺多血基础，可导致肺部血管增厚、纤维化，使肺血管异常重塑，iNO 的疗效也差（详见第十二章第十节）。

3. 早产儿支气管肺发育不良 对于胎龄（gestational age，GA）<34 周的早产儿，有文献报道 iNO 可减少早产儿 BPD 的发生，建议常规使用。也有临床试验显示在复苏 GA28~32 周早产儿时联合使用 iNO，可降低早产儿对氧气的依赖性。

但更多的 RCT 试验及系统分析表明常规使用 iNO 并没有改善存活早产儿的 BPD 及脑损伤。英国部分医院在低氧性呼吸衰竭危重早产儿转运过程中，常规使用 iNO 对早产儿进行挽救性治疗，但 Garrido 等人的回顾性研究结果否定了其合理性。Barrington 等人系统分析多个 RCT 临床试验结果也表明，即使氧合极差的危重早产儿，iNO 作为挽救性手段也不能改善其存活率。因为 NO 有抗血小板凝集的作用，这可能使早产儿颅内出血风险增加，所以对于 GA<34 周的早产儿使用 iNO 目前存在争议，不推荐常规预防性使用，合并 PPHN 表现的<34 周的早产儿挽救性治疗时需慎重考虑。

三、吸入一氧化氮的禁忌证

尽管 iNO 对继发性 PPHN 所致的低氧血症疗效显著，但 iNO 的使用也有一定限制性，除了高浓度治疗可能导致毒性作用外，也禁用于以下几种情况：

1. 部分心脏病 部分结构性心脏病如严重左心发育不良或动脉导管依赖的先天性心脏病，

因为 NO 可扩张肺血管，间接加重肺水肿影响肺换气，使缺氧加重。基于同样原理，某些功能性心脏病如充血性心力衰竭时也会因肺水肿而加重缺氧，也不建议使用 iNO。

2. 先天性缺陷病 先天性高铁血红蛋白血症患儿禁用 iNO，在有此类疾病家族史的患儿，使用前需除外高铁血红蛋白血症。即使无相关病史及家族史，患儿使用时也需监测血高铁血红蛋白浓度，如果其上升水平超过 5%，NO 需减量或停止使用。对于致命性先天性缺陷病，因其生存质量低下，也不建议 iNO 行挽救性治疗。

四、吸入一氧化氮的使用方法

1. 吸入一氧化氮的使用（图 14-3-2） NO 本身是一种不稳定自由基，大量吸入肺内可直接损伤肺组织。临床上常规使用剂量为 5~20ppm，起效时间存在个体差异，大多 0.5~1 小时起效。iNO 推荐的安全有效的初始剂量自 20ppm 开始，超过 20ppm 的 iNO 可致凝血时间延长、高铁血红蛋白血症等不良反应发生。若氧合稳定，可在 12~24 小时后逐渐降至 5~6ppm 维持，使用 iNO 氧合改善指标为 PaO_2/FiO_2 较基础值增加>20mmHg。

2. 吸入一氧化氮的撤离 NO 的半衰期短，接受 iNO 患儿若短时间内立即停止使用，会出现肺血管压力增加、低氧血症、心排血量减少、低血压等一系列改变。原因之一可能是外源性的 NO 反馈性抑制内源性 NO 生成；另外可能 NO-cGMP 通路反应性降低或磷酸二酯酶-5（phosphodiesterase 5，PDE_5）活性增强导致 cGMP 分解增强。

在临床使用中 iNO 的撤离需要逐渐下调浓度，当 PaO_2 维持 ≥60mmHg（SaO_2≥0.90）超过 1 小时，可首先逐渐下调吸入氧浓度（FiO_2）至<0.6，自此 iNO 可通过每 4 小时降低 5ppm，降至 5ppm 后，每 2~4 小时降低 1ppm。在停止 iNO 前，可以最低吸入浓度（1~5ppm）维持一段时间。当 FiO_2<0.6 且试停 iNO 后反弹性上调 FiO_2<0.15，便可停止 iNO。iNO 总治疗时间大多不超过 5 日，若需更长时间使用，需要排除其他原因所致的肺动脉高压。

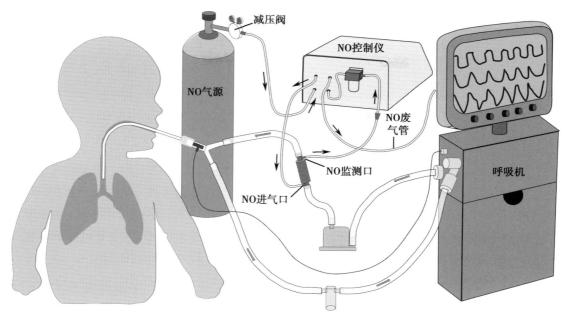

图 14-3-2　iNO 连接呼吸机的示意图

【经验分享】

1. 吸入性 NO 作用于气道,可高选择性扩张肺血管,已被广泛应用于足月儿或近足月儿(胎龄 ≥ 34 周)肺动脉高压的治疗,但其在胎龄 <34 周的早产儿中应用的有效性和安全性还有待进一步研究。

2. NO 结合氧后产生的 NO_2 是一种强氧化剂,过多地滞留于肺内会直接损伤肺组织,可引起慢性肺损伤。在 NO 使用过程中 NO_2 浓度要尽量低,维持监测的 $NO_2 \leqslant 3ppm$。在 iNO 仪器治疗过程中需外接管道至室外,以降低室内 NO_2 浓度。

3. 实施 iNO 治疗前需了解家族史排除先天性高铁血红蛋白血症。使用中需警惕高铁血红蛋白血症的发生,监测 MHb 的变化情况,建议 MHb 上升幅度不超 5%。

4. 在临床使用中 iNO 的浓度一定是逐渐下调的,总的治疗时间大多不超过 5 日。若需更长时间使用 iNO 就需要排除其他原因所致肺动脉高压。

(朱 玲　覃 琳　胡旭红)

参考文献

1. 洪小杨, 花少栋, 孔祥永, 等. 一氧化氮吸入治疗在新生儿重症监护病房的应用指南 (2019 版)[J]. 发育医学电子杂志, 2019, 7 (4): 241-248

2. Wang X, Li B, Ma Y, et al. Effect of NO inhalation on ECMO use rate and mortality in infants born at or near term with respiratory failure [J]. Medicine (Baltimore), 2019, 98 (41): e17139

3. Sherlock LG, Wright CJ, Kinsella JP, et al. Inhaled nitric oxide use in neonates: Balancing what is evidence-based and what is physiologically sound [J]. Nitric Oxide, 2020, 95: 12-16

4. Barrington KJ, Finer N, Pennaforte T. Inhaled nitric oxide for respiratory failure in preterm infants [J]. Cochrane Database Syst Rev,, 1 (1): CD000509

5. 中华医学会儿科学分会新生儿学组,《中华儿科杂志》编辑委员会. 新生儿肺动脉高压诊治专家共识 [J]. 中华儿科杂志, 2017, 055 (003): 163-168

第四节 西地那非

西地那非(sildenafil)在1998年首次被美国食品药品监督管理局(FDA)批准通过用于治疗男性勃起功能障碍,随着临床的广泛应用,西地那非的其他临床作用也逐渐被发现,尤其治疗儿童肺动脉高压(pulmonary arterial hypertension,PAH)效果明显。但有临床试验表明大剂量西地那非治疗儿童(1~17岁)PAH增加了死亡率,小剂量对PAH效果又不明显,鉴于此美国FDA并不推荐其应用于1~17岁儿童。西地那非药物说明书的适应证仅为男性勃起功能障碍的治疗,临床上新生儿的使用目前尚属于超说明书使用。

一、西地那非作用机制

磷酸二酯酶-5(PDE′5)能够使环磷酸鸟苷(cGMP)分解为三磷酸鸟苷(GTP)与鸟苷酸(5′GMP),西地那非系PDE′5抑制剂,可通过抑制PDE′5,减少cGMP的分解,抑制钙离子(Ca^{2+})内流入肌细胞,降低肌细胞内Ca^{2+}浓度而扩张血管。

PDE′5广泛存在于阴茎海绵体、视网膜、血小板、血管平滑肌,尤其在肺循环系统含量高。基于PDE′5在肺血管中高水平存在,所以西地那非也可相对高选择性地舒张肺血管,降低肺动脉高压。

二、西地那非的体内代谢

西地那非摄入后0.5~1.5小时在体内吸收,并在0.5~2.5小时达到最大血药浓度,药物半衰期2~4小时。西地那非在体内主要通过CYP系列酶(CYP3A7、CYP3A4、CYP2C9)、UK-103320等代谢,而CYP系列酶主要在肝内表达,所以西地那非几乎均在肝内分解代谢。生后1周内的新生儿以CYP3A7为优势酶,后随着CYP3A4、CYP2C9的增加而降低,这提示不同使用者之间西地那非的临床效应可能有所不同。生后1周后CYP3A7消退,至成人期西地那非由CYP3A4、CYP2C9、UK-103320综合分解代谢。因新生儿对西地那非有较成人更高的吸收率和更低的代谢率,同等剂量下更容易导致较多的毒副作用,故西地那非在新生儿中需减量应用,也需要更多的新生儿临床试验验证其安全性及有效性。

三、西地那非在新生儿疾病中的应用

肺动脉高压是新生儿低氧血症的重要原因之一,肺动脉高压时肺循环中高水平表达PDE_5,因此,作为PDE_5抑制剂的西地那非就被很多国家及地区超说明书用于治疗新生儿肺动脉高压。虽然现肺动脉高压在很多医疗中心多使用吸入性一氧化氮(iNO)治疗,但iNO目前尚未得到普及且价格昂贵,所以在缺乏iNO和/或ECMO的医疗机构,西地那非具有优势。另外也有文献报道,对使用iNO效果不明显的患儿,换用或联合使用西地那非治疗可能有效。iNO在减停过程中容易发生反跳现象而加剧病情,可在iNO撤离过程中联合西地那非治疗防止反跳现象发生。

1. **新生儿持续性肺动脉高压的治疗** 临床上新生儿很多疾病均可导致继发性新生儿持续性肺动脉高压(PPHN),常见的如胎粪吸入综合征、呼吸窘迫综合征、湿肺、重症肺炎等都可导致继发性PPHN。西地那非同iNO一样可以增加cGMP浓度,导致血管舒张。很多临床试验也验证了西地那非能明显改善PPHN患儿氧合,降低OI、提高PaO_2,潜在性降低了新生儿死亡率。因此,目前西地那非主要被用于治疗PPHN,尤其是在不具备iNO的医疗机构。

2. **支气管肺发育不良并肺动脉高压的治疗** 随着对早产儿尤其超早产儿的救治水平提高,已经有越来越多支气管肺发育不良(BPD)的患儿。长期的BPD很容易继发肺高压(PH)。随机试验证明西地那非可改善支气管肺发育不良合并肺动脉高压（BPD-PH）的发病率和死亡率。虽然 BPD-PH 也可使用 iNO 进行治疗，但 iNO 花费高，且为气体形式，对于出院患者无法继续使用。西地那非有口服制剂，对出院 BPD-PH 患儿的治疗更易实现。医生应该详细告知患儿家属西地那非可能的副作用，并在使用期间定期随访。

目前的研究表明虽然西地那非无明显不良反应，但和安慰剂组相比，西地那非预防性使用并不能明显降低 BPD 的发生率，故不推荐用于 BPD 的预防。

3. 先天性膈疝并肺动脉高压的治疗　由于膈肌缺陷，胎儿腹腔脏器进入胸腔而导致先天性膈疝（CDH）。胎儿肺部和心脏因长时间受压导致肺发育不全及畸形，肺泡的减少、肺血管的异常发育可导致继发性或原发性 PH。有多项动物实验（老鼠和兔）显示经过外科诱导动物胎儿产生 CDH，予以胎母西地那非治疗，西地那非可以通过胎盘到达动物胎儿，并在胎儿体内达到有效的血药浓度，可使动物胎儿的血管平滑肌维持在正常状态，并使肺血管重构的发生率较对照组降低。西地那非还可以通过增强血管内皮生长因子及其受体的免疫活性，促进肺血管的发育。这一动物实验显示，让早期发现 CDH 胎儿的孕母在产前服用西地那非可能可以防治 CDH-PH。早前也有临床试验显示对于产后的 CDH 患儿，西地那非静脉微量维持给药可以明显降低 CDH-PH，但目前尚缺乏多中心研究的临床数据进一步证实其有效性和安全性。

4. 淋巴管畸形的治疗　淋巴管畸形（lymphatic malformations，LMs）也称淋巴管瘤，可分为毛细淋巴管瘤、海绵状淋巴管瘤、囊性淋巴管瘤、弥漫性淋巴管瘤等。LMs 生长较缓慢，70% 以上发生于头颈部，很多生后即被发现，可导致颜面水肿、舌体巨大、阻塞和压迫气道，这也是新生儿期患儿紧急就诊原因。LMs 临床常规治疗为注射硬化剂或外科治疗，但都存在一定风险。在多个医疗中心的 LMs 患儿治疗中发现，予以小剂量西地那非口服 20~24 周不等，可改善 LMs 的体积，减轻气道阻塞症状。这些临床试验为 LMs 患儿提供了新的治疗方法。虽然缺乏治疗新生儿期 LMs 的临床数据，基于小剂量西地那非临床的安全性，可

开展西地那非治疗新生儿期 LMs 有效性的临床试验。

四、使用方法

1. 给药方式　西地那非有静脉制剂和口服制剂，静脉制剂能够准确到达体内，但因其在很多国家和地区均缺乏，不利于广泛的临床推广应用。西地那非的口服制剂各大药房都容易获取，能够广泛用于临床。虽然有研究显示舌下含服西地那非血浆血药浓度能够快速增加，比口服给药效果更显著，且比静脉给药更能改善氧合，但对于新生儿无法实施舌下含服，均为灭菌注射用水稀释后口服。对吞咽功能不全的危重患儿，可选择胃管或鼻饲管注药。

2. 使用剂量　鉴于西地那非在新生儿中的代谢方式及可能存在的毒副作用，现在均推荐小剂量使用，对血压影响相对较小。静脉制剂西地那非首先予以负荷量 0.4~0.42mg/kg，于 3 小时输完，紧接着予以维持量 1.6~2.4mg/(kg·d) 持续泵入，直至停药。国内专家共识及本医疗中心常用的口服剂量每次 0.5~1mg/kg，每 6 小时用药 1 次。

五、西地那非使用的注意事项

西地那非常见的不良反应包括恶心、呕吐、发热、面部发红、鼻塞、咳嗽、腹痛、腹泻等，如以上症状轻微需继续观察，若以上症状有加剧需要尽快停用西地那非。也有文献报道西地那非可能导致色觉异常、视力减退及视网膜血管堵塞。但目前大多数回顾性试验未发现西地那非会加重早产儿视网膜病变及其他眼科疾病。对西地那非过敏者或正在使用硝酸甘油、硝普钠及其他含有有机硝酸盐者应禁用西地那非。BPD-PH 患儿常需要较长期用药，长期使用（>2 年）西地那非有增加病死率风险。

西地那非体内吸收到达有效血药浓度后理论上可能导致系统性低血压，但现在推荐的安全剂量下并未发现明显的系统性低血压。在危重新生儿，多已使用一种或多种血管活性药物，使用西地那非时需酌情减少剂量并持续监测动脉血压。如果患儿使用钙通道阻滞剂、α- 受体阻滞剂、β- 受体阻滞剂类等相关药物时，西地那非需慎用或减

量使用,因为与以上相关类药物联合使用会明显增加低血压的风险。另外,对于肝功能异常患儿也需减量使用或慎用。

【经验分享】

1. 西地那非有降低肺动脉压力的作用,在iNO 无条件实施,或单用 iNO 治疗效果欠佳时,可选择西地那非治疗。口服剂量:从每次0.5~1mg/kg 开始,据临床效果逐渐增加单次剂量至 2mg/kg,间隔 6~8 小时使用 1 次,累计使用的最大剂量 3~8mg/(kg·d)。

2. 西地那非理论上可能导致系统性低血压,使用时应持续监测动脉血压。与钙通道阻滞剂、α- 受体阻滞剂、β- 受体阻滞剂类等相关药物联用,或 iNO 联合西地那非时,需慎用或减量使用。

(朱　玲　胡旭红)

参考文献

1. US Food and Drug Administration. FDA Drug Safety Communication: FDA Recommends Against Use of Revatio (sildenafil) in Children with Pulmonary Hypertension. Silver Spring, 2012
2. Kelly LE, Ohlsson A, Shah PS. Sildenafil for pulmonary hypertension in neonates [J]. Cochrane Database Syst Rev, 2017, 8 (8): CD005494
3. Berkelhamer SK, Mestan KK, Steinhorn R. An update on the diagnosis and management of bronchopulmonary dysplasia (BPD)-associated pulmonary hypertension [J]. Semin Perinatol, 2018, 42 (7): 432-443
4. 中华医学会儿科学分会新生儿学组,《中华儿科杂志》编辑委员会. 新生儿肺动脉高压诊治专家共识 [J]. 中华儿科杂志, 2017, 055 (003): 163-168
5. Hornik CP, Onufrak NJ, Smith PB, et al. Association between oral sildenafil dosing, predicted exposure, and systemic hypotension in hospitalised infants [J]. Cardiol Young, 2018, 28 (1): 85-92

第五节　糖皮质激素

糖皮质激素(corticosteroids,CS)是肾上腺分泌的一类甾体激素,能够有效起到免疫抑制、抗菌、抗炎以及抗休克的作用,已经成为了临床应用最多的药物之一。自 1972 年 Baden 首次报道在患有呼吸窘迫综合征(RDS)的新生儿中应用糖皮质激素后,近半个世纪以来,在新生儿重症监护病房中,糖皮质激素应用较多,特别是用于缩短早产儿机械通气时间以及预防支气管肺发育不良(BPD)的发生。糖皮质激素中应用较多的是地塞米松,此外还有氢化可的松、吸入用布地奈德等。

一、糖皮质激素的作用机制

糖皮质激素作用广泛而复杂,且随剂量不同而不同。生理情况下所分泌的糖皮质激素主要影响物质代谢过程,超生理剂量的糖皮质激素则还具有抗炎、抗免疫等药理作用。

(一)生理效应

1. 糖代谢　糖皮质激素能增加肝糖原、肌糖原含量并升高血糖,其机制为:促进糖原异生;减慢葡萄糖分解为 CO_2 的氧化过程;减少机体组织对葡萄糖的利用。

2. 蛋白质代谢　促进淋巴和皮肤等部位的蛋白质分解,抑制蛋白质的合成。久用可致生长减慢、肌肉消瘦、皮肤变薄、骨质疏松、淋巴组织萎缩和伤口愈合延缓等。

3. 脂肪代谢　促进脂肪分解,抑制其合成。久用能增高血胆固醇含量,并激活四肢皮下的脂酶,使四肢脂肪减少,还使脂肪重新分布于面部、胸、背及臀部,形成满月脸和向心性肥胖。

4. 水和电解质代谢　糖皮质激素也有较弱的盐皮质激素的作用,能潴钠排钾。通过增加肾小球滤过率和拮抗抗利尿素而产生利尿作用。过多时还可引起低血钙,长期应用可致骨质脱钙。

(二)药理作用

1. 抗炎作用　糖皮质激素具有强大的抗炎作用,能抑制物理性、化学性、免疫性及病原生物

258

性等多种原因所引起的炎症反应。在急性炎症早期,通过增高血管的紧张性、减轻充血、降低毛细血管的通透性,同时抑制白细胞浸润及吞噬反应,减少各种炎症因子的释放,减轻渗出、水肿,改善红、肿、热、痛等症状。在炎症后期,糖皮质激素通过抑制毛细血管和成纤维细胞的增生,抑制胶原蛋白、黏多糖的合成及肉芽组织增生,防止粘连及瘢痕形成,减轻后遗症。但须注意的是,炎症反应是机体的一种防御性机制,炎症反应的后期更是组织修复的重要过程。因此,糖皮质激素在抑制炎症及减轻症状的同时也可导致感染扩散、创面愈合延迟。

2. 免疫抑制作用　糖皮质激素对免疫过程的许多环节均有抑制作用。糖皮质激素可以抑制巨噬细胞对抗原的吞噬和处理,还可以导致敏感动物淋巴细胞的破坏和解体,使血中淋巴细胞迅速减少。在人体,糖皮质激素也可引起暂时性淋巴细胞减少,其原因可能与淋巴细胞移行至血液以外的组织有关,而不是淋巴细胞溶解所致。动物实验发现,小剂量糖皮质激素主要抑制细胞免疫,大剂量则能抑制 B 细胞转化成浆细胞的过程,使抗体生成减少,干扰体液免疫。但在人体还未证实糖皮质激素在治疗剂量时能抑制抗体产生。

3. 抗休克作用　超大剂量的糖皮质激素类药物已被广泛用于各种严重休克,特别是中毒性休克的治疗,对其评价尚有争论,一般认为其作用与下列因素有关:①扩张痉挛收缩的血管和加强心脏收缩;②降低血管对某些缩血管活性物质的敏感性,使微循环血流动力学恢复正常,改善休克状态;③稳定溶酶体膜,减少心肌抑制因子的形成;④提高机体对细菌内毒素的耐受力,保护动物耐受脑膜炎双球菌、大肠埃希菌等产生的致死量数倍至数十倍的内毒素的侵袭。

4. 其他作用

(1)血液与造血系统:糖皮质激素能刺激骨髓造血功能,使红细胞和血红蛋白含量增加,大剂量可使血小板增多并提高纤维蛋白原浓度,缩短凝血时间;促使中性粒细胞数增多,但却降低其游走、吞噬、消化及糖酵解等功能,因而减弱对炎症区的浸润与吞噬活动;对淋巴组织也有明显影响,在肾上腺皮质功能减退者,淋巴组织增生,淋巴细胞增多;而在肾上腺皮质功能亢进者,淋巴细胞减少,淋巴组织萎缩。

(2)中枢神经系统:能提高中枢神经系统的兴奋性,出现欣快、激动、失眠等,偶可诱发精神失常;大剂量对儿童能致惊厥。

(3)消化系统:糖皮质激素能使胃酸和胃蛋白酶分泌增多,提高食欲,促进消化,但大剂量应用可诱发或加重溃疡病。

二、糖皮质激素在体内的代谢过程

口服可的松或氢化可的松后 1~2 小时血药浓度可达高峰,一次给药作用持续 8~12 小时。糖皮质激素主要在肝中代谢,与葡糖醛酸或硫酸结合,代谢后与未结合的糖皮质激素一起由尿排出。氢化可的松的血浆半衰期为 80~144 分钟,但在 2~8 小时后仍具有生物活性,剂量大或肝、肾功能不全者可使其半衰期延长;甲状腺功能亢进时,肝灭活皮质激素加速,使半衰期缩短。泼尼松龙因不易被灭活,半衰期可达 200 分钟。可的松和泼尼松(强的松)在肝内分别转化为氢化可的松和泼尼松龙(强的松龙)而生效,故严重肝功能不全的患者只宜应用氢化可的松或泼尼松龙。与肝微粒体酶诱导剂如苯巴比妥、苯妥英钠等合用时需加大皮质激素的用量。各种糖皮质激素的对比见表 14-5-1。

三、产前糖皮质激素对胎儿的作用

糖皮质激素在胎儿发育过程中对多个器官会产生影响。

1. 糖皮质激素可以促进肺结构发育(包括细胞分化、肺泡间质变窄),通过调节肺泡 II 型细胞内生化系统的变化增加肺表面活性剂的合成和分泌,还可以促进肺液清除和刺激抗氧化酶活性。

2. 通过增加皮下脂肪使皮肤变厚,让婴儿减少热量和水分的丢失。

3. 促进肾功能的成熟,可以改善肾功能,增加排尿量,减轻液体负荷,改善肺功能。

4. 促进胃肠道成熟,改善胃肠道功能。

目前推荐在孕 34 周以前,对各种原因所致的不可避免发生早产的孕妇,临床无感染证据者,应用糖皮质激素促胎儿成熟。

表 14-5-1　各种糖皮质激素的对比

药物	氢化可的松等效剂量	来源	用药方式	作用途径	水钠潴留作用	半衰期(小时)
氢化可的松	1	天然	静脉	糖/盐皮质激素	++	短(8~12)
泼尼松	4	合成	口服	糖/盐皮质激素	+	中(12~36)
泼尼松龙	4	合成	口服	糖/盐皮质激素	+	中(12~36)
甲泼尼龙	5	合成	静脉	糖/盐皮质激素	-	中(12~36)
地塞米松	25	合成	静脉/口服	糖皮质激素	-	长(36~72)

四、糖皮质激素在新生儿中的应用

(一)支气管肺发育不良

支气管肺发育不良(BPD)是早产儿的主要并发症,影响着许多早产儿的近期及远期预后。由于炎症对 BPD 的发病至关重要,糖皮质激素具有强大的抗炎特性,从而成为治疗 BPD 的一个有吸引力的选择。然而,在近 40 年的临床应用中,尽管糖皮质激素显示出了明确的临床疗效,还显示出了一些令人担忧的副作用。在经过一段时间的广泛使用之后,越来越多的人意识到其潜在的、严重的神经毒性,全身性应用糖皮质激素治疗 BPD 已经较前减少,但是由于它们在促进重症肺部疾病婴儿拔管方面的独特效果,仍被广泛使用。在大多数情况下,权衡利弊并不容易,因此在 BPD 治疗和预防中使用糖皮质激素仍然存在争议。研究工作集中于确定最安全的制剂(地塞米松与氢化可的松)以及全身治疗的最佳剂量和时间。

1. 全身性应用糖皮质激素

(1)地塞米松:地塞米松疗法始于 20 世纪 80 年代末发表的一些小研究,这些研究显示了积极的短期呼吸系统作用,但使用的剂量均为相当于基础皮质醇分泌量 20 倍以上的高剂量[0.5~1.0mg/(kg·d)],并持续长达 42 天以上。随着大量高剂量地塞米松的短期和长期副作用的报道,尤其是研究显示早期(生后 96 小时)和中期(生后 7~14 天)应用高剂量地塞米松治疗对于神经发育有不良影响,可能引起婴儿神经系统发育迟缓和脑瘫的发生,人们开始对于极低出生体重儿(VLBW)生后早期使用地塞米松采取谨慎态度,学者们也开始研究低剂量地塞米松治疗 BPD。

多项关于小剂量地塞米松的临床试验及系统综述发现,小剂量地塞米松可以促进慢性呼吸机依赖婴儿拔管,可以降低纠正胎龄 36 周时 BPD 的发生率,且没有显著增加长期神经发育不良的风险。

目前地塞米松治疗多采用的是 DART 方案:0.075mg/(kg·次),q.12h.,共 3 天;然后减量至 0.05mg/(kg·次),q.12h.,共 3 天;然后减量至 0.025mg/(kg·次),q.12h.,共 2 天;最后 0.01mg/(kg·次),q.12h.,共 2 天。

(2)氢化可的松:①早期(0~7 天)全身氢化可的松治疗:荟萃分析发现早期全身应用氢化可的松可以轻微降低纠正胎龄 36 周时死亡和 BPD 的合并结局,但存在胃肠道穿孔发生率增加的风险。该荟萃分析包含了一个大样本的随机对照试验(PREMILOC 试验),在该试验中,有 523 名 24~27 周胎龄出生的婴儿从出生后开始使用疗程为 10 天的低剂量氢化可的松。结果发现,氢化可的松治疗可以改善超早产儿无 BPD 存活率(P=0.04,NNT=12),并且没有显著的不良反应,但在 24~25 周出生的婴儿亚组中脓毒症发生率更高。氢化可的松治疗组和接受安慰剂的对照组相比,在校正年龄 22 个月时的神经发育损伤(任何严重程度)和脑瘫的发生率相似,在胎龄为 24~25 周出生的亚组婴儿中与更好的整体神经结果相关。PREMILOC 试验中氢化可的松使用方法:胎龄 24^{+0}~27 周$^{+6}$ 的超早产儿,在生后 24 小时内静脉给予氢化可的松:1mg/(kg·d),b.i.d.,共 7 天;之后 0.5mg/(kg·d),q.d.,共 3 天。总共给药疗程为 10 天,累计剂量为 8.5mg/kg。使用氢化可的松应注意避免联合使用吲哚美辛。②晚期全身氢化可的松治疗(>生后 7 天):关于晚期氢化可的松治疗 BPD 的大规模 RCT（STOP-BPD 研究）对 372 名呼吸机依赖的早产儿（GA<30 周），从出生第 2 周开始给予 22 天的氢化可的松（累计剂量：72.5mg/kg）或安慰剂。结果发现在纠正胎龄 36 周时，死亡和 BPD 的联合结局没有差异（*RR* 0.87；95% 置信区间为 0.54~1.38；*P*=0.54）。需要胰岛素治疗的高血糖是最重要的短期并发症（18.2% 氢化可的松治疗组 *vs.* 7.9% 对照组，*P*=0.004）。目前还没有关于长期副作用的数据。

2. 吸入糖皮质激素　在过去的 20 年里，对全身性糖皮质激素治疗 BPD 的风险的关注促使人们对吸入性糖皮质激素（inhaled corticosteroids, I-CS）也产生了兴趣，这是基于吸入治疗理论上可以减轻肺部炎症、减少副作用的假设。

（1）早期吸入性糖皮质激素治疗（0~7 天）：关于早期吸入性糖皮质激素治疗的荟萃分析包括了 10 项研究和 1 644 名早产儿，分析结果发现尽管早期吸入性糖皮质激素对生后 28 天或纠正胎龄 36 周时的 BPD 发生率或死亡率没有影响，但显著降低了 BPD 和死亡的合并结局（*RR* 0.86，95% 置信区间为 0.75~0.99，*P*=0.04），且无不良反应报道。此外，干预组存活的婴儿在纠正胎龄 36 周时 BPD 发生率较低。随机对照试验"NEUROSIS"对 863 名 BPD 高危新生儿（胎龄 23~27 周，需要任何水平的正压呼吸支持）进行了早期吸入布地奈德和安慰剂的试验对比。与安慰剂相比，布地奈德显著降低了纠正胎龄 36 周时 BPD 发生率（*RR* 0.74；95% 置信区间为 0.60~0.91；*P*=0.004）；但在校正年龄 18~22 个月时，布地奈德治疗组死亡率增加（19.9% *vs.* 14.5%；*RR*1.37，95% 置信区间为 1.01~1.86，*P*<0.04）。布地奈德组和安慰剂组的长期神经发育障碍发生率相似。总的来说，早期吸入性糖皮质激素预防 BPD 的安全性和有效性仍不确定，在将其应用于临床实践之前，还需要进一步的研究。

（2）晚期吸入性糖皮质激素治疗（从生后第 7 天开始）：一项纳入 232 名从出生后第 1 周接受供氧或机械通气的早产儿的荟萃分析发现晚期吸入性糖皮质激素在死亡率、BPD 发生率或 BPD 合并死亡结局方面没有获益。尽管吸入性糖皮质激素组在拔管失败率较低，但机械通气时间及氧依赖情况不受影响。由于参与者数量有限，且所分析

的试验具有相当大的异质性，因此不能就晚期吸入性糖皮质激素的安全性和有效性得出任何确切的结论。

3. 气管内给药（联合肺表面活性物质气管内注入糖皮质激素）　使用表面活性剂作为载体，气管内注入糖皮质激素，可能使糖皮质激素在肺内更好地输送和分布。2018 年报道的一项随机对照试验，其中 265 名患有严重呼吸困难的极低出生体重儿在生后 4 小时内接受布地奈德联合表面活性剂或单纯表面活性剂气管内治疗。干预组死亡和 BPD 的合并结局发生率显著降低（42.0% *vs.* 66.0%；*RR* 0.58；95% 置信区间为 0.44~0.77；*P*<0.001），无短期并发症。在平均年龄为 30 个月的患者中，两组患儿神经运动和认知功能无明显差异。气管内联合注入表面活性剂和布地奈德可能是一种预防 BPD 的方法，但需要更多的数据支持。

（二）新生儿低血压

低血压常见于患病的新生儿，尤其是早产儿，随着胎龄的减小，发病率增加。VLBW 低血压的发生率为 20%。超低出生体重（<1 000g）的新生儿低血压的发生率为 20%~45%。脓毒症患儿低血压的发生率为 38%~69%。皮质醇水平随着胎龄的增加而增加，低皮质醇水平在 VLBW 中经常被报道，这可能使这一人群对儿茶酚胺的反应性降低，造成对血管升压治疗无反应。氢化可的松可以抑制儿茶酚胺代谢和儿茶酚胺再摄取，增加血管和平滑肌细胞胞质钙的可用性，导致给药数小时内血压升高；还能抑制前列环素和一氧化氮的产生，减少炎症反应。此外，糖皮质激素可以诱导基因表达，导致心血管肾上腺素受体上调。

氢化可的松治疗低血压的推荐剂量为 15mg/m²，或 1~2mg/(kg·次)，每 6~12 小时给药 1 次，静脉滴注。对于胎龄 35 周及以上的婴儿，给药间隔为每 6~8 小时，对于胎龄 35 周以下的婴儿，给药间隔为 8~12 小时。在开始使用氢化可的松 24~48 小时后，不仅预期血压会有所改善，尿量也会有所改善，同时也减少血管加压药物的使用。在机体对氢化可的松治疗产生积极反应，血压和尿量得到改善；血管加压药减量耐受性后 24 小时内，建议氢化可的松剂量减少到 0.5mg/(kg·次)。如果患儿使用氢化可的松的时间未超过 3 天，则不需

要逐渐减少剂量,可以直接停止使用。

(三)治疗插管后喉头水肿

长时间气管插管机械通气的患儿,发生喉头水肿概率大,除引起高血糖外,拔管前给予糖皮质激素一般无明显副作用。拔管前4小时给予地塞米松0.25mg/kg,拔管后隔8小时再给药1次,共2次,比拔管前30分钟给予1次效果可能更好。拔管后也可给予布地奈德0.5~1.0mg/次,雾化吸入,以后根据情况每6~8小时雾化1次。雾化吸入糖皮质激素在新生儿支气管镜操作中也有应用。支气管镜诊疗刺激强度大,低氧血症发生率高,患儿不适感强烈。在支气管镜操作前雾化吸入布地奈德混悬液(0.5~1.0mg)联合支气管舒张剂可减少围手术期并发症的发生。

(四)新生儿低血糖

新生儿低血糖主要为病因治疗,但对于高浓度糖补充治疗持续时间长的患者也可给予氢化可的松或泼尼松治疗。氢化可的松5mg/kg,静脉注射,q.12h.或地塞米松治疗1~2mg/(kg·d),口服,共3~5天。

五、糖皮质激素的不良反应

糖皮质激素的使用近期可导致高血糖、高脂血症并提高血清游离脂肪酸水平,对下丘脑-垂体-肾上腺轴产生一过性抑制,引起高血压、肥厚型心肌病等心血管不良反应,引起败血症发生率增加,还可以引起胃肠道穿孔、新生儿坏死性小肠结肠炎等消化系统不良反应。远期可能影响脑发育,导致精神运动发育异常,特别是脑瘫的发生,及对认知行为产生影响。

六、糖皮质激素在新生儿的应用建议

糖皮质激素的不良反应多,有导致早产儿严重的神经不良预后可能。2002年美国儿科学会和加拿大儿科学会共同发表了新生儿糖皮质激素应用指南:不推荐在极低出生体重儿常规全身性应用糖皮质激素预防和治疗BPD。全身性糖皮质激素的应用仅严格限于那些设计完善的随机双盲对照研究,只有在特殊临床情况下,如患儿需依靠最大通气和氧气支持,并告知家属糖皮质激素治疗的近远期不良反应后才能应用。鼓励开展更多研究以评估糖皮质激素对神经系统的远期不良

反应。

在获得临床研究证实前,尚不推荐多种糖皮质激素给药途径。2016年的欧洲新生儿呼吸窘迫综合征(RDS)防治指南建议:当机械通气持续1~2周后,可考虑短期使用逐渐式、低/极低剂量的地塞米松,以利于拔管。

我国的新生儿科专家给出的建议是:除非有严格的适应证,应尽量避免新生儿期应用糖皮质激素;对于低血糖,应采取病因治疗为主;先天性肾上腺皮质增生症采用补充治疗,应尽量使用盐皮质激素;慢性肺部疾病慎用全身糖皮质激素治疗,可采用布地奈德、倍氯米松等吸入给药。

【经验分享】

1. 糖皮质激素的不良反应多,有导致早产儿严重的神经不良预后可能,其在新生儿中的应用时机、剂量、持续时间仍存在争议,使用时应权衡利弊,谨慎使用。

2. 糖皮质激素在治疗新生儿顽固性低血糖、严重脓毒症休克导致的低血压、气管导管拔管后喉头水肿等可酌情使用。

3. 对于有发生BPD的高危风险的婴儿或因BPD无法脱离呼吸机的婴儿晚期(生后1周后)应用地塞米松可能有助于减少机械通气治疗的强度和持续时间。

4. 在早产儿BPD防治方面,药物的选择、激素使用时间和剂量、全身使用还是局部吸入等,目前都有不确定的临床结局,还需获得进一步的研究结果支撑。

(张静逸 胡旭红)

参考文献

1. 杨宝峰,陈建国. 药理学 [M]. 9版. 北京: 人民卫生出版社, 2018: 328-333

2. Scott SM, Rose SR. Use of Glucocorticoids for the Fetus and Preterm Infant [J]. Clin Perinatol, 2018, 45 (1): 93-102

3. Filippone M, Nardo D, Bonadies L, et al. Update on Postnatal Corticosteroids to Prevent or Treat Bronchopulmonary Dysplasia [J]. Am J Perinatol, 2019, 36 (S 02): S58-S62

4. Johnson PJ. Hydrocortisone for Treatment of Hypotension in the Newborn [J]. Neonatal Netw, 2015, 34 (1): 46-51.

5. Tricia Lacy Gomella. 新生儿医师手册 [M]. 7 版. 曹云, 周文浩, 王来栓, 等, 主译. 上海: 上海科学技术出版社, 2020: 1032, 1055-1056

第六节　镇痛、镇静、肌松剂

新生儿医学的技术进步和新生儿重症监护病房的发展大大提高了危重新生儿的存活率。在新生儿重症监护病房（NICU）住院期间，新生儿暴露在许多应激源中，包括疼痛的刺激、睡眠中断、过度噪声、强光、与护理操作相关的频繁操作，以及母婴分离。他们平均每天接受多次痛苦的刺激，其中大多数是在没有镇痛的情况下进行的。在新生儿中，一方面，疼痛表现难以察觉；另一方面，既往错误地认为新生儿缺乏感受疼痛所必需的生理途径，导致了我们对新生儿疼痛的忽略。有充分证据表明，新生儿期未经治疗的疼痛可能会产生不良的短期和长期后果。疼痛管理和镇痛治疗已成为新生儿重症监护的优先事项，以利于减少患儿的应激和疼痛，促进疾病恢复和改善神经行为发育。

一、镇痛

（一）口服蔗糖 / 葡萄糖

1. **作用机制**　蔗糖水属于甜味剂，动物实验表明，口服蔗糖水后可激活机体内源性阿片肽的释放。内源性阿片肽由特定的神经元释放，激动感觉神经突触前、后膜上的阿片受体，通过 G 蛋白耦连机制，抑制腺苷酸环化酶，促进钾离子外流，减少钙离子内流，使突触前膜递质释放减少，突触后膜超极化，最终减弱或阻止痛觉信号的传递，从而产生镇痛作用（图 14-6-1）。

2. **在新生儿科的应用**　口服蔗糖 / 葡萄糖主要用于减轻短时间轻中度的疼痛。在新生儿期产生轻中度疼痛的操作包括足跟采血、动静脉穿刺、静脉置管、肌内注射或皮下注射、安置鼻胃管、安置导尿管，以及更换敷料或去除胶带等。对于较长时间的疼痛，如腰椎穿刺、放置胸腔引流管、经皮中心静脉置管或骨内通路的建立等操作，则需要口服蔗糖与其他镇痛剂联用。

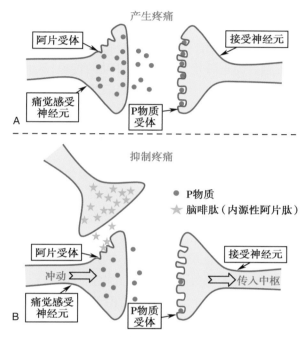

图 14-6-1　口服蔗糖 / 葡萄糖镇痛作用机制

注：A 为痛觉传入神经末梢通过释放谷氨酸、P 物质等递质而将痛觉冲动传向中枢；B 为口服蔗糖 / 葡萄糖后激活机体内源性阿片肽的释放，减少 P 物质的释放，最终减弱或阻止痛觉信号的传递，产生镇痛作用。

3. **使用方法**　口服蔗糖的最佳剂量尚未确定，但常规推荐治疗新生儿疼痛的剂量范围为 0.012~0.12g（24% 蔗糖溶液 0.05~0.5ml）。有中等质量的研究证据表明，蔗糖浓度在 20%~30% 之间可以降低与静脉穿刺相关的疼痛评分。多项研究推荐在疼痛性操作前 2 分钟给予患儿 24% 的蔗糖溶液 0.1~1ml（或 0.2~0.5ml/kg）口服，或安抚奶嘴蘸取 24% 的蔗糖给予吸吮。一项随机试验发现给予蔗糖后立即进行操作也有镇痛效果，故对于需立即气管插管的患儿，可将蔗糖滴于口腔舌尖。

4. **禁忌**　高血糖患儿慎用，目前尚无绝对禁忌证。

5. 在新生儿科使用的注意事项　口服蔗糖目前仅观察到较少的轻微不良事件，如心动过缓、短暂呼吸暂停、氧饱和度下降和呕吐，未见重大不良事件报道。关于反复使用蔗糖治疗新生儿操作性疼痛的长期安全性，有一项系统评价显示，蔗糖对新生儿神经发育长期结局的影响证据有限，并推荐进行更多研究。

（二）阿片类

作用机制：阿片类药物主要用于治疗中重度疼痛。阿片类药物模拟内源性脑啡肽，激动阿片受体，激活多条信号通路，使 P 物质释放减少，神经突触后膜超级化，阻止痛觉冲动的传递，从而达到镇痛效果。这类药物有镇痛兼镇静作用，其治疗窗宽，还能减弱生理应激反应。吗啡和芬太尼是最常用于新生儿的阿片类药物。

1. 吗啡

（1）在新生儿科的应用：吗啡是最常用于新生儿镇痛的阿片类药物。用于气管插管前的镇痛、机械通气的婴儿或大手术后的婴儿，以减轻术后疼痛及侵入性操作引起的急性疼痛。持续输注吗啡有明确的不良反应，且该药在新生儿使用中的安全性尚处于积极研究中，因此根据现有资料，更倾向于将其作为单一的镇痛药用于术后或正在接受疼痛性介入操作的机械通气新生儿。对于单纯接受机械通气的患儿，不会常规持续静脉输注吗啡来镇痛；对于未行机械通气的婴儿，也不使用吗啡来治疗急性操作性疼痛。

1）机械通气的早产儿：输注吗啡可以起到镇痛、镇静的效果，另外还可改善人机同步性。但也有资料表明，与安慰剂相比，对机械通气的早产儿常规持续输注吗啡几乎没有临床益处，两组在死亡率、重度脑室内出血（intraventricular hemorrhage，IVH）发生率或脑室周围白质软化（periventricular leukomalacia，PVL）发生率没有明显差异，相反可能引起呼吸暂停及低血压等其他并发症。

2）机械通气的足月儿：对于机械通气的足月儿，持续使用吗啡镇痛可能不会带来与早产儿相同的不良反应风险，但仍可能导致机械通气时间延长。

（2）使用方法：

1）静脉注射：0.05~0.2mg/（kg·次），需要重复应用时必须间隔 4 小时。

2）静脉滴注：0.025~0.05mg/（kg·h），从小剂量 0.005~0.01mg/（kg·h）开始。

3）口服 0.08~0.2mg/（kg·d），每 3~4 小时 1 次，稀释成 0.4mg/ml，用于撤药综合征的治疗，根据评分每 2~3 天减量 10%~20%。

（3）禁忌：对阿片类药物过敏者；反复呼吸暂停、自主呼吸弱、严重低血压者。

（4）在新生儿科使用的注意事项：在新生儿中，吗啡镇痛可能存在明显的副作用，包括呼吸抑制、低血压、撤机时间延长、喂养延迟或尿潴留，但对远期结局没有影响。使用时应定期进行疼痛评估，可调整阿片类药物的使用剂量，减少副作用的发生。与持续输注阿片类药物相比，由家长或护理人员采取语言、抚摸、拥抱等措施也能减轻疼痛并减少阿片类药物的使用剂量。在未来，可以纳入药物遗传学数据来辅助制定患者的个体化吗啡用法用量，以进一步提高安全性和有效性。

2. 芬太尼

（1）在新生儿科的应用：芬太尼因能快速止痛，且对血流动力学的影响极小，常用于新生儿气管插管前的镇痛、机械通气的足月儿中度侵入性操作的镇痛（如中心静脉置管、放置胸腔引流管）、术后镇痛（特别是心脏手术后）或用于肺动脉高压患者（原发性或继发于胎粪吸入、膈疝、先天性心脏病）的辅助治疗。

1）机械通气：当前不推荐对机械通气的早产儿常规持续输注芬太尼。

2）出生窒息：有资料显示，阿片类药物镇痛可能对发生出生窒息的足月儿有益。该研究显示，接受阿片类药物治疗的窒息婴儿发生脑损伤更少，其 18 月龄时神经运动功能评分和儿童脑功能分类量表（pediatric cerebral performance category，PCPC）评分也较高。

3）临终患者：阿片类药物是临终时最常用的镇静剂，以提高患儿临终前的舒适性。

（2）使用方法：

1）静脉推注：镇静 1~4μg/（kg·次），镇痛 2μg/（kg·次），必要时每 2~4 小时重复 1 次。

2）静脉滴注：镇静 0.5~1μg/（kg·h），镇痛 1~5μg/（kg·h）。

（3）禁忌：对阿片类药物过敏者；呼吸暂停、呼吸抑制者。

（4）在新生儿科使用的注意事项：在新生儿中使用芬太尼可能会因呼吸抑制而使初始（最初1周）机械通气时间增加，另外还可能使胎粪排出时间延迟。对于出生胎龄23~26周且接受机械通气的早产儿或已有低血压的患儿，由于发生相关不良事件的风险较高，使用阿片类药物必须特别小心。需警惕罕见并发症如胸壁强直的发生而影响通气效果。

3. 美沙酮

（1）在新生儿科的应用：新生儿较少应用，用于新生儿戒断综合征痛觉过敏时的镇痛替代治疗，以减少当前阿片类药物的剂量。

（2）使用方法：25~100μg/kg，每6小时1次。

（3）禁忌：对阿片类药物过敏者。

（4）在新生儿科使用的注意事项：美沙酮的使用可能与Q-T间期延长及尖端扭转型室性心动过速有关。

（三）非阿片类

1. 对乙酰氨基酚

（1）作用机制：对乙酰氨基酚是非那西丁的体内代谢产物，属于苯胺类，通过抑制下丘脑体温调节中枢的前列腺素合成酶活性，减少前列腺素 PGE_1 缓激肽和组胺的合成和释放，达到镇痛作用。

（2）在新生儿科的应用：对乙酰氨基酚（扑热息痛）被用于治疗轻中度操作性疼痛和术后疼痛，但单用对乙酰氨基酚并不能有效减轻如足跟穿刺采血等急性疼痛。基于现有证据，推荐对乙酰氨基酚不单独应用于急性疼痛，但可作为辅助镇痛药（联用表面麻醉剂或阿片类药物）用于预防或治疗新生儿急性疼痛，以减少阿片类药物的用量。中等质量的证据表明，在关闭PDA方面，与布洛芬相比，对乙酰氨基酚一样有效，在神经发育结局方面没有差异，或有更低的肝脏毒性，但需要更多的研究来支持。

（3）使用方法：对于新生儿，可使用对乙酰氨基酚口服或直肠给药。新生儿静脉使用对乙酰氨基酚的现有数据有限。

1）口服：负荷剂量20mg/kg，维持剂量12~15mg/（kg·次）。

2）直肠：负荷剂量30mg/kg，维持剂量12~18mg/（kg·次）。

足月儿 q.6h.；早产儿 GA≥32 周，q.8h.；GA<32 周，q.12h.。

3）其他使用剂量：根据胎龄，推荐每天总剂量为：

A. 胎龄24~30周：20~30mg/（kg·d）。

B. 胎龄31~36周：35~50mg/（kg·d）。

C. 胎龄37~42周：50~60mg/（kg·d）。

（4）禁忌：对该成分过敏者。

（5）在新生儿科使用的注意事项：对于婴儿，该药极少发生不良反应，但营养不良和低白蛋白血症的婴儿应谨慎使用。与其用于年龄较大的儿童和成人时相反，该药极少导致新生儿出现肝毒性或肾毒性。

2. 氯胺酮

（1）作用机制：氯胺酮是一种 N-甲基-D-天冬氨酸（N-methyl-D-aspartate，NMDA）受体拮抗剂，可选择性抑制丘脑内侧核，阻止脊髓网状结构束的上行传导，兴奋边缘系统，属于"分离性麻醉剂"，是唯一一种可产生强烈的镇静和遗忘作用的镇痛药，可在维持呼吸驱动的同时扩张支气管，并在轻微增加心率和血压的情况下改善血流动力学。

（2）在新生儿科的应用：其广泛用于新生儿和小婴儿的快速诱导插管、疼痛性操作、手术中或术后镇痛和镇静，例如先天性心脏病、先天性膈疝或需要体外膜氧合（ECMO）置管的患儿，另外还可用于全麻诱导。

（3）使用方法：

1）单次 0.2~0.75mg/（kg·次），静脉注射。

2）维持 5~20μg/（kg·min），静脉滴注。

3）全麻诱导 1~2mg/kg，静脉注射。

（4）禁忌：难治性、顽固性高血压，严重的心血管疾病，甲亢。

（5）在新生儿科使用的注意事项：忌注射过快，易致一过性呼吸暂停。大剂量的氯胺酮（2mg/kg）会减慢心率，更大剂量的氯胺酮（5mg/kg）会降低血压但不减少心排血量。

（四）非甾体抗炎药

1. 作用机制　非甾体抗炎药（nonsteroidal antiinflammatory drugs，NSAIDs）通过抑制前列腺素的合成而具有抗炎、镇痛和解热作用，根据其对体内环氧合酶(cyclo-oxygenase,COX)作用的选择性可分为非选择性 COX 抑制药和选择性 COX-2 抑制药。

2. 在新生儿科的应用　NSAIDs 不常规用于新生儿镇痛,因为有其他更安全有效的药物可用。

3. 使用方法　不推荐使用 NSAIDs 用于新生儿镇痛处理。

4. 禁忌　对该类药物过敏者,活动性消化道出血者,肝肾功能不全者,严重高血压、充血性心力衰竭患者,血细胞减少者。

5. 在新生儿科使用的注意事项　尽管 NSAIDs 已广泛用于成人和年龄较大的儿童的镇痛处理,但由于其对新生儿有一些明确的不良反应,故在新生儿期使用较少。使用 NSAIDs(吲哚美辛和布洛芬)治疗早产儿动脉导管未闭可引起消化道出血、血小板功能障碍以及肾小球滤过率下降。妊娠期间使用 NSAIDs 可能与新生儿重度肺高压相关,因为其可能导致胎儿宫内动脉导管过早关闭。

(五)局部麻醉剂

1. 表面麻醉剂

(1)作用机制:表面麻醉是指将穿透力强的局麻药施用于黏膜表面,使其透过黏膜而阻滞位于黏膜下的神经末梢,使黏膜产生麻醉现象。常用药物为 1%~2% 丁卡因或 2%~4% 利多卡因及其混合物。

(2)在新生儿科的应用:在实践中,除了口服蔗糖外,使用表面麻醉来减少动静脉穿刺、腰椎穿刺、外周静脉或动脉置管引起的疼痛,但不能减轻足跟采血引起的疼痛。

1)4% 或 5% 利多卡因脂质体、凝胶。在使用后 30 分钟内产生麻醉作用,药效最长可持续 4~6 小时。

2)利多卡因 - 丙胺卡因混合物(eutectic mixture of the local anesthetics,EMLA)呈乳膏状,是目前应用最广泛、研究最多的一种制剂,也是首选的表面麻醉剂。

3)4% 丁卡因,也称地卡因,乳膏或凝胶;耐受性良好,起效更快、作用时间更长,可能比 EMLA 乳膏更适用于繁忙的临床环境。

4)S-Caine 贴片是一种 7% 利多卡因和 7% 丁卡因低共熔混合物贴片,联合加热元件,可使局部皮肤温度升高至 40℃,持续时间超过 14 小时,并增强局部麻醉药的释放(而名为 S-Caine Peel 的乳膏已于 2008 年 9 月停用)。

(3)常见副作用:丁卡因最常报道的不良反应是短暂的皮肤局部红斑,很少发生局部水肿与瘙痒,并且无全身中毒的征象。EMLA 常见的副作用与其丙胺卡因成分有关,包括轻度、短暂的皮肤刺激或高铁血红蛋白血症。高铁血红蛋白血症可能是 ELMA 的一种较严重的副作用,出现于该药用于有炎症的皮肤或过量使用后,更可能发生于有易感因素如葡萄糖 -6- 磷酸脱氢酶(glucose-6-phosphate dehydrogenase,G-6-PD)缺乏的患者,但尚无研究报道其临床中毒水平。EMLA 和丁卡因引起的所有皮肤反应都是短期的,相比而言,EMLA 比丁卡因更容易引起局部发红、肿胀或发白。

(4)在新生儿科使用的注意事项:因新生儿皮肤薄弱,应警惕局部刺激或过敏引起的皮肤损伤、感染。

2. 注射型麻醉剂

(1)作用机制:局部麻醉药物通过与钠离子通道的某些位点结合,阻断钠离子传导;另外可降低神经细胞兴奋性,从而可逆性阻断神经冲动向大脑传递。常用药物为利多卡因。

(2)在新生儿科的应用:局部注射利多卡因可以减轻动静脉穿刺、经皮静脉或动脉置管、腰椎穿刺及包皮环切术引起的疼痛。利多卡因浸润也用于外科手术,以减少术后痛觉过敏和对术后镇痛药物的需要。

(3)使用方法:通常使用 1%(10mg/ml)利多卡因溶液 0.5ml/kg 皮下浸润,或 2%(20mg/ml)利多卡因溶液 0.25ml/kg 皮下浸润,最大剂量为 3~5mg/kg。对 3 月龄以下婴儿可使用无针设备进行利多卡因皮下注射。

(4)禁忌:对麻醉药成分过敏者禁用。严重肝肾功能障碍、阿 - 斯综合征(急性心源性脑缺血综合征)、预激综合征、严重心传导阻滞(包括窦房、房室及心室内传导阻滞)患者静脉禁用。本品扩散力强,一般不用于蛛网膜下腔阻滞,慎用于浸润麻醉。

(5)在新生儿科使用的注意事项:早产儿较足月儿半衰期长(3.16 小时:1.8 小时),易引起中毒;

另外,对于新生儿,应避免联用利多卡因和肾上腺素,以尽可能降低组织坏死和快速性心律失常的风险。

二、镇静

(一)苯二氮䓬类

作用机制:在中枢神经系统,主要在大脑皮质中有特殊的苯二氮䓬受体存在。苯二氮䓬受体是γ-氨基丁酸(γ-aminobutyric acid,GABA)受体-氯离子通路复合物的一个膜内成分。当GABA受体激动时,氯离子通道开放的数目增多,Cl^-进入细胞内数量增加,产生超极化而引起抑制性突触后电位,减少中枢内某些重要神经元的放电,引起中枢神经系统的抑制作用。当苯二氮䓬药物占据苯二氮䓬受体时,则GABA更容易打开Cl^-通道,导致镇静、催眠、抗焦虑、抗惊厥和中枢性肌松等药理作用,但没有镇痛作用。新生儿常用药物主要有咪达唑仑、地西泮。

1. 咪达唑仑

(1)在新生儿科的应用:咪达唑仑是一种短效苯二氮䓬类药物,是NICU最常用的镇静药,镇静作用弱。近年来关于咪达唑仑对新生儿(尤其是早产儿)的不良影响引起了广泛关注,支持使用的

报道越来越少。因在新生儿中存在安全问题,目前不推荐对新生儿(尤其是早产儿)常规使用咪达唑仑。

(2)使用方法:开始剂量为100μg/kg,维持剂量为30~100μg/(kg·h),可用于新生儿镇静。

(3)禁忌:对该药物过敏者。

(4)在新生儿科使用的注意事项:可能出现其不良反应包括肌阵挛抽搐、过度镇静、呼吸抑制和偶尔低血压。近年有多项研究报道,在新生儿中使用,存在不良效应及结局(脑室内出血、脑室周围白质软化症或死亡的发生率增加)。新生动物模型的累计数据表明,对于发育中的大脑,咪达唑仑可诱导神经元和其他脑细胞凋亡和/或坏死,而这种作用与苯二氮䓬类受体无关。咪达唑仑还有心肌抑制作用,并能够降低全身血管阻力(具有剂量相关性),故该药不应当用于血流动力学受损的患者。

2. 地西泮

(1)在新生儿科的应用:地西泮属于长效苯二氮䓬类药,用于新生儿破伤风的治疗;早产儿视网膜病手术治疗的镇痛镇静及戒断综合征的治疗。

(2)使用方法见表14-6-1。

表 14-6-1　地西泮的使用方法

适应证	用量	用法
惊厥	0.1~0.3mg/(kg·次)	必要时30min可重复,不超过3次。静脉注射时间不少于3min,不能控制的惊厥可 iv.gtt,0.3mg/(kg·h)
镇静	i.v.,0.04~0.3mg/(kg·次) p.o.,0.12~0.8mg/(kg·d)	i.v.,q.2~4h.,最大量 8h 内 0.6mg/kg p.o.,q.6~8h.
癫痫持续状态	0.1~0.3mg/(kg·次)	每 15~30min 1 次,最大量 2~5mg
撤药综合征	0.1~0.8mg/(kg·次)	q.6~8h.

注:iv.gtt:静脉滴注;i.v.:静脉注射;p.o.:口服。

(3)禁忌:对本品或其他苯二氮䓬类药物过敏者禁用;严重肝肾功能不全、自主呼吸弱、心脏传导阻滞、低血压慎用。

(4)在新生儿科使用的注意事项:因新生儿中枢神经系统对该药异常敏感,其对新生儿大脑中枢抑制作用明显,可能出现严重的呼吸抑制。静脉注射可能致静脉炎,也可能导致喉痉挛。

(二)巴比妥类

1. 作用机制　巴比妥类在非麻醉剂量时主

要抑制多突触反射,减弱易化,抑制脑干网状上行激活系统,降低大脑皮质兴奋性,其作用机制如下:①拟GABA作用,巴比妥类可与GABA受体复合物上的巴比妥类结合位点结合,从而促进氯离子通道开放(开放时间延长),使胞膜超级化。此作用在无GABA存在时依然有效,故不同于苯二氮䓬类。②减弱或拮抗谷氨酸(中枢兴奋性递质)的作用,降低中枢兴奋性。新生儿常用药物为苯巴比妥。

2. 在新生儿科的使用　主要用于神经系统疾病引起的烦躁、惊厥、癫痫发作,以及胆汁淤积的辅助治疗、撤药综合征的治疗,很少用于危重患者的镇静。苯巴比妥也是新生儿惊厥最常用的药物,但对惊厥的控制率常<50%。对于新生儿惊厥,目前苯二氮䓬类及左乙拉西坦正越来越多地应用于临床。

3. 使用方法　见表14-6-2。

表 14-6-2　苯巴比妥的使用方法

适应证	途径	用法用量		
抗惊厥	i.v./i.m.	负荷量 20mg/kg,最大 30mg/kg 维持量 3~5mg/(kg·d),在首剂后 12~24h 给予,q.d. 或 q.12h.		
镇静	i.v./i.m.	5mg/(kg·次)		
胆汁淤积	p.o./i.v.	4~5mg/(kg·d),q.d.,共 4~5d		
撤药综合征	p.o./i.v.	评分	剂量 / [mg·(kg·d)$^{-1}$]	间隔 /h
		8~10	6	q.8
		11~13	8	q.8
		14~16	10	q.8
		>17	12	q.8

注:i.v.:静脉注射;i.m.:肌内注射;p.o.:口服。

4. 禁忌　对本品过敏者;严重肝肾功能不全者。

5. 在新生儿科使用的注意事项　早产儿的苯巴比妥半衰期要长于足月儿,且随年龄增长逐渐缩短,故早产儿使用标准的药物剂量可能会产生较高的血药浓度并导致毒性。但随着年龄及体重的增加,相同的每天维持剂量则又可能导致较低的血清药物水平,并可能造成暴发性惊厥。综上,监测药物血清水平有助于苯巴比妥治疗的管理。另外,苯巴比妥还可能引起血流动力学的不稳定,并可能引起相关神经元的损伤,需谨慎使用。

(三)α_2- 受体激动剂:右美托咪定

1. 作用机制　是一种选择性 α_2- 肾上腺素受体激动剂,具有强效镇静及镇痛作用。该药导致的呼吸抑制极轻微,与氯胺酮类似,这一点与其他大多数镇静剂不同。

2. 在新生儿科的应用　2008 年,美国 FDA 批准在成人外科手术或其他操作之前或期间使用右美托咪定镇静。但是,该药用于新生儿的经验有限,其用法用量、药动学和有效性目前尚处于研究中。在更大型的随机试验证明其对新生儿有益且安全之前,不推荐新生儿常规使用该药。

3. 使用方法　在新生儿的用法用量,目前仍处于研究中。

4. 在新生儿科使用的注意事项　右美托咪定只有镇静没有镇痛作用,使用中甚至可能掩盖一些新生儿疼痛的临床征象。在新生儿中,已有报道发现与使用右美托咪定相关的惊厥或心动过缓。

三、肌松剂

(一)作用机制

肌松剂可使肌肉完全松弛,有利于快速实现气管插管。肌松剂没有镇静、镇痛和致遗忘作用。肌松剂选择性作用于骨骼肌神经肌肉接头,与 N_2 受体相结合,暂时阻断了神经肌肉之间的兴奋传递,从而产生肌肉松弛作用。根据作用类型,肌松剂分为去极化型(琥珀胆碱 - 超短效)和非去极化型(罗库溴铵、维库溴铵 - 中效、泮库溴铵、哌库溴铵 - 长效)。精细动作的肌群对肌松剂最敏感,而呼吸肌尤其是膈肌相对不敏感。

1. 肌松先后顺序　眼睑肌和眼球外肌→颜面肌→喉部肌→颈部肌→上肢肌→下肢肌→腹肌和肋间肌→膈肌。

2. 肌松作用消失的顺序与上述相反。

3. 抗胆碱酯酶药物,如新斯的明、吡啶斯的明、乙基二甲胺等可快速逆转非去极化肌松剂的作用;新药舒更葡糖能高度选择性地迅速拮抗罗库溴铵肌松效应。

(二)在新生儿科的应用

常用于气管插管、内镜检查、ARDS 机械通气患者、亚低温治疗者。

（三）使用方法

不能口服,皮下无效,肌内注射仅为静脉剂量的 1/5~1/2（表 14-6-3）。

肌松剂的选择原则:作用强、起效快、时效短、恢复快、无蓄积、毒性低、无组胺释放。

表 14-6-3　几种常用肌松剂静脉用法比较

特性	去极化	非去极化		
	琥珀酰胆碱	泮库溴铵	维库溴铵	罗库溴铵
插管（mg/kg）	0.5~1	0.1	0.08~0.1	0.6~1
插管后（mg/kg）	1.0	0.02	0.02	0.1
持续输注 [$\mu g \cdot (kg \cdot min)^{-1}$]	不推荐	0.8~1.7	0.8~1.7	8~12
起效时间（达到峰值时间）	30~60s	3~5min	3~5min	1~2min
代谢	血浆胆碱酯酶	肾脏>肝脏	肾脏≤肝脏	肾脏<肝脏
组胺释放	+	无	无	无
主要副作用	恶性高钾血症、心律失常、眼压、颅内压增高；胃内压增高-易引起反流、误吸；类变态反应（过敏性休克、支气管痉挛）	骨骼肌肌病 深静脉血栓形成 类变态反应 恶性高热		

（四）禁忌证

对该类药品过敏。脓毒症、肾衰竭的患者慎用。

（五）在新生儿科使用的注意事项

肌松剂的使用在新生儿目前尚缺乏足够研究数据。成人及年长儿研究表明低温、高钾、酸中毒等代谢和电解质紊乱会影响肌松作用的持续时间和导致药物作用的逆转。对于患有重症肌无力或肌无力综合征（Eaton-Lambert syndrome）的患者,小剂量本品就可能会产生极强的效果。下列情况可使本品作用增强：①低血钾症、高镁、低血钙症；②低蛋白血症、脱水、酸中毒、高碳酸血症、恶病质。对严重电解质失衡、血液 pH 的改变和脱水均应尽力纠正。

【关键点】

1. 疼痛可能对新生儿产生短期和长期的不良后果,疼痛管理和镇痛治疗已成为新生儿重症监护重要治疗内容之一,可以减少应激和疼痛,并促进新生儿疾病恢复和改善神经行为发育。

2. 口服蔗糖/葡萄糖主要用于减轻短时间轻中度的疼痛,包括足跟采血、动静脉穿刺、静脉置管、肌内注射或皮下注射、安置鼻胃管、安置导尿管,以及更换敷料或去除胶带等。

3. 使用表面麻醉可以减少动静脉穿刺、腰椎穿刺、外周静脉或动脉置管引起的疼痛,但不能减轻足跟采血引起的疼痛。

4. 当前不推荐对机械通气的早产儿常规持续输注阿片类药物。只推荐吗啡作为单一的镇痛药用于术后或正在接受疼痛操作的机械通气新生儿。芬太尼也常用于机械通气的足月儿中度侵入性操作时的镇痛以及术后镇痛。

5. 对乙酰氨基酚不单独应用于急性疼痛,但可作为辅助镇痛药（联用表面麻醉剂或阿片类药物）用于预防或治疗新生儿急性疼痛,以减少阿片类药物的用量。

6. 苯巴比妥主要用于神经系统疾病引起的烦躁、惊厥、癫痫发作,很少用于危重患者的镇静。对于新生儿惊厥,因为苯巴比妥的作用有限,目前控制惊厥的二线药物苯二氮䓬类（地西泮、咪达唑仑）及左乙拉西坦越来越多地应用于临床。

（李华英　胡旭红）

参考文献 ‥‥‥‥‥‥‥‥‥‥‥‥‥‥‥

1. Committee on fetus and newborn and section on anesthesiology and pain medicine. Prevention and Management of Procedural Pain in the Neonate: An Update [J]. Pediatrics, 2016, 137: e20154271
2. Gao H, Gao H, Xu G, et al. Efficacy and safety of repeated oral sucrose for repeated procedural pain in neonates: A systematic review [J]. Int J Nurs Stud, 2016, 62: 118
3. Anbalagan S, Mendez MD. Neonatal Abstinence Syndrome [M]. StatPearls [Internet]. Treasure Island (FL): StatPearls Publishing 2020-, 2020 Apr 12
4. Allegaert K, van den Anker JN. Perinatal and neonatal use of paracetamol for pain relief [J]. Semin Fetal Neonatal Med, 2017, 22: 308
5. 安友仲, 康焰, 马朋林. 重症镇痛镇静规范化诊疗 [J]. 北京: 清华同方光盘电子出版社, 2019

第十五章

呼吸支持期间营养管理

随着 NICU 救治水平和重症监护技术的发展,新生儿尤其是早产和超早产儿的存活率有了很大的提高,这些患儿常常面临着宫外生长发育不良的威胁,对其远期预后产生不良影响。如何对这些患儿提供最佳营养支持,避免宫外生长发育迟缓的发生从而改善其远期预后,是我们每一位儿科医师需要面对的问题。下面本章将对相关问题进行详述。

一、概述

需要呼吸支持的新生儿,尤其是早产儿,由于先天不足、代谢率增高、胃肠功能有限及对摄入的营养物质处理能力有限,发生宫外生长发育迟缓的风险增高。这些患儿往往存在呼吸系统或其他系统基础疾病,在疾病状态下机体基础代谢率增加,对能量需求增高,同时早产儿胃肠及肝肾功能不成熟,摄入营养物质的能力和代谢处理能力均有限,若营养管理不当,则会引起营养不良的发生。呼吸支持可能会干扰出生后肠系膜上动脉血流量,扰乱肠道运动功能而导致喂养不耐受的发生。此外,呼吸支持的新生儿可能合并基础疾病带来的缺氧、循环功能不全、酸碱及水电解质失衡、合成代谢激素缺乏及外源性类固醇使用等也会使营养不良的风险增高。

生命早期营养支持不足会延迟出生体重恢复时间,并导致宫外生长受限。由于营养不良,这些婴儿的生长发育会受到损害,其肺的生长和肺损伤后的恢复以及大脑的生长均会受到损害,从而导致生长发育受限并产生异常的呼吸和神经发育

结果。营养不良还会引起呼吸肌肌力减弱、改变肺通气能力,导致呼吸功能的下降。合理的营养支持可以促进重症患儿疾病恢复并缩短呼吸机使用时间。合理的营养管理还能降低新生儿坏死性小肠结肠炎(NEC)、晚发性败血症、支气管肺发育不良(BPD)的发病率及死亡率,也与更好的生长发育和神经发育结局相关。因此,对于需要呼吸支持的患儿,营养支持治疗的合理实施显得尤为重要。

二、呼吸支持期间的营养管理

合理的营养管理策略是保证疾病恢复的基础。临床工作中,对患儿的营养支持应在满足患儿生长发育需求的基础上充分考虑其当前疾病状态,并根据患儿的病情变化进行及时恰当的调整。

(一)营养需求

评估早产儿的营养需求时,应综合考虑其生长发育基本需求、疾病状态和能量消耗等方面,使患儿达到正常的宫内生长发育速率。早产儿的营养管理目标是模拟同胎龄胎儿子宫内的生长速度,矫正胎龄足月后模拟同胎龄健康足月母乳喂养婴儿的生长速度。足月儿的营养管理目标可参考健康母乳喂养婴儿的生长发育和营养摄入情况,同时应关注疾病对生长、新陈代谢和营养需求的影响。对需要机械通气治疗的新生儿,营养支持的目标是在不影响气体交换以及组织氧输送的情况下,防止内源性能量的分解代谢和消耗,同时实现瘦体重(lean body mass)的增长,促进肺、脑和其他重要器官的生长发育。通过营养支持限制

患儿生后体重下降的程度和持续时间,并帮助他们在出生后 7~14 天内恢复至出生体重。目标体重增加速度是 15~20g/(kg·d)。营养管理可分为三个阶段:完全肠外营养期、肠外营养向肠内营养过渡期、完全肠内营养期。在肠外营养期间,能量既不用于喂养的热效应,也不经排便丢失,因此能量需求比肠内营养时低。

(二) 液体

水是人体的主要组成部分,是细胞新陈代谢的基础,是生长发育所必需的。水是营养管理中的一个关键元素,也是肠内和肠外营养的重要组成部分,在没有水的情况下,能量、蛋白质和其他营养物质是无法提供的。人体的含水量是随着生长发育而逐渐下降的,在妊娠 8 个月时胎儿的水分含量从最初的 95% 下降到 85%,到足月时进一步下降到 75%,随着正常的生长发育逐渐降到成人的 55% 左右。

对于需要机械通气的新生儿来说,液体摄入量的管理是非常重要的。围产期缺氧、感染、机械通气和氧疗等因素可能造成肺毛细血管内皮损伤,导致毛细血管渗漏和间质性水肿的形成,正压通气也会导致醛固酮和抗利尿激素的分泌增加,可能会导致水潴留,加重肺水肿。此时,若再给予过量的液体会加重肺水肿,造成肺顺应性进一步下降,使肺功能受损加重,增加对氧和呼吸支持的需求。研究表明,适当限制液体可减少 PDA 和 NEC 的发生并降低死亡风险,液体限制也倾向于降低支气管肺发育不良的风险。早产儿由于皮肤发育不成熟,环境因素对水分丢失影响大,如使用辐射台保暖或者进行光疗会增加水分流失,若液体摄入不足可能导致脱水的发生。因此,对于机械通气的患儿,尤其是早产儿,在评估液体需要量时,需要考虑胎龄、日龄、疾病状态和环境条件等因素,目标是在满足生理需要和不出现脱水的情况下,适当限制液体的摄入量,以减少肺水肿的发生。

由于新生儿生理的特殊性,其液体生理需要量随胎龄和日龄不同而不同。足月新生儿在出生第一天至少需要 60ml/(kg·d) 的液体,随日龄增加,可达到 120~150ml/(kg·d)。早产儿由于皮肤发育不成熟导致不显性失水的增加,体重下降更加明显,液体需求量也更高。出生第一天需要量为 60~80ml/(kg·d),之后每天增加 10~20ml/(kg·d),达到 140~180ml/(kg·d)(表 15-0-1)。随着皮肤的成熟和不显性失水逐渐减少,应调整液体摄入量。

表 15-0-1　新生儿生后早期液体需要量

液体入量 [ml/(kg·d)]	日龄				
	Day 1	Day 2	Day 3	Day 4	Day 5
早产儿<1 000g	80~100	100~120	120~140	140~160	160~180
早产儿 1 000~1 500g	70~90	90~110	110~130	130~150	160~180
早产儿>1 500g	60~80	80~100	100~120	120~140	140~160
足月儿	40~60	50~70	60~80	60~100	100~140

除生理需要量外,生命早期不显性失水对体液的影响也很大。不显性失水易受机械通气、环境温度、湿度、辐射加热、光疗等因素影响,对于受这些因素影响的新生儿,尤其是早产儿,在计划液体需要量时要特别注意。

对于机械通气的新生儿,应密切地监测液体容量状态,应注意监测患儿的体重、皮肤状态、尿量、血压、心率等。低血压、低灌注、心动过速、少尿和脉搏差等可能是低血容量的表现,而多尿、水肿、血压增高、肺部情况恶化可能是液量过多的表现。

(三) 能量

新生儿的能量消耗由基础代谢、活动、抵御寒冷、排泄损失、食物特殊动力作用和组织合成所需的能量组成。能量需求与年龄、体重、生长速度、环境、活动、激素水平、器官大小和成熟程度等因素相关。新生儿的静息代谢能量消耗约为 40~60kcal/(kg·d)。每增长 1g 体重,需要消耗 3~4.5kcal 的能量,要达到每天 15g/kg 的增长速度,则需要额外增加 45~67.5kcal/(kg·d) 的能量。呼吸系统疾病(如呼吸暂停、RDS 和 BPD)和机械通气新生儿对于耗氧量和静息能量消耗要比健康新生儿的能量需求高出15%~25%。使用咖啡因治疗呼吸暂停的早产儿能量消耗也会增加。

ESPGHAN营养委员会建议，健康生长的早产儿能量摄入为110~135kcal/(kg·d)，较高的热量摄入可能对BPD患儿有益。90~100kcal/(kg·d)的总能量摄入对于大多数接受机械通气和肠外营养的足月儿来说是足够的。但身体代谢活跃并接受充分的肠内喂养的早产儿需要额外摄入的能量为10~20kcal/(kg·d)[总能量100~120kcal/(kg·d)]。在部分疾病活动期，可能需要摄入140~150kcal/(kg·d)的能量。

（四）碳水化合物

新生儿超过1/2的能量由碳水化合物代谢提供。葡萄糖是大脑代谢的主要能量来源，当血糖浓度下降时，新生儿的大脑可能会使用酮体作为额外的能量来源，但这种能量补充能力是非常有限的，因此，维持正常的血糖浓度非常重要。新生儿，尤其是早产儿，机体糖原储存较少，且糖异生能力有限，葡萄糖主要来源于外源性碳水化合物的摄入。

新生儿肠内碳水化合物消化和吸收机制的成熟是一个有序过程。蔗糖酶、麦芽糖酶和异麦芽糖酶通常在妊娠24~28周时完全活跃，但乳糖酶滞后于其他酶，直到足月时才完全活跃。母乳中的主要碳水化合物是乳糖，而大多数早产儿配方奶的乳糖含量低于母乳，部分碳水化合物以葡萄糖聚合物的形式存在，其优点是增加了热量密度，但不增加渗透压。有研究表明，即使是在妊娠28周出生的早产儿，其肠道乳糖酶活性在开始肠内喂养后的几天内就会增加到足够的活跃水平。因此，足月和早产儿可能对母乳和配方奶中的碳水化合物都有很好的耐受能力。

早产儿的推荐碳水化合物摄入量为11.6~13.2g/(kg·d)。若葡萄糖摄入不足，可能导致低血糖、体重不增等情况的发生，而过多的葡萄糖摄入，也会增加早产儿发生高血糖症的风险，尤其是伴有呼吸困难、缺氧、机械通气、循环障碍等情况的新生儿。

当超过机体最大的葡萄糖氧化能力[>12mg/(kg·min)]时，高血糖也会引起其他并发症，包括能量消耗增加（葡萄糖合成脂肪的能量消耗非常大）、氧气消耗增加、二氧化碳产生增加、脂肪沉积增加、心脏和肝脏脂肪浸润增加等，这些问题可

能是严重和/或持续性高血糖婴儿发病率和死亡率增加的基础。发生高血糖时，可以通过降低静脉输注糖速来处理。早期给予氨基酸可以刺激内源性胰岛素分泌，特定肠外氨基酸也可以增加胰岛素的活性，有助于稳定血糖。在糖速<4mg/(kg·min)时若仍存在高血糖，可以通过静脉输注胰岛素来进行处理。在血糖正常的婴儿中预防性输注胰岛素并不会对蛋白质平衡有帮助，而且它还与代谢性酸中毒有关，并可增加低血糖的风险，故不推荐对静脉营养的婴儿常规使用胰岛素。

（五）蛋白质

出生后尽快提供肠外或肠内蛋白质对于防止负氮平衡和促进蛋白质增加是至关重要的。蛋白质摄入不足可能导致生长发育不良、低蛋白血症和水肿。负氮平衡和营养不良导致肺结构和功能成熟延迟，从而增加了高氧、气压伤和感染等的风险。对于呼吸困难的VLBW婴儿，在出生后的几个小时内就开始使用氨基酸，有很多好处：通过实现早期正氮平衡来限制分解代谢，促进体重的生长；降低生后体重下降程度，缩短恢复出生体重的时间；预防高血糖和非少尿性高血钾症；与早期肠内喂养协同以保持生长，增强神经发育。据报道，蛋白质摄入量较高[4g/(kg·d)]的婴儿比摄入量为3g/(kg·d)的婴儿发生慢性肺病的概率更低。当氨基酸摄入量为2.7~3.5g/(kg·d)，非蛋白能量摄入量为80~85kcal/(kg·d)时，氮的保留和生长速率可能与宫内速率相当。足月儿母乳的蛋白质含量接近于0.9~1.2g/dl，因此，健康足月婴儿在出生后第1个月的蛋白质需求量约为2.0g/(kg·d)。为了弥补累计的蛋白质缺乏和获得足够的线性生长，早产儿的蛋白质需求量高于足月婴儿，介于3.5~4.5g/(kg·d)之间。

早产儿，包括那些需要机械通气的患儿，应在出生后尽早开始氨基酸使用。一个大的多中心数据库的回顾性分析显示，早期开始静脉注射氨基酸与更好的生长速率有关，包括从出生到纠正胎龄36周的体重、身长和头围的增加。虽然这项研究没有特别评估肺的生长，但身长和头围测量比单独测量体重更能反映瘦组织的生长（包括肺）。此外，在出生后的前3周内接受更多营养支持的婴儿，BPD的严重程度也会降低。在胎龄<30周的早产儿中，肠外营养中提供更高浓度的支链氨基酸，可使动态肺顺应性改善，肺阻力降低，呼吸

暂停发作次数减少。

既往的做法是从 0.5~1g/（kg·d）开始补充氨基酸，然后逐渐增加，然而有证据表明，新生儿可以从接近最大剂量的氨基酸开始补充，而不需要逐渐增加。目前对早产儿的建议是，在生命的第 1 天开始摄入 1.5~2g/（kg·d）的氨基酸，然后逐渐增加到 3.5~4g/（kg·d），且有足够的非蛋白能量满足合成代谢的要求，维持蛋白质 / 非蛋白质能量比约为 1:7，肠外营养为主时维持氨基酸:脂肪乳:糖（g）≈ 1:1:4。

（六）脂质

脂质是代谢和生长的重要能量来源，占每天总能量摄入的 40%~50%。对人类来说有两个已知的必需脂肪酸至关重要：α- 亚麻酸（ω3 脂肪酸）和亚油酸（ω6 脂肪酸），它们分别衍生出花生四烯酸（AA）和二十二碳六烯酸（DHA）等必需长链多不饱和脂肪酸（LC-PUFAs）。它们作为免疫调节剂和膜磷脂成分，在正常人的生长发育过程中发挥着重要的生物学作用，尤其对中枢神经系统的正常发育至关重要。由于它们在妊娠的最后 3 个月才聚集在胎儿的大脑中，而早产儿完全或部分缺失这个聚集过程且没有内源性合成的能力，所以早产儿必须从饮食中摄取足够的量来满足自身生长发育需求。母乳和大多数配方奶中都包含这两种必需脂肪酸。

使用机械通气的患儿可能受益于脂质，因为脂质呼吸商较低，且能量密度高。然而脂质可产生血管活性代谢产物，加重通气 / 血流失调，通过阻碍气体交换影响肺功能。尽管脂质对肺通气有影响，但早期给予脂质是有利的，因为严重的生长发育不良与严重的肺部疾病密切相关。机械通气的患儿可能因为病情需要限制液体入量，甚至可能因为喂养不耐受影响肠内喂养量，常常需要高脂肪静脉营养来满足能量需求。

对于需要机械通气的患儿，脂肪乳是肠外营养方案的关键组成部分，为其提供了重要的能量来源。建议在生命第 1 天开始静脉输注脂肪乳，剂量为 1.0~2.0g/（kg·d），应以不超过 0.15g/（kg·h）的速率连续输注 24 小时，以每天 0.5~1.0g/kg 速度增加，最终维持在 3.0~4.0g/（kg·d）。

（七）矿物质

钠、钾、氯的需要量均在 2~4mmol/（kg·d）。由于尿钠流失，早产儿对钠的需求可能更高，特别是在出生后的第 1 周。当患儿接受利尿治疗时，尿钠浓度可达 70mmol/L 或更高，在评估电解质需求时也必须考虑这些丢失，因为钠摄入量不足会损害纵向生长和体重增加。钠和钾通常在生后 24 小时内不需要补充，但需要进行监测，较小的患儿可能需要更频繁的监测。

钙和磷的推荐摄入量取决于给药途径。钙的吸收依赖于钙和维生素 D 的摄入，还与磷的吸收有关。如果通过肠内营养补充，吸收率可能是有限的。足月儿推荐的肠内钙摄入量约为 70mg/（kg·d），由于早产儿的钙储备低且对钙的需求量更大，故常需要 150~220mg/（kg·d）。足月儿适当的肠内磷摄入量为 30mg/（kg·d），但早产儿的摄入量需求更高［60~140mg/（kg·d）］，以确保充分的骨矿化。

肠内喂养的足月和早产儿镁的摄入量约为 10mg/（kg·d）。长期使用肠外营养的婴儿，镁的摄入量建议为 7~10mg/（kg·d）。

对于肠内喂养的足月儿和早产儿，铁的摄入量应为 2~4mg/（kg·d），但对于接受重组促红细胞生成素的贫血早产儿，铁的摄入量应增加到 6mg/（kg·d）。预防性铁补充可在 2~4 周龄时开始，根据出院后的饮食，可至少持续到 6~12 个月。

微量元素是长时间肠外营养时的重要组成部分。锌、铜、锰、铬、硒和钼目前被推荐用于新生儿肠外营养（表 15-0-2）。

表 15-0-2　各种矿物质及微量元素推荐用量

种类	推荐用量
钠	2~4mmol
氯	2~4mmol
钾	2~4mmol
钙	150~220mg
磷	60~140mg
镁	8~15mg
铁	2~4mg
锌	1~3mg
铜	0.2mg
硒	2~3μg
锰	1μg
碘	1μg
铬	0
钼	1μg

（八）维生素

新生儿,尤其是早产儿,因为体内维生素的储备不足,同时快速生长导致需求增加,有发生维生素缺乏的风险。

1. **维生素 A**　维生素 A 对上皮组织(包括肺组织)的生长和分化至关重要。早产儿在出生时维生素 A 的储存量很低,患有肺病的早产儿血浆中维生素 A 的含量比没有肺病的早产儿更低。补充维生素 A 对降低 BPD 的发生率有一定作用。研究表明,在急性肺疾病期间早期补充维生素 A 可以降低 BPD 的风险。

2. **维生素 D**　维生素 D 对骨骼健康至关重要。新生儿尤其是早产儿在出生时维生素 D 的储存量很低且皮肤合成维生素 D 的能力低下,非常容易出现维生素 D 缺乏从而导致佝偻病、早产儿代谢性骨病等疾病的发生。足月儿推荐的维生素 D 肠内摄入量为每天 400U,对于缺乏维生素 D 的足月儿,建议使用更高的剂量(每天 800~1 000U)。早产儿生后早期推荐的维生素 D 肠内摄入量为每天 800~1 000U,在 3 个月后改为 400U/d,以维持足够维生素 D 的血清浓度(>50nmol/L)。对于严重维生素 D 缺乏或口服补充效果欠佳者可考虑肌内注射。

3. **维生素 E**　维生素 E 是人体主要的天然抗氧化剂。它保护含脂细胞膜免受氧化损伤,并被认为在预防新生儿氧中毒方面发挥作用。推荐的肠内维生素 E 摄入量为 3.3~16.4U/(kg·d)。虽然研究表明,补充维生素 E 可以有效降低 ROP 和脑室出血的风险,但过量摄入维生素 E 可能会导致严重的毒性,包括增加败血症的风险。

4. **维生素 K**　维生素 K 对预防新生儿出生后的出血性疾病至关重要。单剂量肌内注射维生素 K(1.0mg)可有效预防新生儿出血性疾病。补充维生素 K 对于预防维生素 K 缺乏是必要的,特别是对于重症患儿,因为他们经常使用广谱抗生素(减少肠道细菌合成维生素 K),并且可能伴有其他肝功能异常。

因胆汁淤积性肝病或短肠综合征导致脂肪吸收不良的婴儿有患脂溶性维生素缺乏症的危险,需要额外补充脂溶性维生素。水溶性维生素和其他微量物质也是早产儿健康成长所必需的,各种维生素补充剂量见表 15-0-3。

表 15-0-3　各种维生素的推荐补充剂量

维生素种类	推荐补充剂量
维生素 A	400~3 330U/kg
维生素 D	400~1 000U
维生素 E	3.3~16.4U/kg
维生素 K	4.4~28µg/kg
维生素 C	20~55mg/kg
维生素 B$_1$(硫胺)	140~300µg/kg
维生素 B$_2$(核黄素)	200~400µg/kg
维生素 B$_3$(烟酸)	1.0~5.5mg/kg
维生素 B$_6$(吡哆醇)	50~300µg/kg
生物素	1.7~16.5µg/kg
泛酸	0.5~2.1mg
叶酸	35~100µg
维生素 B$_{12}$(钴胺素)	0.1~0.8µg/kg

三、肠外营养

肠外营养(parenteral nutrition,PN)是接受机械通气治疗的危重新生儿的重要营养方式,尤其是对于不能耐受肠内喂养的婴儿来说,在出生后早期给予肠外营养是非常重要的。肠外营养提供持续的宏量和微量营养素,保证能量供给,同时预防和纠正新生儿期出现的常见生化异常,通常需要持续到肠内喂养量足够时。从肠外营养到全肠内营养的转变对预防生后生长发育不良至关重要。

（一）肠外营养指征

1. 因消化系统原因不能耐受肠道内营养,如消化道畸形、消化道梗阻、坏死性小肠结肠炎(NEC)、短肠综合征、喂养不耐受等。

2. **其他系统原因**　如早产、缺氧缺血性脑病、亚低温治疗、败血症、循环功能不全等导致胃肠动力或功能障碍,完全不能或不能全部肠内营养时。

（二）静脉输液通道

1. **中心静脉通路**　通过硅橡胶制成的中心静脉导管实现,导管尖端位于中心静脉,用于长期的新生儿静脉营养的输送。常用的中心静脉置管术包括脐静脉置管(umbilical venous catheter,

UVC)、颈静脉中心静脉置管(central venous catheterization,CVC)、经外周静脉穿刺中心静脉置管(peripherally inserted central catheter,PICC)等。对于出生早期的早产儿和危重新生儿,可以通过放置脐静脉导管进行静脉营养和其他治疗,其操作简单、失败率低,通常可以留置1~2周,可满足大部分患儿的营养需求。经外周穿刺中心静脉置管是需要长期中心静脉通路时的首选技术,适用于需要长期静脉营养支持的超早产儿和机械通气患儿,但长期留置导管有增加导管相关血流感染及血栓形成的风险,需要精心的管道护理和及时的导管拔出。

2. **外周静脉通路**　通过外周静脉留置聚氯乙烯制成的导管实现,可作为部分 PN 或补充 PN 的一种途径,适用于需要短期营养输注的新生儿。首选的留置部位是手和手臂静脉,其次是头皮静脉。外周静脉输液最常见的并发症是液体外渗导致渗出部位的组织坏死。使用外周静脉输液时应仔细观察输液部位,尽早发现渗出并处理,避免通过外周静脉输注葡萄糖浓度>12.5% 的液体。

(三)肠外营养的成分

完整的 PN 成分包括氨基酸、葡萄糖、脂肪乳、矿物质、维生素和微量元素等。有静脉营养支持指征的新生儿应在出生后尽快接受静脉营养,最好是在出生后 24 小时内,直至达到完全的肠内喂养。

1. **葡萄糖**　PN 液中应包括葡萄糖,以防止低血糖的发生,初始输注的葡萄糖速度为 4~8mg/(kg·min),根据监测的血糖情况按 1~2mg/(kg·min)速度逐渐调节,最大量不超过 11~14mg/(kg·min),注意避免高血糖的发生。

2. **氨基酸**　早产儿出生后尽早给予氨基酸输注可以改善蛋白质平衡,增加蛋白质的积累,促进线性生长和无脂肪体重的增加。推荐从出生后即可开始 1.5~2.0g/(kg·d)的氨基酸补充,然后以 0.5~1.0g/(kg·d)的速度增加,最大 3.5~4.0g/(kg·d)。

3. **脂肪乳**　脂肪乳剂也必须在出生后的最初几天内开始使用,以避免无法通过肠内喂养的婴儿出现必需脂肪酸的缺乏。推荐可从出生后 24 小时内以 1.0~2.0g/(kg·d)开始补充,然后按 0.5~1.0g/(kg·d)逐步增加,最大不超过 3.0~4.0g/(kg·d)。使用期间可定期监测血浆甘油三酯水平以评估脂质耐受性,特别是出生体重低的婴儿。此外,脂肪乳摄入可能与极早产儿胆红素与血浆蛋白的结合亲和力降低有关,使用期间应注意监测胆红素变化。

4. **电解质**　在血清钠浓度相对正常的情况下,可于第 2 天加入钠 2.5~3.6mmol/(kg·d)。对于在出生后 24~48 小时内患有 RDS 的早产儿,最初限制钠的摄入有助于减少肺部的水分积聚。在第 2 天或第 3 天,在血清钾浓度正常且尿量充足的情况下,可向 TPN 液中加入钾 2.0~2.5mmol/(kg·d)。高危婴儿出生后,如果血清钙水平低或出现低钙症状,应尽快开始静脉补钙和磷。葡萄糖酸钙的补充剂量范围是 0.6~2.5mmol/(kg·d)[25~100mg/(kg·d) 的元素钙],根据血清总钙水平或离子钙水平调节。磷以磷酸钠的形式给予,剂量范围为 0.75~2.5mmol/(kg·d)[18~80mg/(kg·d)磷酸盐]。钙磷摩尔比应保持 1:1。当使用外周静脉通路补充钙剂,有发生渗漏引起组织坏死的风险,应小心使用或避免使用。镁可以通过 25% 硫酸镁进行补充,剂量为 0.12~0.4mmol/(kg·d)[3~10mg/(kg·d)]。

5. **维生素**　肠外营养时需补充 13 种维生素,包括 4 种脂溶性维生素和 9 种水溶性维生素。

6. **微量元素**　肠外营养的前 2 周,除锌之外不需要额外补充微量元素,然而长期肠外营养容易发生微量元素缺乏,应注意补充。

【关键点】

1. 早产儿出生后尽早给予氨基酸和脂肪乳输注,氨基酸推荐从 1.5~2.0g/(kg·d)开始补充,然后以 0.5~1.0g/(kg·d)的速度增加,最大 3.5~4.0g/(kg·d);脂肪乳可从 1.0~2.0g/(kg·d)开始补充,然后按 0.5~1.0g/(kg·d)逐步增加,最大不超过 3.0~4.0g/(kg·d)。

2. 肠外营养时维持氨基酸:脂肪乳:糖(g)≈1:1:4,维持蛋白质/非蛋白质能量比约为 1:7。

3. 肠外营养时注意电解质、维生素及微量元素的补充。

（四）肠外营养期间的监测

对肠外营养支持的新生儿进行监测，并根据监测结果调整肠外营养，这对预防并发症和达到预期的生长发育目标至关重要，监测指标见表15-4。

表15-4　肠外营养期间的监测指标

监测指标	监测频次（第1周）	监测频次（稳定后）
体重	q.d.	b.i.w.~t.i.w.
头围和身长	q.w.	q.w.
出入量	q.d.	q.d.
血糖	q.3h.~q.12h.	q.12h.~q.d.
血常规	b.i.w.~t.i.w.	b.i.w.~q.w.
电解质	q.d.~b.i.w.	q.w.
甘油三酯	b.i.w.	q.w.
胆红素	b.i.w.	q.w.
肝功能	q.w.	q.o.w.
肾功能	q.w.	q.o.w.

注：q.d.，每天1次；q.w.，每周1次；q.3h.，每3小时1次；q.12h.，每12小时1次；b.i.w.，每周2次；t.i.w.，每周3次；q.o.w.，隔周1次。

1. 血液指标 应定期检测血细胞比容（hematocrit，HCT）、电解质、血尿素氮（blood urea nitrogen，BUN）、肌酐、肝功能、胆红素、酸碱度等指标，以监测液体、电解质状态和作出相应的调整。

2. 其他指标 定期监测出入量、体重、身长、头围和尿量等情况。

（五）肠外营养的并发症

长期肠外营养支持可能导致包括代谢、置管和肝脏相关的并发症（表15-5）。大部分肠外营养的代谢并发症可以通过逐步增加氨基酸和脂肪乳以及仔细监测来预防。感染并发症可以通过无菌操作和小心维护来预防。

表15-5　肠外营养相关的并发症

代谢相关并发症	导管相关并发症	肝脏相关并发症
高血糖症	感染	胆汁淤积
高氯性酸中毒	心肺或上腔静脉血栓	肝损害
早产儿代谢性骨病	胸腔积液	
氨基酸异常	心脏压塞	
高脂血症	组织坏死	

四、肠内营养

大多数新生儿，甚至那些需要机械通气的重症患儿，在出生后都应尽快开始肠内喂养。从少量开始，在耐受的情况下逐步推进至全肠道喂养。呼吸机或CPAP治疗不应成为肠内喂养的障碍。

（一）肠内营养的优点

肠内喂养提供支持生长和代谢的营养物质，即使是非常小剂量的喂养也能促进肠道的发育和功能成熟。喂养可以刺激肠道激素和调节肽的分泌、运动和肠道生长。母乳喂养对肠道健康的影响最为突出，母乳喂养通过促进和增强肠道的先天免疫系统，建立更加正常的肠道微生物群，有助于肠道健康，并且对新生儿短期和长期的健康都至关重要。同时，即便是少量的肠内喂养，也有助于预防胆汁淤积。

（二）肠内营养途径

1. 经口喂养 适用于胎龄≥32周，吸吮、吞咽和呼吸功能协调的新生儿。

2. 管饲喂养 管饲喂养可以使用口饲管或鼻饲管进行，通常选用内径小而柔软的硅胶或聚亚胺酯导管，适用于不能经口喂养的婴儿，或需要气管插管、无创通气的婴儿。间断喂养是最常用的喂养方法，每隔2或3小时喂养1次。与快速间断注入喂养相比，间断缓慢注入（如在1~2小时内注入）已被证明能改善胃排空和十二指肠运动。另一种管饲喂养的方法是通过胃管以输液泵控制的恒定速度持续向婴儿胃内注入母乳或配方奶。这种方法在理论上会允许更多的容量被吸收，且不会对较小的早产儿的胃容量造成负担，可以避免腹胀及膈肌运动受限，但长时间放置会使母乳或配方奶分层。

3. 非营养性吸吮 通过奶嘴进行非营养性吸吮是弥补管饲喂养婴儿缺乏口腔刺激的方法。一项系统综述分析显示，非营养性吮吸可以缩短住院时间，而且有更快的体重增长趋势。

当婴儿不再需要机械通气或CPAP治疗，达到稳定的心肺状态，并证明有足够的吸吮和吞咽功能清理分泌物时，可以引入经口喂养。对于那些需要机械通气的新生儿和极早产儿来说，向经口喂养过渡通常需要更多的时间。

（三）肠内营养成分

1. 母乳或捐赠母乳　母乳喂养能够为婴儿提供诸多好处。母乳可以促进有益的胃肠道菌群的生长，提供抗菌因子，并提供激素和生长因子来促进器官生长和健康。对于需要重症监护（包括辅助通气）的新生儿，应大力鼓励母亲为婴儿提供母乳。在早产儿，母乳突出的早期益处是其对早产儿 NEC 的保护作用；母乳的长期益处是对神经发育的有利影响。然而，对早产儿来说，如果只喂养母乳，早产儿可能不会以正常的速度生长。为了满足早产儿对能量、蛋白质、维生素和矿物质的日常需求，根据早产儿的体重和生长曲线决定是否添加母乳强化剂。

捐赠母乳是经过巴氏消毒的合格母乳产品，在母乳不足或无法获得的情况下可以使用。但是亲母母乳和捐赠母乳在成分上存在差异，在蛋白质含量、能量、乳糖和 DHA 含量等方面均存在差异，这些差异在哺乳期晚期妇女捐献的母乳与早产母亲捐献的母乳间尤为明显。因此，必须注意适当强化捐献母乳，以满足早产儿最佳生长所需的营养。

2. 配方奶　配方奶以牛乳为基础，仿照人乳的成分制成，早产儿配方奶粉的设计是为了满足额外的蛋白质、能量和微量营养素的要求。

（四）微量喂养和肠内喂养加奶速度

微量肠内喂养是指在限定的短时间内给予少量喂养［喂养量 ≤ 10~20ml/（kg·d）］，以促进早产儿胃肠道发育、运动和功能，并能改善生长和缩短达到完全肠内喂养的时间。除非有禁忌证，否则早产儿均应尽早开始进行微量喂养。早期微量喂养可促进内源性因子的释放，从而降低细胞因子和其他炎症介质的作用。它还有助于肠道菌群（双歧杆菌和乳酸菌）的早期建立，从而防止 NEC 和感染。微量肠内喂养的时间取决于几个因素，包括胎龄大小、是否存在宫内肠道灌注不足（如 FGR 患儿）、围产期缺氧缺血性损伤程度或出生后需要使用减少肠道灌注的药物（正性肌力药物、吲哚美辛等）。

肠内喂养增加速度通常是 15~30ml/（kg·d），较慢［15~20ml/（kg·d）］的肠内喂养增加速度相比较快［30~35ml/（kg·d）］的肠内喂养增加速度在极低出生体重儿保护 NEC 方面没有显示出优势。完全肠内喂养［大约 120ml/（kg·d），取决于热量密度］通常可以在 7~10 天内完成。

（五）肠内营养注意事项

1. 胃残余　胃残余（gastric residual，GRs）在新生儿期早期非常常见，而且几乎都是良性的，通常与 NEC 无关。在喂养过程中，如果没有其他临床症状和体征，少量的胃内残余不应被认为是喂养不耐受的重要标志。不推荐常规的胃管内回抽，因为它可能导致胃黏膜损伤并导致不必要的肠内喂养暂停，可能导致盐酸和胃蛋白酶的丢失，从而出现肠道细菌过度生长，增加迟发性败血症和 NEC 的风险。在没有任何临床症状的情况下，腹围增加<1.5cm 可能是正常的。在出现腹胀、反复呕吐、呕吐胆汁样物质等异常的消化道症状体征时才应考虑是否进行胃管内回抽。注意应使用体积最小的注射器抽吸。在 GRs>喂养量的 30%，或者出现血性或胆汁样物质，或者有其他显著的临床表现的时候，应该被重视。胃内残余量上限：体重<500g 为 2ml；体重 500~749g 为 3ml；体重 750~1 000g 为 4ml；体重>1 000g 为 5ml。对于胃内残留的处理推荐（表 15-6）：残留量<前次喂养量的 50% 时，应将它推回胃内。如再次发生胃残留，将残奶量从下次喂养中扣除。如果胃内残余量>前次喂养量的 50% 且婴儿情况允许，可最多把相当于喂养量 50% 的残留物推回胃内，并暂停一次喂养。如果残留量持续>50%，根据临床情况决定给予缓慢注食或暂停喂养。如果缓慢注食下仍有持续的残留，可将奶量减少到最后一次能较好耐受的奶量。

2. 呕吐物中出现胆汁样物质常提示消化道梗阻；呕吐物或胃内残留物出现血性物质，则提示消化道出血可能，则应停止进食。

3. 喂养不耐受的特征是明显的呕吐、便血、腹胀、压痛等。需要谨慎的临床判断，以避免不必要的喂养暂停。如果开始喂养就不能耐受，应进行完整的腹部检查。如果腹部评估正常，可以尝试用胃管进行持续注食。最好使用母乳或特殊配方奶粉，因为它们的耐受性更好。

4. 喂养障碍　使用机械通气治疗的婴儿可能出现喂养障碍，损害长期生长、发育和营养状况。喂养障碍常常在患儿拔管后首次发现，然后多次尝试经口喂养失败。此时的状态为口咽过敏,是对口腔刺激的病态厌恶,表现为对任何类型的口服喂养的回避行为。病因包括长期气管插管、频繁的口鼻咽吸痰、长期使用鼻和口饲管以及高流量鼻导管供氧等。口咽过敏的治疗包括对婴儿的口腔咽部进行正性刺激的脱敏治疗,并尽量减少负性刺激。延长机械通气疗程后也可观察到吞咽障碍。吞咽功能障碍的评估包括全面的病史、体格检查、神经学、肺和胃肠道状态的评估。治疗取决于体征、病因和喂养史,通常需要五类特殊治疗:定位、口腔感觉正常化、调整食物一致性、适应喂养装置和口腔喂养练习。

表 15-6　胃内残留的处理推荐

胃内残留	措施
少量 非胆汁或血性 腹部查体无异常	继续喂养 持续观察
残留喂养量的 30%~50% 非胆汁或血性 腹部查体无异常	胃内残留量推回胃内 减少喂养量 持续观察
残留超过喂养量的 50% 非胆汁或血性 腹部查体无异常	推回喂养量 50% 的残留液 暂停喂养 1 次 临床检查和评估,持续观察
残留量持续>50%	根据临床情况缓慢注食或暂停喂养 持续观察,如仍有残留,减至能耐受奶量
胆汁或血性	停止喂养 临床评估 实验室检查及腹部 X 线 加强管理 持续观察

5. 病理性胃 - 食管反流(gastroesophageal reflux, GER)可在接受机械通气的婴儿中出现,尤其是 BPD 患者、脑瘫患者、因长期气管插管导致的气管软化或声门下狭窄患儿。病理性 GER 的临床表现包括胃残余、呕吐、发育不良和吸入性肺炎。药物治疗包括抗酸剂、H_2 受体拮抗剂和质子泵抑制剂等,但这些药物都可能会增加 NEC 的发生风险。严重胃 - 食管反流病例,很难进行医疗管理,应联合外科评估是否需要手术治疗。

【经验分享】

1. 对机械通气的患儿进行恰当的营养支持,可以促进基础疾病的恢复、呼吸机的撤离和生长发育,尤其是肠内营养支持,机械通气不应成为肠内营养的障碍。

2. 对机械通气患儿进行肠外营养支持时,应注意各自营养物质的配比(氨基酸:脂肪乳:糖≈1:1:4)及各种微量营养物质的补充。

（张媛媛　彭福琴　李华英）

参考文献

1. Moya F. Preterm nutrition and the lung [J]. World Rev Nutr Diet, 2014, 110: 239-252
2. Koyner Jay L, Murray Patrick T. Mechanical ventilation and the kidney [J]. Blood Purif, 2010, 29 (1): 52-68
3. Leaf A, Dorling J, Kempley S, et al. Early or delayed enteral feeding for preterm growth restricted infants: a randomized trial [J]. Pediatrics, 2012, 129: e1260-e1268
4. Fanaro S. Feeding intolerance in the preterm infant [J]. Early Hum Dev, 2013, 89 (Suppl 2): S13-S20

第十六章

呼吸支持期间常用监测方法

在 NICU 危重症抢救治疗过程中，新生儿各项指标的监测非常重要，有利于医护人员掌握患儿的病情，指导呼吸支持方式的选择和疾病的治疗。随着科技的进步，监测技术越来越成熟，从呼吸系统、循环系统到神经系统的监测，从有创监测到无创监测，已广泛应用于临床，下面就几种常用的监测方法和技术介绍如下。

第一节　经皮氧分压／二氧化碳分压监测

经皮氧分压／二氧化碳分压(transcutaneous partial pressure of oxygen/partial carbon dioxide，$PtcO_2/PtcCO_2$) 监测技术(transcutaneous monitoring solutions，TCM)是近年来在新生儿重症监护中逐渐广泛应用的无创监测技术。由于其具有无创、可持续监测的特点，在 NICU 中，尤其是早产儿监护中被迅速推广使用。

一、基本原理

150 多年前，生理学家发现皮肤"会呼吸"，它从周围空气吸收氧气，释放二氧化碳，这是经皮 PO_2/PCO_2 监测的理论基础。如果用未加热的电极覆盖皮肤，其表面的氧分压在几分钟内下降到零；如果通过局部加热至皮肤最高耐受温度(45℃)，皮肤血流量大大增加、通透性增强，并使毛细血管动脉化，血液中的氧及二氧化碳透过皮肤弥散至皮肤表面，电极再滤过收集，最终转换为数字连续显示(图 16-1-1)。该技术监测的是皮下组织的气体分压，不是动脉血的气体分压。

二、发展历史

Severinghaus 等于 1960 年就首次描述了使用加热电极贴合皮肤监测二氧化碳分压的技术。1969 年，Johns 等进行系统回顾，证实在 20~74mmHg 范围内，$PtcCO_2$ 和 $PaCO_2$ 有良好的线性相关。1982 年，Eberhard 等描述了使用加热电极进行经皮测氧分压技术，并可持续监测动脉化组织氧分压，以避免高氧血症及低氧血症。1980 年，第一个商用的 $PtcCO_2$ 传感器面世(图 16-1-2)；1985 年时首次将 $PtcO_2$ 和 $PtcCO_2$ 在同一机器整合，成为现今监测技术的雏形。TCM 传感器应用电解质溶液传导电流，进行加热及信号转导，具有电化学性质(图 16-1-3)。其他的测量技术，如质谱法和气相色谱法也被提出用于 TCM 的测定，但是没有得到进一步的发展。

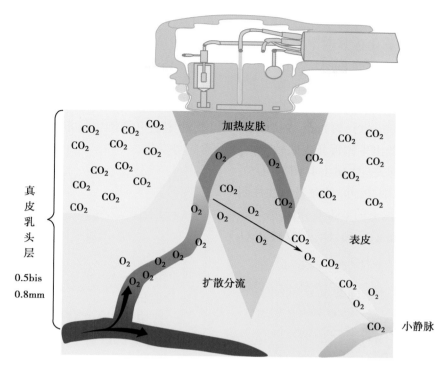

图 16-1-1 经皮 PO_2/PCO_2 监测原理

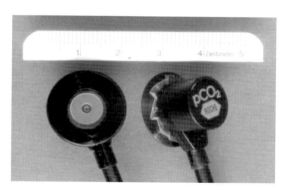

图 16-1-2 20 世纪 80 年代的 $PtcCO_2$ 传感器

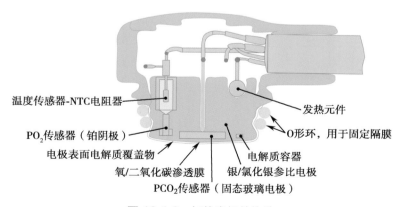

图 16-1-3 加热电极的构造

三、TCM 与动脉血气的数据相关性

基于 TCM 利用电极对皮肤组织加热,促使局部组织氧和二氧化碳弥散这一原理,影响气体弥散的因素都会影响 $PtcO_2$ 和 $PtcCO_2$ 的结果。国内外文献普遍认为在低灌注、低体温、严重水肿

的新生儿,PtcO₂ 与 PaO₂ 相关性差,应避免使用 PtcO₂ 预测 PaO₂;而二氧化碳弥散率更高,受影响相对较小,PtcCO₂ 仍可预测 PaCO₂。在循环正常,无上述情况影响皮下组织气体弥散的新生儿,PtcO₂ 与 PaO₂ 有良好的相关性。部分文献提出极低出生体重儿的 PtcO₂、PtcCO₂ 与 PaO₂、PaCO₂ 的相关性较好,可能与极低出生体重儿皮肤较薄,有利于加热使气体弥散有关(图 16-1-4、图 16-1-5)。在 FiO₂<30% 的新生儿中,PtcO₂ 的测量值往往明显高于 PaO₂,日龄 1 周以上的新生儿和体重<1kg 的新生儿的 PtcCO₂ 测量值略高,体重、日龄、FiO₂ 的影响都很微弱,临床可以接受。

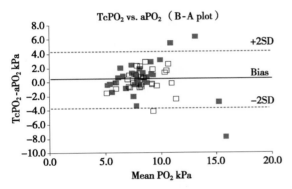

图 16-1-4　极低出生体重儿 PtcO₂ 和 PaO₂ 一致性分析

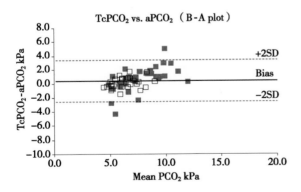

图 16-1-5　极低出生体重儿 PtcCO₂ 和 PaCO₂ 一致性分析

电极设置温度对 TCM 的准确性和及时性有显著的影响。日本学者将电极温度分别设置为 37℃、40℃、42℃、43℃、44℃,发现 44℃的电极可以在最短时间加热至气体弥散与动脉血气一致性最高的程度。如需与动脉血气保持高度一致性,电极温度至少需要 43℃。在早产儿,胎龄体重越小,皮肤越娇嫩,过高的温度易导致烫伤。因不同体重早产儿皮肤厚度不同,气体弥散速度不同,

故不同体重的早产儿温度设置不同。按照最长 2 小时的监测时间,体重≥1 500g,电极温度设为 43℃;体重 750~1 499g,电极温度设为 42℃;体重<750g,电极温度设为 41℃。当电极温度设置 44℃时,监测时间不能超过 30 分钟。低温监测时,测定值可能发生偏差,不能看绝对数值,可以看趋势变化。

四、TCM 在 NICU 的临床应用

(一) 临床应用

1. 由于 TCM 与动脉血气良好的相关性,原则上所有需要监测氧分压及二氧化碳分压的患儿均可使用,如氧疗、机械通气、PS 治疗、新生儿转运、术后监护等。

2. 普遍用于 NICU 尤其早产儿动态血气监测,尽量避免高氧血症、低碳酸血症,减少 PO₂、PCO₂ 的波动,以减少 IVH、脑白质损伤、ROP 的发生,同时减少采血刺激及医源性失血。

3. TCM 的持续性、及时性,可用于动态评价呼吸机参数调节的疗效及安全范围。

4. 正是因为循环障碍的患儿 PtcO₂ 与 PaO₂ 存在差异,可利用这一特点,对循环障碍的患儿早期识别,通常表现 PaO₂ 正常(>50mmHg),PtcO₂ 却偏低(<50mmHg)或差异增大。

5. 对于采血时哭吵剧烈引起屏气的患儿,动脉血气分析可能会出现低氧分压的情况,待患儿安静时复查 PtcO₂ 可避免这种误差,以提高判断准确性。

(二) 电极放置的位置

电极放置的位置会影响结果的准确性,需要放置在灌注良好、没有毛发、没有皮损或瘢痕、方便清洁的部位,以提供准确稳定的数值。同时为了保证舒适度,通常选择在胸前肋间隙、腹壁、手臂内侧及耳垂。据 Górska 等测试,这些部位的 PtcO₂ 和 PtcCO₂ 数据均与动脉血气结果一致,胸壁的 PtcO₂ 数据最为稳定,而 PtcCO₂ 的数值稳定性不受部位影响。

【注意事项】

1. 电极需要放置在灌注良好、没有毛发、没有皮损或瘢痕、方便清洁的部位,并贴合良好。

2. PtcO$_2$ 和 PtcCO$_2$ 数据可能受到循环、水肿、皮肤厚度、体温等影响。

3. 长时间固定部位使用可能导致皮肤低温烫伤,推荐温度设置在 41~44℃,同时避免长时间连续在同一部位监测。

五、与其他氧合监测手段的比较

目前已有的氧合监测技术中,动脉血气分析仍是"金标准",但采血时哭闹所致的误差不容忽视;毛细血管血气分析由于其数据偏差且仍需采血,应用受到限制;氧饱和度监测使用方便、无创、持续,应用最为广泛,但由于其难以发现高氧状态,PtcO$_2$/PtcCO$_2$ 作为补充,无论对低氧状态还是高氧状态都有了更准确的掌握,几种氧合监测手段的比较见表 16-1-1。临床中应合理利用几种监测技术,优势互补,综合判断。

六、TCM 的局限性

1. 受循环、水肿、皮肤厚度、体温等影响,数据会产生偏差。

表 16-1-1　TCM 与其他氧合监测手段的比较

监测手段	动脉血气 PaO$_2$/PaCO$_2$	毛细血管血气 PcaO$_2$/PcaCO$_2$	氧饱和度 SpO$_2$	经皮监测 TCM PtcO$_2$/PtcCO$_2$
优点	同时监测 pH/O$_2$/CO$_2$ 金标准	可提供 pH/CO$_2$ 采血量少	无创 连续 操作简单	无创 一段时间连续 同时反映 O$_2$/CO$_2$ 波动 相关性好,反应灵敏
缺点	点时间数据不反映动态变化 采血困难 医源性贫血/感染 分析前误差	PO$_2$ 没有参考意义 pH、PCO$_2$ 较动脉低 点时间数据不反映动态变化 分析前误差	不能监测 CO$_2$ 无法发现高氧状态 实际 PaO$_2$ 跨度大	需 10~15min 稳定时间 与血流动力学相关

2. 结果的判读需要 10~15 分钟稳定数值,在抢救时不够及时有效,而在动态监测时就需要适当延长时间,又会增加烫伤的风险。

3. 耗材昂贵,成本高,需定期更换定标装置,国内仅大型 NICU 能够负担使用。

七、应用前景

TCM 在成人的应用更加广泛,如:皮瓣移植术后 PtcCO$_2$ 反映皮瓣的供血状况和组织灌注;PtcO$_2$ 在糖尿病周围血管病变与神经病变时降低,起到预测作用;PtcO$_2$ 和 PtcCO$_2$ 在麻醉全程及时有效指导氧浓度及呼吸机参数的调节;PtcO$_2$ 对休克患者的早期预测、预后评估、治疗指导均有一定意义。

PtcO$_2$ 和 PaO$_2$ 的差值被用于评估循环灌注,文献报道 PtcO$_2$/PaO$_2$<0.7 是预测微循环障碍的良好指标,当平均动脉压明显减少时,该比值下降到 0.5。

PtcO$_2$/PaO$_2$ 亦可用于指导液体治疗,在液体复苏及纠正脱水时均有一定意义。

在输血治疗中,监测 PtcO$_2$ 可了解机体的组织氧合情况。

随着新生儿诊疗技术的进步,更多疾病的早期诊断,以及新生儿外科的发展,TCM 的使用范围势必将逐渐扩大。

【经验分享】

1. PtcO$_2$/PtcCO$_2$ 可无创、持续监测 PO$_2$ 和 PCO$_2$,可用于指导新生儿机械通气参数调节,有助于新生儿尤其是超早产儿的呼吸管理,减少医源性失血及疼痛刺激。

2. PtcO$_2$/PtcCO$_2$ 监测准确性受探头温度影响,温度较高时 PO$_2$ 和 PCO$_2$ 的测定值与动脉血气数值一致性较高,温度较低时 PCO$_2$ 监测的一致性尚可,但 PO$_2$ 监测的一致性会降低。

3. 长时间使用较高温度在同一部位进行 $PtcO_2/PtcCO_2$ 监测存在皮肤低温烫伤的风险，应注意控制监测时间或更换监测部位，胎龄越小越要注意，避免引起皮肤损伤。

（汪 瑾 罗晓红）

参考文献

1. 任艳丽, 杨长仪, 陈涵强, 等. 经皮二氧化碳分压及氧分压监测在新生儿重症监护病房的应用价值探讨 [J]. 中国新生儿杂志, 2015, 30 (2): 98-103

2. 张越, 刘志. 经皮血气监测在危重症中的临床应用 [J]. 实用休克杂志, 2018, 12, 2 (6): 363-366

3. 杨朋磊, 於江泉, 郑瑞强, 等. 经皮氧分压监测在脓毒性休克患者中的临床应用 [J]. 中华临床医师杂志 (电子版), 2019, 513 (9): 689-692

4. Górska K, Korczyński P, Maskey-Warzęchowska M, et al. Variability of Transcutaneous Oxygen and Carbon Dioxide Pressure Measurements Associated with Sensor Location [J]. Adv Exp Med Biol, 2015, 858: 39-46

5. Xu JY, Peng X, Pan C, et al. Fluid responsiveness predicted by transcutaneous partial pressure of oxygen in patients with circulatory failure: a prospective study [J]. Annals of Intensive Care, 2017, 5, 7 (1):56-62

第二节 呼出气二氧化碳监测

呼气末二氧化碳分压（$P_{ET}CO_2$）是指呼气末混合肺泡气体的平均二氧化碳（CO_2）浓度，与肺泡二氧化碳分压（P_ACO_2）、动脉血二氧化碳分压（$PaCO_2$）都有着很好的相关性，可反映机械通气状态下 $PaCO_2$ 的动态变化，具有无创、简便、快速、及时反映代谢变化的特点。$P_{ET}CO_2$ 监测作为一种持续的无创监测手段，可及时发现通气异常、呼吸机故障、管道脱落或漏气，指导机械通气参数调节及呼吸机的撤离，保证正常通气、避免事故发生。

回顾性研究表明，在早产儿中，低碳酸血症或高碳酸血症与肺损伤和脑损伤（如支气管肺发育不良、脑室内出血、脑室周围白质软化等）密切相关，因此，在 NICU 中进行持续监测 CO_2 水平是非常重要的。持续 $P_{ET}CO_2$ 监测不仅可以在呼吸支持的新生儿中使用，在产房的复苏以及危重新生儿的转运中也可以使用。

一、测量原理

测定 $P_{ET}CO_2$ 的方法包括比色法、质谱仪法、红外线法。临床普遍应用的是红外线分析仪，根据红外光谱原理，当气体经过仪器传感器时，红外线光源的光束透过气体样本，CO_2 对波长 $4.26\mu m$ 红外线具有强烈吸收作用，吸收量与 CO_2 浓度成正比，通过测定红外光衰减程度，最后经微电脑处理，将呼出气二氧化碳的分压或浓度以数值或图形的形式显示出来。

二、测量方法

根据传感器在气流中的不同位置，呼出气二氧化碳监测仪分为主流式与旁流式两种（图 16-2-1）。主流式是将传感器连接在患者的呼吸管道上，其优点是识别反应快、受气道内分泌物和水蒸气的影响小、不丢失气体量；缺点包括取样传感器较重、增加额外无效腔、不适用于未插气管导管的患者。旁流式通过一个细长的采样管将呼吸机管道内气体抽吸到远端的红外线监测仪，然后对气体进行分析，优点是不增加管道重量、不增加回路无效腔量；缺点包括识别反应稍慢、水蒸气和气道内的分泌物影响取样、容易丢失气体。两种方法在 $P_{ET}CO_2$ 测量准确性上无差异。但也有研究表明，因为新生儿相对较低的潮气量和快速的呼吸频率，旁流式测量可能会低估肺泡二氧化碳水平。

因为在新生儿无创辅助通气中容易存在鼻塞、鼻罩漏气等技术问题，导致吸入混合空气，造成二氧化碳测量不准确，因此，目前还没有适合无创通气监测的 $EtCO_2$ 装置。在高频辅助通气

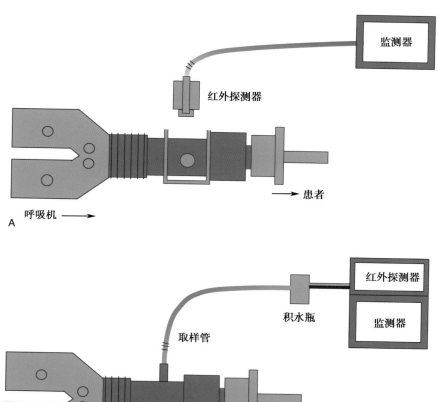

图 16-2-1　主流式与旁流式二氧化碳监测仪

A 为主流式二氧化碳监测仪,直接连接在患者的呼吸机管道上(气管导管与呼吸机管道之间),红外线检测仪连接到呼吸机管道上。B 为旁流式二氧化碳监测仪,通过一个细长的采样管将呼吸机管道内气体抽吸到远端的红外线检测仪,然后对气体进行分析。

(HFV)时,气体交换机制更为复杂,可能存在多种气体混合机制参与气体的输送,因此在 HFV 时,$P_{ET}CO_2$ 测量也是不准确的。

【注意事项】

1. 主流式 $P_{ET}CO_2$ 监测仪存在增加额外无效腔的风险,旁流式 $P_{ET}CO_2$ 监测仪则可避免,但新生儿相对较低的潮气量和快速的呼吸频率,其可能会低估肺泡二氧化碳水平。

2. 在无创通气及高频通气时,$P_{ET}CO_2$ 监测是不准确的。

三、正常值

生理状态下,由于存在少量的肺泡无效腔和解剖分流,使得肺泡二氧化碳分压(P_ACO_2)的值略低于动脉血二氧化碳分压($PaCO_2$)。实际应用中因呼气末二氧化碳分压($P_{ET}CO_2$)与肺泡二氧化碳分压(P_ACO_2)有很好的正相关性,而且差值很小,临床上常用 $P_{ET}CO_2$ 代替 P_ACO_2。三者关系如下:$P_{ET}CO_2 < P_ACO_2 < PaCO_2$。

通常成人 $PaCO_2$ 的正常范围为 35~45mmHg,正常人的动脉血 - 呼气末二氧化碳分压差($P_{a-ET}CO_2$)为 2~5mmHg,即 $P_{ET}CO_2$ 正常值平均为 38mmHg。对于新生儿,呼气末 CO_2 的误差较大,$P_{a-ET}CO_2$ 可达 7.5mmHg。但在某些情况下,如以小气道阻塞为主要病变时,CO_2 排除障碍可使 $P_{ET}CO_2 > PaCO_2$。$P_{ET}CO_2$ 值的升高或降低受到 CO_2 产生(代谢)、肺灌注、肺泡通气、输注药物、设备准确性等众多因素的影响(表 16-2-1)。

表 16-2-1　影响 $P_{ET}CO_2$ 的常见原因

项目	影响因素
$P_{ET}CO_2$ 升高	输注碳酸氢钠、代谢增加（发热、寒战、惊厥、疼痛、创伤、感染）、肺泡通气不足（无效呼吸、呼吸中枢受抑制、呼吸肌麻痹）、呼出气存在外源性 CO_2 吸收剂（麻醉时）、设备故障（呼吸机管道漏气、部分气道阻塞）
$P_{ET}CO_2$ 降低	代谢减少（使用镇静剂麻醉剂过量、使用肌松剂、体温降低）、肺灌注减少（心力衰竭、肺栓塞、休克、心搏骤停）、过度通气、设备故障（呼吸机管道连接管脱落、气管插管滑出气道、气管插管存在漏气、采样管阻塞）

注：$P_{ET}CO_2$：呼气末二氧化碳分压。

四、呼出气二氧化碳监测图形的意义

呼出气二氧化碳监测图形为吸入气和呼出气 CO_2 浓度与时间关系的曲线图。通过分析波形的变化，可以判断心肺复苏是否有效，呼吸机参数是否合适，以及患者的中枢功能和呼吸功能状态。

1. 正常 $P_{ET}CO_2$ 曲线图　见图 16-2-2。

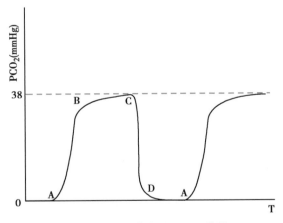

图 16-2-2　正常的 $P_{ET}CO_2$ 曲线

正常的 $P_{ET}CO_2$ 曲线图特点如下：①从 A-B 段为肺泡和无效腔的混合气体，CO_2 增多，曲线呈现明显的陡峭上升趋势；②B-C 段之间接近水平，称为肺泡平台，为混合肺泡气，呼出的气大部分表现在此段；③C 为肺泡平台末端 CO_2 分压即为 $P_{ET}CO_2$，是呼出肺泡气 CO_2 的最高浓度；④从 C-D 段下降迅速而陡直，快速降到零位 D 点，此时新鲜空气进入气道；⑤D-A 段为吸气平台期，即基线，代表吸入气的 CO_2 分压，正常是接近零；⑥A、B、C、D 点拐角圆钝。A、B、C 为呼气相，C、D、A 为吸气相。

在 NICU 的临床工作中，有时候 $P_{ET}CO_2$ 值与 $PaCO_2$ 存在巨大差异，这是因为婴儿潮气量小，呼

吸频率高，吸气和呼气时间短。这在二氧化碳曲线波形中反映为缺少足够的呼气平台，可能导致缺乏真正的肺泡气体测量，因此，理想情况下，二氧化碳曲线图应该与 $P_{ET}CO_2$ 测量值相结合，并且只有当曲线图的形状包含足够的呼气平台时，才是有用的。

2. 异常 $P_{ET}CO_2$ 曲线图　异常图形的分析主要从基线、$P_{ET}CO_2$ 高度、呼吸频率、呼吸节律、曲线形态五个方面来分析。

（1）基线：反映吸入气体的二氧化碳分压，正常是接近零。基线的突然升高，主要见于仪器校准有误、二氧化碳吸收剂已经饱和、呼吸回路异常导致呼出的二氧化碳被重复吸入（气道接头处有水凝结、呼吸活瓣失灵）。

（2）$P_{ET}CO_2$ 高度：反映 $P_{ET}CO_2$ 的值。①高度逐渐增加：主要见于通气不足逐渐加重（自主呼吸减弱、肺部病变恶化、漏气）、代谢增加（发热、惊厥、疼痛、创伤、感染）所致 CO_2 生成逐渐增加；②高度突然增加：主要见于输注碳酸氢钠、血压突然上升（如注射肾上腺素）等情况；③高度突然降低至零：提示有技术故障，常见于气管插管扭折、呼吸机管道脱离、呼吸机故障、二氧化碳分析仪器故障等；④高度突然降到非零水平：主要见于呼吸管道阻塞、呼吸管道部分漏气、气管插管被痰堵塞，常常会伴有呼吸机高压报警；⑤高度在数分钟内进行性下降：常常提示有肺循环或肺通气的突然变化，主要见于心搏骤停、肺栓塞、突然血压下降、突然严重的过度通气；⑥高度逐渐下降：常见于通气量逐渐增加（自主呼吸增强、肺部病变改善、误触发增多）、肺部换气功能进行性恶化（如 ARDS 等）、体内代谢减少所致 CO_2 生成逐渐减少（体温降低、镇静、麻醉）、全身或肺灌注降低、低血容量时。

（3）呼吸频率：①频率慢、$P_{ET}CO_2$ 升高：中枢性呼吸衰竭呼吸浅慢、机械通气时呼吸频率和分钟通气量过低；②频率慢、$P_{ET}CO_2$ 降低：中枢性呼吸衰竭呼吸深慢、机械通气时呼吸频率慢但分钟通气量高、低体温、低代谢；③频率快、$P_{ET}CO_2$ 升高：有自主呼吸的患者，机械通气时呼吸机管道漏气、无效腔增加、呼吸机通气量不足，使得患者代偿性呼吸增快；④频率快、$P_{ET}CO_2$ 降低：机械通气时呼吸频率和分钟通气量过高、颅内病变所致的中枢性过度通气、自主呼吸时患者处于疼痛状态、

代谢性酸中毒。

（4）呼吸节律：反映呼吸中枢的功能。无机械通气干预的患者，二氧化碳分析仪器可记录出各种异常的呼吸节律，如呼吸暂停、陈-施呼吸、起-伏呼吸、喘息性呼吸、非常不规则或混杂的呼吸、叹气呼吸等。而机械通气的患者，在呼吸机设置及功能正常的情况下，很难见到上述呼吸节律的改变。

（5）曲线形态：$P_{ET}CO_2$ 曲线图的形态是固定的，因此形态的改变一般有着特殊的意义。①南美箭毒样切迹：临床常因肌松剂残余作用导致的膈肌震颤引起，也见于人机对抗初期、呼吸气流不均匀、颈神经有病变者，通常 $P_{ET}CO_2$ 较高（图 16-2-3）。②心源性震动：临床一般见于心跳较强、中枢性呼吸抑制、机械通气低频小潮气量呼吸的患者，是由于心跳对肺和胸壁的震动所致（图 16-2-4）。③驼峰样的改变：无论是自主呼吸或机械通气呼吸，患者侧卧位时，气管导管抵在气管壁，或气管导管误入一侧主支气管，均可出现（图 16-2-5）。④冰山样的改变：只见于自主呼吸时，一般多在肌松剂和中枢镇痛剂联合使用时出现，多为南美箭毒样切迹和心源性震动同时存在所致（图 16-2-6）。⑤呼吸道堵塞图形：波形缺乏正常的肺泡平台，临床常见于支气管痉挛、哮喘、气管导管扭曲或打折、肺气肿；此时如呼气时间短，$P_{ET}CO_2$ 则下降；呼气时间长，$P_{ET}CO_2$ 可升高（图 16-2-7）。⑥人机对抗图形：当患者开始人机对抗时，规则的 $P_{ET}CO_2$ 波形被中断，患儿的呼吸运动迅速增加，代谢增加，$P_{ET}CO_2$ 可轻微升高，呼吸机所产生的曲线图（图 16-2-8 中 A 处）与患者呼吸所产生的曲线图（图 16-2-8 中 B 处）混杂在一起。

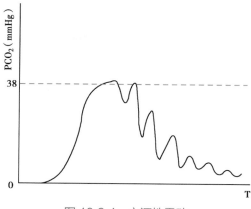

图 16-2-4　心源性震动

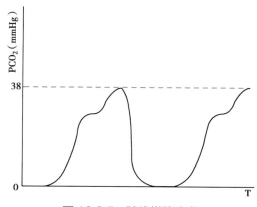

图 16-2-5　驼峰样的改变

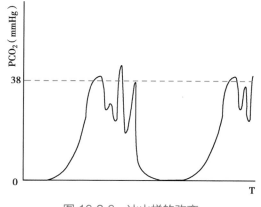

图 16-2-6　冰山样的改变

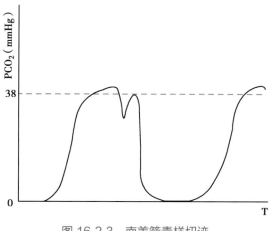

图 16-2-3　南美箭毒样切迹

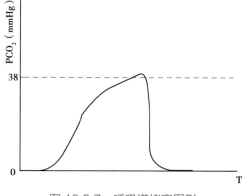

图 16-2-7　呼吸道堵塞图形

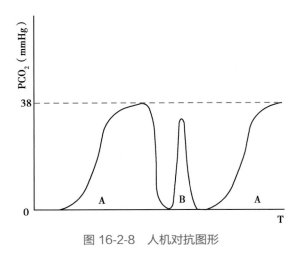

图 16-2-8 人机对抗图形

五、临床意义

1. **评价代谢功能** 在发热、寒战、惊厥、疼痛、创伤、全身炎症反应等代谢增强时，$P_{ET}CO_2$ 增加；而在低体温、麻醉等代谢减低时，$P_{ET}CO_2$ 则降低。

2. **评价通气量** 在肺内的二氧化碳交换正常的情况下，即呼吸循环协调正常运作时，$P_{ET}CO_2$ 与肺泡通气呈现反比，$P_{ET}CO_2$ 增加提示肺泡通气不足，$P_{ET}CO_2$ 降低提示肺泡存在过度通气。因此，我们可以根据 $P_{ET}CO_2$ 来调节患者通气，从而减少容量伤，减少新生儿暴露于低碳酸血症和高碳酸血症的时间，以及减少患者进行抽血查动脉血气的次数，并在撤机时评价患者的通气功能。

3. **选择最佳呼气末正压的指标** 动脉血 - 呼气末二氧化碳分压差（$P_{a-ET}CO_2$）能够反映肺泡通气与肺血流比值（V/Q）的关系，正常情况下 $P_{a-ET}CO_2 < 5mmHg$。当 $PaCO_2$ 不变时，$P_{a-ET}CO_2$ 升高正是由于肺泡无效腔增大（肺泡通气率下降，换气功能障碍，$P_{ET}CO_2$ 减小）所致。PEEP 可通过改善肺内气体和血流的分布来改善 V/Q，从而改善肺内气体的交换，使得 $P_{a-ET}CO_2$ 减小。故 $P_{a-ET}CO_2$ 最小时，表示 V/Q 最合适，此时的 PEEP 最佳。

4. **指导临床撤机** 若二氧化碳的波形在呼气平台出现凹陷，并与呼吸机对抗，提示患者有自主呼吸，进一步观察波形，了解其自主呼吸的频率和强度，选择合适的机械通气参数。若患者完全在自主呼吸状态下能维持呼气末二氧化碳分压在正常范围，可考虑撤离呼吸机。

5. **评价 BPD 患者的肺功能** 二氧化碳曲线图可以帮助临床判断早期支气管肺发育不良（BPD）患者的肺功能情况，BPD 患者在曲线图上表现可能会出现 A-B 段延长和 B-C 段（呼气平台）减少或缺如，这代表了整个肺通气 - 血流灌注不匹配，可能表明所测的 $P_{ET}CO_2$ 没有反映 P_ACO_2 和 $PaCO_2$。

6. **评价循环功能** 在休克、心力衰竭、肺栓塞时，循环功能较差，肺血流灌注减少，肺泡无效腔增大，造成无效通气增加，运输至肺的二氧化碳减少，$P_{ET}CO_2$ 可急剧下降，$PaCO_2$ 可升高。

7. **评判心肺复苏的效果** 心跳呼吸停止时，$P_{ET}CO_2$ 的测定值为零，心肺复苏后，随着呼吸、循环的恢复，$P_{ET}CO_2$ 逐渐升高。升高的速率可代表有效循环恢复的程度，所以可根据 $P_{ET}CO_2$ 的升高速率，评价心肺复苏的效果，速率越快说明心肺复苏方法越有效、越恰当。

8. **确定气管插管是否错位** 在气管导管滑脱、误入食管时，监测的 $P_{ET}CO_2$ 为零。但需要注意的是，如患者出现循环衰竭、急性气道痉挛、呼吸暂停等病理因素，以及呼吸机故障、采样管阻塞时，气道内将无法检测出 CO_2 气体，要注意辨别出现假阴性的结果。

【经验分享】

1. $P_{ET}CO_2$ 可持续监测呼气末 CO_2 水平，可用于辅助判断通气量、通气血流比值、肺功能状态，有助于指导机械通气患儿的呼吸机调节和撤离。

2. $P_{ET}CO_2$ 受气道阻塞、肺血流、气管导管滑出等因素影响，需结合临床情况判断。

3. 血液中 CO_2 的波动容易造成脑血流的波动，致脑缺氧或颅内出血风险增加，故 $P_{ET}CO_2$ 监测对机械通气患儿很有必要。

（赵利秋 罗晓红）

参考文献

1. Hochwald O, Borenstein-Levin L, Dinur G, et al. Continuous Noninvasive Carbon Dioxide Monitoring in Neonates: From Theory to Standard of Care [J]. Pediatrics, 2019, 144 (1): e2018364

2. 喻文亮, 钱素云, 陶建平. 小儿机械通气 [M]. 上海: 上海科学技术出版社, 2012: 318-328

3. Fouzas S, Theodorakopoulos I, Delgado-Eckert E, et al. Breath-to-breath variability of exhaled CO2 as a marker of lung dysmaturity in infancy [J]. J Appl Physiol (1985), 2017, 123 (6): 1563-1570

4. Sankaran D, Zeinali L, Iqbal S, et al. Non-invasive carbon dioxide monitoring in neonates: methods, benefits, and pitfalls [J]. J Perinatol, 2021, 41 (11): 2580-2589

5. Williams E, Dassios T, Greenough A. Carbon dioxide monitoring in the newborn infant [J]. Pediatr Pulmonol. 2021, 56 (10): 3148-3156

第三节 持续血压监测

持续血压监测能为临床医生提供危重患儿尤其是机械通气患儿客观、准确、实时的血流动力学参数,有利于指导机械通气、血管活性药物及液体的使用,便于危重新生儿的管理。

一、有创动脉血压监测

在新生儿重症监护中血压是最常用的血流动力学参数。1905 年 Nikalai Korotkoff 通过听诊器听诊血液流经血管时产生的声音,创立了柯氏听诊法。该方法广泛应用于成人和儿童,但是由于新生儿循环血量较少,动脉血流冲击管壁的声音可能会低于人的听阈而影响测量,因此新生儿无创血压的测量一般选用振荡法。采用振荡技术,上臂缚上袖带充气压迫动脉,在缓慢减压过程中检测起源于血管壁的搏动振荡波,计算出动脉血压。这种方法不受外界噪声的影响,能较准确测出新生儿的收缩压、舒张压和平均动脉压。需要注意的是,袖套的宽度要恰当,过宽可致血压偏低,过窄可致血压偏高。无创动脉血压监测为瞬时的血压,不能动态地、准确地反映血压变化。有创动脉血压监测是将动脉导管插入动脉内直接测定血压,可以提供连续、可靠、准确的监测数据,同时能绘制动脉压力曲线,可随时发现动脉压力变化,还可取动脉血做血气分析,不受人工加压、减压、袖带宽度及松紧度的影响,是危重患者首选的监测方法。

(一)监测原理

有创动脉血压监测是将动脉导管置入动脉内,通过压力监测系统连续监测患者的动脉血压。压力监测系统由压力换能器、放大器、处理器及显示器组成。通过压力换能器将血管内的液体静压力转变成电位变化后输入监测系统,经过处理器处理后在显示器上显示压力值及压力波形(图 16-3-1)。

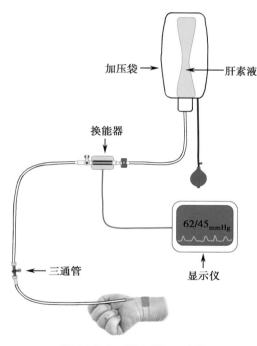

图 16-3-1 测压系统示意图

(二)适应证和禁忌证

1. 适应证

(1)各类危重患者和复杂大手术及有大出血的手术。

(2)体外循环心内直视手术。

(3)低温治疗或需控制性降压的手术。

(4)严重低血压、休克需反复测量血压的患者。

(5)需反复采取动脉血标本作血气分析的患者。

(6)需要应用血管活性药物的患者。

(7)心肺复苏术后的患者。

2. 禁忌证

（1）穿刺部位或其附近存在感染。

（2）凝血功能障碍、已使用抗凝剂患者。

（3）患有血管疾病的患者，如脉管炎等。

（4）手术操作涉及同一部位。Allen 试验阳性者禁行桡动脉穿刺测压。

Allen 试验用于检查尺动脉侧支循环情况，具体方法：抬高上肢，向腕部挤压手掌使其皮肤发白，同时压迫患者桡动脉和尺动脉以阻断血流，然后放平上肢，松开对尺动脉的压迫，观察患者手部颜色恢复情况，手掌应在 10 秒内恢复正常颜色，表示尺动脉侧支循环良好（Allen 试验阴性），否则说明尺动脉侧支循环不良（Allen 试验阳性），禁止选用此侧桡动脉穿刺置管。

（三）操作方法

1. 动脉穿刺置管　穿刺动脉可选择桡动脉、足背动脉、股动脉，其次是尺动脉、肱动脉及颞浅动脉，新生儿常选脐动脉、桡动脉和颞浅动脉。但前提是此操作不会使其血供远端出现缺血性损害。首选桡动脉，常用左侧，短时测压，易定位，侧支丰富。足背动脉极少栓塞，保留方便，不易随患者的活动而使留置针脱出。股动脉搏动清晰，易于穿刺，但感染风险高，保留时间短。尺动脉：人类手 90% 血供由尺动脉供给，成功率低，临床少用。肱动脉、股动脉穿刺出血概率大，且肱动脉、股动脉没有侧支循环，一旦血栓形成，可能有阻塞同侧前臂和下肢血供，发生肢体缺血坏死的危险（图 16-3-2），现国外大多数中心已禁用。有创血压随监测部位距离心脏的位置变化也发生变化，距离越远克服血管阻力消耗的能量越多，平均动脉压越低。如果患者的动脉不易触及，建议使用超声来定位血管并引导置管。一篇关于 4 项试验（针对成人及儿童）的荟萃分析总共纳入了 152 例触诊引导动脉置管和 159 例超声引导动脉置管的患者，发现超声引导组的一次置管成功率明显高于触诊组（*RR* 1.71；95% 置信区间为 1.25~2.32）。

2. 准备压力换能器　压力换能器一端与压力监测仪导线连接，另一端直接或经测压连接管连于动脉导管，压力换能器同时与肝素生理盐水加压袋连接。用加压袋（压力为 300mmHg）冲洗换能器管路，排出气泡。

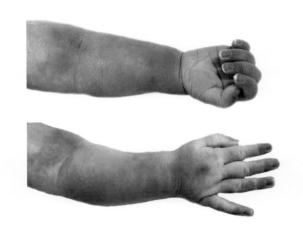

图 16-3-2　肱动脉穿刺后血栓形成导致肢端缺血

3. 监护仪准备　监护仪应置于操作者可见处。根据患者具体情况设定压力报警值。

4. 参照点的选择及调零　所有测量的压力都是相对于大气压的，换能器的气液面应以右心房水平为参照点调零。临床上通常将腋中线第 4 肋间水平作为仰卧位患者的参照点。将压力换能器置于参照点水平通向大气调零。

5. 测压系统的阻尼检测　通过方波试验检验整个测压系统阻尼和共振频率是否正常。方波试验：打开压力记录走纸，使用快速冲洗装置冲洗管道 1 秒以上并迅速复原，走纸上显示一个快速上升的方波并快速回到基线，在方波后，回到正常波形前，应该有 1~2 个振荡波，这是对自然振荡频率的评估。第 2 个振荡波应该小于第 1 个振荡波的 1/3，这是对阻尼的评估（图 16-3-3）。若方波后出现 2 个以上的振荡波，第 2 个振荡波的振幅超过第 1 个振荡波 1/3（图 16-3-4），说明系统自然振荡频率过高且阻尼不足，导致压力测定不准确，测定值往往偏高。若方波后仅出现 1 个振荡波，甚至无振荡波（图 16-3-5），说明系统阻尼过大，测定值往往偏低。与收缩压和舒张压相比，阻尼过大对平均压的影响较小。阻尼过大的常见原因有：测压系统内存在气泡、管腔内回血形成血栓或纤维蛋白栓子、管路打折、管路过于柔软和有弹性、三通未完全打开。阻尼不足主要是因为管道过长或传感器活塞过大。

6. 监测动脉压和波形　将换能器测压管三通转向动脉导管，可持续监测动脉压波形和压力。

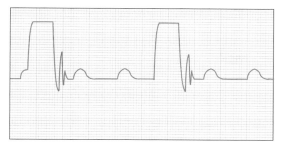

图 16-3-3 方波试验阻尼正常

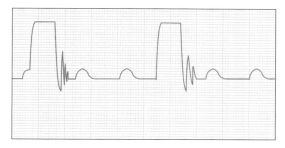

图 16-3-4 方波试验阻尼不足

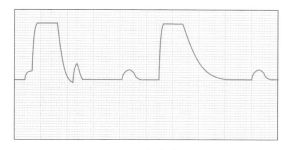

图 16-3-5 方波试验阻尼过大

【关键点】

1. 新生儿常选置管部位为脐动脉、桡动脉和颞浅动脉。

2. 压力换能器的气液面应以右心房水平为参照点调零。

3. 留置部位尽量避免肱动脉、股动脉,可能有阻塞同侧前臂和下肢血供,发生肢体缺血坏死的危险。

(四)并发症及防治措施

1. **血栓形成和栓塞** 多达 25% 的动脉置管患者经多普勒超声检查可发现血栓形成,但其中不足 1% 具有临床意义。据 Kohli 统计,脐动脉置管患者中 20%~30% 会发生动脉血栓。血栓栓塞主要临床表现为栓塞远端肢体苍白、温度降低、血管搏动减弱或消失。如果脐动脉置管的新生儿出现坏死性小肠结肠炎,应警惕肠系膜动脉栓塞。

如果有肾功能不全表现,需警惕肾动脉血栓。血栓形成的危险因素:同一动脉反复穿刺、导管留置时间过长(>72 小时)、大口径导管、动脉血管较细、低血流状态(如心排血量低)、外周动脉疾病和血管痉挛性疾病。防治措施:提高穿刺技巧,尽量在超声引导下操作,避免反复穿刺。每次经测压管抽取动脉血后,均应立即用肝素盐水进行快速冲洗,以防凝血。管道内如有血块堵塞时应及时予以抽出,切勿将血块推进,以防发生逆行性栓塞。血栓栓塞常引发远端缺血,应定期监测动脉置管患者的远端动脉搏动。

2. **出血、局部血肿和假性动脉瘤** 穿刺、监测中、拔管后均可发生。股动脉出血的概率明显高于桡动脉和足背动脉。凝血功能障碍增加出血概率,严重凝血功能障碍患者禁止穿刺。防治措施:提高穿刺技巧,固定稳妥,拔管后压迫并举高上肢 10 分钟,凝血功能障碍者延长至 20 分钟,然后加压包扎 30 分钟。

3. **感染** 感染是最多见的并发症。与置管时间、无菌操作、护理、穿刺部位等密切相关。严格无菌操作,每天用碘伏消毒穿刺口并更换无菌敷料 1 次,有渗血、渗液时及时更换敷料以保持局部清洁干燥。采血时,导管接头处应用安尔碘严密消毒,测压管道系统应始终保持无菌状态,肝素化的生理盐水应该每 24 小时更换 1 次,置管时间不宜超过 7 天,一旦发现感染迹象应立即拔出动脉插管。

4. **空气栓塞** 动脉导管冲洗液中的气泡进入动脉可引起空气栓塞,导致终末器官的缺血性损伤。换能器和连接管道中必须充满肝素盐水,排尽空气,肝素盐水用加压袋冲洗装置,防止动脉空气栓塞。

5. **血管痉挛** 动脉置管可能造成血管痉挛,从而造成肢体的缺血,因此要求每 1 小时观察置管动脉远端的肢体颜色、温度和循环,肢端发白、不红润、发绀以及温度的改变都必须予以处理。

6. **神经末梢损伤** 动脉置管可能会损伤神经末梢,避免反复穿刺、穿刺时注意局部解剖结构、正确摆放患者体位、尽量在超声引导下操作。

二、中心静脉压监测

中心静脉压(CVP)是指血液流经右心房及上

下腔静脉胸段时产生的压力（图 16-3-6）。正常值是 5~12cmH$_2$O，极低出生体重儿的 CVP 可能更低，蔡永成等研究了 25 例极低出生体重儿（平均孕周为 29.7±3.3 周，平均体重 997.2±312.5g）生后 1~7 天的 CVP 平均值为 4.7±2.9cmH$_2$O。CVP 主要反映右心室前负荷，与静脉血容量、静脉壁张力和右心室功能有关，是评价危重患者血流动力学的重要指标之一。CVP 的用途：评价右心功能；评价全身循环血量；观察心功能不全或休克过程，决定治疗方案。

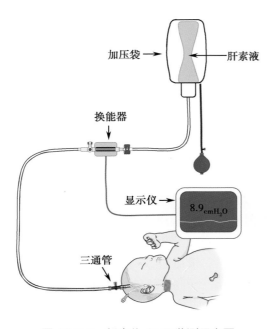

图 16-3-6　新生儿 CVP 监测示意图

（一）适应证

1. 严重创伤、各种休克及急性循环功能衰竭等危重患者。

2. 各类大、中手术，尤其是心血管、脑和腹部大手术。

3. 需大量、快速输血、补液的患者。

（二）禁忌证

无绝对禁忌证。穿刺静脉局部感染或血栓形成、凝血功能障碍等为相对禁忌证。

（三）操作方法

1. 中心静脉置管　一般采用经皮穿刺中心静脉置管法，将中心静脉导管由颈内静脉或锁骨下静脉或肘静脉插入上腔静脉，也可经股静脉或脐静脉插入到下腔静脉。管端以接近腔静脉入右心房处最理想。推荐在置管环节使用超声引导，

除提高穿刺成功率、避免反复穿刺外，可以对血管管径进行评估。建议导管外径与置管静脉内径比值≤45%。

2. 准备压力换能器　压力换能器一端与压力监测仪导线连接，另一端直接或经测压连接管连于中心静脉导管。压力换能器同时与肝素生理盐水加压袋连接，用生理盐水冲洗换能器管路，排出气泡。

3. 监护仪准备　监护仪应置于操作者可见处，根据患者具体情况设定压力报警值。

4. 参照点的选择及调零　所有测量的压力都是相对于大气压的，换能器的气液面应以右心房水平为参照点调零。临床上通常将腋中线第 4 肋间水平作为仰卧位患者的参照点。将压力传感器置于参照点水平通向大气调零。

5. 测压系统的阻尼检测。

6. 监测中心静脉压　将换能器测压管三通转向中心静脉导管，可持续监测中心静脉压波形和压力。

> **【注意事项】**
>
> 1. 新生儿常选监测部位为经颈内静脉或锁骨下静脉或肘静脉插入导管至上腔静脉，也可经股静脉或脐静脉插入导管到下腔静脉。
>
> 2. 压力换能器的气液面应以右心房水平为参照点调零。
>
> 3. 注意置管过程中并发症的预防，可在超声引导下进行。

（四）中心静脉压的临床意义

测定中心静脉压对了解血容量、心功能（右心室充盈情况，右心功能不全）、心脏压塞、静脉张力大小等有着重要意义。可了解原因不明的急性循环衰竭是低血容量性的还是心源性的；少尿或无尿的原因是血容量不足还是肾功能不全。正常值为 5~12cmH$_2$O。CVP<5cmH$_2$O 的时候，常提示血容量不足。CVP>15~20cmH$_2$O 常提示右心功能不全，新生儿在持续性肺动脉高压下，容易合并右心功能不全和 CVP 升高。中心静脉压与血压同时监测，比较其动态变化，更有意义（表 16-3-1）。

表 16-3-1　中心静脉压与血压变化的关系及处理

CVP	BP	原因	处理
低	低	有效血容量不足	充分补液
低	正常	血容量轻度不足	适当补液
高	低	心功能不全伴或不伴血容量相对过多	强心限液
高	正常	血管过度收缩,肺循环阻力增高	扩张血管
正常	低	心功能不足或血容量相对不足	补液试验

注:CVP:中心静脉压;BP:血压。

(五)中心静脉压的影响因素

1. **病理因素**　可使 CVP 升高的因素有右心及全心衰竭、心房颤动、心脏压塞、缩窄性心包炎、张力性气胸及血胸、肺动脉高压及肺水肿、缺氧性肺血管收缩、支气管痉挛、肺梗死、纵隔压迫、腹内高压、输血或输液过量等;使 CVP 下降的病因有失血引起的低血容量、脱水、周围血管张力下降等。

2. **神经体液因素**　交感神经兴奋导致静脉张力升高,体内儿茶酚胺、抗利尿激素、肾素、醛固酮分泌升高可使 CVP 上升。

3. **药物因素**　应用血管收缩药使 CVP 升高,而血管扩张药或强心药可使 CVP 下降,用高渗液测压可使 CVP 下降。因此,一般应用等渗盐水测压。应用甘露醇后血容量暂时性增加,且在用药后 30 分钟~1 小时较显著,而应用呋塞米后血容量减少,且在用药后 30 分钟~2 小时较显著,从而影响中心静脉压。

4. **其他因素**　零点位置不正确(高则中心静脉压偏低,低则中心静脉压偏高);体位改变;床头抬高或下降。插管过深至右心室则中心静脉压偏低,过浅则中心静脉压偏高;间歇正压通气和呼气末正压通气,患者深度呼吸、咳嗽、躁动、腹胀、吸痰、抽搐、机械通气等因素都会不同程度地增加胸内压,从而使中心静脉压升高 2~5cmH_2O。长期置管,输注营养液或封管不正确导致导管阻塞、附壁血栓形成,可致 CVP 值偏高。

(六)导管护理

1. **导管护理**　定时更换贴膜,注意有无渗血、渗液。注意观察固定导管的缝线是否松动、脱落,进皮点有无红肿等炎症表现。注意导管在体外的刻度,以确定其在体内的深度。

2. 每次测量前均重新测定零点,保持测压管零点始终与右心房同一水平,即腋中线第 4 肋间。

3. 患者若躁动、咳嗽、呕吐、抽搐,或用力时,均影响 CVP 值,故应在患者安静 10~15 分钟后再行测压。

4. 若应用监护仪连续测定 CVP 时,要采用持续冲洗装置,以保持测压管的通畅。如利用测压管路输液可通过三通管与输液装置连接,但禁止输注血管活性药物等,以免测压时药物输入中断或输入过快引起病情变化。每次输液结束后用肝素液封管,疑有阻塞时只能抽吸而不能强行推注,以免栓塞,如发生栓塞应立即拔管。

5. 严格无菌操作,穿刺部位每天用聚维酮碘消毒并更换敷料一次;熟悉三通管使用方法,确保连接管牢固可靠,防止管道脱开造成出血。及时更换输液,以防空气进入而发生栓塞。

(七)并发症及防治措施

1. **心律失常**　在颈内静脉和锁骨下静脉置管过程中易发生心律失常,室性期前收缩和一过性室性心动过速最常见。主要由导丝或导管顶端进入心脏,刺激心室壁所致,通常调整导管深度即可缓解。尽量在超声引导下置管可减少其发生率。

2. **出血、血肿**　出血、血肿是深静脉置管常见的并发症,主要为穿刺静脉时误入伴行动脉且按压不充分或反复穿刺静脉使静脉壁破损所致。如未及时发现穿入动脉,会导致危及生命的大出血和神经系统并发症。防治措施:尽量在超声引导下置管。一旦误入动脉,拔出穿刺针后,局部按压 5~10 分钟,凝血功能障碍者按压时间延长。同一部位穿刺不顺利,不应反复盲目穿刺,应更换穿刺部位。

3. **损伤神经及淋巴管**　穿刺时可能损伤重要神经及淋巴管,如臂丛神经、膈神经、胸导管等。穿刺时注意局部解剖结构、正确摆放患者体位、尽量在超声引导下操作。

4. **气胸、血气胸**　气胸和血气胸是颈内静脉或锁骨下静脉置管中出现的较为严重的并发症,多为穿刺针刺破胸膜、血管所致。患者突然出现呼吸困难、发绀,甚至血压下降。此时应保证氧合,紧急床旁胸部 X 线片检查,必要时行胸腔穿刺术和胸腔闭式引流术。

5. 空气栓塞　在导管破损、连接不良时,空气有可能通过导管进入循环,形成静脉空气栓塞。这是一种严重且不易识别的并发症。静脉空气栓塞的影响取决于空气进入静脉的速率和容量。理论致死量为 3~5ml/kg。患者突然出现呼吸困难、大汗、低血压及心动过速时,应考虑出现空气栓塞,立即检查导管各连接部位有无裂开、分离或脱落,输液管路与其连接是否严紧,管路中气体是否排尽,并迅速置患者于头低脚高左侧卧位使空气浮向右心室尖部,酌情采用支持治疗,包括液体复苏和肾上腺素,吸入纯氧可能加速气泡吸收。

6. 感染　导管留置期间,穿刺局部出现红、肿、热、痛,或出现发热,且原发疾病无法解释,应考虑导管相关性感染。此时应及时拔出导管并取穿刺局部分泌物、导管血、外周静脉血和导管尖端送培养及药敏试验。必要时抗感染治疗。但导管相关性感染重在预防。预防措施:严格遵循无菌原则;导管局部每天常规消毒,更换敷料,当敷料被浸湿或污染时应及时更换;尽量减少深静脉抽血的次数;尽量缩短导管留置时间。

7. 血栓形成及栓塞　导管容易损伤血管内皮使血流中的血小板黏附到被暴露的血管内皮下层,引起血栓形成。在新生儿尤其是早产儿中,导管直径与血管内径相比相对较大,置管后近 50% 的血管内径被堵塞,血流缓慢,形成血栓的风险进一步增大。新生儿常见导管相关的静脉血栓发生部位包括门静脉和四肢深静脉,肺栓塞罕见。门静脉血栓通常无症状,约 10% 的患者表现为肝功能异常、肝脾大。四肢深静脉血栓则主要表现为肢体末端肿胀、疼痛、充血或发绀。肺栓塞临床表现主要为通气血流比例失调、氧合下降、右心衰竭等。血管超声和超声心动图是最常用的诊断手段,而血管造影则是诊断血栓的金标准。预防措施:使用肝素生理盐水持续冲洗导管或选用肝素包被的导管;置入导管后,常规做 X 线检查,确定导管位置。治疗:根据病变部位及病情进展情况采取不同的治疗方案,如内科的抗凝治疗与溶栓治疗及外科的手术介入疗法。目前指南均不推荐在发生血栓后常规拔出导管。一方面,考虑到导管相关血栓与导管的密切关系,拔出导管最有利于血栓的完全溶解;

但如若患者治疗仍然需要使用导管,拔出导管后另选部位新置入的导管会有高达 86% 的风险出现新发部位的导管相关血栓。因此在仍有导管需要的患者,拔出导管毫无意义。如果患者治疗仍然需要该导管通路,可在抗凝治疗下继续保留导管,并正常用于临床治疗。另一方面,在拔管的时机选择上,多认为在接受一段时间抗凝治疗之后再拔管有利于血栓的稳定,从而降低拔管时血栓脱落引起肺栓塞的风险。目前公认的拔管指征有:治疗已不需要该导管;导管功能已丧失;导管位置异常;合并导管相关性血流感染。

8. 管腔阻塞　使用中心静脉导管输液,应注意药物的相容性,避免不相容的药物同时输注产生沉淀堵塞导管,如碱性药(苯妥英钠、地西泮、更昔洛韦、阿昔洛韦、氨苄西林、亚胺培南)和肝素;酸性药物(万古霉素)和胃肠外营养液;头孢曲松钠与葡萄糖酸钙;钙和磷酸盐含量增高的肠外营养液内的矿物质沉淀。在给予三合一肠外营养溶液时,需警惕脂肪乳剂残留带来的导管堵塞风险。输血液制品时,应严格遵守封管制度,否则容易造成管腔堵塞。如管腔不通畅,抽吸无回血,则考虑拔出导管。切记出现管腔阻塞时,只能向外抽出,严禁向内推入液体,以防将血栓推入血管形成栓塞。

【经验分享】

1. 有创动脉血压监测能准确、实时反映患儿的动脉血压水平,有利于机械通气、血管活性药物使用等情况下对新生儿的循环管理,减少反复抽血对患儿的疼痛刺激,减少感染的发生。动脉置管位置应选择远端,尤其是应避免肱动脉置管,因其无侧支循环,如发生血栓或管腔堵塞,很容易发生远端缺血坏死。

2. 新生儿 CVP 增高,原因除考虑心功能不全伴或不伴液体容量过多外,更需要关注患儿是否存在肺动脉高压。

(覃　琳　罗晓红)

参考文献 ································

1. 邵肖梅, 叶鸿瑁, 丘小汕, 等. 实用新生儿学 [M]. 5 版. 北京: 人民卫生出版社, 2019: 289

2. Bartels K, Esper SA, Thiele RH. Blood pressure monitoring for the anesthesiologist: a practical review [J]. Anesth Analg, 2016, 122: 1866-1879

3. 傅麒宁, 吴洲鹏, 孙文彦, 等. 《输液导管相关静脉血栓形成中国专家共识》临床实践推荐 [J]. 中国普外基础与临床杂志, 2020, 27 (5): 1-6

4. Gorski LA. The 2016 infusion therapy standards of practice [J]. Home Healthc Now, 2017, 35 (1): 10-18

5. Crawford JD, Liem TK, Moneta GL. Management of catheterassociated upper extremity deep venous thrombosis [J]. J Vasc Surg Venous Lymphat Disord, 2016, 4 (3): 375-379

第四节　肺　部　超　声

超声在肺部疾病中的应用已有近 50 年历史, 在重症监护病房中, 以超声为导向的治疗策略, 有效地减少了辐射的暴露、呼吸机使用的时间以及优化了液体治疗。床旁肺部超声也被誉为 21 世纪的"可视化听诊器", 在临床得到广泛应用。本节通过回顾近 50 年的肺部超声的研究进展以及结合本中心应用肺部超声的实践经验, 总结肺部超声在新生儿呼吸支持中的应用价值。

一、肺部超声的操作准备和安全管理

（一）肺部超声的操作准备

肺部超声的指南中建议选用的探头频率为 9.0MHz 以上的高频线阵探头, 但也有中心使用凸形探头 (2~5MHz) 或心脏探头 (2~4MHz), 通常胎龄越小、体重越低, 所需探头频率越高。患儿体位可仰卧、侧卧或俯卧。扫查一般需获取纵向切面 (探头与肋骨垂直所获切面) 与横向切面 (探头与肋骨平行所获切面), 综合判断, 但纵向切面最为常用和重要。超声扫查的肺部分区可根据患儿疾病的缓急进行选择, 常规扫查推荐用肺 12 分区法 (图 16-4-1): 根据腋前线、腋后线、双侧乳头连线及其延长线将每侧肺分为前上肺、前下肺、腋上肺、腋下肺、后上肺、后下肺 6 个肺区, 双侧共 12 个肺区; 若病情紧急也可选用简单的分区方法: 根据腋前线、腋后线将每侧肺分为前肺、侧肺和后肺。目前常用的经胸途径扫查, 经腹剑突下扫查也是常见的一种扫查方式。

（二）肺部超声的安全使用

1. 肺部超声生物安全　目前在新生儿中首选的胸部影像学检查为胸部 X 线片或肺部超声。超声波是一种机械波, 通过压电装置产生的脉冲波发送到人体组织后, 因其碰到不同深度的组织结构产生反射和散射, 部分回波被压电装置接收。利用不同深度产生的回波的不同时延, 获得不同组织界面的成像信息。在超声应用的近 100 年历史里, 由于超声可产生热效应和机械效应, 在动物实验已证实超声会产生不良生物学反应, 如细胞坏死、DNA 和染色体的损伤、胎鼠大运动发育的延迟、神经组织的损伤、眼部结构的损伤、血管结构的损伤等。在动物实验中, 发现肺部超声可引起肺出血, 主要考虑与超声的机械效应有关。理论上, 肺组织缺乏弹性纤维组织, 在新生儿以及其他患肺部疾病的人群中, 容易发生由超声导致的肺部损伤, 然而, 目前尚无人体临床试验证实现有的肺部超声使用条件下会导致肺部损伤。因此, 目前可以认为肺部超声的使用是安全的。

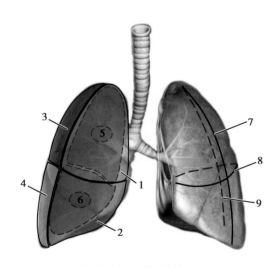

图 16-4-1　肺 12 分区图

注: 1. 右前上肺; 2. 右前下肺; 3. 右侧上肺; 4. 右侧下肺; 5. 右后上肺; 6. 右后下肺; 7. 腋前线; 8. 乳头连线及延长线; 9. 腋后线。

2. **感染防控**　NICU 的患儿是发生院内感染、多重耐药菌感染的高危人群。研究表明床旁超声在 ICU 的使用中,容易成为院内感染传染源的传播媒介,主要原因如下:①患儿皮肤是院内细菌的主要定植部位;②在不同患者间,超声探头的反复使用;③超声探头使用过夜的超声凝胶是易于细菌繁殖的场所。因此在 NICU 内进行床旁肺部超声的操作应该注意院内感染的防控,并且注意制定相应的管理防控措施。防控关键点如下:①操作前后,操作者进行手卫生;②超声操作仪器的清洁(可选择氯基产品、酚类、季铵化合物或 70%~90% 酒精消毒剂),清洁后自行晾干,注意探头处的凝胶清理,避免凝胶过夜;③超声凝胶应该遵循一人一物一用的原则;④对于隔离患儿应加用探头保护套;⑤使用超声进行穿刺引导或手术术中监测时应采用一次性无菌凝胶和探头套。

二、肺部超声的常用超声征象以及临床意义

常用的超声征象为胸膜线及 A 线、B 线、肺泡间质综合征、肺点、双肺点、肺实变等(表 16-4-1,图 16-4-2~ 图 16-4-11)。在临床应用过程中,联合 2 种或 3 种超声征象常常可提高临床判断的准确性。

表 16-4-1　肺部超声常用声像图术语

术语	形成原理以及定义	意义	图像
胸膜线及 A 线	A 线是由于胸膜 - 肺界面高声阻抗差,产生多重反射而形成的水平伪像,见于胸膜线下方平行于胸膜线、彼此间距相等的线性高回声	正常情况下可见数条 A 线,但 A 线的出现结合肺滑动征的消失需要警惕气胸的出现,敏感性和特异性均为 94%~100%	图 16-4-2
肺滑动症	实时超声于胸膜线处可探及胸膜脏层与壁层胸膜随呼吸运动产生相对滑动的征象	消失:提示气胸,诊断敏感性 95.3%,诊断特异性 91.1%	图 16-4-3
B 线、融合 B 线、肺泡间质综合征、致密 B 线	超声波遇到肺的气 - 液界面后产生反射而形成的振铃效应,是伪像。根据 B 线分布的程度,分为融合 B 线(密集存在的 B 线)、肺泡间质综合征(在任一纵向扫描界面内连续 2 个以上肋间隙存在的融合 B 线)、致密 B 线(整个扫描区域内肋骨影子基本消失,仅见密集 B 线)	B 线出现的多少与肺内含气量消失呈正相关。但是新生儿存在肺液转运的过渡时期,因此新生儿肺部可探及散在 B 线。但若探查区内见其他异常超声征象,应结合临床分析其病理意义	图 16-4-4
白肺	两侧肺的每个扫描区均表现为致密 B 线	病变程度累及双肺,且双肺含气量少	图 16-4-5
肺点	实时超声下所见肺滑动症存在与消失的交界点	肺点的存在提示新生儿气胸特异性为 100%,敏感性为 75%	图 16-4-6
双肺点	不同病变区域间的分界点	一个扫描切面下存在不同的病变程度或性质	图 16-4-7
沙滩征	M 型超声下显示的肺滑动症	正常征象	图 16-4-8
平流层征或条码征	M 型超声下显示胸膜线下方的颗粒样点状回声	提示气胸	图 16-4-9
肺实变	在扫描切面见到类似肝组织样的声像特点。根据其分布形态不同,可大体分为斑片状、层状、碎块状。可伴有支气管充气征或支气管充液征	提示此区病变重,与新生儿肺炎、新生儿呼吸窘迫综合征、新生儿支气管肺发育不良有关	图 16-4-10
肺搏动	在实时超声下可见实变肺组织随心脏冲动而搏动	提示肺实变范围较大、程度较重且病变累及心脏边缘	
胸腔积液	脏层和壁层胸膜间液体聚集	胸腔积液	图 16-4-11

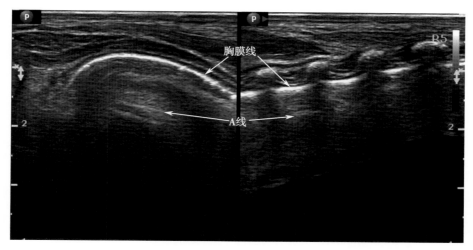

图 16-4-2　胸膜线及 A 线

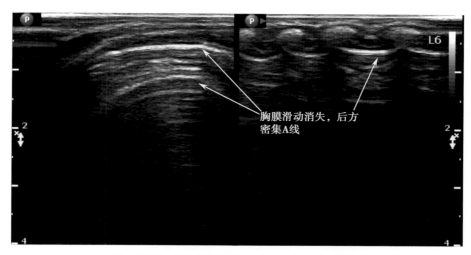

图 16-4-3　胸膜滑动消失,后方密集 A 线(气胸)
注:肺滑动征需在超声动态图中观察。

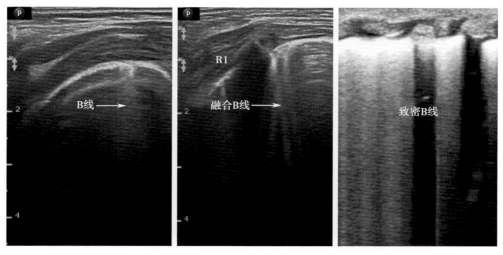

图 16-4-4　B 线、融合 B 线、致密 B 线

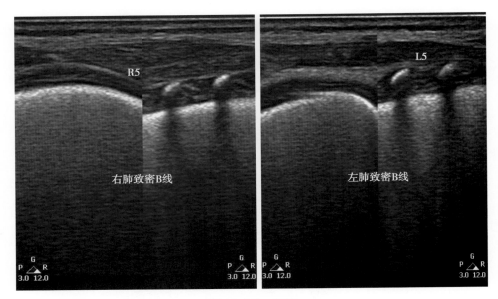

图 16-4-5　白肺

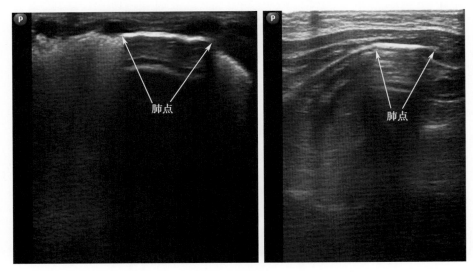

图 16-4-6　肺点

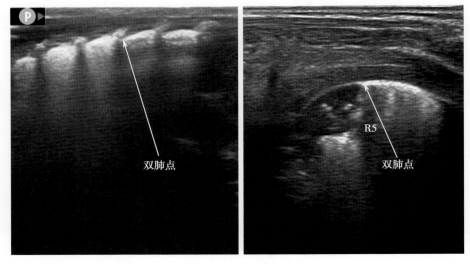

图 16-4-7　双肺点

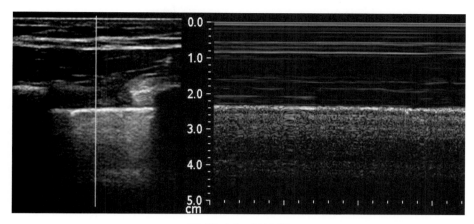

图 16-4-8　沙滩征

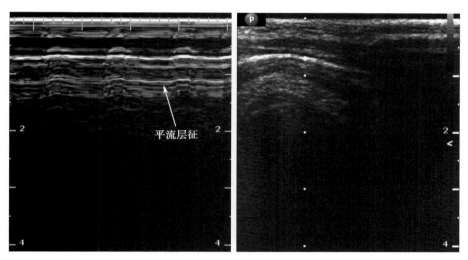

图 16-4-9　平流层征或条码征

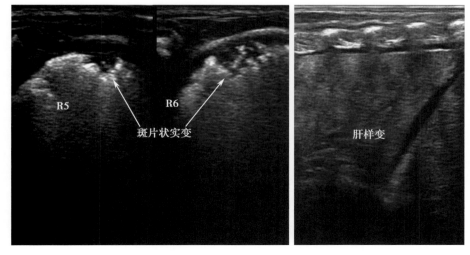

图 16-4-10　肺实变

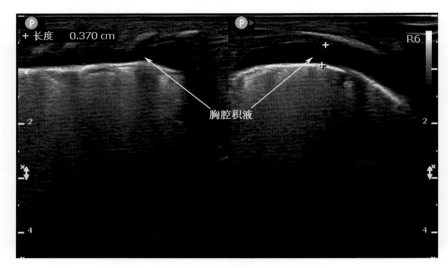

图 16-4-11　胸腔积液

肺部超声评分的本质是用来评判肺含气量的多少(图 16-4-12),评分越低肺部含气量越多。根据肺部采图分区,对每个分区进行肺部超声评分。以下评分标准根据本中心的临床实践进行了校正。正常通气区域:出现肺滑动征及 A 线或孤立的 B 线(<3 条),标记为 N,得 0 分;中度肺组织失气化:多条间隔清晰的 B 线,标记为 B1,得 1 分;重度肺组织失气化:表现为密集融合 B 线,标记为 B2,得 2 分;肺实变:肺出现类似肝样组织结构及支气管充气征,标记为 C,当肺实变合并胸腔积液时,计为 C/P,得 3 分;每个区域选择通气最差

值。所有区域评分相加即为肺通气评分。

在临床中使用肺通气评分时仍有以下几个方面值得注意:

1. 如果肺实质病变为非均质化的,则同一肺分区内的病变程度与性质可以不一致,给评分造成一定难度。

2. 任何探头的扫查面积,均不能一次性覆盖一个肺分区的全部,需要移动探头才能完成对整个分区内的扫描;对于非均质的肺部病变造成每次扫描的结果均可能不同,存在异质性。

3. 由于探头频率会严重影响检查结果的准

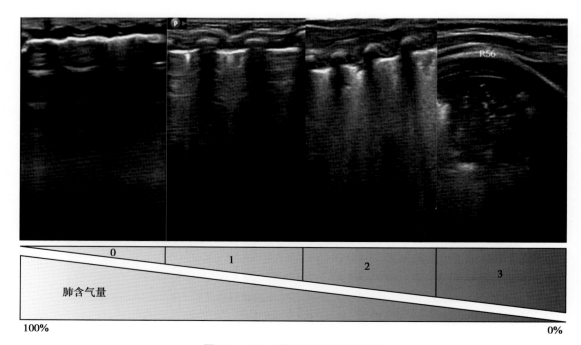

图 16-4-12　肺通气评分的声像图

确性,不能忽略探头频率对检查结果的影响,肺超声检查时要求使用高频探头。

4. 虽然扫查范围内存在肺实变或重度肺组织失气化,但是病变范围小,因此可能存在肺通气评分与临床表现程度不一致的情况。

5. 超声声像图的改变可能滞后于临床表现改变,尤其是在肺表面活性物质治疗后,由于肺表面活性物质的吸收以及肺间质水肿消失的滞后,短时间内复查超声(2小时内)可能导致超声通气评分与临床转归的不符。

6. 研究表明肺含气量的减少,除了受肺水肿(如心源性)的影响外,肺组织炎症也会导致含肺气量的减少。因此,根据本中心的临床实践以及相关文献报道,对于均质性肺部病变,如湿肺、NRDS,肺通气评分的价值更高。但总体来说,肺通气评分属于半定量评分,其临床应用价值仍有待于进一步大样本研究证实。

【注意事项】

1. 新生儿肺部超声常规扫查推荐用肺12分区法,扫查需获取纵向切面与横向切面,进行综合判断。

2. 常用的超声征象为胸膜线及A线、B线、肺泡间质综合征、肺点、双肺点、肺实变等,联合2种或3种超声征象常常可提高临床判断的准确性。

3. 进行床旁肺部超声的操作应该注意院内感染的防控。

三、肺部超声在新生儿呼吸系统疾病中的监测与评估

(一)肺部疾病的诊断和鉴别(图16-4-13)

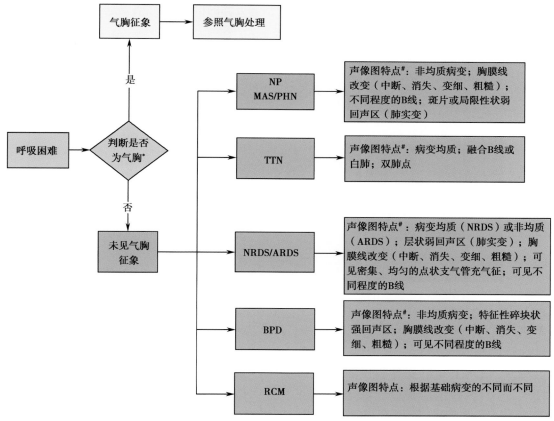

图16-4-13　肺部超声影像学在新生儿常见肺部疾病中的诊断和鉴别流程(Neonatal Rapid bedside Lung Ultrasound-Guided diagnosis on respiratory distress flowchart,Neo-Rap-LUNG)

注:* 参照气胸诊断流程图;# 参照肺部超声常用声像图术语。NP:新生儿肺炎;MAS:胎粪吸入综合征;PHN:新生儿肺出血;TTN:新生儿暂时性呼吸增快;NRDS:新生儿呼吸窘迫综合征;ARDS:急性呼吸窘迫综合征;BPD:支气管肺发育不良;RCM:新生儿常见肺部畸形。

由于肺部超声的安全性、便携性、无辐射、临床医生容易掌握等特点,使得其在重症监护病房得以广泛应用。为新生儿呼吸系统疾病,如新生儿肺炎、湿肺、新生儿呼吸窘迫综合征、气胸以及常见肺部畸形等疾病的快速判断提供了便捷。在2019年欧洲 RDS 诊治指南中,也提出了肺部超声在早期快速诊断新生儿呼吸窘迫综合征、除外气胸、明确气管插管位置以及中心静脉置管定位中的应用价值。

1. 新生儿肺炎、新生儿胎粪吸入综合征与新生儿肺出血(图 16-4-14) 研究已证实,肺部超声在成人、儿童肺炎中的诊断价值较高,在儿童肺炎系统评价中,肺部超声诊断的敏感性 94%(IQR 89%~97%),特异性 94%(IQR 86%~98%),ROC 曲线下面积为 0.98(IQR 0.94~0.99),主要的诊断声像图特点为:异常胸膜线(75%),不同程度的 B 线(100%),斑片状或局限性弱回声区(36%)。在新生儿肺炎中,诊断的敏感性 86%,特异性 100%。MAS 为胎粪吸入后引起的肺部化学性炎症和机械性阻塞(胎粪颗粒堵塞细支气管),其声像图特点可多样化及非均质化,如异常胸膜线和 / 或 A 线消失(100%)、肺实变(斑片状或局限性弱回声区)(100%)、不同程度 B 线(100%)、肺不张(16.2%)、气胸、胸腔积液(13.7%)等。PHN 为新生儿呼吸系统疾病的危重症之一,主要病理特点为肺泡出血,伴肺泡结构破坏和毛细血管扩张充血,声像图特点主要呈非均质化,可表现为异常胸膜线和 / 或 A 线消失(100%)、肺实变(斑片状或碎块样弱回声区,病变面积可较大),伴或不伴支气管充气征(82.5%~95%)、胸腔积液(81%~84.2%)、肺不张(33%)、肺泡间质综合征(AIS)(11.9%~12%)。仅从超声声像图特点方面,MAS、PHN 与新生儿肺炎往往难以快速鉴别,两者与新生儿肺炎的鉴别还需要结合临床资料。肺部超声可能对特殊病原体的诊断有提示价值,但是目前仅为个案报道。如先天性肺结核的超声声像图与其他常见肺部感染存在差异。对于肺部超声在指导肺炎抗生素治疗、预后评估等方面的价值,仍然需要进一步探索。

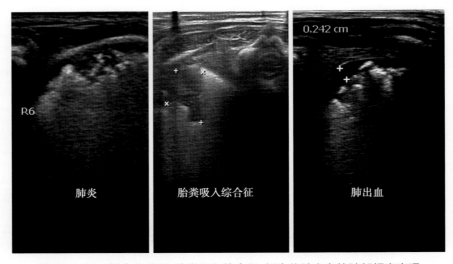

图 16-4-14　新生儿肺炎、胎粪吸入综合征、新生儿肺出血的肺部超声表现

2. 新生儿暂时性呼吸增快(图 16-4-15) 新生儿暂时性呼吸增快又称新生儿湿肺,由肺液转运延迟所致,是新生儿早期呼吸困难的常见非感染性病因,大多数预后良好。临床诊断主要依靠高危因素、临床转归和胸部 X 线片检查。肺部超声为诊断此类疾病提供了新的诊断依据。研究显示主要的超声声像图依据:融合 B 线或白肺(敏感性 28.3%~33.8%;特异性 88.9%~91.3%);双肺点(敏感性 45.6%~100%;特异性 94.6%~100%),新生儿以仰卧位为主,由于重力作用,肺液常沉积于双后肺,因此容易出现同一扫描界面下不同性质的声像图改变(即双肺点),但研究发现,多数 TTN 患儿无双肺点表现;胸膜线可完整规则;A 线可消失(敏感性 91.3%;特异性 77.8%);可并发胸腔积液。根据肺水肿程度,超声声像图可将 TTN 分为轻度(AIS 或双肺点)和重度(致密 B 线、白肺),病情好转阶段可出现双肺点。

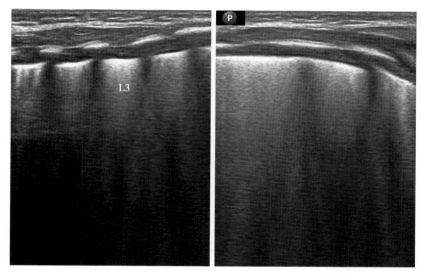

图 16-4-15　新生儿暂时性呼吸增快的肺部超声表现

3. 新生儿呼吸窘迫综合征与新生儿急性呼吸窘迫综合征(图 16-4-16)　新生儿呼吸窘迫综合征或急性呼吸窘迫综合征,是引起新生儿呼吸衰竭的常见病因,主要是由于肺泡表面活性物质不足(生成不足或消耗增加),导致肺泡表面张力升高、肺泡塌陷以及功能残气量的下降。系统评价分析了新生儿期呼吸窘迫综合征(胎龄≤42 周)的肺部超声诊断价值,发现敏感性为 97%(95% 置信区间为 94%~99%),特异性为 91%(95% 置信区间为 86%~95%)。目前观察性研究表明,在肺表面活性物质(PS)使用前,肺超声声像图特点为:胸膜线下肺实变伴或不伴密集、均匀点状支气管充气征(100%),胸膜线异常(92.5%~100%),不同程度的 B 线(100%)。另一项回顾性研究表明,不同胎龄(≥34 周和<34 周)患儿肺部超声在肺泡间质综合征和胸腔积液上有差异(80.7% vs. 67.5%; 23.7% vs. 10.8%)。由于新生儿 ARDS 与 NRDS 在临床表现和治疗策略上的不同,本中心的临床实践过程中发现两者在超声声像图上亦有不同,但关于两者肺部超声声像图的差异仍需进一步的研究证实。

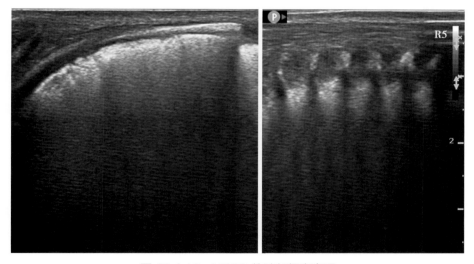

图 16-4-16　NRDS 的肺部超声表现

4. 新生儿气胸　新生儿气胸是新生儿常见危重症之一,及时准确的判断、正确的处理可以改善患儿的预后。近几年肺部超声在诊断新生儿气胸的优势越发显著。一项系统评价分析指出,肺部超声在诊断气胸的敏感性为 78.6%(95% 置信区间为 68.1%~98.1%),特异性为 98.4%(95% 置信区间为 97.3%~99.5%），而胸部 X 线片的敏感性为 39.8%（95% 置信区间为 29.4%~50.3%），特异性为 99.3%（95% 置信区间为 98.4%~100%），与胸部 X 线片相比诊断的时间明显提前。目前判断新生儿气胸的常用的特征声像图为肺滑动征消失和 / 或 A 线存在、彗星尾征、肺点、B 线消失、平流

层征（M 型超声）、多普勒信号缺失（能量多普勒）等。在进行胸腔穿刺或引流排气时，选择远离肺点的位置进行，常常获得较好的治疗效果，在治疗后，再次进行超声检查，可见肺滑动征的出现、沙滩征的出现（M 型超声）等。新生儿气胸的超声诊断流程图（图 16-4-17）。

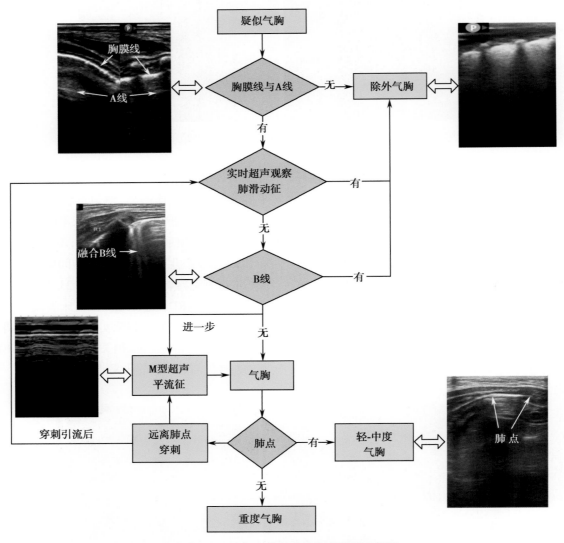

图 16-4-17　新生儿气胸的超声诊断流程图

5. 支气管肺发育不良（图 16-4-18）　支气管肺发育不良是早产儿的并发症之一，是极早早产儿、极低出生体重儿最常见、最严重的呼吸系统疾病之一，与早产儿的病死率直接相关。目前诊断 BPD 主要依赖于临床表现和胸部 X 线片。近年来，肺部超声的技术成熟，为 BPD 的诊断提供了新的影像证据。基于目前有限的 BPD 超声研究，对于长期氧依赖的患儿，肺部超声可提供密切的

床旁随访，及时诊断肺部感染、肺不张、肺水肿等常见肺部并发症，避免过度诊断 BPD。在早期两项研究中表明，早产儿生后最早 9 天出现膈肌后强回声区且持续存在，则提示远期发生 BPD 的可能性较大。生后早期肺通气评分的变化也可为预测 BPD 的发生提供依据。本中心的临床实践发现，BPD 患儿的肺部声像图特点主要表现为：非均质病变，特征性碎块状强回声区（肺实变），胸膜

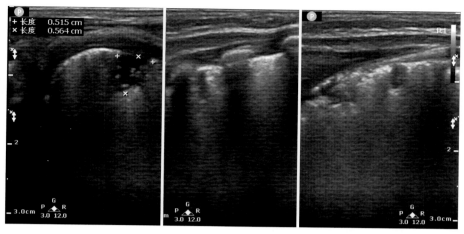

图 16-4-18　支气管肺发育不良的肺部超声表现

线改变(中断、消失、变细、粗糙),可见不同程度的 B 线。虽然,目前的研究较少,但是 BPD 患儿的特殊声像图征象以及生后早期肺部声像图的改变对于远期预后的影响,仍然值得进一步研究。

(二)肺部疾病的治疗策略

根据床旁肺部超声的快速诊断和疾病评估,可指导合适的治疗策略。

1. 肺通气评分与肺表面活性物质补充治疗及呼吸支持　肺通气评分(lung ultrasound score,LUS)是评估肺部含气量的半定量指标。多项临床和动物研究表明其在呼吸窘迫综合征(RDS)中的应用价值。一项系统评价指出,对于胎龄<34周的早产儿,LUS>5~6 分时,NCPAP 治疗失败需要肺表面活性物质补充治疗或机械通气概率显著增加(敏感性88%,95% 置信区间为 80%~93%;特异性82%,95% 置信区间为 74%~89%)。当LUS>10,反复使用肺表面活性物质补充治疗风险增加,其敏感性84%,特异性70%。有研究将LUS 界定为 12 作为肺表面活性物质补充治疗的指征(敏感性92.9%,特异性92.5%,ROC 曲线下面积0.97,95% 置信区间为 0.92~1)。众所周知,肺表面活性物质补充治疗的时机选择,是临床治疗的难点。在一项肺表面活性物质补充治疗(胎龄≤32 周)的持续质量改进研究(Echography-guided Surfactant THERapy,ESTHER) 中,将 LUS 作为判断肺表面活性物质补充治疗的指征之一。研究中将 LUS 高于 8 或 FiO_2>0.3(胎龄≤28 周 [+6]) 或 0.4(胎龄≥29 周 [+0]),作为肺表面活性物质治疗指征;结果表明,与早期单用 FiO_2 作为指征相

比较,在生后 3 小时内,联合 LUS 评分,提高了必须使用肺表面活性物质早产儿的比例以及降低了最大氧浓度的暴露时间、无创通气的时间,总体没有增加肺表面活性物质的使用量,但是对远期发生 BPD 等早产儿并发症没有影响。Autilio 等人研究发现早产儿生后 30 分钟内肺表面活性物质的活性与 LUS 有显著的相关性,进一步从生理的角度解释了 LUS 在指导肺表面活性物质使用中的价值。

研究表明肺部超声在评估氧合状态、呼吸机使用、撤离呼吸机、围手术期呼吸支持、肺不张的治疗随访中均有重要参考价值。前瞻性的诊断性研究中,LUS 与新生儿的氧合状态(氧合指数、肺泡动脉氧分压、经皮氧分压与吸氧浓度之比)密切相关,与胎龄无关。同时,LUS 与肺募集的程度呈负相关;与 NRDS 严重程度呈正相关。成人腹部创伤术后呼吸支持撤机的队列研究中,表明若LUS 评分>13.5 分,则对于撤机失败的 ROC 曲线下面积为 0.81(95% 置信区间为 0.69~0.92),敏感性为 80.0%,特异性为 65.2%。前瞻性的队列研究表明,术后 0~3 日常规肺部超声筛查可明确术后呼吸支持相关的肺部并发症,同时对胸部 X 线片难以发现的隐匿肺不张和胸腔积液也有价值。但在目前的研究中,不同中心使用的 LUS 的评分方式不同,选择的研究人群也有差异,因此在解读目前的参考界值以及诊断价值时,仍需谨慎。

2. 肺部超声与液体复苏　在危重新生儿中,液体治疗是临床的难点。过多的液体治疗,容易造成心力衰竭和呼吸衰竭。因此,如何有效评估

呼吸支持患儿的液体治疗策略,实现精准治疗,显得尤为重要。近年来,由肺超声为导向的液体治疗研究成为临床的热点,FALLS 流程(the fluid administration limited by lung sonography,FALLS)也应用于成人重症监护病房。研究表明,脓毒血症儿童液体复苏的量与 LUS 呈正相关。但在新生儿领域的研究较少。

四、总结

近 10 年,随着超声技术的提高,肺部超声在新生儿领域的应用不断深入,对新生儿疾病的诊断和治疗都产生了积极的影响,同时通过实时超声给远程会诊提供了便捷。但是目前对于肺部超声,在新生儿危重症的研究仍局限在诊断价值,对于其在改变治疗策略,影响疾病结局的方面价值仍需进一步探索。

【经验分享】

1. 肺部超声具有很多优势:性价比高、便携可床旁应用、生物安全性高,对新生儿的不良反应可忽略。

2. 临床实践中,根据病情需要可采用 6 区或 12 区法。

3. 新生儿肺部超声可应用于新生儿常见的呼吸系统疾病的诊断、随访和疗效评估,包括新生儿肺炎、湿肺、MAS、NRDS、气胸、胸腔积液等。

4. 研究表明,肺部超声对需要呼吸支持、ECMO 应用等危重症患儿的诊断、评估方面有较大的价值,但是也与操作人员的标准、经验等有关,目前的研究异质性较大。

（肖甜甜　金　梅　杨　胜）

参考文献 ‧‧‧‧‧‧‧‧‧‧‧‧‧‧‧‧‧‧‧‧‧‧‧‧‧‧‧‧‧‧‧‧‧‧

1. 刘敬, 冯星, 胡才宝, 等. 新生儿肺脏疾病超声诊断指南 [J]. 中国当代儿科杂志, 2018, 33 (14): 1057-1064

2. Ibrahim M, Omran A, AbdAllah N B, et al. Lung ultrasound in early diagnosis of neonatal transient tachypnea and its differentiation from other causes of neonatal respiratory distress [J]. J Neonatal Perinatal Med, 2018, 11 (3): 281-287

3. Razak A, Faden M. Neonatal lung ultrasonography to evaluate need for surfactant or mechanical ventilation: a systematic review and meta-analysis [J]. Arch Dis Child Fetal Neonatal Ed, 2020, 105 (2): 164-171

4. Brat R, Yousef N, Klifa R, et al. Lung Ultrasonography Score to Evaluate Oxygenation and Surfactant Need in Neonates Treated With Continuous Positive Airway Pressure [J]. JAMA Pediatr, 2015, 169 (8): e151797

5. Nair S, Sauthoff H. Assessing Extravascular Lung Water With Ultrasound: A Tool to Individualize Fluid Management？ [J]. J Intensive Care Med, 2020, 35 (11): 1356-1362

第五节　支气管镜检查

支气管镜检查始于 1897 年,20 世纪 90 年代儿童支气管镜检查在我国开始开展。在新生儿领域,2000 年以后才逐渐开始使用。但由于新生儿体重轻、气道小、对支气管镜检查者技术要求高,加之病员数相对较少等因素的影响,临床应用受到一定限制,国内开展较少。随着危重新生儿救治技术的提高,重症新生儿的存活率显著提高,各种先天性气道发育畸形和发育不良、肺不张、肺脓肿、无法解释的阵发性发绀、呼吸衰竭、撤机困难等患儿仅凭影像学检查难以明确病因,治疗也遇到瓶颈,支气管镜检查的开展很大程度上解决了上述新生儿呼吸系统疑难疾病在诊断与治疗上的难题,提高了新生儿救治成功率。该技术在近年也得到了迅猛发展。

一、新生儿支气管镜的选择

(一)分类

在新生儿使用的支气管镜主要指软式可弯曲

支气管镜,主要分以下几类:

1. **纤维支气管镜(简称纤支镜)**　主要工作原理是光源通过光导纤维传导到气管内,照亮观察部位。根据镜身插入部分外径粗细,分 5.0mm、4.0mm、3.6mm、2.8mm、2.2mm 几种。用于新生儿的主要为 2.8mm、2.2mm 两种。2.8mm 的有一 1.2mm 活检孔道;2.2mm 的没有活检孔道,仅用于诊断,且操作中镜头容易被痰液遮盖导致视野不清。

2. **电子支气管镜**　主要工作原理类似纤支镜。不同在于电子支气管镜前端安置有数码摄像头,可对观察部位进行摄像,然后将采集信号传入计算机图像处理系统,并通过监视器成像,其图像清晰度远远优于纤支镜。用于新生儿的主要为 2.8mm、2.2mm 两种。

3. **结合型支气管镜**　该镜包含了纤维和电子支气管镜的两种工作原理,为适应儿童狭小气道,减小了气管镜插入部的外径,但保留在前端安置光学物镜采集图像,然后将图像经光导纤维导入放置在镜柄中的数码摄像头中,再将信号传入计算机图像处理系统,通过监视器成像。由于支气管镜插入端部分不受电荷耦合元件(charge-coupled device,CCD)尺寸的限制,插入部分可制作得更细。所得图像清晰度介于纤维支气管镜和电子支气管镜之间。该类型支气管镜外径有 4.0mm 和 2.8mm 两种,分别有 2.0mm 和 1.2mm 活检孔道,后者常用于新生儿。

4. **其他**　包括可抛弃型支气管镜、超声支气管镜(endobronchial ultrasonography,EBUS)、荧光支气管镜、窄波光(narrow-band imaging,NBI)成像支气管镜、肺荧光共聚焦显微镜(fluorescence and confocal microscope,FCFM)。

(二)型号的选择

新生儿气管内径为 4.0~5.0mm,实用于新生儿的支气管镜有外径 2.8mm 及 2.2mm 两种。前者有 1.2mm 工作孔道可进行给氧、灌洗、注药、活检等,后者无工作孔道。

二、适应证和禁忌证

(一)适应证

1. 喉鸣。

2. 撤离呼吸机困难。

3. 拔管失败。

4. 不能解释的发绀、呼吸窘迫、喘鸣。

5. 肺不张。

6. 肺气肿。

7. 肺部肿块。

8. 气管食管瘘。

9. 气管、支气管肺发育不良和／或畸形。

10. 影像学提示气道、纵隔占位。

11. 肺部感染性疾病的病原学诊断及治疗。

12. 需经支气管镜行各种介入治疗者。

13. 心胸外科围手术期患儿的气道评估和管理。

14. 引导气管插管、胃管置入。

15. 指导呼吸机参数的调整。

(二)禁忌证

新生儿支气管镜术的禁忌证多取决于术者的技术水平和必要的设备条件。无绝对禁忌证,其相对禁忌证有:

1. 严重心肺功能不全者。

2. 全身器官重度衰竭者。

3. 严重心律失常　心房、心室颤动及扑动,Ⅲ度房室传导阻滞者。

4. 活动性出血者;严重的出血性疾病;凝血功能障碍;血小板$<50 \times 10^9/L$。

5. 严重的肺动脉高压。

6. 严重营养不良,不能耐受手术者。

三、术前准备

(一)知情同意书的签署

术前操作医生应向患儿监护人说明支气管镜术的目的、是否有可替代的检查、麻醉及操作中可能出现的并发症及意外,询问有无对麻醉药物过敏家族史,并认真签署知情同意书。

(二)术前评估

由于镇静、麻醉药物(新生儿常用苯巴比妥、咪达唑仑、利多卡因等)在不同程度上对呼吸和心血管系统存在一定抑制作用以及患儿本身呼吸系统疾病的原因,均可导致患儿在术中出现呼吸抑制,低氧血症,喉、气管、支气管痉挛,心律失常及血压下降等并发症。因此,应在术前做好手术时机、手术耐受程度等评估,并制订相应应急预案。

(三) 术前常规检查

血常规、肝肾功能、凝血功能、传染病九项(乙肝表面抗原、乙肝表面抗体、乙肝核心抗原、乙肝核心抗体、乙肝 e 抗体、丙肝病毒抗体、梅毒抗体、艾滋病抗体)、胸部 X 线、B 超或胸部 CT、心电图等。

(四) 术前禁饮禁食

新生儿术前禁食 3 小时,禁食后需注意防止低血糖,可在病房内静脉输注含糖液体。若因紧急检查,术前未禁食,可在术前置胃管抽净胃内残留奶液。

(五) 药品及设备准备

1. **常规药品及设备**　吸氧管、37℃生理盐水、常温生理盐水、1% 利多卡因、2% 利多卡因、酒精、内镜润滑剂、小纱布、10ml 空针、负压吸痰装置、灌洗液留置瓶。若存在鼻腔狭窄或闭锁,需从口腔进镜时,需准备喉罩,同时先剪掉喉罩栅栏。

2. **急救药品**　4℃冰生理盐水,1∶10 000 肾上腺素,止血药物(凝血酶、血凝酶等),支气管舒张剂,糖皮质激素及利尿剂。

3. **急救设备**　脉搏血氧监护仪、复苏气囊、相应型号的气管导管、喉镜、除颤仪等。建议配备呼吸机。

4. **介入设备及工作站**　由于新生儿气管壁薄弱,目前已经开展的介入检查、治疗有支气管灌洗、异物钳取及活检。进一步的治疗术尚在探索中。需常规准备的器械有:外径 2.8mm 支气管镜、活检钳(刷)、灌洗液留置瓶等。术后报告应列出患儿基本信息、术前诊断、手术方法和时间、所用支气管镜的型号与编码,并详细描述术中所见、列出诊断、术者签名。

5. **其他**　保证至少 1 条有效静脉通路。术前约 15 分钟应用阿托品 0.01~0.02mg/kg 静脉推注,能防止迷走神经相关的气道分泌物增多及心动过缓。

四、镇静及麻醉

新生儿通常选择局部表面麻醉("边麻边进"),复合清醒镇静,不需要全身麻醉。

1. **局部表面麻醉**　术前给予 1% 利多卡因喷雾或雾化吸入给药,进镜前鼻腔给予 2% 的利多卡因 1~2 滴滴鼻,进镜到达喉部时可通过支气管镜喷洒 1% 利多卡因 0.5~1ml,至隆突处通过支气管镜喷洒 1% 利多卡因,以达到黏膜局部麻醉的目的。总量不超过 5mg/kg。喷洒利多卡因的同时,还可局部喷洒 1∶10 000 肾上腺素 0.5~1ml,能收缩黏膜血管达到减轻黏膜肿胀及出血的作用,另外还能起到舒张支气管平滑肌,增强心肌收缩力以及抗过敏的作用。

2. **镇静**　入室后可予以咪达唑仑 0.1~0.3mg/kg,缓慢静推;若评估可能存在镇静困难者,可在术前 15 分钟,预先给予苯巴比妥 3~5mg/kg 静脉推注,以减少咪达唑仑用量,减少呼吸抑制发生率。

3. 术前约 15 分钟适量应用阿托品 0.01~0.02mg/kg 能防止迷走神经相关的心动过缓及分泌物增多。

五、供氧及呼吸支持

无呼吸支持的患儿行支气管镜操作时,应密切监测氧饱和度,必要时通过鼻导管供氧(流量 0.5~1.0L/min);若患儿术前需常压供氧,术中鼻导管供氧不能维持正常血氧饱和度时,可经工作孔道监测胸内压下短时间间歇给氧(流量 0.5L/min),以保障患儿对氧的需求,长时间使用须警惕气漏发生。对于有机械通气患儿,术中应适当调高气道压力及吸氧浓度。

六、支气管镜操作

行支气管镜术前需认真核对患儿信息。操作时患儿位于辐射台上,采取仰卧位,肩部略垫高,颈部略伸展,头部正中位,眼罩遮住眼部。支气管镜经一侧鼻孔轻柔缓慢进入,如遇阻力忌强行进入;进入时注意观察鼻腔、咽部有无异常(经口腔进入者通常需安置喉罩气道,经喉罩气道进入);支气管镜到达会厌及声门时,观察会厌有无卷曲、塌陷、抬举活动是否正常,喉部有无水肿,声带开合活动是否良好、对称;通过声门后,观察有无声门下狭窄,气管形态、黏膜色泽、管腔是否通畅、有无狭窄及瘘道,软骨环的清晰度以及隆突的位置;达到隆突位置后,观察左右主支气管分支开口是否正常;然后依次进入两侧主支气管,逐级检查各叶、段支气管情况。注意观察各叶、段支气管管腔形态,包括开口是否通畅、有无变形;然后观察黏膜外观有无充血、水肿、出血、坏死、溃疡及是否有异物及新生物等；如气道分泌物较多，可予支气管镜冲洗。

机械通气患儿，支气管镜可经呼吸机管道Y形接头（或 PEEP Keeper 接头）吸引孔进入气管导管，观察气管下段、隆突及各支气管情况。

检查时尽量保持视野在管腔中央，避免支气管镜触碰管腔壁，引起气道痉挛、黏膜损伤、出血，甚至管壁穿孔。操作应由技术熟练的操作人员快速、准确地完成。

肺叶支气管检查基本的原则：先健侧后患侧，发现病变可通过吸引或灌洗留取分泌物标本，还可毛刷涂片、钳夹活检留取标本。在病灶不明确时，以先右侧后左侧的顺序检查。

【注意事项】

1. 操作应由技术熟练的操作人员快速、准确地完成。

2. 检查时动作轻柔，尽量保持视野在管腔中央，避免支气管镜触碰管腔壁，引起气道痉挛、黏膜损伤、出血，甚至管壁穿孔。先检查健侧后检查患侧。

七、监护

术中需全程监测患儿面色、呼吸、心率、心电图及脉搏血氧饱和度；术中应选用心电监护仪同时监测有无心律失常，而不是脉搏血氧监护仪进行单一的心率及血氧饱和度监测；在时间较长的介入治疗时可行无创血压及呼气末 CO_2 监测。尽量保持脉搏血氧饱和度在95%以上，若出现血氧饱和度<90%、心率减慢或心律失常，应暂停操作并及时对症处理，视恢复情况决定是否继续操作。

八、支气管镜下诊断

（一）形态学诊断

1. **气管、支气管壁异常**　气管支气管软骨环是否清晰可见；支气管黏膜是否充血、肿胀、糜烂、溃疡、增生；是否有瘘管、憩室；是否有血管扩张、纡曲，是否有完全性气管环等。

2. **气管支气管管腔异常**　是否有气管、支气管移位、阻塞、狭窄、闭锁、扩张，是否有气管和支

气管异常分支。阻塞性病变按气道狭窄<25%，25%~50%，>50% 分为轻、中、重度。

3. **气管支气管管腔异常物质**　包括分泌物、出血、异物等；尽量留取异常物质标本，了解其性质。

4. **气道动力学改变**　①声带麻痹；②气管舒缩运动障碍：如完全性气管软骨环、气管骨化症等；③隆突波动消失；④支气管痉挛；⑤气管支气管软化：呼气相管腔内陷，管腔直径缩窄，吸气相可恢复原位，呼气时缩窄不足 1/2 为轻度，1/2~3/4 为中度，3/4 以上为重度。可原发或继发于肿物、血管、心脏的压迫。

（二）介入诊断技术

1. **支气管肺泡灌洗术**　支气管肺泡灌洗术（broncho alveolar lavage，BAL）可用于疾病诊断及治疗。其方法为：在支气管镜吸引外接口与吸引器之间连接灌洗液留置瓶，将支气管镜前端置于靶支气管口，用37℃生理盐水［1ml/（kg·次）］从支气管镜工作孔道注入气道，再用吸引器负压（100~200mmHg）立即将液体回抽至灌洗液留置瓶，选择的负压值以吸引时支气管腔不塌陷为宜，吸引所获取的液体为支气管肺泡灌洗液（broncho alveolar lavage fluid，BALF），每次灌洗液的回吸收率须≥40%，共灌洗 3~4 次。可一次收集所有回吸收的肺泡灌洗液用于实验室检查，亦可分次留取，多选用首次灌洗液做病原学染色和培养。灌洗液细胞成分正常值（比值）：巨噬细胞>0.85，淋巴细胞0.10~0.15，嗜酸性粒细胞≤0.01，中性粒细胞≤0.03，鳞状上皮细胞、纤毛柱状上皮细胞均≤0.05。

2. **经气管支气管刷检术**　新生儿因支气管壁较薄、脆弱、血管丰富，需警惕出血及穿孔。

（1）毛刷刷检术：将穿刺针经支气管镜工作孔道置入，到达靶支气管开口，将毛刷向靶支气管远端推送，缓慢、往复推进和回撤针刷，刷检留取标本，进行涂片、特殊染色和培养等。

（2）黏膜活检术：支气管镜到达靶部位后，活检钳经工作孔道进行气道黏膜活检。留取标本进行印片、特殊染色、培养。

（3）经支气管冷冻肺活检术：支气管镜到达靶部位后，冷冻探头经支气管镜工作孔道在靶部位进行局部冷冻 3~6 秒后，将软镜与探头一起拉出，将取得的肺组织进行病原学、病理检查。

九、支气管镜下治疗

根据《中国儿科可弯曲支气管镜术指南（2018年版）》将儿科呼吸内镜治疗技术分为三级治疗技术和四级治疗技术。

在新生儿领域，支气管镜下治疗术中的三级技术，如肺部局部治疗术、刷取钳取术，和四级治疗技术中的引导困难气道气管插管术已在广泛开展；其他四级技术如球囊扩张、支架置入、消融术等，目前在国内报道较少。

（一）三级治疗技术

1. 支气管肺局部治疗术　对于新生儿支气管肺慢性炎症及化脓性疾病，可通过支气管镜对局部进行治疗。每次用37℃的生理盐水［0.5ml/（kg·次）］或盐酸氨溴索/乙酰半胱氨酸对靶部位进行灌洗，每次操作可重复3~4次，以能够将黏稠分泌物稀释并吸出为适度。冲洗后要将管腔内液体尽量吸引干净。对于解除气道阻塞、改善肺功能、控制支气管肺内化脓性感染、肺不张有明显效果。

2. 毛刷刷取术　操作详见本节支气管镜诊断技术部分。该术主要用于刷除气道分泌物、拖拽内生性异物等。

3. 钳取术　主要用于钳取气道异物、增生组织及坏死物。

（二）四级治疗技术

1. 协助困难气道的气管插管、胃管置入术　在困难气道患儿，可用支气管镜引导气管插管。胃管置入困难患儿，可在支气管镜引导下引导胃管置入，或代替胃镜进行上消化道检查。

2. 球囊扩张气道成形术　主要用于气道狭窄部位的扩张治疗，还可用于协助特殊异物的取出。

3. 消融术　因新生儿的特殊性，目前在新生儿的应用尚处于探索期。

4. 支架置入术　目前该技术在新生儿领域的应用尚无报道。

十、可能出现的并发症及处理

（一）药物过敏

术前及术中使用的雾化、镇静及麻醉药物均有可能引起患儿过敏反应。

1. 表现　烦躁、皮疹、面色苍白，甚至呼吸困难、过敏性休克等。

2. 处理　轻者停止用药后过敏反应可逐步好转，重者需加用抗过敏药物或糖皮质激素、肾上腺素。对呼吸心搏骤停者，立即行人工心肺复苏。

3. 预防　对新生儿，术前应询问家属是否存在家族性药物过敏史。

（二）血氧饱和度下降

1. 表现　烦躁、口唇和面色发绀、脉搏血氧饱和度降低。

2. 处理　在脉搏氧饱和度<90%时，需停止操作，提高氧流量，必要时加压给氧。积极寻找缺氧原因。

3. 预防　根据患儿情况选择给氧方式，密切监测脉搏氧饱和度，控制操作时间。

（三）心律失常

1. 表现　轻者出现心动过速、过缓；严重者可出现明显的节律异常，甚至心搏骤停。

2. 处理　多数为轻症，停止操作可自行缓解；少数严重者需按心律失常处理；心跳停止者须立即行人工心肺复苏。

3. 预防　支气管镜诊疗需动作轻柔，防止缺氧发生。

（四）痉挛

包括喉痉挛和支气管痉挛。

1. 表现　突发明显呼吸困难、发绀、血氧饱和度下降。

2. 喉痉挛的处理　立即拔出支气管镜，解除喉痉挛可能的诱因，如声门和会厌附近的分泌物等；糖皮质激素雾化；纯氧吸入，正压通气；加深麻醉；必要时进行气管插管。

3. 支气管痉挛的处理　立即停止操作，予100%氧气吸入，气管内滴入1:10 000肾上腺素；退出支气管镜，雾化吸入糖皮质激素、支气管舒张剂；多数可得到缓解；如无效，需气管插管呼吸机辅助通气。

4. 预防　对于有气道痉挛的高风险患儿，术前应静脉或雾化吸入糖皮质激素，必要时吸入支气管舒张剂，术前应用阿托品也可有效预防；术中充分的表面麻醉，同时应用1:10 000肾上腺素气道内喷洒；及时清除呼吸道分泌物；动作轻柔，尽量避免镜身触碰管壁；避免在浅麻醉下进行口腔、咽喉和气道内操作。

（五）出血

1. 表现 视野中突然出现的血性分泌物，一般量较少，多数能自动止血。但因新生儿气管支气管相对狭窄，少量出血也可致气道堵塞引起窒息。

2. 处理 少量出血一般不用处理，可自行止血，但需警惕引起气管导管堵塞，必要时吸引；若出血不止或出血量大时，先适当负压吸引（不超过 100mmHg），然后经支气管镜工作孔道注入 1 : 10 000 肾上腺素或凝血酶局部止血，同时静脉使用止血药物。立即将患者患侧卧位，必要时气管插管保持气道通畅。若出血部位在鼻咽部，应局部给予止血药物和油纱布加压止血，尽量避免血液倒灌到咽喉部。

3. 预防 术前有鼻黏膜易出血者，可经口进镜；对评估气道易出血者，操作须特别轻柔，并做好预案。

（六）发热

1. 表现 感染性肺部疾病及支气管肺泡灌洗术后的患儿易发生。除与组织损伤等因素有关外，尚可能有感染参与。

2. 处理 依据发热的原因进行相应的处理，酌情应用抗生素。

3. 预防 严格消毒流程、加强防护管理是减少术后感染的根本措施。需注意的是在操作过程中，进入下气道前不要经支气管镜工作孔道进行吸引，以免将上气道的病原带入下气道。常规支气管镜检查时应避免大量灌洗。

（七）气胸、纵隔及皮下气肿

1. 表现 突发呼吸困难、氧饱和度下降，胸廓饱满。多发生在支气管、肺活检后或肺内病变严重的患儿。

2. 处理 少量气胸、纵隔及皮下气肿可自行吸收，不需特殊处理，吸氧有利于气漏的吸收。大量气胸、纵隔或皮下气肿出现呼吸困难时需进行紧急排气。

3. 预防 选择合适的支气管镜型号，应用恰当的给氧方式（尤其经支气管镜给氧时避免高流量及长时间给氧，同时监测胸腔内压），避免粗暴操作。

十一、术后患儿管理

支气管镜操作结束后，患儿需要继续监测生命体征，防治并发症。

1. 吸氧 根据患儿呼吸及血氧饱和度情况，必要时给予吸氧。

2. 改善气道水肿 雾化吸入糖皮质激素，必要时联合支气管舒张剂。

3. 其他 镜下患侧给药者需继续患侧卧位，确保药物疗效。

4. 禁食 术后禁食 2~3 小时。

十二、消毒管理

包括支气管镜室内空气消毒及物体表面消毒，支气管镜清洗消毒，医疗废物按规定处理，以及医护人员的防护。为避免交叉感染和 / 或医源性感染，操作前须对支气管镜进行严格消毒清洁。操作前可先后予以酒精纱布及生理盐水纱布擦拭镜身。

【经验分享】

1. 对于长时间呼吸支持、撤离呼吸机困难、肺部感染治疗效果不佳等情况的新生儿，纤维支气管镜检查有助于明确气道软化、气道狭窄、食管气管瘘、咽喉部结构异常等问题，并可以通过气道灌洗清除气道分泌物，缓解由分泌物堵塞引起的肺不张。

2. 支气管镜检查期间应操作轻柔，警惕出血、低氧、气漏等并发症，术前应做好抢救预案。

（李华英 刘秀香）

参考文献 ••••••••••••••••••••••••••••

1. 国家卫生健康委员会人才交流服务中心儿科呼吸内镜诊疗技术专家组. 中国儿科可弯曲支气管镜术指南(2018 年版)[J]. 中华实用儿科临床杂志, 2018, 33 (13): 983-989

2. Jefferson ND, Cohen AP, Rutter MJ. Subglottic stenosis [J]. Semin Pediatr Surg, 2016, 25 (3): 138-143

3. 李一诗, 郭述良, 贾晋伟, 等. 软性支气管镜下支气管冷

冻肺活检六例 [J]. 中华医学杂志, 2017, 9 (10): 782-784

4. 张谦慎, 朱小渝. 纤维支气管镜在新生儿领域的应用进展 [J]. 中华围产医学杂志, 2007, 10 (2): 136-138

5. 申昆玲, 邓力, 李云珠, 等. 糖皮质激素雾化吸入疗法在儿科应用的专家共识 [J]. 临床儿科杂志, 2018, 36 (2): 95-107

第六节 脑功能监测

新生儿振幅整合脑电图（amplitude integrated electroencephalography, aEEG）操作相对简单, 对需机械通气的危重儿, 也可实现随时床旁连续监测脑电活动, 监测图形直观, 结果相对易于分析, 利于临床医护人员及时发现异常, 并予以相应处理, 其中静息电活动、暴发 - 抑制及惊厥波等典型异常对危重患儿预后有高度的预测价值。

一、aEEG 概述

对于需要机械通气治疗的危重新生儿, 常给予镇静镇痛的治疗, 神经系统疾病的临床表现不典型, 因此神经系统相关查体难以发现异常情况, 而进行脑功能监测可以早期发现神经系统的异常表现, 及时给予干预, 是改善危重患儿神经预后的有力措施。目前已有部分医学中心建立了新生儿神经重症监护病房（Neuro-NICU, NNICU）, 对危重新生儿需要脑电监测这一理念已达成共识。本节内容将主要针对新生儿振幅整合脑电图展开阐述。

虽然新生儿脑电图（electroencephalography, EEG）是脑电监护的金标准, 对于评价各种病因导致的脑损伤及对于新生儿惊厥的诊断, 都具有敏感、可靠、无创、可动态随访复查等诸多优点, 但其操作过程复杂, 且结果往往需要神经专科医生进行判读, 因此, 在绝大部分 NICU 中其临床应用并不广泛, 而主要采用 aEEG 进行脑电监测, 即简单化的单频道的脑功能监测。

aEEG 操作相对简单, 对需机械通气的危重儿, 也可实现随时床旁连续监测脑电活动, 监测图形直观, 结果相对易于分析, 利于临床医护人员及时发现异常, 并予以相应处理, 其中静息电活动、暴发 - 抑制及惊厥波等典型异常对危重患儿预后有高度的预测价值。

二、aEEG 使用指征和禁忌证

（一）指征

对需机械通气治疗的危重患儿均应尽早连续行 aEEG 监测, 有助于临床对这部分危重患儿的神经系统作出及时、动态的评估, 从而更全面评估当前病情以及远期预后。

（二）禁忌证

因 aEEG 监测过程中需安放头皮电极, 而连续性地监测则需较长时间的安放, 从而有导致头皮压疮、皮肤挤压伤的可能, 故对于相应部位已有头皮破损、皮肤感染或存在波动感明显的头皮血肿的患儿, 该监测则应暂缓。

【注意事项】

1. aEEG 电极应按照安放标准放置, 妥善固定, 以准确监测并尽量减少干扰。

2. 连续性较长时间地安放头皮电极, 有导致头皮压疮、皮肤挤压伤的可能。

三、aEEG 的判读

主要包括基本背景活动、睡眠和觉醒周期、惊厥发作。

（一）背景活动

背景活动即 aEEG 图形上优势电活动, 见图 16-6-1。

值得注意的是, 正常足月儿生后 aEEG 背景活动连续, 具有成熟睡眠 - 觉醒周期, 不受性别、日龄、胎龄、分娩方式的影响, 而早产儿 aEEG 出现不连续背景活动是正常的, 随着胎龄增加, 随访 aEEG 脑电活动的连续性逐渐增加, 一般在受孕龄 36 周时呈连续性背景活动。

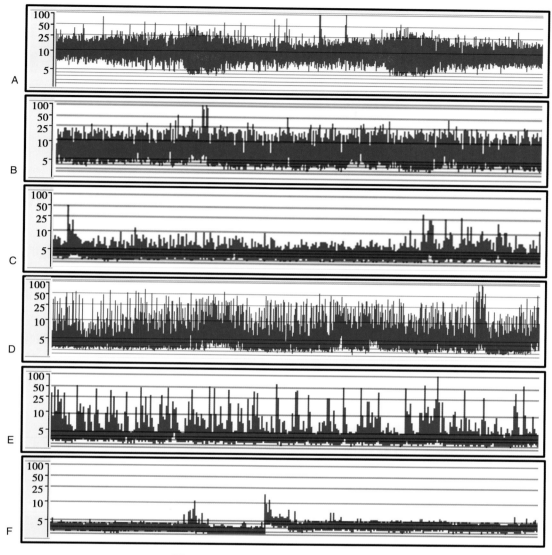

图 16-6-1　aEEG 不同类型背景活动

注：A. 连续性正常电压（continuous normal voltage，C）：连续性活动，aEEG 下边界（最小振幅）>5μV，上边界（最大振幅）在 10~25μV；B. 不连续性正常电压（discontinuous normal voltage，DC）：不连续性活动，aEEG 下边界可变，但主要<5μV，上边界>10μV；C. 连续性低电压（continuous low voltage，CLV）：连续性活动，aEEG 上边界<5μV 或在 5μV 上下波动；D. 暴发 - 抑制（burst-suppression，BS）：不连续活动，下边界恒定在 0~1μV，暴发波振幅>25μV；BS+：指 BS 背景活动，暴发波次数多，≥100 次 /h；E. BS−：指 BS 背景活动，暴发波次数少，<100 次 /h；F. 电静止、平坦波（flat trace，FT）：背景活动主要为电静止，<5μV。

（二）睡眠 - 觉醒周期

睡眠 - 觉醒周期（sleep-wake cycling，SWC）是指 aEEG 背景活动呈平滑的周期性变化，主要指下边界，见表 16-6-1。

新生儿的睡眠状态主要有安静睡眠（quiet sleep，QS）期和活动睡眠（active sleep，AS）期。正常足月儿在 QS 期表现为高波幅谱带，AS 期表现为低波幅谱带。这代表着脑发育的成熟度。正常足月儿 SWC 见图 16-6-2 所示，宽带代表

表 16-6-1　aEEG 睡眠 - 觉醒周期分类

分类	图形表现
无 SWC	aEEG 背景活动无正弦样变化
不成熟 SWC	下边界有一些周期性的变化，但与正常年龄相匹配的图形相比发育不完全
成熟 SWC	aEEG 不连续和连续的背景活动之间有明显可识别的正弦样变化，周期持续时间 ≥20min

注：SWC：睡眠 - 觉醒周期；aEEG：振幅整合脑电图。

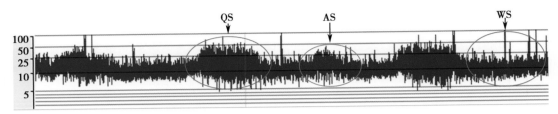

图 16-6-2　正常足月儿 SWC 图形

注：AS：活动睡眠期；QS：安静睡眠期；WS：觉醒期。

QS 期较为不连续的背景活动（足月儿的交替图形），窄带代表 AS 期或觉醒期（wakefulness，WS）较为连续的背景活动。而早产儿的 SWC 特点稍后详述。

（三）惊厥

连续 aEEG 监测可以证实是否存在惊厥发作，特别是对没有临床表现的电惊厥诊断具有较大的价值。惊厥发作时导致 aEEG 的上限与下限显著增高，表现为锯齿样波形，有时也仅引起下边界抬高。因此可以应用 aEEG 对惊厥发作高危儿进行监测，也可以用来评价抗惊厥药物的疗效。在 aEEG 上惊厥发作较容易识别，表现为下边界和上边界突然抬高，呈缺口状，见图 16-6-3。

四、机械通气治疗中 aEEG 监测的特殊性

对于需要机械通气治疗的危重儿，应尽早及时行 aEEG 监测，而这部分患儿可能系极早早产儿，有自身情况的特殊性，因此临床上需要对不同胎龄早产儿的 aEEG 特点有正确的认识。同时，危重儿所处的 NICU 环境里，不可避免的其他因素可能使 aEEG 产生各种伪差，因此在临床中，对于这部分患儿的 aEEG 判读需要结合 EEG 图形及视频进行甄别。

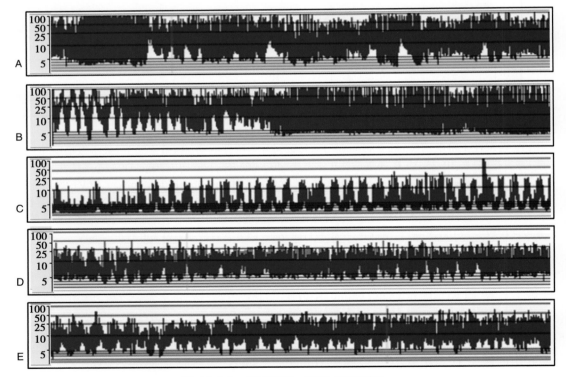

图 16-6-3　不同类型 aEEG 惊厥图形

注：A. 不连续背景电活动下的数次单发惊厥，每次表现为下边界的短暂上升；B. 惊厥持续状态，惊厥发作前后可见暴发-抑制波形；C. 电静止背景活动下的反复惊厥发作；D. 不连续背景电活动下的惊厥持续状态；E. 可能为正常皮质电活动背景下的惊厥持续状态（惊厥持续发作 30 分钟以上），呈"锯齿样波形"。

（一）早产儿 aEEG 特点

不同胎龄的早产儿，aEEG 图形存在着较大的差异，不可用足月儿评价指标来评估早产儿 aEEG 是否异常。比如：足月儿 aEEG 出现暴发 - 抑制图形是不正常的，但胎龄 28 周以下的超早产儿，因其背景电活动的极度不连续性，在 aEEG 上可表现出暴发 - 抑制图形，但不一定是病理性情况。

胎龄 28 周的早产儿 aEEG 已表现出一定的但不完整的周期。早产儿随着胎龄的增加，其 aEEG 的背景电活动连续性逐步成熟，下边界电压逐渐增高，上边界电压逐渐下降，宽带逐步变窄，至纠正胎龄 37~38 周时与足月儿图形类似。同理，SWC 也经历着类似的发育过程，早产儿在胎龄 28 周以前可能无 SWC，28 周左右出现不完整的 SWC，随着胎龄增加，SWC 逐渐成熟，约在 37 周大多数早产儿可出现成熟的 SWC。详见图 16-6-4。

早产儿 aEEG 的变化目前认为可能与胎龄增长、脑发育过程中皮质不断折叠、皮质功能不断成熟有关，这种神经电生理的变化同样与早产儿大脑解剖结构的变化具有一致性。

（二）aEEG 常见伪差

临床上危重儿常需多种仪器进行生命体征维持及监护，因此在 aEEG 图形上可能产生各种机械及电子来源的伪差；而需要较多护理操作及治疗时，可能引起 aEEG 图形产生运动伪差；高频模式辅助通气时，常产生大量通气伪差。这就要求在进行 aEEG 监测时，除了连续监测信号质量和阻抗外，还需要提高判读人员对伪差的认识。

1. 运动伪差　护理操作及治疗因患儿被挪动常产生运动伪差，引起 aEEG 图形的突然改变，持续时间较长的拍背排痰、吸痰或者喂奶等操作，可以引起觉醒期短暂的下边界的突然上升被误认为一个单发的惊厥电活动。也可能导致电极片接触不良或脱落等，使 aEEG 出现与临床不符的表现。特别是在背景活动不连续的早产儿和危重足月儿中，这些操作可能导致极早早产儿不连续图形进一步恶化。具体如图 16-6-5 所示。

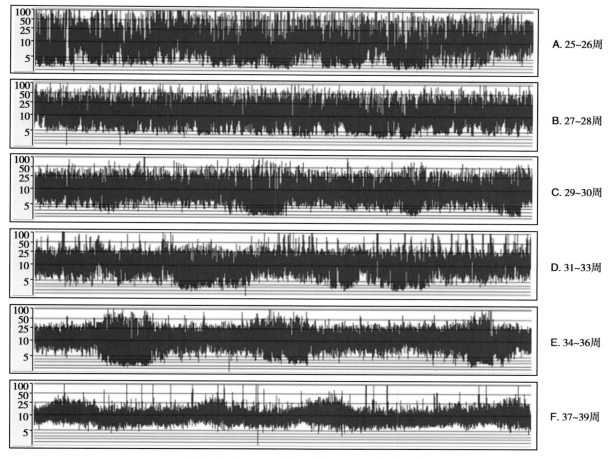

图 16-6-4　不同胎龄早产儿的 aEEG 背景活动

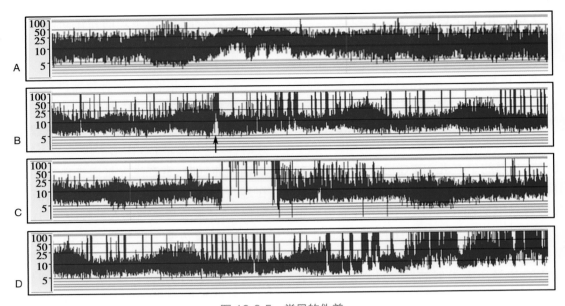

图 16-6-5 常见的伪差

注：A. 肌肉活动导致基线偏移；B. 由于操作导致觉醒，aEEG 下边界短暂升高；
C. 电极脱落；D. 电极接触不良。

2. 高频通气伪差 高频通气治疗引起伪差在临床上也较常见，其 EEG 上的快节律低电压活动需与癫痫样放电进行区分，如图 16-6-6 所示。

（三）药物与 aEEG

需要机械通气的患儿通常可能需要镇静镇痛治疗，而镇静镇痛药物的使用也可能对患儿的脑电活动产生影响。总的来讲，大多数镇静剂和抗癫痫药物抑制皮质电背景活动，包括 SWC。对背景电活动的改变表现为：较以往可能会变得更不连续，而已经存在的不连续的背景活动可能变为暴发 - 抑制，暴发 - 抑制可能变为电静止，见图 16-6-7。

苯巴比妥钠、地西泮及咪达唑仑等药物主要影响用药后 1~2 小时的背景活动。小剂量推注和持续滴注阿片类药物如吗啡和芬太尼，对 EEG 的影响似乎较轻微，负荷量和治疗浓度范围内苯巴比妥钠对 EEG 背景活动也仅有轻微影响。

随着医疗新技术的应用与发展，在新生儿监护病房，对需机械通气治疗的危重患儿，床旁 aEEG 监测能达到及时监测患儿脑功能状态的目的，并能实现存储信息以便以后分析。随着数字技术的发展，可以应用新的参数对不连续 EEG 活动进行趋势监测，如暴发间期（IBI）、抑制百分率、暴发频率和暴发持续时间等直接定量参数；应用功率频谱分析可以对脑电背景活动的特性提供重要信息；还可以自动检测惊厥发作等，未来对危重

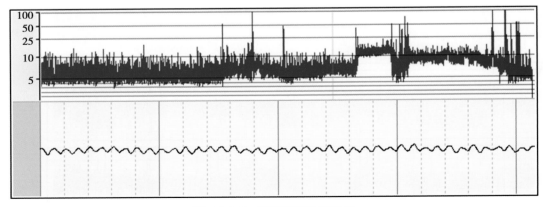

图 16-6-6 高频通气治疗影响

注：基础脑电图背景为低电压表现，图中背景活动上抬处系高频通气伪差，非痫样放电。

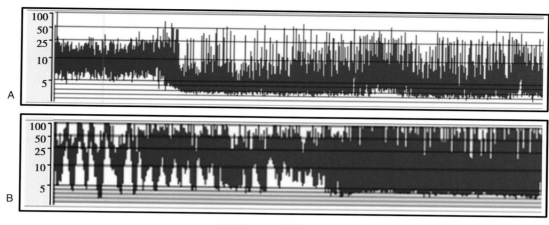

图 16-6-7　药物影响

注：A. 镇静剂对新生儿的影响：给药前和给药后的皮质电活动，由连续变为暴发 - 抑制；
B. 惊厥持续发作使用镇静剂治疗后可见背景活动变为不连续图形。

患儿应用 aEEG 监测可能会发展为更全面的整合系统。

【关键点】

aEEG 结果判读应结合患者胎龄、日龄、临床情况及可能造成信号干扰的因素等综合分析。

【经验分享】

1. 对 NICU 中的危重患儿，尤其是机械通气治疗的患儿，都应定期进行 aEEG 监测，能够早期识别神经系统异常，以指导治疗和预后的判断。

2. aEEG 检查能够早期识别没有临床症状的电惊厥，有神经系统损伤（如早产儿、重度高胆红素血症、低血糖、新生儿窒息、颅内出血、颅内感染等）的高危新生儿都应常规进行 aEEG 监测。

3. aEEG 帮助判断缺氧发作是呼吸暂停还是惊厥，指导临床治疗。

4. aEEG 监测能指导抗惊厥药物的使用，达到精准治疗的目的。

（田　欣　李　静　胡章雪）

参考文献 ••••••••••••••••••••••••••••••

1. 邵肖梅, 叶鸿瑁, 丘小汕. 实用新生儿学 [M]. 5 版. 北京: 人民卫生出版社, 2019: 257-261

2. 俞秀雅, 程国强, 周文浩. 新生儿神经重症监护单元如何应用振幅整合脑电图 [J]. 中国循证儿科杂志, 2015, 10 (2): 119-125

3. 中华医学会儿科学分会围产专业委员会. 新生儿振幅整合脑电图临床应用专家共识 [J]. 中华新生儿科杂志, 2019, 34 (1): 3-7

第七节　近红外光谱脑氧饱和度监测

局部脑组织氧饱和度（regional cerebral oxygen saturation, rSO₂），是一项混合血氧饱和度参数，反映了脑组织中微静脉、微动脉、毛细血管的混合氧饱和度，能客观反映脑组织的氧合状态。近红外光脑氧饱和度监测技术（NIRS-rSO₂）是指利用近红外光（near-infrared spectroscopy, NIRS）监测局部脑组织氧饱和度的技术。在 NICU 中治疗的危重新生儿，NIRS-rSO₂ 可以反映脑组织的氧合状态，帮助判断神经系统损伤情况。

一、工作原理

固定于左右眉弓上缘的 NIRS 探头发出 700~900nm 的近红外光依次穿过颅外皮肤、颅骨后进入脑组织。处于不同氧合状态的血红蛋白吸收光谱的程度有差别，这种差异经过数字化处理就可以得到脑氧饱和度数值，其实质是根据脑组织血液中氧合血红蛋白和去氧血红蛋白比例得出数值，其测定的基本原理与 SpO_2 的测定原理相同。其监测结果具有较高稳定性，不受肤色、血压、脉搏、体温干扰，对于生命体征不稳定的患者（体温过低、血压过低、休克甚至心搏骤停的患者），仍然可以获得较稳定的脑 rSO_2 数值，有助于临床直观、量化地发现脑组织的缺氧。

二、NIRS-rSO$_2$ 使用方法

患儿取仰卧位，将 B 型探头（探测深度 1.0~1.5cm）固定在其前额上（眉骨上方 1.5cm，探头下方避开脑中线），用贴膜将探头固定，确保探头底面同被测部位的体表紧密接触，防止漏光。

三、NIRS-rSO$_2$ 影响因素及局限性

（一）影响因素

可能影响 NIRS-rSO$_2$ 测值的因素包括皮肤色素沉着、高浓度的结合胆红素、检测信号受监护单元中强烈外部光源干扰，或者由于患者出汗增加而导致电极黏附力降低。此外，硬膜外或硬膜下血肿也会产生不良影响；在这种情况下，大脑皮质能接收的波长超出传感器发出的辐射范围。

（二）局限性

个体差异导致脑 rSO_2 反映脑缺血的具体阈值尚未达成具体共识；NIRS-rSO$_2$ 仪器具有设备特异性，不同厂家的设备可能测值不同；传感器只能放置在前额无毛发处，仅仅反映额叶前部皮质的氧合状态；如患儿存在颅内出血或脑水肿，测定值可能存在误差。

【注意事项】

NIRS-rSO$_2$ 测值可能受到皮肤色素沉着、高浓度的结合胆红素、强烈外部光源、硬膜外或硬膜下血肿等因素干扰。

四、NIRS-rSO$_2$ 的参考值

NIRS-rSO$_2$ 测值在不同制造商的仪器可能存在 5% 差异，多数研究认为脑 rSO_2 值平均为 55%~75%。脑 rSO_2 与分娩方式无关，随出生年龄的增长而发生变化，在出生后即刻为 40%~56%，出生后第 2 天增加至 78%，出生后 3~6 周内缓慢稳定在 55%~85%。正常足月新生儿为 62%±2%，以低于两个标准差作为脑组织缺氧的标准；不同胎龄早产儿脑组织的氧饱和度不同，随着胎龄的增长，脑组织的氧饱和度有上升的趋势，32 周以上的早产儿脑 rSO_2 与足月儿相近，胎龄<30 周正常早产儿为 52%±5.2%，胎龄 30~32 周为 53.6%±6.6%，胎龄 32~34 周为 58.9%±4.8%，胎龄 34~37 周为 59.2%±5.4%。

新生猪动物实验中发现在不同程度的缺氧下，随着脑 rSO_2 的下降，脑组织微观形态发生改变，当脑 rSO_2 为 30%~40% 时，从形态上出现脑损伤；当脑 rSO_2<30% 时，出现严重不可逆的脑损伤（正常新生猪脑 rSO_2 为 60%±2%），为临床判断脑损伤的程度提供了一定的参考价值。

在脑损伤的新生儿中，当脑 rSO_2<58% 时脑损伤开始出现，临床上可将脑 rSO_2<55% 作为脑组织缺氧的极限，连续监测动态变化规律更具有临床意义。当脑 rSO_2 下降至 55% 以下或较基础值下降 10%，临床上即可采取积极的措施来干预，可防止脑缺氧缺血的发生，从而改善患儿的预后。

五、NIRS-rSO$_2$ 使用指征

NIRS-rSO$_2$ 监测仪器可用于危重新生儿的监测，与呼吸、心率监测同步，可观察到新生儿呼吸暂停、惊厥发作等病理状态下的脑组织氧的变化，并用于监测特殊治疗对新生儿脑组织氧代谢的影响，如应用亚低温、呼吸机、吲哚美辛、氨茶碱、输血等治疗时脑组织氧的变化。

1. 确定有无隐匿性的缺氧　对于存在妊娠期高血压、妊娠期胆汁淤积、羊水异常、胎盘异常、胎儿窘迫等产前高危因素，以及存在新生儿窒息、代谢性酸中毒、先天性心脏病等的高危新生儿，生后早期（0~24 小时）予以 NIRS-rSO$_2$ 监测，可实时动态监测患儿脑组织氧供情况，在临床上可为早期、及时发现脑缺氧缺血状态提供客观指标。

2. **预测新生儿缺氧缺血性脑病的损伤** 在 HIE 患儿，即使 SpO_2 在正常范围，也不能说明患儿脑氧合正常，仍可能存在脑组织的缺氧的情况，如不及时治疗，可能导致缺氧进一步加重，从而加重脑损伤。而 NIRS 对 HIE 的患儿脑 rSO_2 进行动态监测，早期了解脑组织氧合状态，结合全身氧供需的变化，及时调整氧疗措施，便可进行早期干预，减少脑损伤的发生。

3. **早产儿的监测** 在新生儿科，呼吸支持是维持早产儿生命体征和保证其生存率的基本措施，但在进行呼吸支持时吸氧浓度过高或持续时间过长可导致早产儿发生严重的视网膜病变和支气管肺发育不良。早产儿生后运用 NIRS-rSO_2 监测，可协助医师判断早产儿吸氧浓度是否合适，从而减少低氧或高氧对早产儿造成的损伤。对早产儿出生后连续监测脑 rSO_2 1 周，可早期预测脑损伤的发生，从而进行早期干预及治疗。

4. **监测临床治疗** NIRS-rSO_2 可以实时监测新生儿对各种药物治疗及临床操作的反应。在亚低温和呼吸机的使用中，可以协助临床医师调整适合的吸入氧浓度，既能减轻缺氧对脑的损伤，又能避免高氧造成的不良后果。而在使用可影响脑代谢的药物如吲哚美辛、苯巴比妥、碳酸氢钠时，脑代谢变化可能会因为不同胎龄、不同剂量、不同给药方式而不同，可以根据每个新生儿的特殊反应来指导临床用药。

5. **围手术期中的运用** 新生儿在手术过程中，更易出现因低血压引起的脑缺血，而新生儿发育不完善，各器官处在快速生长阶段，脑组织灌注不足会影响其神经系统发育。围手术期的 NIRS-rSO_2 监测能够及时发现脑组织的氧供需平衡状况和脑血流变化，针对脑组织缺氧的程度、脑功能的改变提供重要信息，以便临床医师完善围手术期的管理，降低术后神经系统并发症的发生率、缩短住院周期，提高患者的生活质量。

6. **输血时机的选择** 有研究表明中度贫血患儿红细胞输注后脑组织氧合改善小，过早红细胞输注可能增加不必要的氧运输，增加患儿机体氧化应激的风险。目前临床情况不同的早产儿红细胞输注的血红蛋白阈值也不同，患儿的临床情况很难定量评估，因此，有时候新生儿科临床医师很难判断早产儿是否需要红细胞输注。而利用 NIRS-rSO_2 监测仪进行脑 rSO_2 监测可判断患儿脑组织是否缺氧，进一步明确患儿是否需要红细胞输注。

对于存在不同疾病的新生儿进行 NIRS-rSO_2 监测，可特异、准确、连续地了解新生儿脑氧合代谢情况，有助于早期发现脑组织缺氧，指导临床早期干预，改善患者的预后，在新生儿临床具有很好的实用价值。

【经验分享】

NIRS-rSO_2 监测可以早期发现脑组织的缺氧状态，并持续监测其变化，辅助临床进行呼吸、循环管理，及时调整呼吸机参数，并为神经系统评估和预后判断提供一定的依据。

（赵利秋 胡章雪）

参考文献 ·····

1. 周丛乐. 近红外光谱技术对新生儿脑组织氧监测的应用与展望 [J]. 中国新生儿科杂志, 2012, 27 (6): 361-364

2. Tewari VV, Kumar A, Kurup A, et al. Impact of Cerebral Oxygen Saturation Monitoring on Short-term Neurodevelopmental Outcomes in Neonates with Encephalopathy—A Prospective Cohort Study [J]. Curr Pediatr Rev, 2022, 18 (4): 301-317

3. Elsayed YN, Dakshinamurti S. Titration of inspired oxygen in preterm infants with hypoxemic respiratory failure using near-infrared spectroscopy and pulse oximetry: A new approach [J]. Pediatr Pulmonol, 2021, 56 (12): 3870-3878

4. Hummler H. Near-Infrared spectroscopy for perfusion assessment and neonatal management [J]. Semin Fetal Neonatal Med, 2020, 25 (5): 101145

5. Farag MM, Khedr AAEAE, Attia MH, et al. Role of Near-Infrared Spectroscopy in Monitoring the Clinical Course of Asphyxiated Neonates Treated with Hypothermia [J]. Am J Perinatol, 2021, 10. 1055/s-0041-1740513

第十七章

机械通气相关并发症

机械通气是挽救危重新生儿生命的有效治疗方式，是目前治疗新生儿呼吸衰竭的主要手段，但它也是一把双刃剑，在支持生命的同时也可能给新生儿的循环系统、神经系统及呼吸系统等带来一系列的并发症或相关损害，本章将详细讨论机械通气相关并发症。

第一节　机械通气对新生儿循环功能的影响

良好的循环功能对维持血流动力学稳定和改善危重患儿的预后极为重要。机械通气治疗虽然可以改善肺的通气和氧合，减轻呼吸衰竭给患儿带来的损害，但不合适的呼吸模式和呼吸机参数也会对患儿的循环功能造成影响，引起或加重血流动力学的不稳定，反而导致病情的恶化。因此，了解机械通气对循环功能的影响尤为重要，本节将对机械通气对循环功能的影响进行简述。

一、机械通气时呼吸系统和循环系统的相互作用

呼吸系统和循环系统在功能上和解剖上都密切相关并有着重要的相互作用（图 17-1-1），适当的心肺相互作用对维持正常的血流动力学状态和充分的组织氧合至关重要，机械通气时更加明显。因此，其中任何一个系统的功能障碍都会对另一个系统产生不利影响，损害心肺功能、全身供氧和其他重要器官的功能。了解心肺之间的交互作用，可以帮助临床工作者做出治疗决策，并可能影响患儿治疗的结局。

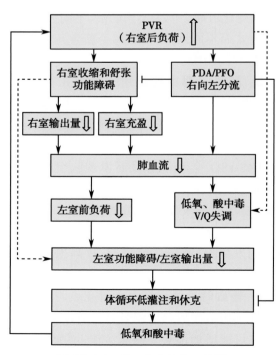

图 17-1-1　肺 - 心血管相互作用

注：PVR：肺血管阻力；PDA：动脉导管未闭；
PFO：卵圆孔未闭。

机械通气可以影响患儿的血流动力学,使心排血量下降、动脉血压下降、脏器供血不足,其主要机制有:①升高胸腔内压力,使中心静脉压与周围静脉压差减小,静脉回流下降,右心前负荷降低;②升高肺泡压,压迫肺泡毛细血管,引起肺动脉压力升高,增加右心后负荷;③左心前负荷早期增加,随后降低;④负性影响心肌收缩力,减少冠状动脉血流。

机械通气对血流动力学的影响主要是通过胸内压和肺容量的变化介导的。机械通气时,气道正压会引起胸内压增高,过高的胸内压可直接对心脏造成压迫影响心脏的舒张功能。同时,肺容积从吸气开始时的残气量增加到吸气末的肺总容量,肺泡扩张会压迫肺泡血管,导致肺泡血管阻力增加;肺容积增加时肺泡外血管由弯变直、管腔增大,导致肺泡外血管阻力降低。其总效应使得肺容量对肺血管阻力的影响曲线呈 U 形,在接近功能残气量时肺血管阻力最小(图 17-1-2)。当肺容量超过功能残气量时,肺泡过度膨胀导致肺泡血管受压,引起肺血管阻力增高;当肺容量明显低于功能残气量时,终末气道塌陷、肺泡外血管扭曲导致肺血管阻力升高,均会导致静脉回心血量和左、右心室输出量的减少。

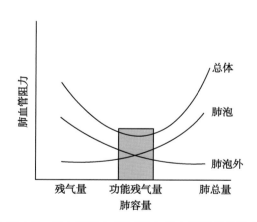

图 17-1-2　肺血管阻力(PVR)与肺容积关系的示意图

受损的心血管系统对呼吸系统的影响主要是通过改变肺血流而产生的。例如,在发生围产期窒息的患儿中,缺氧导致心肌收缩力降低,心排血量降低,同时缺氧酸中毒进一步引起肺血管痉挛,产生肺动脉高压,最终导致低氧血症、通气 / 血流(V/Q)失调和心力衰竭的恶性循环。动脉导管未闭(PDA)或心内左向右分流的存在可导致肺多血,引起肺水肿和肺顺应性的降低,从而导致对呼

吸机参数的需求增加。左室的舒张功能受损会使左房压力增大,也会导致肺静脉充血和肺水肿的发生。

【关键点】

1. 呼吸系统和心血管系统在功能上和解剖上都密切相关、相互影响。

2. 机械通气可以影响患者的血流动力学,可使心排血量下降、动脉血压下降、脏器供血不足。

3. 肺容量对肺血管阻力的影响呈 U 形,过高或过低均可能导致肺血管阻力升高。

4. 受损的心血管系统也可以通过改变肺血流对呼吸系统产生影响。

二、机械通气参数对循环功能的影响

(一)呼气末正压或持续气道正压对循环功能的影响

呼气末正压(PEEP)可以维持功能残气量,稳定肺泡,改善通气血流比值和肺的顺应性,减少呼吸做功。PEEP 对循环系统的净效应是增加中心静脉压和右房压。根据静脉回流压力梯度原理,中心静脉压在一定范围内波动时并不会减少正常血容量和高血容量者的静脉回流,因此不会引起心排血量的改变。但当 PEEP 对中心静脉压的作用超出此范围后,过高的压力可能会加重右心室和左心室充盈不足,使每搏输出量下降,从而导致低血压的发生。国外一项研究分析了 50 例机械通气新生儿分别在 PEEP 为 5cmH$_2$O、从 5cmH$_2$O 升高到 8cmH$_2$O 后 10 分钟以及回到 5cmH$_2$O 后测得的心脏功能和肺功能数据,发现 PEEP 升至 8cmH$_2$O 后右心排血量明显下降,上腔静脉血流和肺顺应性变化不明显,呼吸道阻力明显降低。Oscar 等对 50 例血流动力学稳定的机械通气儿童研究显示,虽然 PEEP 在 0~12cmH$_2$O 之间升高时心排血量下降,但平均变化<10%,并没有引起临床上的显著变化。机械通气时虽然 PEEP 有影响心功能的风险,但合适的 PEEP 可以改善肺的通气,并不引起血流动力学的显著改变,机械通气时应在心功能的监测指导下设置合适的 PEEP 水平。

持续气道正压通气(CPAP)已经被广泛推荐

用于早产儿复苏和 RDS 的管理之中。CPAP 对血流动力学的影响现在仍有争议,有些研究显示 CPAP 对血流动力学不会有太大影响,有的研究认为 CPAP 可降低右心排血量和上腔静脉的血流。国外一项前瞻性研究显示,对 25 例胎龄 ≤32 周的 RDS 早产儿进行鼻塞 CPAP 治疗,压力设置为 5cmH₂O,对比 CPAP 治疗期间及撤离 CPAP 后 1 小时心脏超声检查结果发现使用 CPAP 时右心室排血量、左右室舒张末容积、左室收缩末容积、左房直径、主动脉根部直径、上腔静脉血流速度和肺最大血流速度明显降低,而左室输出量、主动脉最大流速、短轴缩短分数、心率和平均动脉压不受影响,提示鼻塞 CPAP 可能会阻碍 RDS 患儿全身和肺静脉血液回流,但不影响动脉压和心率。但另一项对 21 例极低出生体重儿的研究结果表明当压力 <7cmH₂O 时 CPAP 不会引起测量参数如搏出量、心排血量、左室舒张直径、缩短分数、主动脉流速时间积分等明显变化,因此认为新生儿使用 <7cmH₂O 的 CPAP 较为安全。

(二) 平均气道压对循环功能的影响

平均气道压(MAP)对心排血量的影响也是通过引起肺泡压、胸腔内压的改变介导的。Robert 等通过动物实验发现,当 MAP 从 5cmH₂O 升至 20cmH₂O 时心排血量从 $(292 \pm 43)\,ml/(kg \cdot min)$ 下降到 $(134 \pm 37)\,ml/(kg \cdot min)$,肾脏和肠道的血流量也有类似的下降,但大脑、肝动脉和肾上腺的血流量保持不变。国外学者 Gullberg 等对 14 例新生儿和婴儿的研究发现,常频通气时,MAP 降低 2cmH₂O 和升高 6cmH₂O,可以分别使心排血量增加 16% 和降低 13%,而心率没有明显变化。他们又对另外 14 例新生儿和婴儿进行研究发现,在 MAP 升高 5cmH₂O 时心排血量变化最大,降低达 11%,心指数由 $3.8L/(min \cdot m^2)$ 降为 $3.3L/(min \cdot m^2)$。MAP 的变化对心排血量变化影响极大,而且在出现血压下降前心排血量可能已经发生很大变化。因此,在机械通气时应严密监测 MAP 对心功能的影响。

(三) 潮气量对循环功能的影响

机械通气时潮气量使肺膨胀,主要通过改变右心室后负荷影响心功能和心排血量。肺容量对肺血管阻力的影响呈 U 形,在接近功能残气量时肺血管阻力最小(如图 17-1-2 所示)。动物实验显示在肺功能正常的乳猪模型中逐渐增加的潮气量(直到 25ml/kg)会显著增加肺血管阻力而减少右心室输出量。Benno 等对 20 例冠状动脉旁路移植术后机械通气的患者研究显示,随着潮气量(4、6、8、10ml/kg)的增加,气道压力、胸膜压力、心包压力、中心静脉压力逐步增高,每搏输出量逐渐降低,每搏输出量变异逐渐增大。目前在新生儿(尤其是早产儿)中关于潮气量对心功能的直接影响的研究较少,有待进一步研究。

机械通气时不同通气参数的设置对循环功能影响不同,机械通气治疗期间应严密监测血流动力学的变化,达到既能提供足够的气体交换,又能维持良好的循环的目标,有助于提高新生儿机械通气水平和新生儿的救治成功率。

【经验分享】

对机械通气的患者进行床旁有创血压监测和床旁功能超声检查,可及时发现机械通气参数对循环功能的不良影响以及因循环功能不良导致的机械通气失败,优化机械通气患者的参数设置和循环管理,提高危重新生儿的救治成功率,改善患者的预后。

(刘 林　安 婧　巨 容)

参考文献

1. McNamara P, Weisz D, Giesinger RE, et al. Hemodynamics. Avery's Neonatology: Pathophysiology&Management of the Newborn [M]. 7th ed. Philadelphia: Wolters Kluwer, 2016: 457-486

2. Grübler MR, Wigger O, Berger D, et al. Basic concepts of heart-lung interactions during mechanical ventilation [J]. Swiss Med Wkly, 2017, 147: w14491

3. Ingaramo OA, Ngo T, Khemani RG, et al. Impact of positive end-expiratory pressure on cardiac index measured by ultrasound cardiac output monitor [J]. Pediatr Crit Care Med, 2014, 15 (1): 15-20

4. 郑慧芬, 吴本清. 机械通气对新生儿循环功能的影响 [J]. 中国新生儿科杂志, 2011, 26 (4): 270-272

5. Lansdorp B, Hofhuizen C, van Lavieren M, et al. Mechanical ventilation-induced intrathoracic pressure distribution and heart-lung interactions [J]. Crit Care Med, 2014, 42 (9): 1983-1990

第二节　机械通气对神经系统的影响

机械通气治疗与神经系统之间的关系是双面的：一方面，机械通气治疗可纠正低氧血症，改善脑组织氧供，起到脑保护的作用；另一方面，不当的机械通气治疗又可能造成神经系统的损伤。新生儿，尤其是早产儿，由于肺泡发育不成熟、肺泡表面活性物质产生不足、肺液清除功能障碍、呼吸驱动弱以及呼吸肌无力等因素，生后极易出现呼吸衰竭，需要机械通气治疗，但尚处于发育阶段的神经系统，非常脆弱，容易因机械通气导致损伤，发生脑室周围白质软化、弥漫性脑白质损伤和颅内出血等，即机械通气介导的脑损伤（ventilation-induced brain injury，VIBI）。

脑损伤严重影响新生儿的生存质量，同时也给家庭及社会带来巨大的经济和精神负担。既往临床工作者更加关注机械通气对患儿肺部的影响，而较少关注对神经系统的影响。随着越来越多的研究发现，机械通气是导致新生儿尤其是早产儿脑损伤的独立危险因素，使临床工作者对VIBI也有了越来越多的关注。如何正确使用机械通气来维持肺氧合功能与脑保护之间的最佳平衡是目前研究的热点。

一、机械通气导致脑损伤的机制

新生儿，尤其是早产儿，脑血管及少突胶质细胞发育不成熟，脑血管自主调节功能差，血脑屏障不完善，对损伤因素极为敏感，容易发生脑损伤。截至目前机械通气导致脑损伤的机制尚未完全阐明，通过动物实验及临床研究发现的可能机制如图17-2-1。

（一）机械通气对颅内压和脑灌注的影响

机械通气时气道压力的改变可引起胸内压的增高，胸内压可经颈部直接传递到颅内，也可以通过影响静脉回流导致颅内静脉压及颅内压增高。同时，胸内压也会通过影响心脏的前负荷、后负荷、心率和心肌收缩力来改变心脏功能，

引起心排血量下降并降低动脉血压，导致颅内灌注压的降低，从而引起脑血流的减少。当颅内压和脑灌注压改变时，主要依靠脑脊液和脑血流量进行调节，其中主要的是脑血流量的调节，使脑灌注维持在正常范围。但新生儿，尤其是早产儿，脑血管自主调节功能差，容易出现"压力被动性脑血流"，即脑血流灌注受到血压变化的影响大，而过高和过低的脑血流灌注都会造成神经系统的损伤，引起颅内出血、脑室周围白质软化等情况的发生。

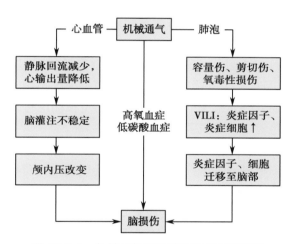

图 17-2-1　机械通气导致脑损伤的可能机制
注：VILI：呼吸机介导的肺损伤。

（二）机械通气导致的炎症反应

动物实验及临床研究均发现，机械通气引起的肺容量伤、压力伤、剪切伤等会导致多种炎症因子（如IL-8、IL-6、IL-1β、TNF-α等）产生增加。炎症因子会随着血液循环迁移至大脑，引起局部炎症反应，可直接使未成熟的少突胶质细胞受到损伤，导致髓鞘发育不良。同时，炎症因子也会损害脑血管系统，降低脑血管自主调节能力以及血脑屏障的完整性，引起脑白质缺血或出血性损伤。机械通气时的机械牵张力作用于肺泡上皮细胞会显著激活还原型烟酰胺腺嘌呤二核苷酸

磷酸（nicotinamide adenine dinucleotide phosphate，NADPH）氧化酶，使细胞内产生大量的活性氧簇（reactive oxygen species，ROS），ROS 一旦过量则会对细胞产生直接损伤作用，同时可释放入血透过血脑屏障参与脑内炎症反应，导致多种致炎因子的表达增加，从而造成脑损伤。此外，高潮气量所致的肺损伤会引起体内的 γ- 氨基丁酸（GABA）含量增加，从而抑制中枢神经系统的多项调节活动，当 GABA 增加到一定程度时也会造成脑损伤。

（三）机械通气高氧及低碳酸血症对脑组织的影响

有研究发现机械通气参数不当导致的高氧血症、低碳酸血症是发生脑瘫的重要相关因素。高氧血症可直接造成脑组织氧自由基损伤。低碳酸血症通过收缩颅内动脉降低脑血流量，引起脑白质缺血，导致脑室周围白质软化的发生。此外，有研究也显示，二氧化碳分压过高或过低，或二氧化碳分压波动过大均与严重颅内出血相关，过高的二氧化碳分压是严重颅内出血、矫正年龄 18~22 个月时神经发育不良结局的独立危险因素。因此，目前认为呼吸机治疗不当导致的通气不足、过度通气和过度氧化均可对患儿产生长期危害，特别是对于脑的损害。

（四）机械通气期间使用药物对脑的影响

机械通气治疗的新生儿，常会使用多种药物，如镇静、镇痛药物、肺泡表面活性物质、静脉补液、血管活性药物、糖皮质激素等。当这些药物使用不当时，也会对神经系统造成影响，如静脉补液过多，引起脑血流变化和脑细胞变性，造成颅内出血、脑水肿的发生；呼吸道内注入肺泡表面活性物质（PS）治疗时，肺泡的迅速扩张引起肺血流的改变，进而造成心排血量的改变，影响脑的灌注；许多血管活性药物的使用也会造成血压的较大改变，引起脑灌注的变化，导致脑损伤的发生；对机械通气治疗的早产儿，早期使用激素治疗也可能造成早产儿神经系统的不良预后。

此外，机械通气治疗时长与脑损伤也存在明显的关系，长时间的机械通气增加了早产儿颅内出血、脑室周围白质软化或白质损伤的风险。在一项对极低出生体重儿的回顾性分析中，机械通气治疗 60 天存活的婴儿中有 24% 没有神经发育障碍，而机械通气治疗 90 天的婴儿中只有 7% 没

有神经发育障碍，所有机械通气治疗 120 天并存活下来的婴儿都出现了某种形式的神经发育障碍。随着机械通气时间的延长，神经系统损伤的风险也增高，远期发生脑瘫、听力、视力受损的比例也逐渐增加。

> **【关键点】**
>
> 1. 机械通气可能导致颅内静脉压、颅内压增高，以及颅内灌注压的降低，从而引起脑血流的改变。
>
> 2. 机械通气引起的炎症因子增加，可直接损害少突胶质细胞和脑血管系统，降低脑血管自主调节能力以及血脑屏障的完整性，导致脑白质缺血或出血性损伤。
>
> 3. 机械通气使用不当造成的高氧血症、低碳酸血症是发生脑瘫的重要相关因素。
>
> 4. 机械通气时，不恰当地使用某些药物也会对神经系统造成损害。

二、神经保护机械通气策略

在对新生儿，尤其是早产儿，使用机械通气治疗时，应充分考虑机械通气可能造成的负面作用，尽量避免机械通气对神经系统造成影响，减少机械通气相关脑损伤的发生。

（一）产房内稳定

VIBI 很可能在产房内呼吸支持时就已发生，所以对于 VIBI 的预防应从产房内即开始。当新生儿不能完成从宫内到宫外环境的自然适应时即需要在产房内进行复苏处理，正压通气（positive pressure ventilation，PPV）是最常使用的复苏通气手段，但有研究显示在产房接受气管插管和 PPV 的极早产儿发生严重颅内出血（Ⅲ级和Ⅳ级）的可能性比未接受气管插管的极早产儿高了近 3 倍，其可能原因是 PPV 期间产生了过大的气道压力和潮气量，引起脑血流动力学的不稳定及炎症损伤。同样，对 29 周的早产儿研究表明，在产房接受高潮气量通气（>6ml/kg）的婴儿颅内出血的发生率比接受正常潮气量通气（<6ml/kg）的婴儿高了近 4 倍（51% *vs.* 13%）。因此，目前建议在产房内进行复苏时，对潮气量进行监测并限制，尤其是对早产儿进行复苏时，尽量采用 T 组合等设备限制正压通气时的压力和

潮气量,以达到肺保护和脑保护的目的。

(二) 减少气管插管及有创通气

微创表面活性物质给药(LISA)技术可以减少需要 PS 治疗的呼吸窘迫综合征患儿的插管率。前瞻性队列研究显示 LISA 组严重 IVH 的发生率较气管插管组明显降低(10.3% *vs.* 22.1%,*P*=0.02),囊性脑室周围白质软化发生率也有所下降(3.7% *vs.* 10.6%,*P*=0.06),提示 LISA 对早产儿可能具有一定的脑保护作用。近年来无创辅助通气治疗迅速发展,无创通气可以避免气管插管及有创通气带来的气道及肺部损伤,其中使用最为广泛的是经鼻持续气道正压(nCPAP)。多项研究发现,nCPAP 降低了早产儿氧气使用、气管插管、呼吸机支持时间和生后糖皮质激素的需求,显示出了短期在呼吸支持上的益处,目前被推荐用于有自主呼吸的早产儿的初始呼吸支持。但长期随访数据显示,nCPAP 并没有减少早产儿在矫正年龄 18~22 个月时死亡或神经发育障碍的发生率。因此,关于无创通气是否能够提供长期的神经系统益处还需要更多的研究来证实。

(三) 机械通气模式的选择

采用合适潮气量、同步通气,提高通气效率,减少人机对抗,保证循环中二氧化碳分压的稳定,避免脑血流因循环二氧化碳水平迅速变化而波动,避免呼吸机介导的脑损伤的发生。

1. **容量保证通气** 机械通气时,高潮气量通气可能导致更多的肺容量伤,引起更多的气道和肺泡炎症,同时也可能导致脑损伤的发生。有研究者比较了分别使用 ≤ 5.8ml/kg 和 >5.8ml/kg 的潮气量对早产儿进行机械通气治疗后的神经系统结局,发现使用高潮气量组有更高的早产儿脑室内出血的发生率。传统定压型呼吸机,在肺顺应性发生变化时,可能出现潮气量剧烈变化,引起新生儿肺容量伤及二氧化碳分压较大波动,影响脑血流灌注,从而导致脑室内出血及脑室周围白质软化发生风险增加,引起脑损伤。与传统的压力限制通气相比,容量保证通气可以提供更稳定的潮气量,避免容量损伤,提高血液中气体参数的稳定性,减少低碳酸血症的发生率,使脑灌注更为稳定,从而降低新生儿脑损伤的发生率。Cochrane 系统综述分析显示,与压力限制通气相比,容量保证通气的使用降低了低碳酸血症及严重颅脑疾病的发生率,即Ⅲ~Ⅳ级颅内出血(*RR* 0.55,95% 置信区间为 0.39~0.79)或脑室周围白质软化(*RR* 0.33,95% 置信区间为 0.15~0.72)均降低。因此,目前对新生儿机械通气治疗时建议使用容量保证通气治疗策略。

2. **同步通气策略** 同步通气模式可以使呼吸机的送气与患儿的自主呼吸更好地同步,减少患儿与呼吸机之间的对抗,增加患者的舒适性,理论上可以避免颅内压的波动,减少脑损伤的发生。不过 Greenough 等通过系统分析发现,同步通气模式相对于非同步通气模式,可以减少机械通气的使用时间和气漏的发生率,但在近期神经系统并发症(如颅内出血)的发生率上无明显差异。同步通气模式能否起到神经保护作用,还需要更多的研究以及长期神经系统随访数据来证实。

3. **高频通气** 既往临床工作者认为高频通气时的高频率振动增加了早产儿颅内出血的发生率,但有学者通过系统分析发现,高频振荡通气与常频机械通气相比没有引起颅内出血的发生率增加,反而有所减少(*RR* 0.13,95% 置信区间为 0.02~0.94)。Filip Cools 等通过系统分析对比了高频通气与常频通气治疗早产儿呼吸衰竭的临床疗效,在亚组分析中发现高频振荡通气模式若未使用高肺容量策略(使用足够平均压使肺膨胀到肺下缘在第 8~9 肋间),其Ⅲ~Ⅳ级脑室内出血和脑室周围白质软化的发生率均显著增加,因此认为高频通气时需联合肺容量优化策略才可能达到近期脑保护作用。有研究也显示,高频通气联合容量保证较单用高频通气,低碳酸血症和高碳酸血症的发生率均显著降低,但对神经系统的影响尚不明确。目前这些研究的样本量较少,且缺乏关于高频通气对神经系统长期影响的数据,还需要更多的研究资料来支持高频通气对神经系统的保护作用。

(四) 维持适当的氧合目标

组织过氧化损伤是脑损伤发生的重要因素,应避免在呼吸支持期间出现过度氧合情况的发生。避免组织过氧化损伤应该从产房复苏呼吸支持时开始,严格控制供氧浓度和时间,密切监测氧合状况,及时给予抗过氧化治疗。有研究者报道,在 28 周胎龄早产儿的复苏过程中,初始吸入氧浓度设置在 30% 可降低氧化应激指标。基于这些数据,最新的复苏指南建议在早产儿(<35 周)复

苏时初始吸入氧浓度设置在30%,复苏过程中进行脉氧饱和度的监测,根据复苏效果进行调整。在机械通气治疗时,以提供最低有效的吸入氧浓度为原则,将经皮氧饱和度控制在88%~95%,或者动脉血氧分压控制在50~80mmHg。

(五)允许性高碳酸血症

动物研究表明,允许性高碳酸血症可以减少对呼吸支持的需求,进而起到肺保护的作用,但其在神经保护方面的作用仍不明确。Carlo等人在一项随机对照试验中发现,以$PaCO_2>52mmHg$为目标的通气组与以$PaCO_2<48mmHg$为目标的对照组之间在18~22个月的神经发育结果上无明显差异。在对早产儿进行的系统分析也未发现允许性高碳酸血症对无BPD患儿生存的益处,且令人担忧的是,其中一项研究表明,允许性高碳酸血症与矫正年龄2岁时神经发育不良有关。目前尚缺乏早产儿二氧化碳分压正常范围的可靠性临床数据,仍缺乏高质量随机对照研究证实允许性高碳酸血症的安全性和有效性。

(六)机械通气治疗期间神经系统的监测

在机械通气过程中,应严密监测神经系统异常表现,通过神经系统查体、脑功能监测及颅脑影像学检查,辅以血气分析、血压监测、经皮或呼气末二氧化碳等监测手段,及时并合理调节呼吸机参数,进行机械通气期间的综合管理,减少机械通气相关性脑损伤的发生。

(七)药物

动物实验及小样本临床研究发现部分药物可能有神经保护作用,如促红细胞生成素、人类羊膜上皮细胞和褪黑激素等,但其在临床中应用的安全性和有效性还有待进一步研究。

【经验分享】

机械通气治疗过程中,避免过低、过高的血二氧化碳分压水平及过大的血二氧化碳分压波动对神经系统保护尤为重要。临床上可采用容量保证通气、限制潮气量以及恰当的呼吸机参数调节来实现。在呼吸机调节过程中,床旁无创的血二氧化碳分压水平监测技术有重要意义。

(张小龙 胡旭红)

参考文献 ••••••••••••••••••••••

1. 郑娟, 王华, 唐军, 等. 早产儿机械通气相关性脑损伤研究进展[J]. 中华新生儿科杂志, 2019, 034 (004): P304-306
2. Cannavò L, Rulli I, Falsaperla R, et al. Ventilation, oxidative stress and risk of brain injury in preterm newborn [J]. Ital J Pediatr, 2020, 46 (1): 100
3. Mian Q, Cheung PY, O'Reilly M, et al. Impact of delivered tidal volume on the occurrence of intraventricular haemorrhage in preterm infants during positive pressure ventilation in the delivery room [J]. Arch Dis Child Fetal Neonatal Ed, 2019, 104 (1): F57-F62
4. Greenough A, Rossor TE, Sundaresan A, et al. Synchronized mechanical ventilation for respiratory support in newborn infants [J]. Cochrane Database Syst Rev, 2016, 9 (9): CD000456
5. González-Pacheco N, Sánchez-Luna M, Ramos-Navarro C, et al. Using very high frequencies with very low lung volumes during high-frequency oscillatory ventilation to protect the immature lung: A pilot study [J]. J Perinatol, 2016, 36 (4): 306-310

第三节 呼吸机相关性肺炎

呼吸机相关性肺炎(ventilator associated pneumonia, VAP)是指气管插管或气管切开患儿接受机械通气至少48小时后至撤机拔管48小时内出现的肺炎。无创辅助通气,如nCPAP、NIPPV等治疗期间出现的肺炎不属于VAP的范围。VAP是NICU机械通气患儿最常见的并发症之一,是仅次于败血症的最常见院内感染性疾病。VAP可延长机械通气时间、住院时间,增加住院费用及病死率。

一、流行病学

新生儿 VAP 的发病率因地而异,美国 CDC 统计的数据中占 Ⅱ~ Ⅲ 级 NICU 中医院相关感染的 6.8%~32.2%,国内报道的发病率从 2012 年的 39.02% 降至 2019 年的 23.13%。与国内 VAP 发病率下降一致,美国 2009 年和 2013 年公布的国家医疗保健安全网络(National Healthcare Safety Network,NHSN)的连续报告显示,Ⅱ 级和 Ⅲ 级 NICU 每千呼吸机日 VAP 病例从 1.9 例下降到 1.2 例。但这些数据的真实性和可信度仍较欠缺,因为 VAP 的定义比较模糊、诊断存在争议。新生儿肺炎的影像学鉴别较困难,机械通气的患儿由于支气管肺发育不良和肺不张而导致肺实质改变,常常会影响肺炎的判断。成人诊断 VAP 常用的诊断依据,如支气管镜下支气管肺泡灌洗,在 NICU 则较少使用,因为新生儿气管导管细小需要专用小号纤维支气管镜而且能开展新生儿支气管镜检查的中心较少。早产儿尤其是超早产儿的 VAP 发病率更高,NHSN 发布 2006—2008 年 304 家参与医院的数据显示,在体重 <750g 和体重在 750~1 000g 的新生儿中,每千呼吸机日的 VAP 发生率分别为 2.36 和 2.08。VAP 的发生受到新生儿病情、环境卫生、护理措施等多方面的影响,其防治需要采取多方面的综合措施。

发生 VAP 的新生儿,呼吸道抽吸物培养最常见的微生物是肺炎克雷伯菌、鲍曼不动杆菌、大肠埃希氏菌和金黄色葡萄球菌。Cernada 等报道称,16% 的 VAP 新生儿气管抽吸物标本中有多种微生物,因此 VAP 可能是由多种微生物过度生长而非单一病原体引起的。

二、病因

新生儿免疫系统发育不成熟,特别是早产儿人群,免疫球蛋白水平低,粒细胞吞噬能力较弱,补体活性低,限制了对下呼吸道细菌的调理和吞噬作用。气道发育不成熟(气管支气管纤毛数量少及运动低下、咳嗽反射微弱)降低了新生儿尤其是早产儿的呼吸道屏障功能。极低出生体重儿长期需要机械通气支持,慢性炎症、肺不张、肺水肿甚至肺纤维化造成的肺组织损伤,减低了肺部正常的黏膜屏障功能及炎症细胞因子碎片的清除能

力。引起 VAP 的微生物根据其来源分为外源性或内源性。

(一)外源性感染

外源性感染来自于病房环境、医护人员的手、气管插管及呼吸机管路(图 17-3-1)。NICU 的病房管理是院感管理的重要内容之一,Goldmann 等人的一项观察研究提出将 NICU 搬至新病房,增加医护人员配备,洗手池,升级空气过滤设备,提升隔离能力,VAP 下降了 16 倍。尽管气管插管可以挽救生命,但气管插管减少了纤毛运动,抑制了有效的咳嗽,并为高密度细菌定植和生物膜形成提供了环境,容易发生 VAP。气管插管后不久,微生物产生覆盖气管导管表面的生物膜,并包裹细菌在里面,这种生物膜可以作为引起 VAP 的外源性生物源。Zur 等人用电子显微镜观察新生儿气管插管 12 小时后的气管导管,发现其外表面全都有生物膜生长,无时间依赖性差异。在一项针对成人患者的研究中,Adair 等使用基因分型法克隆匹配,发现 70% 的 VAP 患者从气管内生物膜和气管分泌物中分离出相同病原体。呼吸机管路、吸痰负压装置、雾化器以及最重要的医护人员的手,均为外源性微生物的来源。定植于护理人员手部的革兰氏阴性菌菌群,可定植于患者气管导管内。

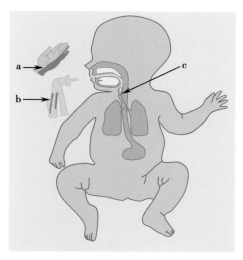

图 17-3-1　VAP 外源性病原分布位置

注:a:医护人员的手;b:呼吸机管道;c:气管导管表面的生物膜。当这些部位定植的病原微生物经过气管导管吸入到患儿肺部,就引起了肺炎。引自:Garland JS.Strategies to prevent ventilator-associated pneumonia in neonates. Clin Perinatol.2010 Sep;37(3):629-643

（二）内源性感染

内源性微生物通常来源于口腔和咽喉部（图17-3-2）。口咽部定植的细菌也许在插管前就存在，也有可能是插管后从受污染的口腔或胃分泌物中引入。由于气管插管带来的气管支气管微环境的改变，这些微生物出现了部分优势生长，并向下呼吸道蔓延。患儿的体位可能会影响口咽胃部分泌物的汇集及增大反流吸入肺部的倾向，Aly等比较了60名气管插管患儿的气管导管培养，保持仰卧位或侧卧位，插管5天后，仰卧位组的气管导管细菌定植明显增多，导管内细菌密度增高，且有大量新菌群进入。微生物来源于胃部的说法始终存在争议，Farhat等人注意到，92%的机械通气新生儿的气管中检测到胃蛋白酶，这表明受污染的胃内容物可能进入通气新生儿的气管。Cardeñosa等对123名接受机械通气的成人每天进行气管、咽和胃取样，以研究定植和侵袭的模式，没有发现VAP分离菌株的胃定植菌与气管定植菌相关。基于严格的培养技术和VAP的标准定义的试验，口咽定植可能比吸入受污染的胃液影响更大。血流相关性感染也是内源性感染的途径之一。

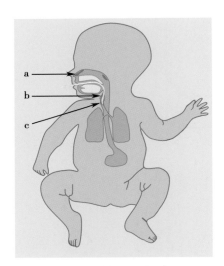

图17-3-2 VAP内源性病原分布位置

注：a：鼻咽部防御与清除能力损害，增加病原微生物局部定植；b：口咽部细菌定植和沿胃管分布的胃液；c：气道分泌物细菌定植。当这些部位定植的病原微生物吸入到患儿肺部，就引起肺炎；血源性病原微生物播散到肺部引起肺炎较少。引自：Garland JS.Strategies to prevent ventilator-associated pneumonia in neonates.Clin Perinatol.2010 Sep；37（3）：629-643

三、诊断

美国疾病预防控制中心及医院内感染监控系统提出适用于<1岁婴儿的VAP诊断标准（表17-3-1）。

四、治疗

VAP治疗的关键是适当且足疗程的静脉抗生素治疗。选用何种抗生素治疗VAP，目前尚无统一的指南，原则上先经验性用药，后根据培养结果和临床治疗效果进行调整。多项RCT研究及荟萃分析对单药和联合用药（同时应用2种或2种以上抗菌药物）治疗VAP的效果和预后进行了评估，发现铜绿假单胞菌、鲍曼不动杆菌或多重耐药菌感染时，两种给药方案的病死率及临床治愈率无显著差异。当怀疑VAP时，应立即遵循当地或该病房的病原菌流行病学资料经验性使用广谱抗生素，建议单一用药。但联合用药的抗菌谱更广，可覆盖更多病原菌，故对混合感染或严重多重耐药菌感染者，可考虑联合用药。患儿先前接受过的抗生素治疗可能对耐药菌的用药选择产生一定的影响，需注意其种类及疗程。随后根据病原学培养结果和药敏结果及时调整抗生素。

VAP的抗生素治疗应持续7~14天，但对最佳抗生素疗程没有一致意见。一项针对VAP患者的研究比较了8天或15天治疗后的结果，发现在死亡率或复发率方面没有总体差异。由革兰氏阴性、非发酵杆菌（如铜绿假单胞菌）引起的VAP患者的亚群在仅治疗8天治疗组出现较高的复发率，这表明革兰氏阴性感染可能需要更长的抗感染疗程。另一方面，8天治疗组的患者出现多重耐药感染概率较小。在确定疑似VAP新生儿的治疗时间时，10天是一个合理的标准疗程，可根据临床反应进行调整。根据临床表现和降钙素原判断停药可以缩短用药时间，且对病情无不良作用。

抗生素吸入治疗是新生儿VAP治疗的一个潜在创新领域，中国台湾省一项小型研究使用多黏菌素吸入治疗8名感染鲍曼不动杆菌的VAP早产儿（5例为多重耐药菌），8名VAP患儿全部治愈，无副作用发生。

表 17-3-1 1 岁以内婴儿 VAP 定义

放射影像	气体交换恶化	临床和实验室证据
如果有潜在的肺病或心脏病,两次系列胸部 X 线至少显示以下其中之一: • 新的或进行性浸润 • 实变 • 空洞 • 肺气肿 如果没有潜在的肺病或心脏病,满足 1 次影像学检查结果即可	下列任何一种情况: • 血氧饱和度下降 • 氧需求量增加 • 呼吸机参数要求提高	必须至少有以下三种症状: • 体温不稳 • 白细胞计数(WBC)改变(WBC<4×10^9/L 或 WBC>15×10^9/L)和核左移(≥10%) • 新发的脓痰或痰液性状改变、呼吸道分泌物增加或吸痰次数增加 • 呼吸暂停、气促、鼻扇伴三凹征或伴呻吟 • 喘息、湿啰音、干鸣音 • 咳嗽 • 心动过缓(心率<100 次/min)或心动过速(心率>170 次/min)

注:美国疾病预防控制中心及医院内感染监控系统提出适用于<1 岁婴儿的 VAP 诊断标准,通过气管插管接受机械通气至少 48 小时的患儿必须符合所有三个栏目的标准。

五、预防

VAP 的预防是整个防治措施中最重要的一环。预防总原则是尽量减少医源性交叉感染,尽量减少延长和反复气管插管带来的气道组织损伤,尽量避免不必要的药物治疗以免加重感染及产生耐药菌株,加强口腔护理和呼吸道管理。

近年来提倡的"集束化"管理在多项研究中证实能有效减少 VAP 发病率(表 17-3-2)。

表 17-3-2 预防 VAP 的集束化措施

操作项目	具体措施
手卫生	• 接触患者前后,接触患者的暖箱、物品、呼吸器械前后严格手卫生 • 接触呼吸机冷凝水及口腔气道分泌物时需戴手套
气管插管	• 确保每次插管使用新的无菌的气管导管 • 插入前气管导管不能接触周围物品 • 确保喉镜舌片是无菌的 • 需要调整气管导管位置时至少两名医护人员在场
吸痰	以下操作前需要进行深部吸痰: • 气管插管操作 • 气管导管重新定位 • 拔出气管导管前 • 重新插管
喂养	• 预防胃胀气 • 监测胃潴留 • 监测胃食管反流

续表

操作项目	具体措施
体位	• 尽量侧卧位 • 床头角 15°~30° • 纳奶后左侧卧位
口腔护理	• 插管后 24h 内每 3~4h 进行口腔护理 • 重新插管前(病情允许时) • 鼻饲管置管前 • 使用无菌水、母乳或配制口腔护理液
呼吸设备	• 使用单独的吸痰管、连接管及单独的负压装置 • 每 2~4h 倾倒呼吸机冷凝水 • 避免不必要地断开呼吸机 • 呼吸机发生污染或故障时及时更换设备 • 使用加热加湿设备

洗手是最简便、最有效、最廉价的预防感染的方法。医护人员的手是 NICU 中细菌传播的主要途径。一项对全院强化手卫生以改善医院感染率的观察研究表明,新生儿 VAP 发生率从每千呼吸机日 16.9 下降到 6.4。

为了减少病原从呼吸机管道回路进入新生儿肺部,研究者们提出定期更换呼吸机管路和通气装置,如 7 天更换一次。但临床试验中并没有证实其有效性,且不必要的更换可能带来污染。机械通气中断可能导致心脑的血流动力学改变,目前的共识是呼吸机管路和通气装置发生污染时才进行更换。

由于传统的开放式吸痰对血流动力学的影响,近年来密闭式吸痰在临床推广应用,尤其是成人 ICU,使用该技术进行气道分泌物的清除时无需断开呼吸机患者端。一项包含 4 项新生儿研究的 Cochrane 综述得出结论:密闭式吸痰可以产生短期优势,如减少血氧饱和度下降的情况,提高护士的操作可行性,但对远期的病死率和 VAP 发病率并无明显益处。另一项针对 175 例早产儿的随机分组回顾性研究表明,无论是密闭式吸痰或是开放式吸痰,其感染性并发症和非感染性并发症并无显著性差异。目前尚无明确的证据表明哪种吸痰方式对 VAP 的预防更有效。

如前所述,新生儿的体位可能会引起口咽部和胃分泌物污染气管导管,故提倡气管插管的患儿应保持在可耐受的侧卧位及抬高床头 15°~30°。观察胃食管反流情况,根据反流情况调整喂养量和次数,尽量减少胃残留。过去提出为了减少胃液反流使用胃酸抑制剂和 H_2 受体阻滞剂都被证实会促进胃内细菌生长及气管导管表面二次定植,也有研究发现在早产儿应用 H_2 受体阻滞剂与继发真菌感染及 NEC 有相关性。除非有证据证明患儿有消化道疾病需要使用该类药物,否则应该避免使用。

理论而言,口腔分泌物的汇集可能会为病原菌提供培养基,应及时清理。虽然新生儿的相关证据较少,但由于唾液腺发育不成熟,口腔黏膜干燥,易损伤,对细菌的清除力较弱,美国 CDC 仍建议对需要机械通气的患儿进行口腔清洁护理。一项综合分析发现进行标准化流程的口腔护理,可以减少 NICU 的院内感染,缩短住院时间。该研究提出的标准化流程没有限制口腔护理使用的溶液,指出护士需要常规洗手、消毒、穿戴口罩帽子等防护设备。使用纱布或棉签清理完口腔后一定要吸净口腔间隙残留的液体,对于黏膜和嘴唇需要保湿,护理结束后需将患儿还原至先前的床头夹角体位。虽然理论上认为含有免疫球蛋白的母乳和一些含有溶菌酶、乳铁蛋白等抗菌物质的凝胶或溶液可能会减少 VAP 的发生,但相关的临床试验并没有发现这些方式与生理盐水或是无菌水相比具有统计学意义的差异,但由于可能的益处,还是推荐母乳进行口腔护理。

【关键点】

1. 预防是 VAP 防治中最重要的一环。

2. 预防总原则是尽量减少医源性交叉感染,尽量减少延长和反复气管插管带来的气道组织损伤,避免不必要的药物治疗以免加重感染及产生耐药菌株,加强口腔护理和呼吸道管理。

3. "集束化"管理能有效减少 VAP 发病率,其中洗手是最简便、最有效、最廉价的预防感染的方法。

六、呼吸机相关性肺炎相关的问题

VAP 延长了机械通气时间和住院时间,而且某些病原的定植可能与远期 BPD 的发生有关。如解脲脲原体,但其与 BPD 的肺部炎症级联反应之间的关系尚未被证实。如何建立和维持正常的气道微生物群是一个新的问题,气道微生物群的破坏可能为致病菌的感染提供了机会。同时,Lohmann 等人使用微生物测序的方式证明了气道定植细菌的多样性降低与 BPD 相关。维持正常的微生物群,需要避免长时间使用抗生素,严格控制抗生素的使用和使用时间。如何鉴别是口咽部正常的微生物定植还是气道真正的感染是 VAP 诊断的难点问题。Harwood 等人研究中性粒细胞介导氧化的副产物谷胱甘肽磺胺(glutathione sulfonamide,GSA)浓度变化来检测感染性气道炎症的可能性。他们测量了早产儿气管插管时 GSA 浓度,与气道病原培养结果关联对照,发现 GSA 浓度的增加与潜在致病菌的存在显著相关,而且在表皮葡萄球菌等可能的共生菌的存在下,GSA 浓度没有增加。但这项研究不能确定 GSA 浓度与诊断的 VAP 之间的显著关系。

【经验分享】

防治呼吸机相关性肺炎是 NICU 的重要工作之一,手卫生和呼吸机管路管理在 VAP 的防治中占有重要地位,通过严格的手卫生和呼吸机管路的合理管理可以有效降低 VAP 的发生率。

(汪瑾 王 译)

参考文献 ••••••••••••••••••••••••••••••••

1. 商祯茹, 汪琛, 孔雯, 等. 新生儿呼吸机相关性肺炎发生现状及影响因素分析 [J]. 中国妇幼保健, 2019, 34 (15): 3487-3489

2. Bozorgmehr R, Bahrani V, Fatemi A. Ventilator-Associated Pneumonia and Its Responsible Germs; an Epidemiological Study [J]. emergency, 2017, 5 (1): e26

3. Aarts MAW, Hancock JN, Heyland D, et al. Empiric antibiotic therapy for suspected ventilator-associated pneumonia: A systematic review and meta-analysis of randomized trials [J]. Critical Care Medicine, 2008, 36 (1): 108-117

4. Pugh R, Grant C, Cooke RP, et al. Short-course versus prolonged-course antibiotic therapy for hospital-acquired pneumonia in critically ill adults [J]. cochrane database syst rev, 2015, 8 (10): CD007577

5. Lilian B, Maria P, Juliana BF, et al. Oral care in prevention of ventilator-associated pneumonia in neonatal and pediatric intensive care unit: protocol proposal [J]. Revista Brasileira de Odontologia, 2018, 75: e1183-e1190

第四节　呼吸机相关性肺损伤

呼吸机可以挽救患者的生命,但从人类使用呼吸机开始,逐渐发现呼吸机对人体也可以造成伤害。1744 年,Fothergill 清楚意识到机械力可能对人的肺产生损伤。1967 年,通过尸检发现机械通气患者肺部出现弥漫性肺泡浸润和透明膜病变,出现了"呼吸器肺"一词。21 世纪初,一项研究证实了呼吸机诱发的成年人肺部损伤,该研究表明最小化的呼吸机支持策略可降低急性呼吸窘迫综合征(ARDS)患者的死亡率。从此,人们开始重视机械通气对肺造成的伤害。

呼吸机相关性肺损伤("VILI"或"VALI",本文使用较普遍的"VILI"作为简称)通常是指机械通气导致的肺组织结构及功能的急性或慢性损伤。VILI 不是一个独立的疾病,不仅仅是肺部的损伤,还可以导致全身炎症反应及多器官功能衰竭,甚至死亡。VILI 的病理学特征是炎症细胞浸润、透明膜形成、血管通透性增加和肺水肿,导致肺组织结构及功能的受损,尤其是在肺发育极不成熟的早产儿中更为明显,可以导致正常的肺发育过程受阻,是支气管肺发育不良(BPD)的一项重要危险因素。

一、类型及发病机制

VILI 是机械通气过程中出现的一系列病理生理变化(图 17-4-1),从宏观角度讲,VILI 的表现主要有肺水肿、肺出血、气漏、肺间质气肿,出现氧合功能降低,发展为支气管肺发育不良。从微观角度讲,表现主要有气道黏膜、肺泡上皮及肺间质水肿,透明膜形成;肺泡炎症渗出,可见蛋白、细胞因子、炎症细胞及红细胞。其发病机制主要分为物理伤和生物伤,物理伤包括了气压伤和容积伤、肺不张伤。

(一)气压伤和容积伤

气压伤是最早认识到的机械力导致肺泡破裂从而产生肺损伤的方式,用于描述机械通气期间肺泡外形成空气的表现,如间质性肺气肿、气胸、皮下气肿、气腹等。虽然非机械通气患者也可以出现气压伤的表现,但大多数气压伤发生在机械通气的患者中。即使正常肺也不是完全均匀的,但由于气体分布的变化,传导性气道的不对称以及肺泡各异向性的扩张,应力传递在大多数肺组织中仍然分布相对较好。肺部病变时这种不均质性加重,应力传递受阻,机械传递的潮气量分布不均,某些肺泡比其他肺泡更易扩张。相邻肺泡之间的压力最初可能达到平衡,但随着反复施加机械力,肺泡压力最终会增加,从而在肺泡和相邻鞘管之间形成压力梯度。这种梯度可能导致邻近血管周鞘的肺泡破裂使气体沿血管解剖面进入纵隔(即间质性气肿)。在这种情况下,肺泡空气会沿着阻力最小的解剖线而进一步减压。这些途径包括:在皮下组织中产生皮下气肿;或沿着组织平面,导致气腹、纵隔气肿;在纵隔中,压力增加使空

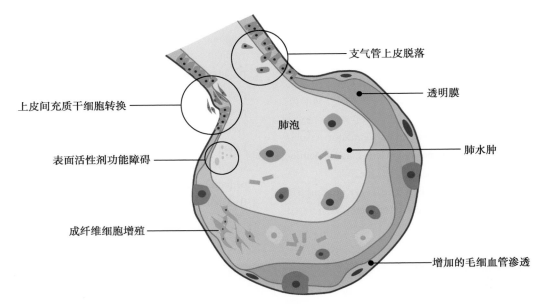

图 17-4-1 肺泡结构损伤

支气管上皮脱落

透明膜

肺泡

肺水肿

上皮间充质干细胞转换

表面活性剂功能障碍

成纤维细胞增殖

增加的毛细血管渗透

气沿组织平面通过纵隔胸膜破裂处而产生气胸。当肺泡扩张超过其能力时,肺泡细胞膜破裂,细胞死亡而引发炎症。此外,细胞骨架和细胞外基质的损伤同样会通过细胞内信号触发炎症。从而导致肺泡毛细血管通透性增加和严重肺水肿,可能导致炎症介质、脂多糖和细菌向体循环转移,甚至可能导致多器官功能障碍和死亡。过去认为这些改变是气压所导致的,后来发现最根本的原因是局部肺组织过度膨胀。

肺组织的过度膨胀是引起 VILI 的关键因素,但是导致肺膨胀的压力不仅是气道压力,还包括跨肺压,即气道压减去胸膜压,表示肺内外压力之差。每次呼吸肺膨胀所需的压力包括克服气道阻力和弹性阻力所需的压力总和(图 17-4-2)。当气流为零时(吸气末),维持肺膨胀的主要力量是跨肺压。因此,肺容积与跨肺压有着密切联系,无论气道压力是正压(如机械通气时)还是负压(如自主呼吸时),在给定的肺容积下都可获得相当的跨肺压。目前尚缺乏广泛认可用于测量跨肺压的方法,肺泡压在临床上较易监测,在气体流速为零时,肺泡压等于平台压。胸膜压存在重力梯度,临床上需要通过测量食管内压进行估算。因此平台压成为临床上最常用于提示肺过度膨胀的指标。若患者无自主呼吸,平台压就反映肺及胸廓扩张的压力;胸廓固定的患者(如有胸腔积液或大量腹水的患者),呼吸机产生的压力大部分用于胸廓

的扩张而非肺的膨胀,此时,平台压不能代表肺膨胀所需的额外压力。

有一个经典的类比:吹奏小号时,气道压力可达到 150cmH$_2$O,但却几乎不造成气胸,因为胸膜压也同时升高,并没有引起过度的肺膨胀。而当患者有肺部疾病,发生明显呼吸窘迫时,胸内负压增大,即使给予无创辅助通气,气道压力很低,跨肺压仍然相当高。当胸壁可以自由扩张时,胸膜压相对较低,高气道压与高跨肺压有关,后者可能导致肺结构损伤。换句话说,对于给定的气道压力,VILI 的发展将取决于由此产生的跨肺压。

在过去 30 年的大部分时间里,虽然发现气压伤(高气压介导的肺损伤)和容积伤(过度膨胀介导的肺损伤)有一定关系,但两者被视为不同的发病机制。过去普遍认为是高气道压力过度扩张肺泡以及产生的切变力介导了肺损伤。在 Dreyfuss 及其同事的一项经典研究中,使用以下 3 种策略之一对 6 只大鼠进行了机械通气:①高气道压力和高潮气量;②高气道压力和低潮气量;③低气道压力和高潮气量。高压低容积策略是通过胸腹带绑扎橡皮筋来实现的,从而降低了胸壁的顺应性。相反,低压高容积策略是通过铁肺(负压呼吸机)实现的。与采用高压低容量策略通气的动物相比,采用高容积策略支持的动物的肺损伤明显更为严重,后来的动物实验也重复了类似发现。在 Dreyfuss 及其同事这项动物实验中,采用高潮

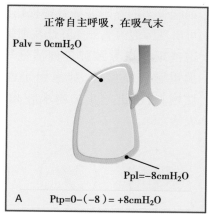
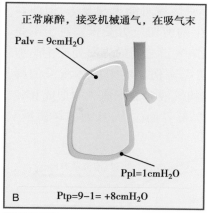
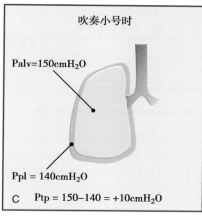
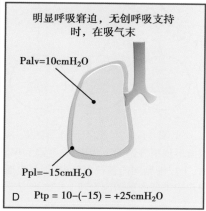

图 17-4-2　不同状态下的跨肺压

注: Palv: alveolar pressure; 肺泡压; Ppl: pleural pressure; 胸膜压; Ptp: transpulmonary pressure; 跨肺压; Ptp=Palv−Ppl。图 A 显示正常患者的吸气末, 肺泡压(Palv)等于大气压, 假设为 0, 胸膜压(Ppl)为负压(−8cmH₂O), 产生 +8cmH₂O 的跨肺压(Ptp); 图 B 显示的肺与 A 图相同, 患者使用与 A 组相同的潮气量进行全身麻醉和正压通气, 肺也会同样伸展, 肺泡压为 9cmH₂O, 胸膜压为 1cmH₂O, 跨肺压为 +8cmH₂O; 图 C 显示, 吹奏小号时会导致气道压力高达 150cmH₂O, 然而由于呼吸肌产生的胸膜正压, 整个肺的跨肺压不会超过正常值; 图 D 显示有明显呼吸困难的患者, 正在进行由自主呼吸触发的机械通气(无创通气或压力支持通气), 在这种情况下, 尽管气道正压只有 10cmH₂O, 但胸膜压可能会有很大的负性波动, 导致非常高的跨肺压。

气量进行机械通气的动物会出现肺水肿, 然而采用相同气道压, 同时用橡皮筋缠绕胸腹部进行机械通气的动物则不出现肺水肿, 说明容积是导致肺损伤的主要因素。不少学者指出"气压伤"不是一个严谨的术语, 可能会产生误导。但压力改变对容积的影响极其重要, 压力和容积是一枚硬币的两个面, 两者密不可分。试验证明, 不恰当的通气会导致肺局部过度膨胀, 从而介导肺损伤。在 Webb 等对大鼠进行机械通气的动物实验中发现: 接受高 PIP 和无 PEEP 通气的大鼠出现低氧血症, 尸检发现血管周围和肺泡水肿, 而接受了相同 PIP 和 10cmH₂O 的 PEEP 的大鼠中尸检时没

有表现出肺水肿, 这表明过度膨胀和低呼气末容积在肺损伤发生中具有相关性。

(二) 不张伤

从前面提到的大鼠通气试验, 发现除了肺膨胀(高容积)之外的另一种肺损伤机制, 即低容积时发生的肺损伤, 称为不张伤。新生儿肺部疾病时原发或继发肺表面活性物质缺乏、炎症渗出、肺实变导致区域性肺不张。在机械通气期间, 这些不张但可募集的肺单位周期性开放和塌陷是导致肺损伤的原因。其特征为上皮脱落, 透明膜形成和肺水肿。肺组织病变不均一, 通气分布不均, 正常肺组织过度通气, 对邻近肺组织产生较

高的牵张力,肺不张区域可能出现复张,但两者分界处亦可因产生的剪切应力受损。对于不张的肺泡,气泡和塌陷气道之间的界面处产生高剪切应力,导致剪切应力伤。对于液体淹没的肺泡,在淹没的肺泡的气液界面上泡沫的形成和破坏会产生额外的局部界面应力,从而破坏质膜-细胞骨架的黏附并导致肺损伤;且由于液体淹没可出现肺泡内氧分压降低及细胞损伤(图17-4-3)。这些损伤可导致肺表面活性物质功能丧失,且加重肺间质水肿,肺泡稳定性受损,血管通透性增加,再进一步加剧水肿和肺表面活性物质失活。

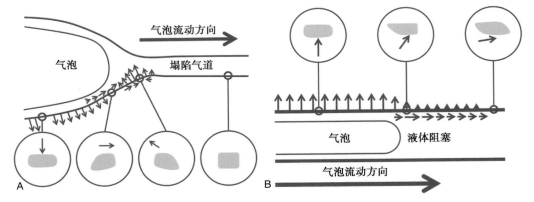

图17-4-3 肺不张肺泡募集过程中对上皮细胞产生的应力和应变

注:A. 气泡沿不规则气道向下传播,在气泡和塌陷气道的界面处产生剪切应力和应变的动态波。当气泡接近时,上皮细胞向内被拉向气泡,当气泡通过时,上皮细胞被向外推。B. 气泡在液体淹没气道传播过程中产生类似的剪切应力和上皮细胞应变。

(三) 生物伤

肺泡过度膨胀、劳损变形和肺不张是VILI的关键诱发因素,但是大量研究表明,有更细微的损伤形式存在。VILI的发生机制是一系列的序贯性病理生理改变,压力、牵拉的机械力量使血管内皮细胞脱落,触发细胞的机械感受器,激活各种信号转导通路,激活和释放炎症介质及某些细胞酶。从而影响肺细胞的增殖、分化、凋亡、肺表面活性物质的代谢,以及改变血管和细胞通透性,进而增加无效腔,降低肺顺应性,影响氧合(图17-4-4)。可以说,生物伤是机械损伤带来的必然结果,同时也是影响VILI预后的关键因素。

1. 炎症介质反应 羊和小鼠实验发现机械通气和氧疗刺激了肺弹性蛋白酶的活性,导致基质弹性蛋白的降解和重塑。这些变化产生了炎症反应,转化生长因子-β(TGF-β)活化,弹性纤维分散和细胞凋亡增加,最终导致肺泡分隔不完善并阻止了肺部生长。分泌炎症因子主要是肿瘤坏死因子(TNF-α)、白介素(IL-1β、IL-6),以及β-连环蛋白、巨噬细胞炎性蛋白-2等随潮气量的增大而增多。部分介质可能直接损伤肺组织,部分介质可能为肺纤维化的后续发展奠定基础,还有一部分介质将多形核白细胞(主要是中性粒细胞)募集到肺组织中,然后这些细胞释放弹力酶及更多炎症介质,进一步加重肺损伤。严重者引起体循环微血管通透性增加,炎症介质、脂多糖进入体循环,导致全身炎症反应综合征及多器官功能不全。

2. 肺泡上皮细胞受损 II型肺泡上皮细胞(alveolar type II cell, AT II)较 I 型肺泡上皮细胞对机械牵拉更敏感,产生 AT II 凋亡,导致肺泡表面活性物质(PS)减少或功能降低。而小鼠试验发现,机械牵拉可增加小鼠 I 型肺泡上皮细胞表现型的表达,抑制 II 型肺泡上皮细胞表现型的表达。当 I 型肺泡上皮细胞大量坏死脱落后无法得到 II 型肺泡上皮细胞的增殖补充,而是形成透明膜替代。

3. 细胞内信号转导改变介导炎症损伤 胎肺内皮细胞的体外试验显示,机械牵拉触发复杂的分子信号转导网络以诱导、调节早期反应基因的表达。阻断 Ca^{2+} 活动即可废止牵拉相关的磷酸化44/42 MAPK的激活和核因子-κB核转位及Egr的表达,而MAPK途径介导了炎症性肺损伤,与肺泡毛细血管渗漏和肺水肿形成有关。IL-6、

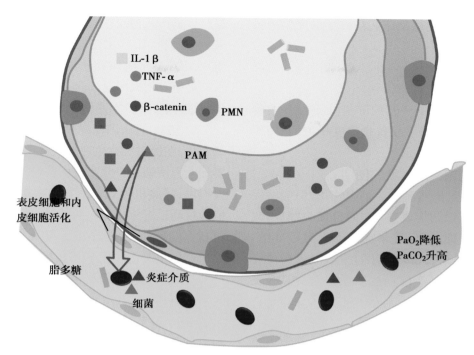

图 17-4-4　生物伤带来肺局部炎症损伤及全身炎症反应

注:生物伤时发生的变化:①羟基脯氨酸、转化生长因子 -β、白介素 8(IL-8)浓度增加;②炎症介质释放:肿瘤坏死因子 α(TNF-α)、β- 连环蛋白(β-catenin)、白介素 6(IL-6)、白介素 1β(IL-1β);③肺泡巨噬细胞(PAM)、中性粒细胞聚集。导致的生理功能异常:生理无效腔增加,肺泡顺应性降低,肺毛细血管 PaO₂ 降低,肺毛细血管 PaCO₂ 升高。可能影响全身,造成脂多糖(LPS)、细菌、各种炎症介质移位(从肺泡到肺毛细血管),然后通过多种机制(例如细胞凋亡)导致多器官功能障碍,甚至死亡。

IL-8 等炎症介质可促进磷脂酶 A_2(PLA₂)的合成和异常释放来激活花生四烯酸通路,PLA₂ 可直接分解脂质造成肺损伤,而 PLA₂ 催化磷脂水解产生花生四烯酸和溶血磷脂的反应可活化炎症介质,加重肺损伤。同时,花生四烯酸经环氧化酶(COX)、脂氧合酶(lipoxygenase,LOX)、细胞色素 P450 进一步分解成各种炎症介质,进一步加重肺损伤。

【关键点】

1. 机械通气可以导致患者发生气压伤、容积伤、不张伤及生物伤,容积伤是导致肺损伤的主要因素。

2. 生物伤是机械损伤带来的必然结果,同时也是影响 VILI 预后的关键因素。

二、临床表现及诊断

VILI 是气压、容积改变及生物活性物质表达的综合病变,其临床表现既有直观的肺泡破裂导致的气漏,也有间质性肺水肿和弥漫性肺泡损伤,还有轻微的镜下生理形态学改变。气漏在临床上表现为纵隔积气、气胸、皮下积气等,可因压迫而产生心肺功能及循环障碍的表现,常表现为突然发生的血氧不能维持、呼吸困难、皮肤局部发白或花纹、心律失常等。肺静脉气体栓塞可导致通气血流比例失调、肺动脉高压、血管内皮损伤等;脑血管气体栓塞可导致抽搐、肌张力和原始反射的改变;冠状动脉气体栓塞可导致心肌缺血、坏死、心律失常和心力衰竭。轻微损伤引起的肺泡 - 毛细血管通透性增加、肺水肿、肺出血、炎症细胞浸润及透明膜形成,出现肺顺应性下降,常常与原发疾病重叠,难以区分,且易混淆为 ARDS 和肺部感染。

明确的肺泡破裂导致气漏可以靠 X 线或肺部超声辅助诊断,可以发现气胸、纵隔积气、纵隔移位等。经食管超声心动图有助于诊断气体栓塞,但需要视部位和气体量。轻微改变难以发现,无特异性表现,只能从临床病情的发展变化进行分析。

三、预防及治疗

新生儿特别是早产儿的肺仍处于发育的阶段,对于 VILI 的预防不仅仅是改变机械通气,而是产前、产后的综合干预。

(一)产前糖皮质激素的使用

糖皮质激素虽然有潜在的副作用,但能够促进早产儿肺组织结构成熟、PS 的合成与释放,改善肺内液体代谢,可促进早产儿适应生后环境,改善预后,降低死亡率。由于过去 NRDS 的过度诊断及 PS 的应用,产前糖皮质激素对 NRDS 发生率的干预难以评估,其肺保护作用主要体现在降低 NRDS 的严重程度。在短 - 中期结局方面,研究发现产前应用糖皮质激素可降低脑室内出血(IVH)及坏死性小肠结肠炎(NEC)的发生风险,但未发现其对 BPD 有改善作用。2019 年欧洲 RDS 管理指南推荐:①对所有存在早产风险的孕妇(妊娠 34 周前)建议产前使用糖皮质激素,产前至少 24 小时前使用最理想。②孕周<32 周,至少 1~2 周前曾使用过激素的产妇,如存在早产风险,可使用第 2 剂激素。不推荐 34 周以上有早产倾向及胎龄 37~39 周选择性剖宫产的孕妇产前使用糖皮质激素,因为可能导致远期神经发育不良结局。

(二)产房及早期肺通气策略

新生儿出生时需要有效触发自主呼吸,清除肺液,维持功能残气量及有效通气。早产儿由于 PS 的缺乏,维持呼吸所需的跨肺压增大,肺毛细血管通透性增高,形成透明膜。且早产儿呼吸中枢化学感受器对 CO_2 的敏感性较低,缺乏初始的深快呼吸反应,而是在缺氧后直接表现为呼吸进行性减弱。早产儿接受机械通气的比例更高,如果早期呼吸疾病处理不当,将与后期发生 BPD 密切相关。羊羔试验证明几次大潮气量的皮囊加压,就可以导致肺损伤。在产房早期使用 PEEP 和 / 或 CPAP 认为可以稳定肺泡,防止塌陷,建立功能残气量提高早产儿的生存率,减少 BPD 的发生。避免纯氧或是高氧通气,不仅防止高氧带来的氧化应激损害,也可以避免缺乏 CO_2 对外周化学反应器刺激的反应。美国儿科学会(AAP)推荐对于早产儿,尤其是极早产儿,生后可直接进行 nCPAP 支持,如有 RDS 证据必要时使用 PS,尝试使用微创表面活性物质给药(LISA 或 MIST)技术来避免有创机械通气。

(三)肺保护性通气策略

对 VILI 的认识使机械通气的使用理念发生了变化,在提供维持生命的气体交换的同时,还需要最大程度地减少呼吸机引起的肺损伤。在临床操作中,呼吸机模式的选择及参数的设置需要谨慎的权衡。近年来提出的肺保护性通气策略原则包括:①通过限制潮气量来防止肺泡过度扩张;②通过促进肺泡稳定来避免肺萎陷伤;③避免高 FiO_2 导致氧化应激损伤。已经报道的肺保护性通气策略有:患者触发或同步通气、容量目标通气、无创通气、高频通气、"肺开放"策略、允许性高碳酸血症等。无论是哪一种策略,在临床中如何选择实施都是值得考量的,不同的策略可以序贯使用,也可以联合使用。另外,须清楚认识到,无论选择怎样的保护性策略,仍无法完全避免机械通气造成的肺损伤,只能最大限度地减轻伤害,从而达到肺保护。

由于容量对肺损伤的关键作用,潮气量的控制是机械通气中一直在探索的平衡方式。传统的压力控制通气由于强调压力限制忽视了潮气量的控制,临床使用较以前已有减少,使用时也采用了同步触发和通过参数设置来达到较小的潮气量。曾经认为小潮气量的高频通气对肺有着更好的保护作用,但塌陷的肺单位如果没有得到充分的募集,仍不能达到有效的肺保护作用。因此,近年来提出了肺容量优化策略,其目的是使潮气量均匀地分布在肺内,达到最佳通气效果并减少肺损伤,其中涉及"肺募集"和"肺开放"的概念,即通过适当的吸气压力对塌陷的肺泡进行再募集(肺募集),给予合适的 PEEP 避免募集后的肺泡在呼气阶段再次发生塌陷(肺开放)。理论上应该将 PEEP 设置在潜在塌陷肺单位的临界关闭压力之上,在这个值上进行通气可以得到最佳肺顺应性、最佳氧合和维持肺开放最小的压力(图 17-4-5)。与成人及儿童不同,新生儿由于存在"肺迟滞",通常将压力 - 容量环的呼气支闭合压拐点上 $2cmH_2O$ 处作为最佳 PEEP 来调整。

有越来越多的证据表明允许性高碳酸血症可以直接减轻危重新生儿的肺及全身器官的损伤；高碳酸血症可能促进肺表面活性物质分泌或降低肺表面张力，从而增加肺实质顺应性；当新生儿存在肺动脉高压时，高碳酸血症可以改善通气血流比值，从而改善氧合。但仍然可能存在因酸中毒导致的潜在危害，临床应用时需密切监测呼吸和酸中毒的表现，平衡利弊。

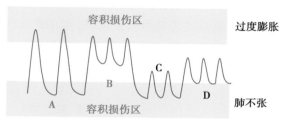

图 17-4-5　合适的 PEEP 和容量对肺损伤的影响

注：A 为低 PEEP，高 V_T；B 为高 PEEP，正常 V_T；C 为低 PEEP，正常 V_T；D 为最佳状态。A、B、C 均包含不同的容积损伤区。

（四）改变肺发育及功能的药物治疗

PS 补充治疗是新生儿重症呼吸疾病救治的重要技术之一。自从外源性 PS 引入临床后，已大大提高了 NRDS 患儿的存活率，但是过度诊断和治疗的问题也逐渐呈现出来。NRDS 是自限性疾病，轻症可以不使用 PS 治疗，INSURE 技术通常用于无创通气无法缓解的呼吸窘迫，有自主呼吸的新生儿在 CPAP 应用下提倡 LISA 给药。咖啡因是非选择性腺苷受体拮抗剂，能增加化学感受器对 CO_2 的敏感性，增加分钟通气量，增强膈肌和呼吸肌收缩力，增加心排血量，改善氧合。咖啡因不仅可以治疗早产儿呼吸暂停，还可以减少氧需求和气管插管，减少 BPD 的发生率。多项研究证明早期使用咖啡因可以减少 BPD 风险、缩短呼吸支持时间（有创及无创），且治疗开始的日龄影响咖啡因的效果。现有研究证明生后 1~3 天开始使用咖啡因的新生儿 BPD 减少了 52%，3 天后开始使用咖啡因 BPD 仅减少 23%，生后 24 小时内或是立即使用的利弊尚不明确，还需要更多研究证实。糖皮质激素能够抑制炎症反应，减轻支气管痉挛、肺水肿和肺纤维化，促进肺抗氧化酶及 PS 生成，改善肺顺应性，有助于撤离呼吸机。地塞米松全身治疗已在临床应用数年，仍然饱受诟病，因大量临床观察发现糖皮质激素可抑制头围生长和神经系统发育，可以导致婴儿神经系统发育迟缓和脑瘫，还可以引起高血糖、高血压、消化道溃疡、生长抑制等不良影响。但减少及停止使用地塞米松却发现 BPD 发病率增长，故目前糖皮质激素仍用于对 BPD 的防治。小剂量氢化可的松因其相对低的不良反应受到青睐，世界各地增加了对小剂量氢化可的松防治 BPD 的临床研究，也发现了其有效性，但需要更大型更多样本量的研究证实。近年研究发现布地奈德吸入可降低 BPD 的发生，且副作用较小，推荐用于有 BPD 高风险的早产儿。

（五）综合管理

除了呼吸支持的权衡选择，药物对肺部病变的调节，以及对新生儿的整体管理也会影响肺部情况的转归。早期即加强营养管理，注意血流动力学异常的 PDA（hemodynamically significant patent ductus arteriosus，hsPDA）识别和关闭时机的掌握，注意患儿体位以减少气道分泌物聚集、减少呼吸机管路的断开以减少肺单位塌陷可能、预防呼吸机相关性肺炎并及时控制感染，减少血压、血流波动等措施，均有利于改善呼吸机对新生儿肺部的治疗状况。

四、研究前景

在新生儿 VILI 预防治疗的技术探索中，肺保护性通气策略是一项重要且有效的技术，临床研究和临床应用均证实其良好的效果。在已知的 VILI 发病机制中，研究细胞因子介导的炎症损伤也有助于开发新的肺保护措施。

（一）蛋白酶抑制剂的应用研究

Alcazar 等在小鼠实验观察到机械通气降低了表皮生长因子受体（EGFR）磷酸化（pEGFR）和 Krüppel 样因子 -4（Klf4），EGFR 能促进肺泡Ⅱ型上皮细胞的成熟和 PS 的合成、分泌。Klf4 与 Smad3 相互作用调节肌成纤维细胞分化，对正常肺泡化至关重要。尽管弹性蛋白酶与 pEGFR 和 Klf4 的降低之间的机制尚未确定，但 Elafin（一种弹性蛋白酶抑制剂）能抑制弹性蛋白酶，阻止肺 pEGFR 和 Klf4 的降低，并减轻细胞凋亡。Elafin 通过阻断肺蛋白酶的活性，防止了机械通气诱导的弹性蛋白降解、TGF-β 活化、细胞凋亡和基质弹性蛋白的分散，并减轻了经机械通气治疗 24 小时后小鼠中发现的肺结构异常。Elafin 在全身各个系统器官均能发挥作用,最一致的作用是抑制中性粒细胞介导的炎性组织损伤和缺血时发生的血管变化。在成人,Elafin 已经完成在冠状动脉搭桥手术和肾移植的临床 I 期试验,进入 II 期试验。一些动物实验发现将 Elafin 注入机械通气动物模型气管内,能够观察到散在的肺弹性蛋白和肺气肿减轻,以及炎症和细胞凋亡被阻止或钝化。Elafin 目前主要处于动物实验阶段,还需要更多的动物实验来观察其临床转化的可行性,以及期待更多的临床试验开展。

(二)间充质干细胞的应用

间充质干细胞(mesenchymal stem cell, MSC)移植治疗肺损伤是目前热议的技术,在成人的 VILI 和新生儿的 BPD 中均有临床试验。动物实验发现 MSC 可抑制炎症反应、减轻肺部损伤、降低肺动脉高压,减轻肺纤维化。动物实验给予干细胞的途径包括气管内滴入、静脉内注射、腹腔内注射等,其最佳途径和剂量尚未明确,最佳剂量取决于损伤的部位和干细胞注射的途径。动物实验发现早期进行 MSC 移植治疗,可明显减轻肺损伤。于临床而言,越早识别到 BPD、越早进行 MSC 移植治疗可能效果越好。目前主要有中国、美国、韩国三国 8 个医学中心进行了 MSC 的新生儿临床试验。韩国 2014 年发表的临床 I 期试验结果发现 MSC 治疗组患儿气道分泌物中的细胞因子水平较对照组显著降低,其不良反应及剂量限制性毒性差异无统计学意义。2017 年发表的临床 II 期试验总结了随访至纠正年龄 2 岁时的呼吸系统、生长发育及神经系统结局。治疗组除 1 例患儿因败血症继发弥散性血管内凝血死亡外,其余 8 例患儿均未出现生长发育迟缓及神经系统并发症,出院后均未再接受家庭氧疗,对照组有 22% 的患儿出院后需家庭氧疗,纠正年龄 18~24 个月时治疗组患儿的平均体重显著高于对照组。目前 MSC 移植治疗 BPD 仍处于临床研究阶段,其安全性是最受关注的问题,最大的担忧是不能完全排除干细胞分化成肿瘤细胞的可能性,但尚无明确证据,还需要更多相关的临床研究来证实其有效性和安全性。

【经验分享】

　　机械通气可造成肺组织出现气压伤、容积伤、不张伤和生物伤等损伤,同时还可以导致全身炎症反应及多器官功能衰竭,应序贯地从产前、产时、产后采用综合干预措施来防止和减少 VILI 的发生。

(汪　瑾　王　译)

参考文献 ·······················

1. Beitler J, Malhotra A, Thompson B. Ventilator-induced Lung Injury [J]. Clinics in chest medicine, 2016, 37 (4): 633-646

2. Klingenberg C, Wheeler KI, McCallion N, et al. Volume-targeted versus pressure-limited ventilation in neonates [J]. Cochrane Database Syst Rev, 2017, 10: CD003666

3. Aldana-Aguirre JC, Pinto M, Featherstone RM, et al. Less invasive surfactant administration versus intubation for surfactant delivery in preterm infants with respiratory distress syndrome: a systematic review and meta-analysis [J]. Arch Dis Child Fetal Neonatal Ed, 2017, 102: F17-23

4. Filippone M, Nardo D, Bonadies L, et al. Update on post-natal corticosteroids to prevent or treat bronchopulmonary dysplasia [J]. Am J Perinatol, 2019, 36 (suppl S2): S58-S62

5. Vivek LC, Namasivayam A. Mechanisms of Ventilator-Induced Lung Injury: Is the Elafin in the Room？ [J]. American Journal of Respiratory Cell & Molecular Biology, 2018; 59 (5): 531-532

第五节　肺　不　张

　　任何原因引起的肺部不充气或气量减少,伴有肺组织萎缩、肺体积缩小,称为肺不张(atelectasis)。

肺不张是新生儿重症监护病房的常见疾病,在机械通气的患儿中有较高的发病率,也是导致新生儿机械通气失败的原因之一。及时发现肺不张是合理治疗、缓解病情及改善预后的关键。

一、病因

1. 感染为肺不张的常见原因,如呼吸机相关性肺炎、社区获得性肺炎常可导致肺不张。

2. 气管插管过深,导管进入一侧肺,导致另一侧肺不张。

3. 胸部理疗做得不到位,如体位更换不勤、吸痰不彻底、引流不畅。

4. 呼吸机管道加温湿化不够,干冷气流进入患儿肺内,导致痰液、血凝块干结,堵塞气道;同时干冷空气可导致黏液纤毛系统受损,清除气道分泌物的能力降低,引起分泌物干结黏稠。

5. 气胸、胸腔积液、膈疝等压迫而引起肺不张。

6. 机械通气患儿镇静剂的使用抑制了患儿的自主呼吸,咳嗽反射和防御功能减退,引起痰液堵塞。

7. 早产儿由于其肺部发育不成熟的生理特性,比足月儿更容易发生肺不张。

二、临床表现

肺不张的临床表现因肺不张的范围、程度、起病缓急而有差异,一般单个肺段不张可无症状,若数叶肺或全肺不张,患儿可出现气促、发绀、心动过速、呼吸运动减弱或消失,气管及心脏向患侧移位,患侧肺叩诊呈浊音,听诊呼吸音减弱或消失。

三、诊断

目前肺不张的诊断主要依赖胸部 X 线和胸部 CT。肺不张在胸部 X 线(图 17-5-1)及胸部 CT(图 17-5-2)上可见大片浓密阴影,肺纹理消失,且有肺容积的缩小,气管、心脏向患侧移位,横膈上升。近年来,肺部超声技术逐渐开展,具有简单易学、准确可靠、可床旁动态观察、无辐射等优点,尤其适合重症患者,建议作为新生儿肺部疾病筛查诊断的首选手段。肺不张在超声下的征象(图 17-5-3)主要为肺实变和支气管充气征,实时超声下可观察到肺滑动消失及肺搏动消失。有研究表明,肺超声和胸部 X 线在局灶性新生儿肺不张患儿中的诊断均具有较高的阳性率及灵敏度,但在隐匿性肺不张患儿中肺超声诊断更有优势。新生儿纤维支气管镜可以

直接观察到闭塞的大气道,且检查的同时可进行灌洗治疗,但由于技术难度要求高且有一定的损伤性不能作为常规检查手段。

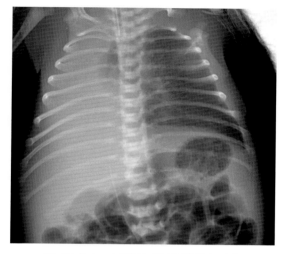

图 17-5-1　右侧肺不张伴纵隔疝形成

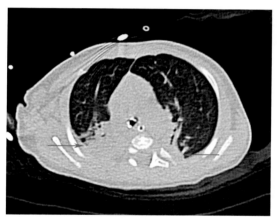

图 17-5-2　双后肺不张

四、预防及治疗

1. **积极治疗引起肺不张的原发病因**　如控制感染、调整不合适的气管导管位置、缓解气胸等。

2. **防治痰栓的形成**　一般要求上呼吸机48~72 小时后每 2 小时给予胸部物理疗法一次、翻身、拍背和吸痰(当患儿有肺出血、颅内出血、凝血功能障碍、肋骨骨折、胸部手术后、气胸未引流、早产胎龄<32 周、体重<1 500g 等情况时不宜进行拍背及肺部理疗),同时应注意呼吸机管道的加热湿化,要求近端气道内的气体温度达到 37℃,湿度达到 100%,以维持气道黏膜的正常功能。

3. **采取俯卧位机械通气**　俯卧位机械通气

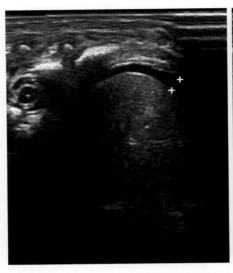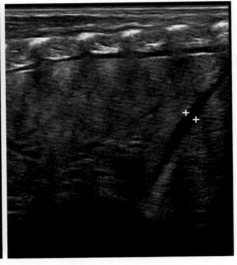

图 17-5-3　超声显示肺不张(肝样变)

(prone position ventilation，PPV)能改善通气/血流比值(V/Q)，减少分流和改善膈肌运动，改善分泌物引流，有效复张萎缩的肺泡，可配合胸部物理疗法进行。但是，患儿由于体位的改变容易引发导管脱落，在实施前应对患儿的镇静程度进行评估，在实施过程中需特别注意导管的固定，实施俯卧位后再次检查导管的刻度。

4. **呼吸机雾化吸入治疗**　药物经呼吸道吸入后直接作用于气管、支气管和肺部局部感染病灶，起到稀释痰液、减轻水肿和消除炎症的作用。

5. **体位引流**　将患儿不张肺侧置于高位，引流的支气管开口向下，借助重力及拍击背部产生的动力作用，使肺与深部支气管内的分泌物进入大气道，有利于吸出，从而促使肺复张。

6. **纤维支气管镜进行肺泡灌洗**　对支气管黏膜分泌物起到有效的清除作用，从而使患儿的气道能够恢复正常的通气能力，使肺部能够重新充气。

【关键点】

1. 导致新生儿发生肺不张的原因众多，应仔细鉴别。

2. 肺不张的诊断主要依赖胸部 X 线和胸部 CT，肺超声也具有较高的阳性率及灵敏度，在隐匿性肺不张患儿中肺超声比胸部 X 线更有诊断优势。

3. 积极治疗原发病和呼吸道护理是肺不张治疗的关键。

【经验分享】

肺不张在机械通气的新生儿中有较高的发病率，也是导致新生儿机械通气失败的原因之一，应积极防治。物理震动排痰、俯卧位通气、体位引流等方式可以有效缓解肺不张，但在早产儿尤其是极早产儿中应用应谨慎选择。

(刘桂君　王 译)

参考文献 ••••••••••••••••••••••••

1. 中华医学会儿科学分会围产医学专业委员会，中国医师协会新生儿科医师分会超声专业委员会，中国医药教育协会超声医学专业委员会重症超声学组. 新生儿肺脏疾病超声诊断指南 [J]. 中华实用儿科临床杂志，2018，33 (14): 1057-1064

2. 林勇，彭静君，赵兴艳，等. 应用纤维支气管镜诊断和治疗小儿肺不张的效果探讨 [J]. 中国内镜杂志，2019，25 (4): 84-87

3. 颜南光，杨晓琴，刘锦明，等. 重症肺超声在机械通气患者肺实变、肺不张诊断中的临床应用价值 [J]. 影像研究与医学应用，2022，6 (12): 3

4. 李悦菡，刘铮，符州，等. 肺炎并肺不张 690 例病原学分析 [J]. 临床儿科杂志，2022，40 (4): 6

5. 封在李，尹兆青，段正凡，等. 肺脏超声在新生儿肺不张疾病检查中的应用价值 [J]. 中国临床新医学，2021，14 (1): 4

第六节 气管导管堵管、滑脱

在新生儿机械通气中,气管导管的堵塞及滑脱并不少见,若未能及时发现,可能造成新生儿窒息、缺氧等严重后果。在临床工作中一定要做到严密观察,及时发现并给予相应的处理。

一、气管导管堵管

是指气管导管被完全或部分堵塞(图 17-6-1),堵塞物常为黏痰、血凝块等。

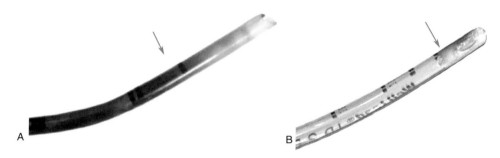

图 17-6-1 气管导管堵塞
注:A 为血痂堵塞,B 为痰痂堵塞。

(一)原因

1. 吸痰不充分,分泌物不能有效清除逐渐在气管导管内壁附着形成痰痂。

2. 呼吸机加热湿化不够,造成分泌物黏稠不易清除。

3. 肺出血或局部气道损伤出血,可在气管导管尖端形成血凝块。

4. 气管导管过小。

5. 气管插管留置时间过长。

6. 呼吸道分泌物多且黏稠。

(二)临床特点

患儿常出现自主呼吸增强、呼吸动度增大、烦躁,也可因缺氧而出现发绀,血氧饱和度不能维持,严重者造成窒息。气管导管部分阻塞时呼吸机压力容量环(P-V 环)会发生相应改变(图17-6-2)。

(三)诊断

患儿突然出现发绀、烦躁,自主呼吸增强,听诊双肺呼吸音减弱,完全堵塞时呼吸音听诊不明显,呼吸机参数要求增加,从气管导管内吸出黏痰、血凝块后患儿临床症状好转,或更换气管导管后好转;气管导管内吸痰未吸出分泌物,在排除其

他非堵管因素后,仍需警惕堵管,在拔出气管导管后尖端可能有痰痂或血痂附着。

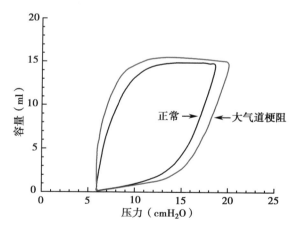

图 17-6-2 气管导管部分阻塞的 P-V 环
注:气管导管部分阻塞时,P-V 环的吸气相、呼气相均出现延长,P-V 环面积在吸气相、呼气相均增大变宽,"滞后"现象在吸气、呼气状态都更明显。

(四)处理

清理气道分泌物或更换气管插管。

(五)预防

1. 设置合理的呼吸机湿化和温度,达到100% 相对湿化和 37℃温化,以保证黏液纤毛系

统的正常功能,保持痰液稀释状态有利于排出。

2. 护理人员应掌握合理的吸痰时机及吸痰技巧(详见第十八章第一节)。

3. 根据患儿体重及胎龄选用合适的气管导管。

4. 积极控制肺部感染。

二、气管导管滑脱

是指气管导管从气管内移位,常见直接脱出口腔或移位进入食管。

(一)原因

1. 气管插管位置过浅,易于滑脱。

2. 固定不牢。

3. 患儿更换体位时滑脱。

4. 患儿过于烦躁致滑脱。

(二)临床特点

患儿可突然出现呼吸困难、发绀、血氧饱和度下降;患儿出现哭声或明显咳嗽的声音;机械通气时听诊双肺呼吸音减低或不明显,气管导管内反流出较多胃内容物样分泌物,严重者可造成窒息。

(三)诊断

患儿临床出现呼吸困难等表现,听诊双肺呼吸音减低,球囊加压给氧时胸廓无起伏,上腹部膨隆,仔细检查气管导管刻度位置异常,患儿出现哭声、咳嗽声或在气管导管内吸出胃内容物可判断。

(四)处理

立即予清理口鼻腔分泌物,拔出气管导管,面罩正压通气改善缺氧后重新气管插管。部分患儿因治疗后病情改善,呼吸机参数要求较低,滑管后可耐受,可尝试撤离呼吸机改无创呼吸支持或氧疗。

(五)预防

1. 气管插管时根据患儿体重及胎龄确定合适的唇 - 导管尖端距离,并在导管上做好标识。

2. 选择合适的气管导管固定方式;如果固定胶布浸湿需及时更换,并注意维持气管导管深度不变。

3. 避免人机对抗,保持气道通畅,给予恰当的呼吸机参数及适当的镇静、镇痛措施。

4. 及时进行吸痰,吸痰时应动作轻柔,避免引起患儿剧烈咳嗽。

5. 更换体位时双人进行,一人专门固定气管导管防止滑脱。

6. 加强护理人员的风险意识,每班交接时认真检查气管导管位置。

【经验分享】

合理的气道护理和气管导管的妥善固定是防止气管导管堵管或滑脱的关键,需要定期巡视和每班交接导管位置、刻度。

（刘桂君　王　译）

第七节　喉、气管损伤

气管插管属于有创性操作,操作过程可对患者气道造成损伤,特别是插管困难的患儿。长期机械通气、长期留置气管导管以及护理过程中操作不当使新生儿喉、气管的损伤风险增加,随着机械通气患儿的日益增多,喉、气道损伤的发生率也逐渐增多。

一、喉损伤

(一)原因

暴力插管或气管导管过大、过硬均可能对咽喉造成直接的钝挫伤或穿透伤,引起声带、喉神经损伤,甚至引发喉黏膜损伤性肉芽肿和声门下狭窄的形成。罕见情况如气道发育异常的患儿则可能出现插管困难,引起杓状软骨脱位;气管导管直接压迫声带,可产生喉声门水肿。长期的气管导管放置可引起的喉损伤包括喉软骨软化、喉狭窄、声带麻痹和喉神经损伤等。

(二)临床特点

喉损伤包括声门上区、声门区及声门下区喉部损伤,如喉头水肿、喉软化、喉狭窄、声带麻痹、声门狭窄、声门关闭不全、声门下狭窄等。喉损伤中以喉声门水肿最常见，常于拔管后数小时至1天左右发生，轻者临床表现不明显，重者出现吸气性三凹征、发绀等喉梗阻表现。喉软骨软化、喉狭窄、损伤性肉芽肿、声门下狭窄主要表现为拔管后发声费力、喉鸣、呼吸困难等，可导致拔管失败。声音嘶哑是插管后常见的并发症，一般拔管24~72小时后可逐渐自愈，若拔管后持续性声音嘶哑或失声、吞咽困难、呛咳及流涎则提示声带麻痹、喉神经损伤甚至杓状软骨脱位可能。

（三）诊断

具有喉梗阻的症状体征，可直接用喉镜检查了解水肿程度。拔管后出现持续性声音嘶哑、吞咽困难，应怀疑声带麻痹、喉神经损伤可能，纤维喉镜和喉肌电图检查可用于确诊。拔管后吸气性三凹征明显、呼吸困难导致反复拔管失败者需怀疑喉软骨软化、损伤性肉芽肿、声门下狭窄等，此时需与咽喉部血管瘤及先天性声门下狭窄等鉴别，可采用纤维喉镜或纤维支气管镜检查确诊。存在插管困难或发育异常史、拔管后出现声音嘶哑、吞咽困难、呛咳的患儿，颈部的薄层CT可协助鉴别环杓关节脱位。

（四）处理

轻度喉水肿可予静脉或雾化肾上腺皮质激素减轻水肿，如地塞米松 0.5~1.0mg/（kg·d），2~3天，严重吸气困难者必要时再次气管插管；声带麻痹患儿的治疗取决于呼吸受累的程度，临床应避免反复插管对声带的多次伤害。神经损伤治疗个体差异较大，除予消炎消肿、营养神经等对症外，临床需根据喉神经损伤类型、临床表现以及患儿家属的诉求选择合适的治疗方案。杓状软骨脱位则需接受杓状软骨喉复位治疗。

二、气管损伤

（一）原因

1. 插管力量过大，导管过硬或过大，患者躁动造成导管反复移动，均可对气管黏膜造成机械性损伤，引起气管黏膜水肿甚至穿孔。

2. 插管过深，气管导管损伤隆突黏膜，或气管导管进入管径相对较小的右主支气管，导致右肺支气管黏膜损伤、增生，形成气道狭窄。

3. 吸痰管进入过深，反复刺激气道黏膜，造成损伤。

4. 置管时间过长、管径过大、压力过高压迫导致气管黏膜缺血、糜烂、坏死，甚至穿孔形成气管食管瘘，继而发生慢性炎症细胞浸润和纤维组织增生、反复修复，导致损伤处黏膜层明显增厚、胶原沉积和软骨膜炎，最终组织重塑、气道瘢痕形成引起气管软化和狭窄。

（二）临床特点

轻度损伤导致气管黏膜溃烂、出血和局部继发感染；气管软化和狭窄可出现清除呼吸道分泌物困难、吸气或呼气困难和活动后喘累表现，严重者可导致撤离呼吸机困难。

（三）诊断

对于反复发作肺炎或因气道梗阻依赖机械通气的患儿，均应怀疑气管软化及狭窄可能。纤维支气管镜视野清晰度高，适用于新生儿，不仅可以清晰地观察气道黏膜损伤、炎症、狭窄及软化等状况，还可以确定病变位置及动态评估气道变化，目前被认为是诊断气管软化的金标准。

（四）预防及处理

气管损伤重在预防。气管插管易受操作者经验、心理素质等因素影响，临床操作中应避免因手法粗暴、动作不娴熟、气道暴露不充分、导管型号选择不合理等带来的损伤。由技术熟练的医师，选择适当型号的气管导管，保持合适的气管导管位置，避免过深和偏斜，维持导管内适当的压力和温湿度，负压吸引选用适当的压力、时间和深度，缩短导管置管时间均可降低气管导管对气管的损伤。维持良好的血液循环能给损伤的气管局部组织带去营养物质和充足的氧，促进创面愈合，减少狭窄的发生。持续气道正压通气可能是治疗中重度不同类型气管软化的有效方法，正压通气使气道始终保持开放状态并可降低气道呼气阻力，避免气道过度塌陷，目前对于气道软化患儿可以采用支气管镜滴定 PEEP，指导呼吸机参数的调节。对于症状危及生命或已经造成长期健康损害的患儿，可能需要外科治疗。

【经验分享】

1. 拔管后出现喉部水肿患儿可以用肾上腺素和地塞米松雾化治疗；静脉使用地塞米松 0.5mg/（kg·次）减轻水肿疗效确切，必要时可重复。

2. 有创呼吸机使用时间较长的患儿拔管后出现呼吸困难,可能为痰痂阻塞气道,合理的呼吸机湿化、温化以及适时、有效的吸痰护理至关重要,必要时可行纤维支气管镜检查和气道灌洗。

（杜维纳　王　译）

参考文献

1. Maamary JA, Cole I, Darveniza P, et al. Relationship between laryngeal electromyography and video laryngostroboscopy in Vocal fold paralysis [J]. J Voice, 2017, 31 (5): 638-642

2. Soltoski P, Pedruzzi PAG, Cardoso MP. Predicting Factors for Tracheal Stenosis [M]. Tracheostomy, 2018

3. Cooper JD. Tracheal Injuries Complicating Prolonged Intubation and Tracheostomy [J]. Thorac Surg Clin, 2018, 28 (2): 139-144

4. 戴丽娜, 蔡威, 施诚仁. 新生儿气管软化症发病机制和对策 [J]. 临床儿科杂志, 2019, 37 (4): 317-320

5. Hysinger E, Panitch H. Paediatric Tracheomalacia [J]. Paediatr Respir Rev, 2016, 17: 9-15

第八节　早产儿视网膜病变

随着医疗水平的提高,尤其是机械通气技术的发展,早产儿救治率逐年提高,但早产儿视网膜病(ROP)也随之增多。目前全球每年有超过20 000名婴儿因ROP致盲,另有12 300名婴儿患有轻度至中度视力障碍,除此之外ROP还会导致包括斜视、屈光不正、视野缺失、色觉缺陷、对比敏感度降低等视觉功能缺陷。我国每年出生新生儿约1 600万,早产儿出生率5.1%~16.7%,其中ROP发病率为15%~20%,ROP是盲童中致盲的首位原因。因此,早在2004年我国就已经制定了《早产儿治疗用氧和视网膜病变防治指南》,并在2013年进行了修订,用于规范我国早产儿用氧,并把出生体重在2 000g以下的早产儿列为ROP高发对象,进一步加强防治。随着ROP筛查的普及,我国ROP盲童数量也得到有效控制。

一、病因

导致ROP的原因很多,主要危险因素包括胎龄、出生体重、氧疗、遗传因素、贫血、代谢性酸中毒、呼吸暂停、感染、低碳酸血症、高血糖、药物等。

子宫内的胎儿在相对低氧条件更适合视网膜血管及神经发育。婴儿在不可避免早产后,过早地暴露在相对和绝对的高氧环境中,以及高浓度氧疗、氧气持续使用时间长等均可致ROP发病率及严重程度增加。任何的呼吸支持方式,通常都与氧疗相关。本节主要阐述氧疗与ROP的关系。

(一) 用氧时机

ROP的发生分两个阶段,在胰岛素样生长因子(insulin-like growth factor 1, IGF-1)水平低时更容易发生。第一阶段:暴露于高氧浓度下毛细血管收缩,导致视网膜毛细血管网络的闭塞。第二阶段:发育中的视网膜血管闭塞或受损使视网膜相对缺氧,从而刺激血管内皮生长因子(vascular endothelial growth factor, VEGF)的分泌使视网膜新生血管病理性生长,并沿着玻璃体生长最终导致晶状体后纤维组织增生形成。第二阶段在超早产儿(EPI)中常在纠正胎龄(PMA)32周后开始发展,但发病时的PMA范围较广。在ROP发生的不同阶段,相同经皮氧饱和度(SpO_2)水平也可能产生不同结局。早期(生后第1周)采用低目标SpO_2(85%~89%)和晚期采用高目标SpO_2(91%~95%)可能降低严重ROP的发生。

(二) 目标氧饱和度

合理用氧已得到普遍认同,很多人主张降低早产儿SpO_2目标范围,以防止ROP,尤其是严重ROP的发生。著名的SUPPORT试验中,将24~28周的EP分为两组,比较了低目标SpO_2(85%~89%)组和高目标SpO_2(91%~95%)组的死亡率和 ROP 的发生率。两组死亡和 ROP 复合结局没有显著差异。低目标 SpO_2 组虽然降低了严重 ROP 的发生,但死亡率也随之增加。另一项研究也同样比较了住院期间维持高目标 SpO_2 和低目标 SpO_2 的 EP 在 PMA 18~24 个月时死亡或严重残疾的发生率,发现两组间也无显著差异。较低目标 SpO_2 虽然降低了 ROP 的风险,但增加了死亡和 NEC 的风险。在澳大利亚及英国进行的 BOOST 试验中也得出相似的结果。因此,目前不建议将 28 周以下早产儿的 SpO_2 目标设定在 85%~89%。目标 SpO_2 设置在 91%~95% 可能具有更高的生存优势,但过高的 SpO_2 也会增加严重 ROP 的发生。

(三)持续时间

除了目标 SpO_2 对 ROP 有影响外,用氧持续时间也与严重 ROP 相关。一项研究表明 EP 暴露在相同目标 SpO_2(91%~95%)中,患有严重 ROP 的 EP 在生后前 5 周累计使用氧气时间均超过 2 周。EPI 中严重 ROP 与生后第 6~9 周暴露于 SpO_2 97%~100% 存在相关性,提示 ROP 发生不仅和氧浓度有关,也和供氧的持续时间有关。

二、发病机制

ROP 的发病机制尚不完全清楚,病变发生在不成熟的视网膜的基础上,病变的严重结局为视网膜牵引性脱离。

正常视网膜血管约在胚胎 36 周发育达到鼻侧缘,40 周时达到颞侧缘。早产儿不成熟的视网膜血管发育过程中,感染、缺氧、高代谢等多种因素,会使原本不成熟的视网膜血管缺氧、收缩及阻塞。同时早产儿因疾病因素暴露于高浓度或长时间的氧环境,会加重毛细血管内皮损伤,导致视网膜毛细血管闭塞,从而引起视网膜水肿、出血,同时刺激大量血管内皮细胞生长因子分泌,促进新生血管伴血管纤维组织形成。血管及增生的纤维组织沿着玻璃体延伸,到达晶状体后形成血管纤维膜,所以既往 ROP 也称晶状体后纤维组织增生症。血管纤维膜的收缩将周边视网膜拉向眼球中心,引起牵引性视网膜剥脱,最终导致眼球萎缩、失明。

三、临床表现

ROP 以眼底视网膜病变为临床表现,需通过眼底检查方可观察到。根据 2005 年 ROP 国际分类法(International Classification of Retinopathy of Prematurity,ICROP),将 ROP 眼底病变进行分区(图 17-8-1)和分期,以此来对 ROP 病变进行定位和定性描述。

(一)视网膜分区

Ⅰ区:以视神经乳头为中心,视神经乳头到黄斑中心凹的 2 倍距离为半径的圆形区域。

Ⅱ区:以视神经乳头为中心,视神经乳头到鼻侧锯齿缘(右眼 3 点钟位置,左眼 9 点钟位置)距离为半径的圆形,除Ⅰ区外的圆环形域。

Ⅲ区:Ⅰ、Ⅱ区以外的颞侧残留的新月形眼底区域。理论上 ROP 病变始于Ⅱ区,当血管化至右眼 2、4 点位置及左眼鼻侧 8、10 点位置方才出现。

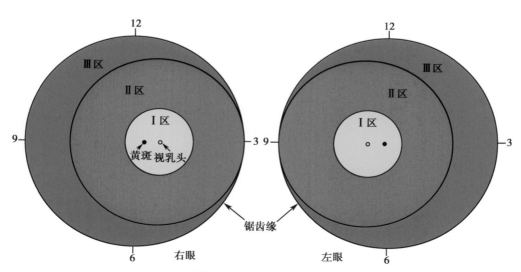

图 17-8-1 ICROP 分区

（二）ROP 严重程度分期

1 期：多发生在 PMA34 周，在眼底视网膜颞侧周边有血管区与无血管区间出现一条白色平坦的细分界线。

2 期：多发生在 PMA35 周（32~40 周），白色分界线变宽且增高，形成高于视网膜表面的嵴样隆起。

3 期：多发生在 PMA36 周（32~43 周），嵴样隆起愈加显著，嵴上出现视网膜血管扩张增殖，使嵴呈粉红色，且伴纤维组织增殖，并延伸至玻璃体。

4 期：纤维血管增殖使部分视网膜发生牵拉脱离，剥离起于视网膜周边，并向颞侧发展。根据是否累及黄斑分为 a、b 两级。4a 期为不伴黄斑脱离，4b 期为伴黄斑脱离。

5 期：视网膜完全脱离（约在出生后 10 周），病变晚期前房变浅或消失，可继发青光眼、角膜变性、眼球萎缩等。

ROP 各期眼底表现见图 17-8-2。

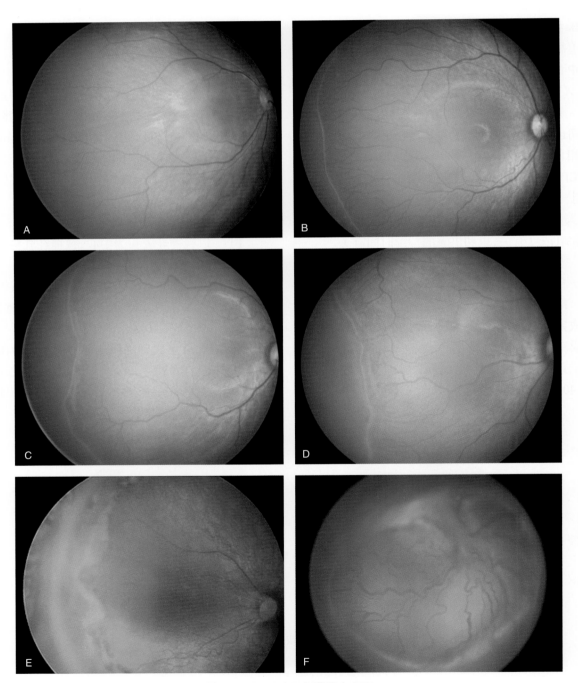

图 17-8-2　ROP 各期眼底表现

（三）特殊病变

1. 附加病变 也叫 Plus 病变，提示 ROP 活动期特征，表现为视网膜颞侧周边至少 2 个象限视网膜血管怒张、扭曲，严重 Plus 病变还包括虹膜血管充血或扩张、瞳孔散大困难（瞳孔强直），玻璃体可有混浊，一旦出现提示预后不良。存在 Plus 病变在病变分期数旁写"+"，如 3 期 +。

2. 阈值病变 位于 Ⅰ 区或 Ⅱ 区的 3 期 +ROP，新生血管占据超过连续 5 个时钟范围，或占据超过不连续 8 个时钟范围，此期是早期治疗的关键时期。

3. 阈值前病变 指严重 ROP 病变但尚未达到阈值病变，分为 1 型和 2 型。1 型病变包括 Ⅰ 区 1 期 +、2 期 +、3 期 +、3 期 ROP，Ⅱ 区 2 期 +、3 期 + 病变；2 型病变包括 Ⅰ 区 1 期、2 期 ROP，Ⅱ 区 3 期 ROP；阈前病变多发生在 PMA36 周。

4. 急进型后极部 ROP 一种不常见、发展迅速、后果严重的 ROP。病变局限于 Ⅰ 区，常累及四个象限，特征为后极部扁平的视网膜新生血管形成，经验不足的医生很容易漏诊。若不及早干预会迅速发展为 5 期 ROP 及导致失明。也被称为"第二型 ROP"和"Rush 病变"，常发生在极低体重的早产儿。

5. 退行期 大多数婴儿随年龄增长 ROP 自然停止，并进入退行期。此期特征是嵴上血管向前面无血管区继续生长为正常视网膜毛细血管，嵴逐渐消退，周边视网膜逐渐透明。

四、筛查和诊断

ROP 的诊断依赖于对早期高危早产儿及时进行眼底筛查。

（一）筛查对象及指征

美国儿科协会（AAP）ROP 的筛查对象：所有出生体重 ≤1 500g 或胎龄 ≤30 周的早产儿；出生体重 1 500~2 000g 或胎龄 >30 周的早产儿则根据其临床情况（氧疗、呼吸支持、循环支持）评估为 ROP 高风险者，都应进行 ROP 筛查。

2013 年中国医师协会修订了《早产儿治疗用氧和视网膜病变防治指南》，2014 年中华医学会眼科学分会颁布《中国早产儿视网膜病变筛查指南（2014 年）》。两个指南基本都遵循 2004 年首版 ROP 指南。指南规定出生胎龄 ≤34 周的早产儿

和出生体重 <2 000g 的低体重儿，需常规进行眼底病变筛查，随诊直至视网膜血管周边化。对患有严重疾病或有明确较长时间吸氧史，儿科医师认为比较高危的患者可适当扩大筛查范围。

（二）筛查时机

首次眼底检查时间应按出生胎龄和 PMA 选择。矫正胎龄与严重 ROP 出现的时间密切相关，即出生胎龄越小发生 ROP 时间相对越晚。急性 ROP 绝大部分出现于 PMA35~41 周，90% 患者均在 PMA44 周前出现。95% 阈值 ROP 出现在 42 周以前，最早可在 31 周以前出现。AAP 总结了筛查胎龄、日龄、PMA 和 ROP 初次筛查时间（表 17-8-1），但由于出生胎龄 22~23 周存活者较少，需根据早产儿合并症的严重程度，适当提前筛查 ROP。

1、2 期为早期 ROP，需要严密随访眼底情况（表 17-8-2），一般不需要立即治疗。3 期 ROP 是治疗关键期，一旦发现就需开始治疗，通过及时和规范治疗，大部分患儿可以避免致盲。4、5 期 ROP 为晚期病变，治疗效果欠佳，视力损害和致盲发生率均非常高。早期诊断最好的办法是建立科学完善的筛查制度，在恰当的时机进行筛查以免漏诊和耽误治疗。

表 17-8-1 出生胎龄与首次筛查时机

出生胎龄 / 周	首次筛查年龄 / 周	
	矫正胎龄	生后日龄
22	31	9
23	31	8
24	31	7
25	31	6
26	31	5
27	31	4
28	32	4
29	33	4
30	34	4
>30 周伴高危因素	—	4

（三）随访方案

完成首次 ROP 筛查后，以后的每次眼底检查时间均需根据前一次结果而定，直到视网膜血管完全周边化。具体随访时间见表 17-8-2。

表 17-8-2 ROP 随访方案

眼底结果	随访间隔时间
Ⅰ区无 ROP 伴不成熟血管化	≤1 周
Ⅰ区 1、2 期 ROP	
不成熟视网膜血管延伸至Ⅰ、Ⅱ区的交接处	
有 AP-ROP 表现者	
Ⅱ区后极部不成熟血管化	1~2 周
Ⅱ区 2 期 ROP	
Ⅰ区明确的退行性 ROP	
Ⅱ区 1 期 ROP	2 周
Ⅱ区无 ROP 伴不成熟血管化	
Ⅱ区明确的退行性 ROP	
Ⅲ区 1、2 期 ROP	2~3 周
Ⅲ区退行性 ROP	

注：ROP：早产儿视网膜病变。

（四）检查方法

新生儿眼底检查可以使用间接检眼镜检查或者眼底数码相机（RetCam）。间接检眼镜可以立体成像、携带方便、价格相对便宜，是常规筛查及检查的工具。但非视网膜专科医师很难熟练掌握间接检眼镜的使用技巧，容易造成 ROP 的漏诊、分期及分型不准确，影响治疗和预后。RetCam 具有可数字化广角成像、图片存储、远程传输等功能，非眼科医生也可熟练掌握其使用技巧。越来越多的医院使用 RetCam 进行 ROP 的筛查、诊断及治疗后随访。

检查前 30 分钟~1 小时需要使用扩瞳药充分扩瞳。检查时予以滴眼液或眼膏进行眼球的表面麻醉，然后用开睑器将眼睑分开，越过巩膜观察眼底情况。检查结束后常规使用广谱抗生素眼药水滴眼。ROP 筛查需要具备足够经验和相关知识的医护人员进行，可由新生儿医护人员使用眼底成像系统筛查，并经过有资质的眼科医师出具报告。

急性期 ROP 检查应至少记录以下 3 个部分：视网膜血管化的程度，血管化和无血管化视网膜之间连接处的异常程度以及有无特殊病变。

五、治疗

通过对早产儿 ROP 的筛查及时发现 3 期病变或 AP-ROP 并予以治疗。

（一）冷凝或光凝治疗

两种方法适应证基本相似，均适用于 ROP 阈值、ROP 阈值前病变 1 型、AP-ROP 阶段。全麻后在间接检眼镜下光凝或冷凝锯齿缘到嵴之间视网膜无血管区，强度以视网膜产生灰白色反应为止。术后需常规使用 RetCam 检查，确认治疗是否有遗漏，治疗 1 周后再次 RetCam 检查评估治疗效果。若特殊病变持续存在或有新发病变，必要时需再次手术治疗或抗血管内皮生长因子（vascular endothelial growth factor，VEGF）治疗。

Ⅰ区 ROP 视网膜血管由血管前体细胞转化而成的新生血管，Ⅱ、Ⅲ区 ROP 视网膜血管则是在原有血管上萌生出的新生血管。Ⅰ区与Ⅱ、Ⅲ区 ROP 视网膜血管生成机制有所不同，临床资料也显示出Ⅰ区 ROP 对光凝或冷凝治疗的临床反应不如Ⅱ、Ⅲ区 ROP。

（二）抗 VEGF 药物治疗

不同浓度氧环境通过调节 VEGF 在 ROP 发展过程中起着重要作用。抗 VEGF 药物治疗机制就是通过抑制 VEGF 的表达，而减少新生血管的形成。常用药物有雷珠单抗（ranibizumab）、贝伐单抗（bevacizumab）等，它们可直接与 VEGF 异构体结合，抑制 VEGF 生物活性。另外还有重组结合蛋白类药物，能竞争性抑制 VEGF 与受体结合而发挥作用。

VEGF 除了促进新生血管形成，对神经元和胶质细胞还具有神经营养和神经保护作用，并可刺激神经干细胞的增殖和存活。另外，VEGF 睫状体细胞影响房水的产生，所以抗 VEGF 药物可能对晶状体透明度和眼压产生非治疗目标效应。抗 VEGF 药物使用后复发率相对较高，还可能有出血、加重玻璃体增殖等副作用，且其远期并发症尚不清楚。目前抗 VEGF 药物暂未取得国家食品药品监督管理总局的批准，临床尚属于超说明书用药。

（三）其他治疗

若 ROP 错过了最佳治疗时机，发展为 4 期 ROP，采用巩膜环扎术或扣带术可能有一定疗效。此方法可解除血管纤维膜对视网膜的牵引，促进视网膜复位，阻止视网膜脱落。对于巩膜环扎术失败或者 5 期 ROP 患儿，只能做切除玻璃体的手术,术后可能使视网膜得到部分或完全的解剖复位,但视网膜功能恢复极其有限。

六、预防

ROP 主要发生在早产儿中,预防主要集中在早产儿人群。对于不可避免的早产,需积极治疗早产儿各种合并症(如 RDS、感染、PDA、NEC、酸中毒、贫血、呼吸暂停、低碳酸血症等),使早产儿尽快度过危险期。并从出生开始规范用氧,及时调整氧浓度,减少吸氧时间,降低 ROP 发生率。

本章内容可参考视频 10 机械通气并发症及防治。

视频 10　机械通气并发症及防治

【经验分享】

ROP 是早产儿的严重并发症,是导致儿童盲的首位原因,严重影响着患儿的生存质量。不合理的氧疗是导致患者出现 ROP 的重要原因,ROP 的预防应从出生开始规范用氧,及时调整氧浓度,减少吸氧时间,降低 ROP 发生率。对有高危因素的早产儿及时进行眼底筛查和干预可改善患儿的预后。

(朱玲　李静　王译)

参考文献

1. Kim SJ, Port AD, Swan R, et al. Retinopathy of prematurity: a review of risk factors and their clinical significance [J]. Surv Ophthalmol, 2018, 63 (5): 618-637
2. Askie LM, Darlow BA, Finer N, et al. Association Between Oxygen Saturation Targeting and Death or Disability in Extremely Preterm Infants in the Neonatal Oxygenation Prospective Meta-analysis Collaboration [J]. JAMA, 2018, 319 (21): 2190-2201
3. 中华医学会眼科学分会眼底病学组. 中国早产儿视网膜病变筛查指南 (2014 年)[J]. 中华眼科杂志, 2014, 50 (12): 933-935
4. 中国医师协会新生儿科医师分会. 早产儿治疗用氧和视网膜病变防治指南 (修订版)[J]. 中华实用儿科临床杂志, 2013, 28 (023): 1835-1836
5. Chan-Ling T, Gole GA, Quinn GE, et al. Pathophysiology, screening and treatment of ROP: A multi-disciplinary perspective [J]. Prog Retin Eye Res, 2018, 62: 77-119

第十八章

机械通气患儿的护理

"三分治疗,七分护理",通过精心的护理才能使危重儿的治疗取得事半功倍的效果,更好地改善危重患儿的结局。NICU中的患儿病情危重且复杂,对护理人员提出了更高的要求。NICU护理人员除新生儿常规护理要求外,需要熟悉疾病状态、诊治方案、药物作用;学会观察病情变化、呼吸道管理,以及熟悉NICU中各类复杂仪器设备的使用和维护,尤其需要掌握常用呼吸机设备的使用、维护和管理。本章将详述机械通气下患儿的临床护理管理要求。

第一节　机械通气常规护理

呼吸衰竭患儿病情严重且复杂,处于极不稳定的危急状态,因而,在机械通气并积极治疗原发疾病的基础上,给予患儿密切监护和精心护理,对取得满意的疗效至关重要。临床工作中,护理人员需要对患儿的生命体征做好监护、加强呼吸管理以及对紧急情况的判断处理,做好详细记录并及时向医生反映病情,使机械通气安全有效地进行。

一、气管插管时的护理配合

气管插管是有创机械通气的必要条件,气管插管包括经口腔插管和经鼻腔插管,新生儿一般多采用经口腔插管,正确固定和保持其通畅非常重要。

(一)用物准备

1. 喉镜　包括备用电池及备用灯泡各1个。
2. 镜片　包括1号(足月儿用)、0号(早产儿用)、00号(超早产儿用)。

3. 气管导管　内径包括2.0mm、2.5mm、3.0mm、3.5mm、4.0mm,根据体重或胎龄选择。
4. 吸引器或中心负压吸引装置。
5. 其他　氧气、面罩、复苏囊、肩垫、胶布、剪刀、听诊器。
6. 评估患儿呼吸道是否通畅,口咽部有分泌物时予负压吸引,抽出胃内容物,防止反流。

(二)护理步骤

1. 选择导管　助手根据患儿体重或胎龄迅速准备好型号相符的气管导管,紧急插管或不确定患儿体重时应准备预计型号以及上下相邻型号共3根。操作者检查喉镜、镜片型号、灯泡亮度以及有无松动。

2. 气管插管　两人立于患儿头侧,助手帮助患儿仰卧,肩垫置于肩下使患儿呈"鼻吸气"体位。操作者左手持喉镜镜柄,将镜片从患儿右侧口角滑入,在插管过程中如果声门暴露不完全,助手可在环状软骨处轻压,暴露声门。如果呼吸道分泌物多,可用无菌干燥棉签快速在喉镜直视下擦净分泌物,必要时让助手吸净分泌物。操作者右手将气管导管在声门开放时轻轻插入至标志线处。

3. 确认插管是否成功　操作者右手固定住气管导管,左手退出喉镜及镜片,观察气管导管上刻度;助手用复苏囊连接气管导管做人工通气,并协助操作者用听诊器听诊两侧呼吸音是否对称、患儿胸廓有无起伏、气管导管内有无雾气、患儿肤

色是否转红润、二氧化碳检测试纸是否变色等,确认插管成功,确认合适的深度。待导管固定后可行床旁胸部 X 线片确认导管末端位置。

4. 固定导管　确认插管成功且位置正确后,助手准备胶布,操作者用纸或小毛巾擦净口角分泌物,用胶布固定气管导管(图 18-1-1),在导管与口唇交界处做好标记,记录气管导管置入深度、外露长度。

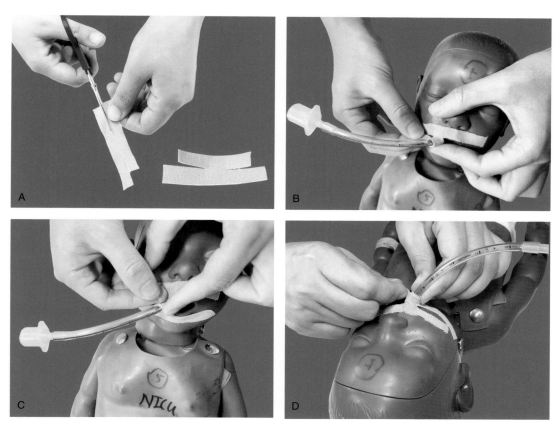

图 18-1-1　气管导管固定方法

注:A. 制作"工"字形胶布;B."工"字形胶布一边贴上唇边缘,另一边贴导管;C. 另一条"工"字形胶布
一边贴下唇边缘,另一边贴导管;D. 固定完成。

5. 剪去多余导管　可以用无菌剪刀剪去导管露在外面的过长部分,以斜切口剪下,便于导管接头插入,以减少管道无效腔与导管阻力。

6. 连接呼吸机　呼吸机管道连接正确,医生设置参数,运行检测正常后,将呼吸机患者端与气管导管连接。

7. 机械通气患儿常规插入胃管胃肠减压或胃肠引流。

【关键点】

1. 插管用品在固定位置采用专箱存放并定期检查补充,确保用品齐全、有效,以利于紧急情况下使用。

2. 插管成功后,操作者始终右手固定住气管导管于患儿口角边,避免移位。固定导管前需判断导管位置是否合适,固定后需标记置

入深度,再用胶布妥善固定,避免导管弯折和滑脱。

3. 胶布的选择以透气、黏性好,对皮肤无强刺激及被口腔分泌物打湿后不容易松脱者为宜,气管插管胶布固定应松紧适宜,防止压迫患儿皮肤造成医源性皮肤损伤,胶布粘贴导管时,一定要擦干导管。

4. 如患儿胶布打湿需及时更换胶布,需两人同时操作。再次检查患儿插管深度,外露刻度是否与更换前一致。若在呼吸机管道连接无误的情况下出现低通气报警、自主呼吸消失、可闻及哭声,提示气管插管脱出可能;若患儿出现双侧胸廓起伏不对称、呼吸音不对称,且外露刻度较前改变(刻度数字变大)或口唇交界处标记不见,提示气管插管可能插入过深,应根据原始刻度调节气管深度。

二、观察病情变化

对机械通气患儿进行严密监护,治疗有效的表现包括:患儿面色转红润,双侧胸廓起伏对称,无明显人机对抗,血气分析值基本正常。患儿出现病情恶化时,及时报告医生,同时进行抢救。

(一) 呼吸

呼吸是机械通气患儿重点观察的内容之一,应每小时观察 1 次,密切观察呼吸频率、节律、胸廓的起伏运动、两侧呼吸运动的对称性,以及观察自主呼吸与机械通气是否同步等情况。此外,应注意有无气管导管滑出、插管过深、并发气胸或肺不张等情况,根据患儿的临床表现,对机械通气效果做出准确评估。

(二) 心率及血压

给予 24 小时持续心电监护,每小时监测心率、血压及 SpO$_2$ 值,必要时可以采取持续有创动脉血压监测。

(三) 体温

机械通气的患儿常位于暖箱内或开放式辐射台上,注意箱温、开放式辐射台温度的监控和调节。一般每 4 小时测量 1 次体温,将暖箱或开放式辐射台的温度调至患儿的中性温度,维持腋温

36.5~37.0℃,或肛温维持在 37.0℃。操作尽量集中进行,减少因暴露时间过长导致的低体温,因其可能加重病情或增加肺出血的风险。

(四) 皮肤、黏膜及周围末梢循环

注意观察患儿皮肤颜色、弹性、毛细血管再充盈时间、温湿度及完整性,包括皮肤是否红润、苍白、青紫,皮肤有无花斑纹、黄染、出血点。

(五) 气道分泌物

仔细观察气道分泌物的量、颜色、黏稠度等,以判断肺部感染、出血等情况。如气道分泌物为血性需警惕合并肺出血。应注意清理气道分泌物,保持呼吸道通畅,必要时留取分泌物标本送检。

(六) 腹部情况

患儿使用面罩正压通气、无创呼吸支持或气管插管管径过小致周围漏气,易引起腹部胀气,可经鼻腔或口腔放置胃管排气。若插管固定不牢固、患儿缺氧躁动或翻身、拍背、吸痰时容易造成气管插管脱位或移位。若气管插管滑入食管,形成"内脱管"时,由于不易被发现而导致腹部胀气,此时应通过仔细的检查明确气管插管是否在正常位置,发现气管插管脱位或移位,并及时报告医生处理。

(七) 动脉血气分析

对于呼吸衰竭患儿的护理,理解和评价动脉血气分析结果是一个很重要的技能。为减少采血穿刺次数,可用经皮氧分压 / 二氧化碳分压监测仪进行监测,根据病情需求增减采血次数。

(八) 24 小时出入量

精确计算患儿 24 小时出入量,每天测量体重,特别是心力衰竭、水肿及病情极为严重的患儿尤为重要。经过机械通气治疗,患儿低氧血症和高碳酸血症得到纠正,心、肾功能改善,尿量会逐渐增加。如患儿尿量减少、无尿或尿量过多,应及时报告医生,同时根据病情及时计算出入量。

三、气道管理

气道管理即保持呼吸道通畅对抢救的成败起着至关重要的作用,对于机械通气的患儿,其气体湿化非常重要。机械通气患儿的咳嗽反射减弱,不能自行将痰液咳出,人工吸痰是保持呼吸道通

畅的一项重要措施。

（一）正确判断气道湿化程度

1. **湿化满意** 分泌物稀薄，顺利通过吸痰管，气管导管内没有结痂，患儿安静，呼吸通畅。

2. **湿化不足** 分泌物黏稠，存在结痂或吸引困难，患儿可突然出现呼吸困难，缺氧加重。

3. **湿化过度** 分泌物过于稀薄，需要不断频繁地吸引，肺部听诊可闻及较多的痰鸣音，患儿可有烦躁不安。

（二）气道湿化的方式

临床常用的有蒸汽加温加湿、雾化湿化，少数使用气管内直接滴入法。

1. 蒸汽加温加湿法是将水加热后产生的蒸汽混入患儿吸入的气体中，达到加温加湿的目的。

（1）常用的湿化器主要有连接加热管道和非加热管道，加热档位通过 3 个挡位调节而提供不同温度（表 18-1-1）。

表 18-1-1 湿化器加热温度

温度 挡位	湿化罐加 热温度	Y 形口温度 （非加热管道）	Y 形口温度 （加热管道）
一挡	45℃	23~25℃	23~29℃
二挡	60℃	27~29℃	31~33℃
三挡	65℃	30~32℃	33~36℃

注：原则上一般选择三挡，加热湿化的效果更好；当患儿出现发热时，可选择 1 挡。

有连接加热管道的有创机械通气，默认及保持离开湿化罐气体的温度为 37℃，相对湿度为 100%。通过加热导丝，气体到达 Y 形口时为 40℃。通过连接管和气管导管后温度下降约 3℃，此时到达体内为最佳温度状态 37℃，相对湿度为 100%。无创支持模式，默认及保持离开湿化罐气体的温度为 31℃，通过加热导丝，到达鼻塞或鼻罩时为 34℃。

（2）在使用蒸气湿化时应注意：①湿化器内只能加无菌蒸馏水，不能用生理盐水或添加其他任何药物，以免水蒸发后引起溶质形成沉淀；②注意湿化器内的液体水位，不足时要及时添加，可通过注水口用输液方式重力密闭式注水，避免出现湿化器内水蒸干或者水过多倒灌入呼吸道；③注意

湿化器温度变化给予及时调整；④积水杯处于管道的最低位置，并及时倾倒管路中的冷凝水。

2. 雾化湿化是在吸气管路中连接呼吸机雾化器，添加所需雾化药物，利用气流撞击后产生的微小颗粒并送入患儿气管，可迅速发挥抗感染、消除炎症和水肿、稀释痰液等药理作用。气道局部用药，安全性较好，毒副作用较少，是呼吸系统疾病治疗的常见而重要的手段。

3. 根据《2020 新生儿机械通气时气道内吸引操作指南》建议不要在吸痰前往气管内常规滴注生理盐水，仅在气道分泌物黏稠而常规治疗不佳时，才考虑注入生理盐水以促进痰液的排除。

（三）正确判断吸痰时机

严格掌握吸痰指征，按需吸痰时机：

1. 可闻及或可见呼吸道分泌物。

2. 肺部听诊湿啰音，SpO_2 下降至 90%，患儿出现烦躁、发绀等情况时，需考虑有无呼吸道分泌物堵塞，及时吸痰。

3. 经皮或动脉血气分析出现 PO_2 减低或 / 和 PCO_2 潴留，怀疑是气道分泌物堵塞。

4. 患儿体位变化前后要给予适时的吸痰，防止大气道的痰液因体位的改变而流向对侧气管。

5. 在气管湿化后要及时给予吸痰，否则会因痰液被稀释后膨胀阻塞呼吸道。

6. 呼吸机报警 压力控制模式下潮气量下降或容量控制模式下气道峰压升高或压力、流速波形改变，可能为痰液过多引起。

同时也要防止过多频繁地吸引，引起呼吸道充血、水肿和分泌物增多，吸痰的频次根据患儿情况确定。

（四）选择合适的吸痰管

根据气管插管的型号选择适当的吸痰管，吸痰管的外径一般是气管插管内径的 1/2~2/3 比较合适。当痰液稀且少时，选取最小尺寸的吸引管，以减少吸引相关并发症。以国内现有吸引管与气管导管（ETT-mm ID）建议可选择对应尺寸如下：2.5~3.0mm ETT → 6Fr 吸引管；3.5mm ETT → 6~8Fr 吸引管。新生儿密闭式吸痰管一般选用 5Fr、6Fr 或 8Fr（式 18-1-1）。

$$密闭式吸痰管尺寸(Fr) = \frac{气管导管内径(mm) \times 3}{2}$$

式 18-1-1 密闭式吸痰管尺寸选择计算公式

（五）正确的吸引方法

1. 在吸引前 30~60 秒，FiO_2 在原基础值上增加 10%，尤其是对于血氧过低的患儿，在吸引结束后继续给予冲氧 1 分钟或用复苏囊正压给氧。

2. 吸痰时动作轻柔，吸痰管不应插入过深，当吸痰管超过气管插管末端时极易损伤气管隆突，目前多推荐使用浅吸法，即将导管插入预定的深度即人工气道的长度加上外接的长度。

3. 每次气道内吸引时间不超过 10~15 秒，尽可能在最短时间内完成，痰液较多需要重复吸引，最好 1~2 次完成吸引，避免超过 3 次以上的重复吸引。两次吸引之间间隔一定时间，待患儿氧合恢复后再进行下一次吸引。吸引压力 80~100mmHg，以免损伤气管黏膜。注意观察分泌物的量、颜色、性状及黏稠度等情况。

4. 先吸气管内痰液，再吸引口鼻咽部的痰液。

5. 吸引时应观察患儿有无离氧不耐受，有无发绀、心率下降、呼吸暂停发生，如出现上述情况，立即停止吸引，复苏囊正压给氧纠正缺氧，待患儿病情平稳后再给予吸引。

6. 整个吸引过程，严格遵守无菌技术。

【关键点】

1. 应严格掌握吸痰指征，按需吸痰。

2. 根据气管插管的型号选择适当的吸痰管，条件允许下优先使用密闭式吸痰管，以减少断开管路而增加肺泡塌陷和感染的风险。

3. 吸痰时动作轻柔，吸痰管不应插入过深。吸引时间不超过 10~15 秒，吸引压力不超过 80~100mmHg。

4. 吸引时应观察患儿有无离氧不耐受，有无发绀、心率下降、呼吸暂停发生。整个吸引过程，严格遵守无菌技术。

四、镇痛、镇静护理

新生儿期反复暴露于压力和疼痛刺激下可导致长期有害影响，有多种干预措施可减轻 NICU 患儿的疼痛和躁动。每天对患儿进行疼痛评估，根据评估情况，采取适宜的镇痛措施（表 18-1-2）。非药物镇痛方式包括：口服糖水、非营养性吸吮、包裹、袋鼠式护理、抚触以及使患儿处于胎儿期的体位均可减少新生儿操作时的疼痛。药物性措施包括：芬太尼、吗啡、局部麻醉药（利多卡因乳膏）、镇静药物（咪达唑仑、苯巴比妥等）。

表 18-1-2 预防新生儿压力和过度刺激的策略

- 包裹或使用鸟巢提供边界以提高患儿安全感，尽量使患儿处于胎儿期的体位
- 俯卧时，双臂和膝盖弯曲或双手平躺于中线
- 在位置变化期间，应缓慢移动患儿避免惊吓反应
- 避免过度伸展脖子或手臂
- 协调护理活动以减少干扰和睡眠中断
- 在患儿清醒时提供护理，而不是按照固定的时间表进行
- 处理之前，请轻声说话并轻轻触摸患儿，使患儿进入安静的警戒阶段
- 减少设备中的环境噪声
- 在每个班次中实现"安静时间"，使灯光昏暗且噪声最小
- 使用遮光布盖上培养箱以减少暴露在强光下
- 如果病情稳定，可为患儿穿衣并包裹

五、病房及床单元管理

保持病房及患儿床单位的清洁，防止感染。空气消毒可采用自然通风、循环风、紫外线、空气消毒器消毒，消灭空气中的致病菌，同时病房内应尽量避免闲杂人员的活动，以保证室内空气清新。有条件的单位可以使用层流病房或使用空气净化设备。地面、门窗、桌椅、台面、床单位及患儿使用中的仪器设备等每天消毒。

六、体位、翻身与拍背

（一）体位

1. 头部稍后仰，肩下垫 2~3cm 肩垫，不能过度后仰或前伸，颈部中立位或鼻吸气位，避免髋关节过度外展，肩内收或外展，双手居中。翻身时保持患儿头、颈和肩在一条直线上。Cochrane 综述比较了通气婴儿的各种姿势，发现俯卧位略微改善了氧合水平，但没有证据表明这类姿势的婴儿能够持续改善氧合。一项研究发现，与仰卧姿势的新生儿相比，在交替侧卧位的婴儿细菌定植更低。

2. 婴儿的不当体位也是导致脑室内出血的危险因素。在关于中线位的循证文献综述中，Malusky 和 Donze 等报道将婴儿的头置于中线时，颅内压显示降低。故在出生后的前 72 小时内，很有必要将头处于中线位置与床头抬高 30°。

（二）翻身拍背

机械通气患儿易发生痰液局部堆积，一般 2~4 小时给予一次翻身。护士在患儿翻身后，可用鸟巢式包被或毛巾适当支撑使患儿身体保持中线位，增加患儿舒适感。如发生肺不张或痰液黏稠给予患儿适当的拍背，必要时给予胸部物理治疗。拍背时护士面向患儿，稳定头部，通过适当的叩击、震颤使胸部产生相应的震动，促进分泌物排出和增加肺顺应性，也可用小儿简易呼吸器面罩替代手掌，有报道称机械振动排痰较传统的叩背能更有效排痰并减少肺部并发症。但对于体重在 1 000g 以下、心力衰竭、颅内出血等不能耐受者及 RDS 早期未并发炎症和无痰者不宜进行。

七、基础护理

1. 可用无菌棉签蘸生理盐水或 1% 碳酸氢钠轻轻擦拭双侧颊部、上颚、牙龈、舌上下等，每 4 小时 1 次。当有真菌感染时可选用制霉菌素液，早产儿可使用亲母初乳进行口腔护理。

2. 皮肤完整性的丧失可增加全身感染的机会。对于皮肤娇嫩的新生儿，应做好基础护理，减少应用胶布粘贴，使用液体敷料、规范使用仪器，认真保护骨性突起部位的皮肤，减少医源性皮肤的损伤。

3. 机械通气患儿通常都是病情危重，很容易出现组织水肿，造成患儿翻身困难。镇痛药、维库溴铵或高剂量的镇静剂会导致患儿自主活动减少甚至缺乏，增加了皮肤损伤的风险。头枕部和耳朵是新生儿压疮好发的部位。预防头部和耳朵的压疮主要通过减轻受压处的压力，其中包括水床垫、水枕或凝胶床垫，可分摊头和耳朵周围的压力。每 2 小时至少要翻身一次，并仔细检查皮肤表面。翻身只把头转向一侧是不可行的，应抬起头部、肩膀和臀部并用减压表面支撑。一旦发生压疮，就需要使用湿润疗法进行伤口护理。

4. 管线管理　①机械通气患儿输液管、导管、仪器线缆比较多，妥善固定好各类管道，明确标识，避免线缆或导管连接头对皮肤造成的压伤。②可使用头架、暖箱内支架、毛巾等支撑，防止呼吸机管路的重量牵拉气管导管。集水杯应处于管路的最低位置，低于湿化器和气管导管，并保证积水杯处于垂直状态，避免冷凝水反流入气道或湿化器。③避免烫伤，临床上多使用加热导线型湿化器，导线加热会使管道温度升高，避免呼吸机管道接触患儿皮肤导致烫伤等不良事件。

八、喂养

根据患儿情况，选用合适的营养方式。对于机械通气的患儿可常规置胃管，为减少肠道胀气，可以奶前 30 分钟或奶后 1 小时后胃肠引流促进胃内气体排出，避免腹胀影响膈肌运动，同时也利于观察有无上消化道出血。经胃管可注入药物和奶，以保证患儿治疗和肠内营养供给。保持胃管通畅，硅胶胃管一般每周更换 1~2 次。

九、对气管导管的管理

（一）防止非计划性拔管

1. 当闻及患儿哭声、病情突然恶化、腹胀、激惹、发绀、心动过缓、呼吸音或胸廓动度降低时，应考虑脱管可能。

2. 非计划性拔管与导管固定不妥、患儿烦躁或操作护理时过度牵拉导管等有关。因此，需做好预防工作：①气管导管插入后用胶布妥善固定；②胸部 X 线片确定导管尖端位置，同时标注气管导管插入的刻度，并记录；③保持患儿安静，可以约束双上肢，必要时可使用镇静剂；④每班监测导管外露长度，有异常及时调整；⑤每班监测胶布固定情况，有浸湿污染时应立即更换；⑥更换体位时避免导管牵拉。

（二）保持呼吸机回路管道通畅

1. 气道分泌物多或肺出血患儿可能发生堵管，出现呼吸机的高压报警以及患儿烦躁、青紫、氧饱和度下降等表现。

2. 若呼吸机回路管道接口处使用较细的管道引起局部狭窄，或呼吸机回路管道扭曲、折叠、受压、堵塞等，均可导致气道阻力增高，影响通气，呼吸机可出现高压报警。

3. 若呼吸机回路管道，尤其是接口处漏气，可出现低压报警，同样影响通气。患儿可表现为呼吸困难加重，呼吸频率加快，人机对抗，经皮血氧饱和度降低。此时，应立即查找原因，尽快更换管道。呼吸机管道回路积水，或回路上储水瓶冷凝水过多，也是影响气道通畅的常见原因，可表现为机械通气时管道抖动，误触发或自动切换，人机对抗。故应经常清理呼吸机回路管道及积水杯中的积水，使之保持畅通。

（三）观察有无气漏的发生

观察胸廓运动起伏是否对称，双侧呼吸音是否清晰等。如果患儿有青紫、经皮氧饱和度下降，同时伴有胸廓运动不对称、呼吸音听不清楚等现象，需要警惕气漏的发生。

（四）观察是否有人 - 机对抗

若患儿的自主呼吸很强，与呼吸机的频率不同步，会发生自主呼吸与呼吸机对抗（人 - 机对抗）。处理方法：首先评估人机对抗的原因，观察有无气道堵塞、呼吸支持力度够不够、触发灵敏度设置合不合理，适当调节呼吸机参数，必要时给予适当的镇静或肌松药物。

（符　婕　周　红）

参考文献 ·

1. 黄益, 唐军, 史源, 等. 2020 新生儿机械通气时气道内吸引操作指南 [J]. 中国当代儿科杂志, 2020, 22 (06): 533-542
2. Peng HF, Yin T, Yang L, et al. Non-nutritive sucking, oral breast milk, and facilitated tucking relieve preterm infant pain during heel-stick procedures: A prospective, randomized controlled trial [J]. Int J Nurs Stud, 2018, 77 (2): 162-170
3. Ali RA, Obeisat SM, Tarawneh LH. Improving nursing knowledge and care for neonates with respiratory distress in Jordan [J]. Int Nurs Rev, 2019, 66 (3): 338-345
4. Rivas-Fernandez M, Roqué I Figuls M, Diez-Izquierdo A, et al. Infant position in neonates receiving mechanical ventilation [J]. Cochrane Database Syst Rev, 2016, 1 (11): CD003668
5. 中国医师协会新生儿科医师分会循证专业委员会. 重症监护病房新生儿皮肤管理指南 (2021)[J]. 中国当代儿科杂志, 2021, 23 (7): 659-670

第二节　无创通气的护理

无创通气指的是无需建立人工气道，通过各种类型的口鼻面罩、鼻塞、鼻罩等与呼吸机连接而进行的通气支持治疗。无创通气模式具有使用方便、灵活，不需建立人工气道和并发症少等优点。无创通气时与有创机械通气的护理相比既有相同处，也存在很多不同之处。

一、操作要点

1. 测量患儿头围，根据患儿头围选择合适的帽子，头帽应该选择略小一号的尺寸，保证紧度。

2. 使用测量尺测量患儿的鼻孔，选择合适的鼻塞和鼻罩。为避免鼻腔漏气，选择鼻塞时选择大一号的鼻塞，选择鼻罩，尽可能地使用小一号的鼻罩。鼻塞凹形边必须贴合上唇，密封住鼻孔。鼻罩必须正好覆盖在鼻孔周边，要避免阻塞鼻孔和接触眼睛。

3. 在患儿鼻中隔位置贴上修剪好的鼻贴，双侧面部贴上面贴，进行皮肤保护。

4. 佩戴帽子，原则是正面过前额，背面包后脑，侧面过耳垂，左右对称，松紧适宜。

5. 佩戴发生器，鼻塞 / 鼻罩连接到发生器上，发生器两侧固定带水平平行固定在帽子上，确保稳固不会晃动。

6. 合适的体位，妥善固定，保持管道的张力，减少尾部管道的过度牵拉，管道尽量远离患者，避免管道因患者压迫而导致的气道阻塞（图 18-2-1）。

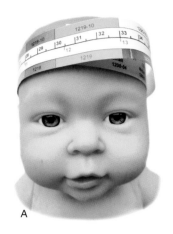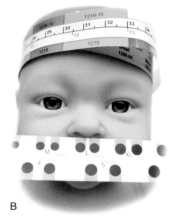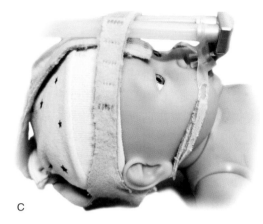

图 18-2-1 无创呼吸支持操作要点

注：A 为测量患儿头围；B 为测量患儿鼻孔；C 为正确的佩戴和固定发生器。

【关键点】

1. 应根据患儿鼻孔大小选择合适鼻塞，避免漏气和鼻部损伤。

2. 安置鼻塞前可先使用鼻贴及面贴，进行皮肤保护。

二、病情观察

密切观察患儿的症状和体征。无创通气有效的表现包括：呼吸困难逐渐减轻，呼吸频率、心率逐渐正常，三凹征、发绀缓解。患儿嘴唇和口腔黏膜红润说明具有良好的氧合和组织灌注，发绀则说明氧合差。如拔管的患儿胸廓逐渐凹陷，有吸气性喘鸣，提示有上呼吸道阻塞。

护士需要通过评估患儿呼吸情况、脉搏血氧饱和度、肤色及血气分析或无创经皮氧分压等表现来判断无创通气是否有效，发生异常情况立即向医生汇报，及时处理。

三、呼吸道管理

（一）保证无创呼吸支持的压力，维持持续气道正压

根据患儿头围、鼻孔大小选择尺寸合适的帽子、鼻塞或鼻罩，鼻塞固定带松紧适宜。每班检查管道连接是否紧密、导管有无扭曲、折叠或漏气等，观看呼吸机的波形，确保气道的密闭和通畅。哭闹可以增加漏气和鼻塞移位的风险。因此要保持患儿的安静，可以给予安慰奶嘴或者是遵医

嘱给予镇静剂。使用下颌托可以防止气体泄漏和 CPAP 压力损失，建议每 4~6 小时一次重新调整鼻塞位置。俯卧位对接受 NCPAP 的患儿也可能有益，因为俯卧有助于保持患儿的嘴处于闭合位置，减少腹胀，并保持患儿安静。

（二）保持呼吸道的通畅

1. **开放气道** 使头部处于鼻吸气的体位。

2. **湿化** 通过鼻塞正压通气会过度刺激鼻黏膜，导致分泌物增加，尤其是在开始通气后的最初几个小时。必须使用加温加湿后的气体，具体操作详见本章第一节。

3. **吸痰** 及时进行口咽部、鼻腔内吸痰，对于无创通气患儿尤为重要。对于湿化不足的患儿，视患儿体重情况将 0.5~1ml 的盐水或蒸馏水滴入双侧鼻腔，用手轻揉双侧鼻翼 30 秒，更好地软化分泌物后，进行吸痰。

4. **口腔护理** 鼻塞式 CPAP 患儿由于正压气流的作用，加之口内留置有胃管，吞咽功能受到干扰，致使口腔分泌物容易积聚。Williams 等的研究显示：无创通气最常见的副作用之一是上呼吸道干燥感。主要是鼻黏膜无法对高速的气流进行有效的湿化和加温，导致呼吸道干燥，干燥的鼻黏膜上皮细胞会合成、释放胺类及白三烯类血管活性物质，使气道黏膜充血、水肿，脱落组织与痰液混合成黏稠分泌物，容易阻塞气道。需要护理人员通过机械方法及时有效地清除口腔分泌物，至少每 4 小时 1 次。口腔护理液可选择生理盐水、1% 碳酸氢钠液、制霉菌素联合碳酸氢钠或初乳。有报道，对于口腔分泌物多的患儿，可使用口

腔吸唾管对患儿进行低负压口腔吸引。

四、并发症预防及处理

（一）鼻、面部皮肤损伤

无创机械通气常见的鼻外伤的类型包括鼻孔扩大、鼻尖鼻翼处皮肤损伤、鼻中隔缺血坏死。新生儿皮肤薄，为避免损伤，可以采取以下措施：

1. 在使用 CPAP 时根据患儿体重、鼻孔大小选择合适的鼻塞。根据患儿头围选择大小适中的头套，连接好发生器与患儿的鼻塞，必须确保鼻塞正确佩戴并随时检查重新定位。

2. 采用水胶体敷料，常裁剪成工字形、猪鼻状、马鞍形状、立式鼻贴。将鼻贴贴于患儿的上唇和鼻部，鼻塞和鼻罩交替使用。

3. 不要在呼吸管道上施加过多压力，并且把管道放置在适当的位置，可选用床单、毛巾、软枕支撑，以免鼻子周围的皮肤受压缺血。

4. 连接患儿鼻塞和 CPAP 系统的固定带应平行紧贴，但不能在脸颊上形成凹痕。可在患儿面部贴上裁剪好的水胶体敷料，避免压伤。

5. 观察皮肤情况　护士每 2 小时要松动鼻塞／鼻罩，并观察局部情况，鼻部发红但未肿胀时，可交替使用鼻塞／鼻罩，减少由摩擦导致的进一步损伤。若病情允许，每隔 4~6 小时休息 15~20 分钟，避免局部组织受压或变形。当鼻部出现青紫等缺血表现时，使用液体敷料按摩患处，在皮肤表面形成保护膜锁住水分，加速修复。有临床研究报道，鼻部出现红肿并有破溃产生时，外用红霉素软膏，待干后，使用表皮生长因子，每天 5~6 次并进行按摩可改善皮肤破损发红。

（二）腹胀

使用 CPAP 后可能会有较多气体进入胃内，导致胃扩张。为防止空气进入胃内引起的腹胀，使膈肌上升而影响呼吸或胃内容反流导致误吸，护理中需要观察患儿腹胀情况，但不能因此中断喂养，根据情况安置胃管进行胃管排气，或吃奶前 30 分钟引流。

（三）预防感染

做好 CPAP 呼吸回路管道和接头的消毒，医务人员接触患儿前后要洗手，保持室内空气新鲜，做好物体表面消毒和空气消毒。

> **【关键点】**
>
> 1. 定期检查管道连接是否紧密、导管有无扭曲、折叠或漏气等，每 4~6 小时重新调整鼻塞位置。
>
> 2. 根据腹部情况安置胃管进行胃管排气，或吃奶前 30 分钟引流。
>
> 3. 注意院内感染防控。

（符　婕　周　红）

参考文献

1. 陈玲, 尚彦彦, 王舒杰, 等. 新生儿重症监护室经鼻持续正压通气患儿鼻损伤结局的调查分析 [J]. 解放军护理杂志, 2021, 38 (05): 86-89

2. 张琴, 胡晓静, 芦玮玮. 新生儿气管插管口腔护理研究进展 [J]. 护理学杂志, 2019, 34 (15): 22-24

3. 马涛, 张蕾, 吴书彬. 一次性注射器改良的牙椅强吸唾管转接头配件的性能研究 [J]. 护士进修杂志, 2021, 36 (15): 1437-1439

4. Bashir T, Murki S, Kiran S, et al. "Nasal mask" in comparison with "nasal prongs" or "rotation of nasal mask with nasal prongs" reduce the incidence of nasal injury in preterm neonates supported on nasal continuous positive airway pressure (nCPAP): A randomized controlled trial [J]. PLoS One, 2019, 31 (1): e0211476

5. 黄益, 唐军, 史源, 等. 2020 新生儿机械通气时气道内吸引操作指南 [J]. 中国当代儿科杂志, 2020, 22 (6): 533-542

第三节　高频呼吸机临床护理

高频通气是指通气频率大于或等于常频 4 倍以上，潮气量小于或等于解剖无效腔，气道压力较低的一种特殊通气模式，一般指频率 >150 次/min 的辅助通气。高频通气主要用于重症呼吸衰竭患儿的治疗。高频通气远端气道压较低,改善通气的同时不易发生气压伤、容量伤,在NICU已广泛使用。高频呼吸机使用过程中的护理与常频呼吸机基本相同,但需特别注意以下问题:

一、高频通气监测

1. **临床观察** 包括生命体征(呼吸、心率/脉搏、血压和体温)、尿量、胸廓活动情况以及毛细血管充盈时间等。

2. **通气参数** 除了与常频通气部分相同的参数外,还要严密关注平均气道压、通气频率和振幅等。

3. **自主呼吸和胸廓振荡情况的观察** 密切观察双侧胸廓是否对称及胸部振荡的幅度,振荡幅度以胸廓至腹股沟见微小的振荡为宜。如患儿躁动、自主呼吸增强提示可能通气不足或氧合降低;如胸廓不对称、单侧胸廓隆起,警惕气胸或插管过深;如双侧胸廓过于饱满,提示平均气道压过高。

4. **减少中断** 如果要评估患儿的自主呼吸,不得不暂停呼吸机,尽量保证脱机的时间最短。

5. **体重监测** 高频通气的患儿不常规每天测量体重,以防止呼吸系统不稳定或意外拔管,目前许多NICU使用床秤可以避免该问题的发生。

二、呼吸道管理

1. **气管导管要求** 振荡压力会随着气管导管的长度而衰减,为保证呼吸环路漏气<20%,建议选择管径相对较粗、外露长度尽可能短(可减至4~5cm)的低顺应性气管导管。

2. **加温湿化** 高频通气对气体加温湿化的要求比常频机械通气更高,吸入气体的温度应控制在37℃。若湿化不当,干燥寒冷的气体容易形成痰栓阻塞气道。

3. **呼吸道通畅** 根据患儿情况进行气道内吸引,不必强调常规吸引。但若胸壁活动减弱、气管导管内见分泌物、血氧饱和度下降时常提示有

痰液阻塞,应立即吸引。为保证氧气的持续供应,应减少中断,推荐使用密闭式吸痰。

4. **清除管路积水** 管路如有积水会使阻力增加、误触发,影响通气,需及时给予排除。

三、循环系统监测

可以对高频通气患儿进行持续有创动脉血压与中心静脉压监测,动态观察患儿的血流动力学变化,避免较高平均气道压导致静脉回流减少导致低血压的发生。密切观察患儿心率、血压、毛细血管再充盈时间、尿量。此类患儿多使用镇静药物,需观察患儿有无尿潴留,必要时遵医嘱留置导尿。

四、神经系统监测

临床工作中总是担心高频机械通气会增加早产儿颅内出血的风险,但目前并没有临床数据支持。在治疗过程中要尽可能维持稳定的脑血流和颅内压,避免过度通气和人机对抗。护理人员应当密切观察患儿神志、反应、肌张力、前囟张力及有无惊厥等神经系统症状和体征,必要时行脑功能监测或神经系统的影像学检查,各项护理操作集中进行,动作要轻柔、使用遮光布等减少光线刺激。

(符 婕 周 红)

【关键点】

1. 高频通气治疗期间应避免管路断开,可采用密闭式吸引装置进行气道护理。

2. 高频通气治疗时应选用尽可能短、硬、粗的管道以减少管路造成的振荡衰减。

3. 要及时对管路中积水进行清理。

参考文献 ••••••••••••••••••••••••••••

1. 翁生良, 王伟燕. 无创高频振荡通气在新生儿呼吸衰竭治疗中的应用进展 [J]. 预防医学, 2022, 34 (06): 586-589

2. Miller AG, Bartle RM, Rehder KJ. High-Frequency Jet Ventilation in Neonatal and Pediatric Subjects: A Narrative Review [J]. Respir Care, 2021, 66 (5): 845-856

第四节　合并其他治疗时的护理

一、使用一氧化氮的护理

一氧化氮（NO）吸入疗法已广泛应用于新生儿持续性肺动脉高压和各种严重低氧性呼吸衰竭的治疗。经气道吸入 NO 可选择性地扩张肺小血管，降低肺动脉压，增加肺血流量，改善通气/血流比值，改善氧合。实验研究表明，NO 还有抗炎、防止肺表面活性物质（PS）失活、抑制肺纤维化过程的作用。护理中需要注意以下问题：

（一）正确实施一氧化氮吸入治疗

1. NO 仪器安装连接患儿之前进行全面检查，正确连接管路。在呼吸机管道回路的供气端，近呼吸机和湿化器之间将 NO 气体接入，在供气回路中混合均匀。近患儿气道三通接口处连接管路至 NO 端，以便连续监测混合气体的 NO 浓度。彻底检查呼吸机，正确连接呼吸机管道，保证各接头连接紧密，不漏气。保证 NO 在连接到呼吸机以前，气瓶的阀门是关闭状态。在打开气瓶阀门前应保证所有的接头连接紧密，并校正监测仪上的 NO 和 NO_2 至"零点"。

2. 持续监测呼吸机管道送气口靠近患儿的 NO 和 NO_2 浓度。如 NO_2 达到或超过 3~5ppm 应及时报告，部分 NO 仪器治疗过程中需外接管道至室外，以降低室内 NO_2 浓度。

3. 检查、记录 NO 气瓶量表上的读数，监测气瓶的剩余气量，计划更换气瓶的最佳时间。

4. 由于 NO 半衰期极短，使用时应保证持续吸入。整个管路保持密闭状态，采用密闭式吸痰法，防止 NO 的外泄。

（二）疗效观察

1. **监测指标**　血氧饱和度、血压、血气分析等，有条件时监测中心静脉压及心排血量。

2. **观察毒副作用**　密切观察有无呼吸道、消化道及皮肤黏膜等出血倾向，观察有无前囟饱满、肌张力改变等颅内出血的表现。NO 与血红蛋白结合形成高铁血红蛋白，应注意监测其水平，其升高时皮肤黏膜会发绀，呈现灰蓝色。

二、使用肺泡表面活性物质的护理

PS 主要分布于终末气道及肺泡气液界面，降低表面张力，改善肺顺应性，防止呼气末肺泡萎陷。PS 补充治疗已成为 NRDS 的标准治疗手段，合理正确地使用药物，用药后及时调节呼吸机参数，有效的护理观察尤为重要。

（一）用药前

1. PS 干粉制剂加灭菌注射用水混匀至充分溶解状态；PS 混悬剂用前需在 37℃ 水温中预热或者放在暖箱内预热至室温，预热后上下转动药瓶使药液混合均匀。

2. 患儿取正中仰卧位，严格执行无菌操作技术，将口腔、鼻腔和气管内的分泌物彻底清除。

3. 备齐抢救物品及器械。

4. 确认气管导管位置及深度。

（二）用药时

用药时要保持生命体征相对稳定，严格监测患儿心率、呼吸及血氧变化。给药方式可以选用 INSURE 法、LISA 法、MIST 法、雾化吸入等，目前最常用的是气管导管内给药。使用气管插管滴入 PS 前，首先确保气管插管位置合适。将头皮针穿刺在气管导管上进行给药，协助医师进行缓慢滴入，同时给予复苏气囊正压通气 1 分钟促进弥散。

（三）用药后

1. 气管导管内给药后若患儿病情稳定，无需有创通气，可立即拔出气管导管，进行无创辅助通气。

2. 密切观察患儿生命体征，如血氧饱和度、胸廓起伏、呼吸音、心率等。协助医生，完成胸部 X 线片和血气分析的检查。

3. 使用 PS 的患儿 6 小时内勿翻身、拍背和吸痰,除非有明显的呼吸道阻塞症状。

4. PS 合成酶对缺氧、寒冷和酸中毒比较敏感,为了避免自身 PS 合成减少,所以 RDS 患儿更加需要保暖。

5. 严密观察患儿病情,有无并发症的发生。PS 使用后患儿的肺顺应性会改善,应及时降低呼吸机参数以免发生气漏。

三、气漏患儿的护理

新生儿气漏综合征是指气体游离在肺腔外,包括气胸、纵隔气肿、心包积气、皮下气肿、气腹、间质性肺气肿。气漏发生率约占正常足月儿的 0.07%~1%,以下重点讲气胸的观察及护理。

(一)协助医生行胸腔穿刺

患儿出现一侧或双侧胸廓运动减弱、呼吸音消失,需警惕患儿发生了气漏,可完善肺部超声和/或胸部 X 线片辅助诊断,生命体征稳定的少量气胸只需密切监测;中~大量气胸,伴呼吸困难明显、血氧饱和度维持欠佳者需行胸腔穿刺;张力性气胸需行胸腔闭式引流,即将 10~12Fr 的胸腔引流管放入胸腔,最好置管位于腋前线 4~5 肋间,并连接闭式引流瓶。

(二)胸腔闭式引流术的护理要点

1. 妥善固定胸引管,置管后采用无菌敷贴覆盖,每班观察记录导管外露长度,保持胸壁引流口处敷料清洁干燥,渗出液多时,应及时通知医生更换并准确记录引流量。

2. 保持管道密闭 引流瓶连接正确,连接 -20~-10cmH_2O 的低负压吸引装置。引流瓶液面要低于胸腔出口平面 60~100cm,观察引流瓶长管内的水柱波动,有无气泡溢出。水封瓶长管要埋于灭菌水液面下 3~4cm,并保持直立。随时检查装置的密闭性,引流管有无脱落,有无漏气。移动患儿、更换引流瓶时,需要双重夹管,防止空气反流入胸腔。引流管接口脱落时要立即夹闭或反折近胸端引流管。引流管自胸壁伤口脱出,立即用无菌纱布覆盖并压迫,防止气体进入胸腔和渗血过多,通知医生处理。

3. 保持引流管通畅 引流管有血块时,则按需正确挤压引流管。近年来,主动挤压引流管的做法受到质疑。Charnock 等在其系统综述中总结发现,不管是否挤压,引流管都能够保持通畅;而

挤压引流管时,管内产生强大的负压,有可能引起胸膜组织损伤,增加患儿痛苦。建议只在管道出现血块阻塞时才挤压,并且只在阻塞部位局部挤压以保证产生最小的负压。方法为捏紧引流管的远端向胸腔的方向挤压,再缓慢松开捏紧的引流管防止引流瓶中液体倒吸。

4. 评估患者生命体征及病情变化,观察引流液的颜色性质,如发现患儿气促、心动过速、面色灰暗、皮肤花纹、发绀等情况提示有活动性出血的可能,及时通知医生。

5. 拔管 闭式引流瓶无气泡冒出或液体流出时可夹闭引流管,24 小时后患儿呼吸平稳,双侧呼吸音对称,皮肤无青紫,胸部 X 线片显示气胸消失,方可拔管。医生拔出胸腔闭式引流管,同时用无菌敷贴贴紧引流口,避免空气进入胸腔引起气胸,24 小时后撕去敷贴,观察伤口愈合情况,以无菌敷料覆盖,注意保持伤口的干燥,如有渗液、渗血应及时更换。

6. 拔管后密切观察患儿呼吸,有无憋气、皮下气肿、伤口渗血渗液等症状,有异常及时通知医生处理。

四、肺出血患儿的护理

新生儿肺出血是指肺大量出血,至少影响 2 个肺叶。常发生在许多疾病的晚期,是新生儿死亡的重要原因之一。提前做好应急措施,当机械通气患儿出现肺出血的时候,配合医生进行急救。

(一)病情观察

1. 观察患儿全身情况 避免体温骤升、骤降,加重肺出血。注意保暖,尤其是四肢末端肤温,同时观察患儿神志、瞳孔、前囟张力、肌张力、原始反射、皮肤黏膜有无出血点及瘀斑,穿刺点有无出血不止,凝血时间延长、大便颜色等情况,动态监测血压的变化。

2. 氧疗效果 密切观察患儿呼吸变化、胸廓起伏及听诊有无湿啰音、双侧呼吸音是否对称,胸廓振动幅度及范围,观察口咽部及气管内吸出物是否为血性分泌物。

3. 辅助检查结果 通过监测血气分析或经皮氧分压等了解 pH、PaO_2、PaCO_2 的变化判断肺通气换气功能;动态随访血常规,注意红细胞、血红蛋白、血小板的变化,判断出血有无停止。

（二）吸痰

1. 选择型号相符的密闭式吸痰管,吸痰时不用脱断开呼吸机,保证气道持续压力,有助于止血及维持肺容量,避免心肺系统不稳定。

2. 频繁地吸引不利于止血及吸收,不常规拍背、吸痰,根据患儿 SpO_2、肺部啰音综合评估,按需吸痰,尽量延长吸痰间隔时间。吸痰时调节负压 60~100mmHg,吸引时间少于 10 秒,注意建议采用浅吸法,插入深度为气管导管长度加外接长度,吸引 1~2 次,避免气道损伤和再次出血;吸痰前提高吸入氧浓度 10%~20%,以减少低氧血症的发生,缩短恢复生理指标的时间。

（三）体液管理

1. **建立动脉静脉通道**　高频通气时,较高的 MAP 减少静脉回流,可能会导致低血压。护理时可建立有创动脉血压监测,持续动态关注患儿血压变化;患儿常使用的多巴胺、肾上腺素等血管活性药物对静脉刺激性较大,建议经腋静脉、PICC、CVC 等中心导管给药。

2. **静脉补液**　根据生理需求及容量状态选择补液量,使用微量泵 24 小时匀速泵入,记录 24 小时液体出入量,防止输液过快、过多,引起心力衰竭、肺水肿,从而加重肺出血。

3. **气管内给药**　患儿气管内有血性分泌物,清理呼吸道后使用 1:10 000 肾上腺素管内滴入收缩血管,若出血未停止可重复使用,用药后不宜频繁吸痰。

（四）镇静镇痛管理

保持患儿处于安静状态,为了减少刺激,治疗和护理操作应集中进行。遵医嘱使用镇静、镇痛剂,防止患儿躁动致体位改变影响通气效果及加重肺出血。

（李宏　周红）

参考文献 ·

1. Thatrimontrichai A, Rujeerapaiboon N, Janjindamai W, et al. Outcomes and risk factors of ventilator-associated pneumonia in neonates [J]. World J Pediatr, 2017, 13 (4): 328-334

2. 李淑涓, 蒋思远, 张羿, 等. 新生儿重症监护室出生胎龄<34 周早产儿呼吸机相关肺炎的多中心流行病学调查 [J]. 中华儿科杂志, 2017, 55 (3): 182-187

3. Sands KM, Wilson MJ, Lewis MA, et al. Respiratory pathogen colonization of dental plaque, the lower airways, and endotracheal tube biofilms during mechanical ventilation [J]. Journal of critical care, 2017, 37: 30-37

4. 魏璐, 张先红. 新生儿呼吸机相关性肺炎与生物膜的关系研究进展 [J]. 儿科药学杂志, 2018, 24 (10): 61-65

5. 徐南. 新生儿呼吸机相关性肺炎的高危因素 Logistic 回归分析 [J]. 实用临床医药杂志, 2016, 20 (11): 87-90

第五节　感染的预防及护理

随着机械通气的广泛应用,机械通气可并发呼吸机相关性肺炎（VAP）、败血症等疾病严重危害着新生儿的健康,甚至危及患儿的生命。其中 VAP 在临床上常见,国外有报道,NICU 患儿的 VAP 发生率约为(1.1~9)/1 000 呼吸机日。大量临床实践研究报告显示,集束化护理对降低新生儿机械通气感染率、VAP 发生率具有重要意义。

一、感染的菌种

近年来,新生儿院内感染以革兰氏阴性菌的检出率较高。监测细菌定植的大量研究表明,革兰氏阴性杆菌是 NICU 中患儿主要的定植菌群,其中以肺炎克雷伯菌和大肠埃希菌最常见(63%),最常见的革兰氏阳性定植菌为屎肠球菌。一项针对全国 25 家医院三级 NICU 收治的出生胎龄<34 周患儿 VAP 的多中心流行病学调查研究结果显示,在引发新生儿 VAP 的病原菌中有超过 90% 的菌株为革兰氏阴性菌,构成比例前三位的病原菌为鲍曼不动杆菌、肺炎克雷伯菌和铜绿假单胞菌。也有少量报道指出新生儿 VAP 的细菌感染容易合并真菌感染,可能与长期应用广谱抗菌药物导致菌群失调有关。

二、感染途径

1. NICU 是一个特殊的环境,其发生感染的机会比普通病房高 2~10 倍,而细菌的耐药程度严重,如耐甲氧西林葡萄球菌(methicillin-resistant staphylococcus aureus,MRSA)等耐药菌易见于 NICU。

2. 新生儿气道相对狭窄,弹性纤维及肌肉发育不完善,管壁易变形、塌陷,黏膜柔嫩,血管丰富及纤毛运动差,不仅容易发生感染,而且容易阻塞,出现呼吸困难。

3. 新生儿机械通气多为经口插入气管导管,气管插管破坏了呼吸道的防御屏障,削弱咳嗽反射和纤毛运动,使分泌物排出困难,影响分泌型 IgA 功能;气管导管周围分泌物的淤积和下漏,使细菌极易进入支气管和肺泡;上气道以及口腔分泌物可在导管里形成一层生物膜(biofilm,BF),BF 含有大量细菌。除口、咽部极易细菌定植外,随着住院时间延长,细菌种类与数量逐渐增多,且随着气管导管内的气流作用、拍背吸痰、更换体位等操作,含有大量细菌的 BF 碎片可脱落进入下呼吸道,引起反复感染。

4. 新生儿机械通气时常规留置胃管,减弱了食管下括约肌、胃贲门括约肌功能,增加了胃食管反流及误吸的机会,通过呕吐和误吸逆行进入下呼吸道,引起细菌的定植和感染。

5. 机械通气的持续时间与 VAP 的发生密切相关,有研究报道机械通气时间每延长 10 天,新生儿 VAP 的发生率将增加 2.3%。

6. 机械通气过程中仪器及其配件的消毒不彻底、呼吸机管道回路的污染、冷凝水的反流均可引起细菌定植和进入终末细支气管和肺泡导致 VAP 的发生。

7. 医务人员不当的手卫生,侵入性操作或不当操作使气管导管生物膜脱落至肺部,均可导致感染。

8. 不合理使用抗生素导致耐药菌株增加,抗生素是引起口咽部菌群失调,病原菌(特别是革兰氏阴性杆菌和真菌)在口咽部定植增加的重要原因。

9. 无创辅助呼吸患儿不合理佩戴鼻塞/鼻罩导致患儿鼻中隔受压破损,为细菌的生长提供了营养灶。

10. 机械通气患儿大多病情危重,常有多器官系统的功能障碍,全身状态较差,免疫功能受损,加上由母体获得的免疫球蛋白含量相对较少,抗病菌能力弱,极易引起细菌感染。而且患儿对于感染的反应能力低下,早期无典型的临床征象,感染发展到一定程度容易出现病情迅速恶化,并难以控制。

三、高危因素

包括:①早产儿;②低出生体重儿,特别是出生体重<1 500g 的极低出生体重儿;③住院时间长,不合理使用抗生素;④呼吸道疾病、免疫缺陷、胃食管反流;⑤多种侵入性操作,如反复吸痰、持续管饲等;⑥机械通气超过 48 小时或反复插管等;⑦PICC、CVC、UVC/UAC 等导管留置患儿。

四、预防与护理

(一)病房环境管理

1. 新生儿病房应做到环境舒适、安静、整洁,保证空气清新与流通。温湿度适宜,室内温度保持在 22~24℃,湿度保持在 55%~65%。

2. NICU 布局合理,每床净使用面积 ≥ 6m²,床间距 ≥ 1m。每天不少于 2 次,每次 30 分钟的定时通风。病室可使用空气净化机,有条件的医院可采用空气层流系统消毒净化空气,通过空气过滤、层流以及维持室内正压状态来维持无菌环境。有条件的 NICU 可采取十万级层流净化,每季度进行一次空气培养,空气培养保证菌落数在 20CFU/m³ 以下。层流净化病房须定时更换初、中、高效过滤器保证层流效果,初效过滤器每周清洁一次,中效过滤器每 3 个月更换一次,高效过滤器每 1~2 年更换一次。

3. 保证 NICU 环境清洁,湿式拖地至少 2 次/d;床头每天采取一床一巾,湿式清扫;每月对病区进行彻底清扫。

4. 暖箱每天予 500mg/L 的含氯消毒液擦拭外壁,内壁用清水擦拭,滤过膜每周清洗消毒一次,每周更换暖箱。

5. 保证床单元清洁干燥无污染,保证足够的床间距,做好基础护理,防止皮肤感染。

6. 设置隔离区与非隔离区,分开放置感染患儿与非感染患儿,多重耐药菌感染的新生儿无条件单间隔离时采取床旁隔离。当护理耐药菌感染以及其他因素需要隔离的患儿时应该穿隔离衣,同种同源菌种单独放置(有条件的单位可采用负压隔离室进行隔离)。在患儿床单元张贴醒目标识,提醒工作人员洗手以及戴手套,护理人员固定,诊疗用品专用,避免患儿之间的细菌传播。

7. 探视通道接待家属后应做好地面与环境的清洁消毒,外来人员进出 NICU 时需更换隔离衣并严格做好手卫生。

(二)仪器、设备管理

1. 保持器械、设备清洁 体温计、听诊器、吸引装置、复苏囊、模肺等一人一用,用后及时消毒处理。每月对病房内所有仪器表面进行细菌培养,培养结果 $<5CFU/cm^2$ 为合格。

2. 呼吸机外壳及面板应每天使用中水平消毒剂清洁消毒 1~2 次。

3. 呼吸机外部管路及配件应一人一用一消毒或灭菌,长期使用者应每周更换,送供应室进行彻底清洗消毒。有条件者最好使用一次性呼吸机管路。一次性使用的医疗器械、器具应当符合国家有关规定,不得重复使用。

4. 呼吸机内部管路的消毒按照厂家说明书进行。压缩机和主机空气滤网则每周清洁 1 次,如果发现呼吸机管路污染,立即予以更换。

5. 呼吸机管路湿化液应使用灭菌注射用水,每 24 小时更换。

6. 回路管道上的冷凝水细菌浓度高,冷凝集水杯保持低位,每 2~3 小时倾倒 1 次,清理时避免倒流入气道。

7. 呼吸机旁放有用于倾倒冷凝水的积水桶,积水桶内装有的 1 000mg/L 含氯制剂需每天更换。

8. 呼吸机管路摆放合理,避免牵拉,避免管道脱落、弯折等现象,避免因患儿躁动等导致管道脱出或移位。给患儿翻身时,要将螺纹管放置于气管导管之下,减弱呼吸机管道受到外部感染的风险,改善通气功能。

9. 多重耐药感染的患儿使用过的呼吸机,停用后应将呼吸机内盒取出高压灭菌消毒,呼吸机静置一周以上才能再次使用。

10. 专人管理呼吸机及配套管路等装置,消

毒灭菌后由专人负责登记并保管。

(三)集束化护理

集束化护理由美国健康促进研究所首先提出,是指集合一系列有循证基础的治疗及护理措施,来处理某种难治的临床疾病。根据美国 2014 年《医院获得性感染的预防:更新指南》VAP 的防控措施包括避免气管插管(如有可能,使用无创);尽量缩短机械通气时间;避免镇静,每天评估拔出气管插管的可能性;常规进行口腔清洁(使用无菌水);尽量减少呼吸机管路脱开,仅在管路发生污染或故障时更换。由于 VAP 发病率高,一旦发生不仅延长住院时间,增加费用,甚至威胁患儿生命,故采取必要的措施预防 VAP 的发生尤为重要。VAP 的预防主要措施包括:

1. 由护士长、感控护士和多名专科护士组成集束化护理小组,根据循证方法制定集束化护理方案,培训并考核,合格者方可对机械通气患儿进行护理。在患儿机械通气期间,每天有 1 名小组成员对患儿的护理质量进行监督。

2. 严格掌握机械通气上机、撤机指征,尽量减少机械通气时间,减少二次插管的概率,避免多次反复插管。72 小时内撤机者,发生 VAP 概率极低。病情许可的情况下,有撤机指征的新生儿应尽早撤机,撤机后可使用无创呼吸支持模式过渡。

3. 减少镇静药物的使用 使用镇静剂可抑制患儿咽反射,容易导致胃内容物反流和误吸,深度镇静可能会导致患儿脱机困难,增加 VAP 的发生率。

4. 手卫生 洗手是预防 VAP 最为有效的方式。严格执行手卫生,每张病床都要配备快速手消毒液,集中进行操作时或手无明显污染时可用快速手消毒液消毒双手,当可能接触口腔或者气管分泌物时应该戴手套。做好手卫生是减少 VAP 有效、简便的重要措施之一。

5. 气管导管内吸引 ①在进行与气管相关操作时应严格遵守无菌技术操作规程。②患儿痰量过多时容易由于气道压力过高而喷出,开放式吸痰操作会产生大量的微生物气溶胶,污染各种物体表面,容易造成医务人员和患儿的交叉感染。使用密闭式吸痰管能避免患儿气道中的微生物向空气中传播,医务人员也可避免接触分泌物及近距离飞沫而感染。同时,已经证明密闭式

吸痰管应用于机械通气患儿的吸痰可保证整个吸痰过程中气道压力的相对稳定,减少肺泡萎缩,减少低氧血症的发生。③提倡按需适时吸痰,准确判断吸痰时机,最大程度地减少不必要的气管内吸引次数。避免将定植在气管导管表面的病原菌或生物膜带入下气道,减少感染的机会。④气道湿化:中华医学会重症医学分会在《机械通气临床应用指南(2006)》中指出,不论何种湿化,都要求进入气道内的气体温度达到37℃,相对湿度100%,以更好地维持黏膜细胞完整,纤毛正常运动及气道分泌物的排出,降低呼吸道感染的发生。

6. 体位管理　如无禁忌证常规抬高床头30~45°,并根据病情决定翻身频率,一般2小时翻身1次,可仰卧、左侧卧、仰卧、右侧卧交替进行,必要时进行俯卧位通气。配合胸部物理治疗,即叩击、震颤胸部体表及体位引流,促进大小气道的分泌物排出,及时清除口咽部、呼吸道的分泌物,增强吸痰效果。

7. 鼻饲喂养　在机械通气患儿中,胃内容物反流很常见,半卧位可减少胃内容物反流进入下呼吸道。患儿鼻饲喂养时注意胃管不能过高,不能过粗,可选择6~8号胃管,保持鼻饲速度均匀、缓慢,或使用重力喂养。先吸痰后鼻饲,尽量避免在进食后30分钟内吸痰,一次性喂养量不宜过大,防止胃内容物反流。

8. 抗酸药物的使用　在喂奶前10~15分钟使用胃动力药,可在一定程度上减少反流误吸。但抑酸药可使胃酸pH升高,不能抑制胃腔中细菌生长且影响小肠内的细菌定植,而增加VAP的发生。

9. 口腔护理　加强口腔护理,评估口腔状况,保持口腔清洁,预防感染。选用口腔护理溶液,口腔pH>7选用2%~3%硼酸溶液;pH<7选用1%~4%碳酸氢钠溶液;pH值为7用0.9%氯化钠溶液。口腔细菌培养,选择适合的口腔清洁液,每4小时1次进行,可减少口咽部细菌定植。

也有研究显示,单独使用2%的碳酸氢钠或制霉菌素两种口腔清洁液对预防新生儿VAP有显著效果。

10. 加强营养　营养不良易造成呼吸肌无力,很难脱机。加强营养对于机械通气患儿十分重要。通过各种营养途径纠正低蛋白血症,维持水电解质和酸碱平衡。

11. 根据药物敏感试验合理地选择抗生素。多种抗生素联合用药超过一周,特别容易并发真菌感染,应加强对痰液及大小便的真菌监测,防止全身真菌感染。

本节内容可参考视频11机械通气患儿的管理。

视频11　机械通气患儿的管理

(符　婕　周　红)

参考文献

1. Nair NS, Lewis LE, Dhyani VS, et al. Factors Associated With Neonatal Pneumonia and its Mortality in India: A Systematic Review and Meta-Analysis [J]. Indian Pediatr, 2021, 15; 58 (11): 1059-1061

2. 吉张艳, 王红霞. 胎龄<34周早产儿呼吸机相关肺炎的影响因素分析 [J]. 中国妇幼保健, 2018, 33 (17): 3939-3941

3. Shen L, Wang F, Shi J, et al. Microbiological analysis of endotracheal aspirate and endotracheal tube cultures in mechanically ventilated patients [J]. BMC Pulm Med, 2019, 19 (1): 162

4. 党晓平, 胡小剑, 郑玲芳. 新生儿呼吸机相关性肺炎气管导管尖端生物膜菌群分析及其临床意义 [J]. 临床肺科杂志, 2021, 26 (12): 1829-1833

5. 丁利, 宋伟, 朱雪萍. 新生儿呼吸机相关性肺炎病原学及不良预后高危因素分析 [J]. 中国实用儿科杂志, 2020, 35 (11): 877-880

第十九章

呼吸机的管理与维护

呼吸机合理的管理和正确的维护,有助于降低呼吸机故障率,延长呼吸机使用寿命,强化医护人员对呼吸机知识的储备,保证机械通气患儿的安全。

第一节　呼吸机的管理

一、呼吸机管理的必要性

(一) 相关文件

国际标准化组织 ISO/TC210(医疗器械风险管理及相关的通用问题技术委员会)与 IEC/SC62A(医疗行业电子设备常见问题委员会)联合起草,于 2007 年 3 月 1 日发布了 ISO 14971-2007 "医疗器械:风险管理对医疗器械的应用"。2008 年 4 月 25 日国家食品药品监督管理局发布 YY/T0316-2008 "医疗器械:风险管理对医疗器械的应用"。根据 ISO 14971 "医疗设备风险评价指南",呼吸机属于风险最高的医疗设备之一。

(二) 医疗器械风险级别的确定依据

1. **使用目的**　用于生命支持、治疗、监护、诊断、与患者直接接触、与患者无接触,与患者医疗无关。

2. **故障后果**　致死、伤害、治疗差错、不舒适感、延误诊疗、不发生任何问题。

3. **设备的特性**　电子类设备、机械类设备、有活动部件、有需定期更换的部件、存在系统性关联停机、需定期清洁。

4. **设备的安全性能**　患者情况异常报警、故障报警、声光报警、故障信息提示、连续的后备测试、机械安全保护、连续的操作警告、开机自检、手动自检。

5. **致死状态**　直接致死、间接致死、不发生。

6. **使用频率**　使用频率高、使用频率较高、使用频率低、几乎不用。

(三) 医疗器械风险级别与维护

医疗器械风险级别分为:超高风险类、中高风险类、中风险类、低风险类、无风险类。根据风险级别不同,维护间隔要求不同(表 19-1-1)

表 19-1-1　医疗器械预防性维护的时间间隔

风险分类	预防性维护间隔/月
超高风险类	3
高风险类	6
中风险类	9
低风险类	12
无风险类	24

呼吸机属于超高风险类医疗器械,是主要

的急救设备,必须严格执行对呼吸机的重点管理。

二、必要的设备配置

1. 根据科室自身业务情况,配备一定数量功能齐全的呼吸机,并保证一定的日常空闲量,以确保应急使用。

2. 配备一定数量的备用设备,在呼吸机不能正常使用时可应急使用(如呼吸球囊)或者医院电源气源发生故障时应急使用(如后备电源、空气压缩机、瓶装氧气)。

三、制定完善的呼吸机管理制度

1. **日常管理制度**　包括设备及配件的日常存放保管、使用后的清洁消毒。

2. **日常维护制度**　包括设备定期的性能检测和维护,超过使用寿命的消耗品和易损件的及时更换。

3. **呼吸机报废制度**　已经不能修复的设备停用和报废,避免留下安全隐患。

4. **呼吸机技术档案管理**　建立每台呼吸机的技术档案,机器的技术资料统一归档。将各种维修、更换、校正记录详细备案,将每次出现的故障修理情况、定期维护内容、维护人员、使用情况详细登记。记录维修的部件、误差或损坏的程度、时间,更换零件的名称、时间、数量等以便核查。

5. **呼吸机质量控制制度**　目前国内并未针对呼吸机实施计量强检,若条件允许建议定期实施符合性测试,主要包括机械通气性能与电气安全测试。此外,呼吸机附件如湿化器、气源及电源也需质量控制。

四、人员培训

国内外研究显示,在呼吸机的保修原因中,使用错误占绝大多数,真正发生呼吸机主机和空气

压缩机的硬件故障的比例不到20%,并且呼吸机的使用与患儿的病情密切相关,因此非常有必要设立呼吸机专人管理、对操作呼吸机的人员进行专业培训及考核。

(一)呼吸机管理人员应具备的素质

1. 熟悉呼吸机的结构性能,尤其是对于各零部件如呼吸阀、测压管、主机内外气道管路的拆卸安装方法及要求应详细掌握,不可盲目粗暴操作,避免精密部件损坏。

2. 设立一机一卡,卡片内容包括呼吸机操作规程和设备维修方式,以便发现问题能够及时联系维修。

3. 详细了解呼吸机的消毒要求,保证呼吸机各部件消毒后能备用。

4. 详细阅读说明书,掌握所在监护病房内各种呼吸机的检测方法和使用方法。

5. 能正确识别并排除呼吸机的一般故障,以便正常使用呼吸机。做好使用、维修、校正、消耗品更换及保养记录,以便检查。

6. 制作不同品牌型号的呼吸机操作使用流程简图及注意事项卡片,挂于机身,方便查阅学习。

(二)呼吸机相关医护人员培训内容

1. 机械通气治疗的基础理论知识,如呼吸生理学知识、通气模式等。

2. 科室主要疾病的通气治疗及护理方法。

3. 新进设备的操作及消毒方法,有条件者,建议进行品牌系列化采购,初始培训之后的培训会相对简化,甚至不需要大量重复培训。

4. 建立操作卡,注明操作程序和注意事项。

(吴娜娜　周　红)

参考文献 ·······························

张臣舜.呼吸机应用与维修[M].昆明:云南科技出版社,
2011.

第二节　呼吸机的维护

一、呼吸机的日常维护

（一）呼吸机的保管

1. 建立合理的保管方法，急用时能即刻获取，取用方便。

2. 机器配件，如呼吸管道、模拟肺等配件应放置在能随时取用的固定位置，确保每位可能使用呼吸机的人员知晓保存位置。

3. 处于备用状态的呼吸机，需要使用防尘罩保护，并且在显著位置挂上"备用状态"标牌，固定位置放置，确保足够空间存放，避免移动呼吸机时，造成机器和配件的损坏。放置备用呼吸机的空间需保持清洁、整齐并定期通风。

4. 做好防热、防潮、防震和防腐蚀措施，呼吸机的表面导线和需要经常消毒的零件需要避免与强酸强碱液体接触。

（二）呼吸机的例行检查

1. **专人管理呼吸机设备**　管理人员应每天检查设备和配件，发现设备出现异常现象或配件不全，应立即与维修人员联系或补充配件。

2. **例行检查**　按照指定的维修保养制度，定期检查所有呼吸机，发现问题及时处理。需进行的检查和测试有：①机器的组装是否完整；②测试辅助报警和停电报警、呼吸阀门、空气氧气转换阀门、安全阀门；③流量传感器、氧气传感器、二氧化碳传感器的校准；④测试管路系统的防泄漏性能；⑤检查管道系统的顺应性和阻力；⑥检查直流电源装置是否准备就绪，测试转换到电池模式。在下一次校准之前，即使设备处于关闭状态，都会一直存储上一次检查得出的测试结果、传感器的校准值和清零值。如果在执行设备检查后更改了管路系统、湿化类型或患者模式，则启用设备前，必须重新检查测试。

3. **定期除尘**　定期为呼吸机除尘，包括清洗过滤网、用吹风机清除舱内积尘。若机器内积尘过多，会使患儿吸入不洁净气体，并且缩短压缩机及配件使用寿命。机器透气性不好，造成压缩机工作时因过热而停转，或电路板故障出现干扰和误触发。

4. **特殊问题处理**　特别应注意对机器储电池的检查，发现储电池失效应及时更换，虽然医院要求双线供电，停电机会很少，但应重视检查储电池的重要性，以备紧急使用。氧浓度、气体流量等指标的检测误差增大时，应及时更换氧传感器氧电池盒。流量传感器所使用的呼吸管路的顺应性应符合机器的要求，更换不同的管路应进行正确的顺应性补偿校正。

（三）呼吸机的预防性维护

1. **定期维护保养**　见表19-2-1。

表 19-2-1　呼吸机定期维护主要内容

维护周期	维护对象	维护方法
每周或需要时	空气压缩机过滤器	清洁（清水清洗，晾干还原）；环境中粉尘较多时，应增加清洁次数
	呼吸机冷却风扇过滤网	
每6个月	整机	进行全面自检
每12个月	空气压力传感器、气道压力传感器、流量传感器、呼气阀	根据说明书进行定标和测试
	整机	检查机器的机械破损情况、标识完整情况
	气源过滤器	更换；需要时可提前更换
每12个月或100次高温高压灭菌后	重复使用的细菌过滤器	更换
每2年或需要时	氧电池、蓄电池	更换；实际使用寿命随操作环境条件有所不同
每1万小时	整机（所有部件）	全面系统性能测试及调整、保养

2. 其他需要定期维护保养项目　①加温湿化器：湿化器的气体进出口都有明显的标记，将湿化器接入回路时，不要将进口和出口接反，否则会影响湿化效果。湿化罐在每个患儿使用后要进行一次清洁消毒，如长期使用应每周更换 1 次。注意湿化液只能是蒸馏水或灭菌注射用水，以避免液体形成结晶物，影响和损坏加温加湿器的功能。②蓄电池：如呼吸机未使用，每月至少对呼吸机的内置蓄电池进行 1 次保护性充电，充电时间为 10 小时以上。氧电池是电化学氧传感器，使用寿命一般为 1~2 年，需要定期更换，部分呼吸机需要经常进行氧浓度测量的定标。③空氧混合器：空氧混合器是氧浓度的调节器，若压缩气体的水进入其中，可使橡皮垫圈膨胀、老化而将通气眼堵塞，导致空氧混合器无气体输出，主机工作压力为零，需定期排水。④呼吸机的控制面板：呼吸机控制面板有保存数据用的锂电池，5 年需更换 1 次。⑤注意机器的散热风扇工作是否正常，有的机型风扇要等机箱内温度升高到一定温度时才旋转，机箱内温度低时风扇不转不是故障。通过装机、检测、保养后的呼吸机，处于备用状态长期不使用时，建议定期通电运转 1 小时。

（四）呼吸机使用前的检查

1. 电源和气源检查　检查主机、空压机、湿化器的电源线插头是否松动，通电是否正常。将呼吸机连接模拟肺，检查氧气源和空压机压力是否下降过多。出现气源低压报警，在呼吸机进行大流量通气时，气源压力有一些小的波动是允许的。空压机有压力指示表，指针始终在正常的压力范围（一般标识为绿色）以内即可。当使用空压机供气时，因空压机工作时有一定的震动，可能造成机器本身的电源插件有轻微接触不良或连接不牢，在使用过程中容易发生故障。

2. 管道气密性检查　采用潮气量测定、压力下降和耳听手触等方法检查呼吸机的气路系统各管道、接口有无漏气。

3. 加温湿化器检查　设定加温湿化器的温度和湿度，检查呼吸机功能是否完好。

4. 参数检查　连接模拟肺，设定各种参数（呼吸次数、潮气量、气道压力和氧浓度），检查呼吸机模式、PEEP、FiO_2、呼吸频率和潮气量等是否准确。

5. 吸入氧浓度检查　检查呼吸机通过氧浓度电池测量的氧浓度与设定值是否一致。

6. 触发灵敏度检查　将触发灵敏度设置在较低值，用手挤压模拟肺，观察呼吸机是否被触发，注意挤压的手法要恰当。

7. 报警检查　检查漏气报警、压力上下限报警、窒息报警设置是否正常。

二、呼吸机使用中的维护

（一）呼吸机管路的维护

1. 检查呼吸机管道、人工气道是否正常，有无漏气、扭曲折叠现象。

2. 温度传感器探头、氧流量传感器、CO_2 检测传感器的接头应在呼吸机管道内保持向上状态，避免呼吸机管道内水汽对测量造成影响。

3. 检查测压导管内是否有水汽，及时清除，否则会影响压力测量结果。

4. 检查湿化罐是否需要加注湿化液，注意加注湿化液时需严密守护，湿化水保持在基线范围内，避免加注湿化液过多，引起管道或主机进水，造成患儿伤害或损坏呼吸机。

5. 积水杯处于呼吸机管道最低位置，及时清除水杯内的冷凝水，检查积水杯是否连接紧密、有无漏气。

6. 检查呼吸机主机的进气端、空气压缩机出气端的水汽分离器有无积水并及时清除。

7. 如果进行长时间机械通气，应每周更换呼吸机管道。

（二）机器滤网的清洗

检查呼吸机主机和空气压缩机散热通道的滤网，每周取下清洗一次，晾干或烘干后还原，保证通风散热效果良好，进气阻力符合要求。

（三）防意外发生

1. 注意呼吸机、空气压缩机及湿化器等设备的电源连接牢固，不宜将过多插头插在同一插座板上。不能插在带开关的插座板上，防止呼吸机使用过程中出现意外。

2. 将呼吸机轮子锁住，防止呼吸机移动。

（四）复查呼吸机参数及报警设定值

1. 交接班要核查呼吸机实际设定参数与记录值是否一致；报警设定值是否合适；核查气管导管深度。

2. 注意检查加温加湿器的性能,保护温控传感器,密切观察温度报警情况。

(五) 防电磁干扰

呼吸机受电磁干扰,可能某些检测结果会受影响,建议在呼吸机周围设置隔离区,张贴明显标志,提示禁止使用手机等电子产品。对医护人员进行防电磁干扰知识的教育,使大家意识到电子产品可能带来不可预知的危险。

(六) 氧电池维护

关机以前用纯空气通气5分钟,以排出管道内的高氧浓度气体,延长氧电池寿命。

三、呼吸机的清洁与消毒

(一) 呼吸机清洁、消毒的原则

1. 呼吸机外置管路及附件应达到一人一用一消毒或灭菌。

2. 呼吸机的消毒应先彻底清洗,尤其是接触患者的呼出气体部分如管道、加温湿化器和呼吸阀,可先用清洗剂冲洗,将其中的分泌物、痰痂、血渍和其他残留物彻底清除,然后消毒。

3. 消毒前应尽可能将连接部分彻底拆卸,拆卸后应立即送清洗、消毒。

4. 特殊感染患儿使用的呼吸机管路应单独进行清洗消毒,最好使用一次性呼吸机管道。

5. 如临床怀疑使用呼吸机患儿的感染与呼吸机管路相关时,应及时更换,清洗消毒处置管路及附件,并对呼吸机进行消毒。

6. 呼吸机各部件消毒干燥处理后才可保存备用,且备用时间不能超过1周。

(二) 呼吸机的清洁、消毒的基本要求

1. 加强使用呼吸机的清洗、消毒的质量监督检查工作,有效控制呼吸机相关肺炎的发生。

2. 为保证患儿安全,结合科室实际情况制定切实可行的呼吸机管路清洗消毒的管理制度,并认真登记、落实。

3. 进行呼吸机消毒工作的人员,应当具备呼吸机清洗、消毒方面的知识,接受相关医院感染管理知识培训,严格遵守有关规章制度。

4. 工作人员清洗消毒呼吸机时,应当穿戴必要的防护用品。

5. 使用的消毒剂、消毒器械或者其他消毒设备应符合消毒管理办法的规定,消毒处理过程中应避免物品再次污染,使用化学消毒剂消毒后的呼吸机管路应用无菌蒸馏水彻底清洗。

6. 对呼吸机管路的消毒效果定期进行细菌学检测。

(三) 呼吸机的日常清洁与消毒

1. 机器表面的清洁　不与患儿直接接触的呼吸机和压缩机外壳用清水擦拭,每天1次即可,若被痰液、血渍或其他分泌物污染,可用含氯消毒剂进行擦洗消毒。

2. 呼吸机湿化罐的湿化液24小时彻底更换1次。

3. 呼吸机冷凝水的处理　呼吸机积水杯应处于管道最低位,杯中的冷凝水应及时清除,集中收集,倒入含氯消毒剂溶液中消毒并每天更换消毒溶液。

4. 长时间使用呼吸机,每7天需更换呼吸机管道1次。

5. 呼吸机主机过滤网和防尘装置,需用清水洗净表面灰尘,晾干或烘干后还原,每周清洁1次,无需常规消毒。

(四) 终末消毒

呼吸机停用后需彻底清洁、消毒,根据呼吸机的各部件、性能不同,选用不同的清洁和消毒方法。在清洁消毒之前需正确拆卸,在拆卸呼吸机管道之前,应认真阅读呼吸机说明书,了解其结构,不可盲目拆卸。按说明书的步骤和要求缓慢拆卸,不可粗暴操作,以免损坏管道和部件。注意保护压力、流量及温度传感器。

1. **需清洁的部件**　呼吸机的主机和空气压缩泵的外壳,需用清水擦拭,必要时用含氯消毒液进行擦拭;空气过滤网(包括空气压缩泵和部分呼吸机主机中可清洗的过滤网),需从机器中取出过滤网用流动水冲洗后晾干,或用吸尘器吸净灰尘后放回原位;呼吸机内部不能拆卸的部分可用小功率吸尘器吸尘,或用小吹风机吹尘。

2. **需消毒的部件**　凡是连接患儿与呼吸机之间的螺纹管、连接管及接头、湿化器、雾化器和呼气阀等,需彻底消毒。呼吸机螺纹管、连接管、湿化器等物品送消毒供应室消毒;流量传感器,特别是呼出端的流量传感器极易被污染和损坏,进行长时间的机械通气,患儿的分泌物、冷凝水、雾化治疗用的药物残液会吸附在流量传感器的铂金

丝上,影响传感器的测量精度,甚至可见霉斑,可用多酶清洁剂清洗后,用75%酒精浸泡消毒,时间为30~60分钟,取出后自然晾干;湿化器的加热加温部分和温控传感器探头的金属部分,可用75%酒精擦拭,不能用消毒液浸泡,以免影响加热功能和降低其感温的准确性。呼气阀及模拟肺可用75%酒精或含氯消毒液浸泡30分钟。

3. 特殊感染患儿使用后的呼吸机消毒　特殊感染患儿尽量使用一次性呼吸机管道,使用后即丢弃。不是一次性物品使用后,需要进行严格的消毒灭菌,可以进行灭菌的配件、管路需按要求进行灭菌,可采用高温高压灭菌或消毒液浸泡等方法;机器表面包括面板用含氯消毒液擦拭,再用清水擦拭;用紫外线照射方法进行整机消毒。

四、呼吸机报警及常见故障

呼吸机通过声光信号引起医护人员对设备状态及患儿的关注,并通过信息提示帮助医护人员对设备报警做出及时、恰当的处理。美国呼吸治疗学会(The American Association for Respiratory Care,AARC)推荐将呼吸机报警按其优先和紧迫程度分为三等级:第一等级为立即危及生命的情况,通常为连续的声光报警,声音响亮尖锐,需要医护人员立即响应处理;第二等级是可能危及生命的情况,声音柔和,需要医护人员及时处理;第三等级是不危及生命的情况,声音柔和,不连续,需要医护人员加以注意。

(一)输入能源报警

1. 断电报警　主机电源的故障比较少,通常是电插头、医院的供电出现问题、稳压器或逐渐的保险丝熔断等原因。检查电插头和供电情况,重新通电或更换保险丝可排除报警。

2. 空气源或氧气源报警　空气源报警应是压缩机故障,氧气源报警可能是瓶装氧气已耗尽或中心供氧出现问题,或空氧混合器出现故障。检查空气压缩机,确定是否为空气压缩机压力不够、电源未接通或接触不良或开关未打开;检查氧源和空氧混合器。报警无法解除,应更换呼吸机,做好登记,报维修。

(二)控制回路报警

原因可能有呼吸参数不相容、呼气阀失灵、

传感器故障或机内回路漏气等。检查呼吸机,若报警不能排除,更换呼吸机,做好登记,报维修。

(三)工作参数报警

1. 气道压力高限报警　见表19-2-2。

表 19-2-2　气道压力高限报警

原因	处理方法
1. 气道支气管痉挛(常见于哮喘、缺氧,湿化不足或湿化温度过高、气道受物理刺激、气管插管移位变化)	解痉,针对病因,对症处理
2. 气道内痰液潴留,不易吸出或吸痰不充分	充分湿化,正确吸引,加强翻身、拍背、体位引流
3. 气管导管位置不当	重新确定气管导管位置
4. 患儿肌张力增加、刺激性咳嗽、出现新的合并症(如肺炎、肺不张、肺水肿、张力性气胸等)	给予镇痛、镇静药物,合理调节呼吸机参数(如FiO$_2$、PEEP),气胸患儿应及时引流
5. 高压报警设置过低	合理设置报警上限

注:FiO$_2$:吸入氧浓度;PEEP:呼气末正压。

2. 气道压力低限报警　见表19-2-3。

表 19-2-3　气道压力低限报警

原因	处理方法
1. 漏气、充气不足	检查气管导管位置,必要时更换气管导管
2. 呼吸机管道破裂、漏气、断开或连接不紧	患儿出现缺氧症状时,使用简易呼吸器进行人工通气,仔细检查管道,排除故障,必要时更换呼吸机

3. 氧浓度报警　可能原因为设置的氧浓度报警上下限有误、空氧混合器失灵或氧电池耗尽。处理方法为正确设置报警限值、更换空氧混合器或氧电池。

4. 窒息报警　属于第一等级呼吸机报警,需要紧急处理,呼吸机在预设的时间内未检出呼吸时即发出该警报。原因有患儿无力触发呼吸机、无自主呼吸、潮气量过低、呼吸频率过慢、呼吸机管道及连接处脱开漏气。处理方法为根据患儿情况调节通气模式、使用药物、调整呼吸机参数。

5. 分钟通气量高限报警　见表19-2-4。

表 19-2-4　分钟通气量高限报警

原因	处理方法
1. 患儿呼吸频率过快（常见原因有缺氧、通气不足、疼痛刺激、烦躁不安、触发灵敏度设置过低）	增加吸氧浓度、加大通气量、应用镇痛镇静药物、合理调整触发灵敏度
2. 呼吸机流量传感器进水或堵塞	及时清除积水和堵塞物
3. 高限报警设置过低	合理设置报警限值
4. 雾化	雾化时监测呼吸机参数，避免假阳性报警，安装细菌过滤器，减少呼出端过滤器堵塞
5. 通气模式不符合患者情况	根据临床情况设置调节通气模式

6. 分钟通气量低限报警　见表 19-2-5。

表 19-2-5　分钟通气量低限报警

原因	处理方法
1. 漏气：气管导管过小或导管气囊未注气/破裂、湿化罐密闭不严、管道破裂或脱开	更换合适的气管导管、气囊重新注气、检查管道各部件连接情况
2. 应用 PSV、SIMV、SIMV+PSV 模式时呼吸频率过慢	调整呼吸频率、后备通气频率，调整触发灵敏度，或更换通气模式
3. 流量传感器损坏	更换流量传感器
4. 低限报警设置过高	合理设置报警限值

注：PSV：压力支持通气；SIMV：同步间歇指令通气。

（四）呼出阻塞报警

由流量传感器端气道压力在呼气期间不下降引起。最常见的原因是管路被折叠和管路积水杯水满导致呼吸机呼出阻塞报警，将管路重新调整或将积水杯内液体倒掉即可。呼吸机管路积水会增加呼吸机人机对抗风险、损坏呼吸机呼出阀和流量传感器。积水量过大，会造成患儿呼吸机相关性肺炎，可能直接灌入患儿气道，导致窒息。建议医务人员在使用呼吸机时，每 2 小时查看积水杯内积水容量，当积水超过积水杯容量 3/4 时，及时将积水倒掉，减少呼吸机产生的呼出阻塞风险。呼出阻塞报警的原因还包括呼气回路堵塞、流量传感器堵塞等。

（五）风扇故障报警

呼吸机散热风扇通过呼吸机进风过滤器旁的温度传感器检测呼吸机内部温度，散热风扇无法正常运行时查看是否因为过滤网太脏，及时更换过滤网，再次开机，无警报声即可。

随着机械通气理论的不断完善，呼吸机控制、数据采集系统更加复杂，设备性能参数不断增加，将导致呼吸机的报警类型扩增。呼吸机报警与患儿状态、设备状态以及设备运行条件都密切相关。研究显示，85%~90% 的医疗设备报警都是假阳性报警，频繁应对假阳性报警会导致医护人员的报警疲劳，忽略了真正对患儿有危险的报警，导致错失对患儿进行有效治疗的时机。研究表明，大量假阳性报警是由于患儿体位变化，呼吸机管路移动造成的气道顺应性或通气频率瞬间变化，所导致的非有效触发或不准确事件触发的报警引起。呼吸机报警参数设置不当也是出现假阳性报警的常见因素。因此，加强报警管理、提高报警处置水平，加强人员培训，增强对报警的认知程度，可减少医护人员的报警疲劳，保障患儿的生命安全。

（六）常见故障

1. 电源故障　打开设备开关后，呼吸机上所有的指示灯都不亮，或者有些机型同时发出电源故障报警声。设备未通电或蓄电池失效，供电线路问题，如插座和机器接头接触不良，电源转接板损坏，机器电源线断线、保险管熔断或供电不稳定都可能造成电源故障。

2. 呼吸机气源不足　设备内部运行系统发生损坏时会出现气源不足现象，对呼吸气压带来较大的负面影响，引起供氧量不足，进而导致呼吸机无法正常使用。及时检查各个部件的运行状态，定期检查空气压缩机内部的运行状态，若存在堵塞、水凝异物等建议暂停呼吸机的使用，及时清除异物。

3. 湿化器故障　湿化器或呼吸机管道温度过高，常见原因为湿化器温度设置过高、湿化罐内液体不足；湿化器温度不显示或时有时无，常见原因为数码管损坏、湿化器控制板问题、导联线短路或插头接触不良；湿化罐漏气，常见原因为湿化罐损坏、密封圈老化。

4. 呼吸机管道漏气　漏气故障一般包括湿化罐泄漏、呼吸阀失灵及管道连接松动三种类型，其中管道松动为最常见类型,90%的管道漏气为呼吸机管道与加热导线探头、传感器接头、湿化罐注水口密封不严、积水杯漏气有关,其他原因为呼出端过滤器未紧密连接、内部泄漏等。

5. 呼吸机管道阻塞　呼吸机管道连接复杂,管道内的冷凝水不及时清除、管道位置放置不当、患者端测压管阻塞、患儿痰液不及时吸引容易引起呼吸机管路阻塞。

6. 人为故障　误触发吸气,如果压力触发值设置过低,管道抖动、患儿咳嗽、管道内积水或管道漏气都可能导致误触发;呼出潮气量的测量值与设定值相差过大,传感器的位置安装不当会出现测量误差;报警线设置不当,如压力报警的下限设置过低,管道有轻度漏气时,机器报警,导致患儿通气不足;呼吸参数设置不当,设置的参数不符合患儿临床要求,治疗效果较差,甚至加重病情,或设置的参数之间相互冲突,造成机器报警或不能完成正常通气。

7. 呼吸机自检故障　呼吸机在自检时出现仪器不能正常启动问题,如空气电磁阀不工作。呼吸机自检时缺少可靠性与准确性,是导致故障未得到及时处理的主要原因。呼吸机自检故障处理过程中,其标准精度较高,检测人员须熟练运用呼吸机自检程序,加强对设备的整体管理,分析故障原因,若无法解决,上报维修。

(七)呼吸机故障监测

1. 呼吸机故障监测的原则　密切观察呼吸机的正常运转和各项指标,检查各部件的衔接、运转情况,根据患儿的病情变化及时判断和排除故障,如故障不能立即排除,首先取下呼吸机。如患儿无自主呼吸,应使用简易人工呼吸器维持通气,保证患儿安全,再解除引起报警的原因,或更换呼吸机,报修。

2. 检查机械故障的一般规律　按报警系统提示的问题进行检查。如无报警,首先检查电源,注意稳压器有无保护和故障;查气源,注意中心供氧压力和加压氧气瓶压力,并注意空气压缩泵电源是否接紧;观察各种参数有无变化,分析发生原因;查看各连接部分是否衔接紧密,尤其是机械与插管套管的连接处是否漏气,管道是否打折扭曲,及时排出积水,注意呼吸机管道的水平面应低于患者的呼吸道。

3. 检查气管导管有无问题　听气管导管处有无漏气声,看患儿口鼻有无气体呼出,查气管导管位置有无改变。

4. 气道压力的观察　吸气峰压增加的原因有呼吸道分泌物多且黏稠、患儿气管痉挛或有病情变化、气道异物堵塞、呼吸机送气管道折叠或被压于患儿身下、呼吸机送气管道内的水逆流入呼吸道发生呛咳、人工设置的气道压力报警上限过低;气道压力降低的原因有气管导管漏气或滑脱、呼吸机管道衔接不紧密或湿化罐未拧紧、气源不足导致气流量下降、患儿烦躁呛咳或自主呼吸与呼吸机对抗、应用辅助呼吸的通气方式时患儿自主呼吸缓慢微弱而导致通气量下降。呼吸机的通气量发生报警一定要认真检查原因及时进行处理,不能擅自消除报警。

5. 氧浓度的监测　吸入氧浓度应该根据患儿的病情和血气结果调节。在进行吸痰操作前后,可提高原 FiO_2 的 10%~20% 持续吸入 1 分钟,以防止低氧血症。

五、呼吸机应用中的不良事件

(一)呼吸机不良事件的范围

1. 与气管插管有关的不良事件　气管导管阻塞、喉损伤、气管黏膜损伤、皮下气肿、出血。

2. 通气过程中的不良事件　通气不足、通气过度、气压伤、低血压、休克、呼吸道或肺部感染、氧中毒等。

(二)呼吸机不良事件的原因

1. 呼吸机造成交叉感染　呼吸机相关性肺炎(VAP)为 ICU 发生率最高的医院感染类型,国内一篇关于新生儿重症监护病房 VAP 病原学和耐药性的荟萃分析提示 VAP 发生率 42.8%,病死率 16.4%。2020 年美国国家医疗安全网络(NHSN)报告,儿童及新生儿 VAP 占医疗保健相关感染的 7%~32%,占所有儿科器械相关感染的10%。VAP 在医院感染中是需要重点关注的环节,交叉感染是呼吸机质量控制的难点。

2. 参数设置不当　操作人员的技术水平,呼吸机的参数设置和调整不符合患儿的病情,影响治疗效果,严重者会危及患儿的生命安全。

3. 易损件更换不当　呼吸机的易损件如管道、流量传感器、氧电池、加温加湿器、过滤器等不及时更换,超期使用,带病使用,或者使用劣质的替代品,会造成呼吸机对参数的控制精度存在严重问题。

(三) 呼吸机不良事件和控制

1. 加强呼吸机的预防性维护、计量检测和报废管理。

2. 建立呼吸机的日常使用和管理制度。

3. 加强呼吸机不良事件监测和收集上报。

4. 对机械通气患儿进行严密监测。

5. 严格执行呼吸机的消毒程序。

6. 及时更换呼吸机管道。

六、呼吸机的报废

1. 根据 2010 年国家公布的 JJF1234-2010《呼吸机校准规范》,医院应按照其规定确定呼吸机的性能是否符合要求,如果经过维修,机器的性能仍然达不到使用安全要求、出厂标准或《呼吸机校准规范》,应予以停用和报废。

2. 呼吸机如果出现工作不稳定的现象(如偶然死机,重新开机又正常)、参数不稳定等,不能查明原因时,则应停止使用,如果一直不能修复,则应予以报废。经过维修,机器的性能仍达不到使用安全要求、出厂标准或《呼吸机校准规范》,需停用和报废。

七、注意事项

(一) 呼吸机管理出现的常见问题

随着科技的发展,医疗护理单元的扩大,呼吸机储备的不断增多,设备先进程度不断提高,呼吸机种类和型号不一致,呼吸机配件增多,对呼吸机管理模式提出了巨大挑战,常出现以下问题:①呼吸机使用率低下;②呼吸机故障维修滞后现象;③无法及时有效追踪呼吸机零部件更换、维护保养及使用时长,导致部分仪器超期使用;④部分零部件折损率居高不下;⑤进行呼吸机相关知识的反复培训,但仍有部分人员对呼吸机操作系统、参数设置及报警问题处理知识匮乏,无法立即识别并有效解决;⑥对呼吸机维护管理登记不全面,仅对呼吸机故障、维修、报废进行登记,且使用登记本进行登记存在信息错误、登记字迹潦草、无法识别等情况。

呼吸机属于超高风险类医疗设备,如何科学、有效管理,确保患儿安全,是每个管理者需要思考

的问题。

(二) 呼吸机信息化的管理模式

有研究显示,在呼吸机使用过程中操作故障占故障率的 41%,使用故障占 59%,呼吸机管理方法的改变能有效降低呼吸机故障率,提高呼吸机的使用率,保障呼吸机使用安全。利用网络技术支持,建立呼吸机信息管理框架,实现呼吸机信息化管理:①建立呼吸机设备档案管理,建立纸质档案的同时建立相对应的电子档案,将每台呼吸机进行产品型号登记归档,并将每台呼吸机生成唯一的二维码标识,拍摄呼吸机的完整图片,上传至科室公共信息系统,将每台呼吸机装机前后的完整图片进行展示,辅以文字性解释说明。②建立呼吸机设备零部件管理,将所有呼吸机零部件进行分类,统一编号,同一款零件代码代号连续性编号,并生成唯一的二维码标识,拍摄各个零部件的完整图片,上传公共信息系统,并进行图片展示及文字性解释说明,以降低呼吸机耗材使用。③建立设备维修管理,建立设备维护管理界面,建立设备基本信息,每次维修记录、维修人员具体维修原因,分析方法,维修方法及处理经过,有无更换硬件等登记在册。④建立呼吸机使用管理,每台呼吸机每次使用均进行登记,登记使用起始时间、使用者、诊断、操作人员姓名、资历、呼吸机使用模式及参数、管道安装及自检情况、呼吸机报警情况及处理方法、终末处理人员名单及方法,并将呼吸机终端信息上传至信息系统中心。呼吸机使用情况可通过公共平台在任何有网络支持的地方通过云端进行查看,这样既能保证呼吸机正常安全使用,还能使医护人员方便快捷地了解患儿呼吸机使用情况,为患儿制订合理的呼吸机治疗计划。⑤建立呼吸机培训管理,培训采用图片、语音、视频、互联网教学平台等方法进行,应用先进的互联网技术,组织所有相关医护人员进行呼吸机操作技能及相关知识的培训。通过系统的培训从而降低误操作率,确保临床抢救的准确及时,降低呼吸机相关性肺炎的发生。

利用网络科技,将每台呼吸机相关信息建立相对应的信息系统,构建可追溯性的呼吸机信息化管理系统,可以缩短呼吸机硬件维修所等待的时间,加快呼吸机的临床使用率,并能有效加强组织 ICU 医护人员对呼吸机相关知识培训及接受能力,形成相对完整的呼吸机管理体系。呼吸机

信息化管理可以提高呼吸机的使用率,降低呼吸机故障率,减少呼吸机维修率,降低科室成本,强化医护人员对呼吸机知识的储备及运用,保证患者安全。

（吴娜娜　周　红）

参考文献

1. 刘启岳. 呼吸机的临床管理与维修保养 [J]. 医疗装备, 2019, 32 (12): 127

2. 李天庆, 陈学斌, 王华庆, 等. 呼吸机假阳性报警的现状与应对策略探讨 [J]. 医疗卫生装备, 2019, 040 (005): 61-65

3. 孙龙凤, 谭伟. 加强机械通气管理对呼吸机报警的影响 [J]. 护理研究, 2013, 27 (35): 4032-4034

4. Kohbodi GA, Rajasurya V, Noor A. Ventilator-associated Pneumonia.//StatPearls [M]. Treasure Island (FL): Stat-Pearls Publishing, August 22, 2021

5. 朱仕超, 尹维佳, 宗志勇, 等. 呼吸机相关性肺炎定义和判断标准研究进展 [J]. 中华医院感染学杂志, 2016, 26 (23): 5517-552